RADIOLOGIA ORAL
TEXTO E ATLAS

Plauto Christopher Aranha Watanabe

Emiko Saito Arita

RADIOLOGIA ORAL
TEXTO E ATLAS

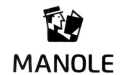

Copyright © Editora Manole Ltda., 2021, por meio de contrato com os autores.

Editora: Viviane Godoi da Costa
Projeto gráfico: Estúdio Castellani
Diagramação e ilustrações: Estúdio Castellani
Capa: Ricardo Yoshiaki Nitta Rodrigues
Imagens da capa: https://www.istockphoto.com/br e radiografias cedidas pelos próprios autores

CIP-BRASIL. CATALOGAÇÃO NA PUBLICAÇÃO
SINDICATO NACIONAL DOS EDITORES DE LIVROS, RJ

W294r

    Watanabe, Plauto Christopher Aranha
        Radiologia oral : texto e atlas / Plauto Christopher Aranha Watanabe, Emiko Saito Arita ; colaboração Christyan Hiroshi Iida, Giovani Antonio Rodrigues, Luciana Munhoz. – 1. ed. – Santana de Parnaíba [SP] : Manole, 2021.
        536 p. ; 28 cm.

    Inclui bibliografia e índice
    Ilustrações e fotos
    ISBN 978-65-5576-106-1 (radiologia oral)

    1. Odontologia. 2. Diagnóstico Oral (Radiologia e Semiologia). 3. Boca – Radiografia. I. Arita, Emiko Saito. II. Iida, Christyan Hiroshi. III. Rodrigues, Giovani Antonio. IV. Munhoz, Luciana. V. Título.

21-70763   CDD: 617.6
                      CDD: 616.314

Leandra Felix da Cruz Candido – Bibliotecária – CRB-7/6135

Todos os direitos reservados.
Nenhuma parte deste livro poderá ser reproduzida,
por qualquer processo, sem a permissão expressa dos editores.
É proibida a reprodução por fotocópia.

A Editora Manole é filiada à ABDR – Associação Brasileira
de Direitos Reprográficos

Edição – 2021

Editora Manole Ltda.
Alameda América, 876 – Tamboré
Santana de Parnaíba
06543-315 – SP – Brasil
Tel. (11) 4196-6000
www.manole.com.br | https://atendimento.manole.com.br/

Impresso no Brasil
Printed in Brazil

Sobre os autores

Plauto Christopher Aranha Watanabe
Graduação pela Faculdade de Odontologia de Ribeirão Preto da Universidade de São Paulo (FORP/USP 1985). Mestrado em Radiologia Odontológica pela Universidade Estadual de Campinas (FOP/UNICAMP). Doutorado) e doutorado em Odontologia – Diagnóstico Bucal (FOUSP). Desde 2017 é Professor Titular da Universidade de São Paulo. Atualmente, é presidente da 1ª Okayama University International *Alumni* – Ribeirão Preto. Chefe da Seção de Radiologia e Radioproteção da FORP/USP. Coordenador do Curso de Especialização em Radiologia Odontológica e Imaginologia na FORP/USP desde 1998. Tem experiência/especialização na área de Saúde Coletiva e Ensino em Odontologia. É Professor em vinculação subsidiária com a Faculdade de Medicina de Ribeirão Preto – Universidade de São Paulo (FMRP/USP). Atua principalmente nos seguintes temas: Osteoporose, Radiologia Odontológica, Radiografia Panorâmica e Controle de Qualidade da Imagem Radiográfica Odontológica. Coordenador de dois Convênios Internacionais Acadêmicos com as Universidades de Okayama e Hiroshima, Japão.

Emiko Saito Arita
Professora associada da disciplina de Radiologia do Departamento de Estomatologia da Faculdade de Odontologia (FO) da Universidade de São Paulo (USP). Pesquisadora da Okayama University Graduate School of Medicine, Dentistry and Pharmaceutical Sciences. Professora do curso de Pós-Graduação de Mestrado e Doutorado do Programa de Pós-Graduação em Diagnóstico Bucal, Radiologia Odontológica e Imaginologia da FOUSP. Coordenadora do convênio científico e de pesquisa entre a FOUSP e a Okayama University Dental School. Atua na área de Radiologia e Imaginologia, com ênfase em Radiologia Convencional, Tomografia Computadorizada, Ressonância Magnética, Fisiologia Óssea e Interpretação Imaginológica.

Sobre os colaboradores

Christyan Hiroshi Iida
Graduado em Odontologia pela Faculdade de Odontologia da Universidade de São Paulo (FOUSP). Especialista em Odontologia do Trabalho e Radiologia e Imaginologia Odontológica pela Fundação Faculdade de Odontologia da USP. Mestre em Diagnóstico Bucal pela FOUSP. Doutorando em Diagnóstico Bucal, Radiologia Odontológica e Imaginologia na FOUSP.

Giovani Antonio Rodrigues
Graduado em Odontologia pela Faculdade de Odontologia de Ribeirão Preto (FORP/USP). Doutorando em Diagnóstico Bucal, Radiologia Odontológica e Imaginologia na Faculdade de Odontologia da Universidade de São Paulo (FOUSP).

Luciana Munhoz
Especialista em Odontologia do Trabalho e Radiologia e Imaginologia Odontológica pela Fundação Faculdade de Odontologia da Universidade de São Paulo (USP). Mestre em Diagnóstico Bucal pela Faculdade de Odontologia da Universidade de São Paulo (FOUSP). Doutoranda em Diagnóstico Bucal, Radiologia Odontológica e Imaginologia da FOUSP. Pesquisadora convidada do Okayama University Dental School.

Sumário

INTRODUÇÃO xiii

SEÇÃO 1
RADIOLOGIA ODONTOLÓGICA

CAPÍTULO 1
FUNDAMENTOS DA RADIOLOGIA ODONTOLÓGICA 2

1.1 Introdução 2
    1.1.1 Composição da matéria 2
    1.1.2 Ionização 3
1.2 Natureza da radiação 3
    1.2.1 Produção dos raios X 4
    1.2.2 Interações dos raios X com a matéria 4
    1.2.3 Fatores que controlam o feixe de raios X 6
    1.2.4 Efeitos biológicos da radiação ionizante 6
1.3 Segurança e proteção 7
    1.3.1 Radiologia dentomaxilofacial: risco e doses 7
    1.3.2 Princípios básicos da radioproteção 7
    1.3.3 Tecnologia de raios X e dose de radiação em radiologia dentária 8

SEÇÃO 2
INTERPRETAÇÃO RADIOGRÁFICA

CAPÍTULO 2
PRINCÍPIOS DE INTERPRETAÇÃO RADIOGRÁFICA 10

2.1 Fundamentos do exame radiográfico 10
    2.1.1 Nitidez e resolução da imagem 11
    2.1.2 Distorção do tamanho da imagem radiográfica 11
    2.1.3 Distorção de forma na imagem radiográfica 11
2.2 Pré-requisitos para a interpretação radiográfica 12
    2.2.1 Anatomia radiológica 12
    2.2.2 Doenças 12
    2.2.3 Modalidade de imagem 12
2.3 Projeções intraorais 12
    2.3.1 Radiografia periapical 13
    2.3.2 Técnica interproximal ou *bitewing* 13
    2.3.3 Técnica oclusal 13
2.4 Projeções extraorais 13
    2.4.1 Projeção cefalométrica e radiografia do crânio 13
        2.4.1.1 Critérios de seleção 13
    2.4.2 Projeção cefalométrica lateral (projeção lateral do crânio) 13
    2.4.3 Projeção cefalométrica posteroanterior (PA) ... 13
    2.4.4 Projeção de submentovertex (base) 13
    2.4.5 Projeção de Waters 13
    2.4.6 Projeção reversa de Towne (boca aberta) 14
    2.4.7 Radiografia panorâmica 14
        2.4.7.1 Imagens reais, duplas e fantasmas 14
        2.4.7.2 Distorção de imagem 14
2.5 Interpretação radiológica 15
    2.5.1 Condições de visualização 15
    2.5.2 Reconhecendo a presença de uma anormalidade 15
    2.5.3 Classificação 16
    2.5.4 Abordagem sistemática 16
2.6 Fatores limitantes na interpretação da imagem 18

SEÇÃO 3
INTERPRETAÇÃO RADIOGRÁFICA EM ODONTOLOGIA

CAPÍTULO 3
ANATOMIA DENTOMAXILOMANDIBULAR 22

3.1 Introdução 22
3.2 Princípios gerais da avaliação radiológica 22
    3.2.1 Imagens intraorais 22
        3.2.1.1 Dentes 23
    3.2.2 Fundamentos das imagens radiográficas: radiolúcido, radiopaco e misto 70

CAPÍTULO 4
TÉCNICAS RADIOGRÁFICAS INTRAORAIS 73

4.1 Radiografia Intraoral Periapical 73
    4.1.1 Maxila e ossos da face média 74
        4.1.1.1 Sutura intermaxilar (SI) ou palatina mediana (SPM) 74
        4.1.1.2 Espinha nasal anterior (ENA) 77
        4.1.1.3 Abertura nasal (piriforme) e Cavidade nasal (CA) ou Fossa nasal (FN) 81
        4.1.1.4 Parede anterobasal ou da fossa nasal (FN) 84
        4.1.1.5 Fossa incisiva e canal incisivo (C. Nasopalatino) 87
        4.1.1.6 Fossa lateral (FL) 90
        4.1.1.7 Sombra tecido mole nariz (TMN) 93
        4.1.1.8 Canal nasolacrimal (CN) 96

4.1.1.9 Seios paranasais: seios maxilares (SM). 100
4.1.1.10 Apófise zigomática da maxila (ApZM) 108
4.1.1.11 Osso malar ou zigomático (OMZ)..... 110
4.1.1.12 Dobra nasolabial (DN) ou Sulco nasolabial.......................... 113
4.1.1.13 Apófise pterigóidea ou lâmina lateral do pterigóideo (APt).......... 116
4.1.1.14 Hâmulo pterigóideo (Processo pterigóideo medial) (HPt)............ 119
4.1.2 Mandíbula................................... 122
4.1.2.1 Corpo.................................. 122
4.1.2.2 Ramos................................. 124
4.1.2.3 Sínfise Mandibular (SM)................. 124
4.1.2.4 Protuberância Mental (PM)............. 125
4.1.2.5 Tubérculos Genianos (TG) ou ainda Apófises Genis ou Genianas (ApGs) e Foramina Lingual (Forame) (FLg)...................... 130
4.1.2.6 Fossa Mental (FM)..................... 134
4.1.2.7 Forame Mental (FMt)................... 137
4.1.2.8 Canal Alveolar Inferior (CAI) ou Canal Mandibular (CM)................. 142
4.1.2.9 Linha Oblíqua (Externa) (LO).......... 146
4.1.2.10 Linha Milo-hióidea (LM)................ 149
4.1.2.11 Fóvea da Glândula Submandibular (Fossa) (FGS)......................... 151
4.1.2.12 Canais Nutrientes (CN)................ 155
4.1.2.13 Cortical Inferior Mandibular (Base da mandíbula) (CIM).................. 159
4.1.2.14 Processo Coronoide (PC).............. 163
4.1.2.15 Materiais Restauradores (MR)........ 165
4.2 Radiografia intraoral periapical de boca toda....... 172
4.3 Radiografia intraoral interproximal ou *bitewing*..... 183
4.3.1 Critérios para avaliação de radiografia interproximal................................ 184
4.4 Técnica radiográfica intraoral oclusal (TRIO)....... 189
4.4.1 Maxila....................................... 192
4.4.2 Mandíbula................................... 195

CAPÍTULO 5
TÉCNICAS RADIOGRÁFICAS EXTRAORAIS (TRE) ... 199

5.1 Radiografia extraoral: panorâmica (PAN).......... 199
5.1.1 Limitando a exposição à radiação.......... 200
5.1.2 Indicações das radiografias panorâmicas...... 205
5.1.2.1 Espaço aéreo.......................... 206
5.1.2.2 Tecidos moles......................... 209
5.1.2.3 Coluna................................ 210
5.1.2.4 Sombras fantasmas................... 212
5.2 Radiografia extraoral: articulação temporomandibular (ATM)....................... 249
5.2.1 Junta temporomandibular................... 249
5.2.1.1 Indicações radiográficas para avaliar a ATM........................... 249
5.2.1.2 Radiografia de ATM, transcraniana.... 249
5.3 Radiografia extraoral: cefalométrica ou telerradiografia (TELE)............................ 264
5.3.1 Técnica radiográfica cefalométrica............ 267
5.3.1.1 Radiografia extraoral: telerradiografia 45° (Tele 45°)........ 271

5.3.1.2 Radiografia extraoral: radiografia lateral de mandíbula (LM) – corpo, ramo, ângulo e sínfise............... 271
5.4 Radiografia extraoral: radiografia posteroanterior (P.A. ou PA)................................... 273
5.4.1 Interpretação de medições................. 276
5.4.2 Técnica de projeção no sentido occipital-frontal: projeção posteroanterior (PA) (há várias modificações dessa técnica)........... 277
5.5 Radiografia extraoral: radiografia axial (Hirtz)...... 277
5.5.1 Projeção submentovertex (PSMV).......... 277
5.5.2 Técnicas de projeção radiográfica da articulação temporomandibular (radiografia da ATM)........................ 278
5.5.3 PA mandíbula Towne........................ 280
5.5.4 Técnica de projeção no sentido PA (projeção Waters ou projeção apoio Mentonaso)................................. 280
5.6 Tomografia computadorizada (TC) ou tomografia axial computadorizada (TAC)....................... 282
5.7 Tomografia computadorizada tipo *Cone Beam* (TC) ou tomografia axial computadorizada (TAC)..... 282

CAPÍTULO 6
ANOMALIAS DE DESENVOLVIMENTO E ALTERAÇÕES DENTÁRIAS........................ 288

6.1 Anomalias de desenvolvimento..................... 288
6.1.1 Supranumerário............................. 288
6.1.2 Dentes inclusos e impactados............... 289
6.1.2.1 Anodontia............................. 295
6.1.2.2 Taurodontia........................... 296
6.1.2.3 Dilaceração radicular................. 297
6.1.2.4 Macrodontia.......................... 298
6.1.2.5 Fusão................................. 298
6.1.2.6 Amelogênese imperfeita.............. 298
6.1.2.7 Displasia dentinária................... 299
6.1.3 Anomalias adquiridas....................... 300
6.1.3.1 Atrição................................ 300
6.1.3.2 Nódulos pulpares..................... 302
6.1.3.3 Hipercementose...................... 303
6.1.3.4 Reabsorção........................... 303
6.1.4 Aspecto radiográfico das estruturas ósseas.... 304

CAPÍTULO 7
CÁRIE DENTÁRIA.................................. 307

7.1 Introdução... 307
7.1.1 Diagnóstico da cárie dentária................ 308
7.2 Métodos radiográficos no diagnóstico da cárie dental... 308

CAPÍTULO 8
DOENÇA PERIODONTAL........................... 326

8.1 Informação radiográfica............................ 326
8.2 Técnicas radiográficas para avaliação periodontal... 328
8.2.1 Radiografia intraoral *bitewing* horizontal..... 328
8.2.2 Radiografia intraoral *bitewing* vertical....... 328

8.2.3 Radiografia intraoral periapical 328	
8.2.4 Radiografia extraoral panorâmica 328	
8.3 Seleção de radiografias 330	
8.3.1 Pontos-chave nos exames radiográficos 330	
8.4 Alterações do periodonto (Figura 10) 330	
8.5 Limitações das imagens intraorais para a avaliação da doença periodontal 331	
8.5.1 Reabsorção horizontal, vertical e envolvimento de furca (Figuras 19 a 26) 336	
8.6 Avaliação radiográfica periodontal 354	

CAPÍTULO 9

DOENÇAS INFLAMATÓRIAS 370

9.1 Lesões periapicais 370
    9.1.1 Rarefação periapical difusa 370
    9.1.2 Rarefação periapical circunscrita de limites definidos 373
9.2 Osteomielites 374
    9.2.1 Osteomielite induzida por radiação 377

CAPÍTULO 10

ENFERMIDADES DOS SEIOS MAXILARES 382

10.1 Patologias dos seios maxilares 382
10.2 Fenômeno de retenção de muco ou pseudocisto de retenção mucoso 386

CAPÍTULO 11

CISTOS DO COMPLEXO MAXILOMANDIBULAR 389

11.1 Cistos inflamatórios 389
11.2 Cistos odontogênicos de desenvolvimento 398
    11.2.1 Cisto dentígero 398
    11.2.2 Queratocisto odontogênico 403
    11.2.3 Cisto periodontal lateral 407
11.3 Cistos não odontogênicos 408
    11.3.1 Cisto do ducto nasopalatino ou do canal incisivo 408

CAPÍTULO 12

LESÕES ÓSSEAS 410

12.1 Cisto ósseo simples 410
12.2 Cisto ósseo aneurismático 413
12.3 Defeito ósseo de desenvolvimento 413
12.4 Hiperplasias ósseas 416
    12.4.1 Toros palatino e mandibular 416
12.5 Osteoesclerose idiopática 417

CAPÍTULO 13

TUMORES BENIGNOS E MALIGNOS 420

13.1 Tumores benignos 420
    13.1.1 Ameloblastoma 420
    13.1.2 Odontoma 425
        13.1.2.1 Odontoma composto 425
        13.1.2.2 Odontoma complexo 429
    13.1.3 Fibroma ossificante 429
    13.1.4 Cementoblastoma 429
    13.1.5 Mixoma odontogênico 431
13.2 Tumores malignos 432

CAPÍTULO 14

DISPLASIAS ÓSSEAS 441

14.1 Displasia óssea 441
14.2 Displasia fibrosa 441
14.3 Displasia óssea periapical 441
14.4 Displasia óssea focal 443
14.5 Displasia óssea florida 443

CAPÍTULO 15

TRAUMAS DENTÁRIOS E MAXILOFACIAIS 449

15.1 Fratura dos dentes 449
15.2 Fratura dos ossos maxilares 451
15.3 Fraturas mandibulares 452

CAPÍTULO 16

CALCIFICAÇÃO DOS TECIDOS MOLES 460

16.1 Calcificação do ligamento estilo-hioide 460
16.2 Flebolito 463
16.3 Sialolito 465

CAPÍTULO 17

CORPOS ESTRANHOS 469

17.1 Avaliação de corpos estranhos 469

CAPÍTULO 18

DESORDENS DA ARTICULAÇÃO TEMPOROMANDIBULAR 479

18.1 Articulação temporomandibular 479

CAPÍTULO 19

ANOMALIAS E DEFORMIDADE CRANIOFACIAL . . 492

19.1 Fenda palatina 492
    19.1.1 Tipos de fenda 492
19.2 Alterações e deformidade craniofacial 496
    19.2.1 Anomalia craniofacial 497
19.3 Síndrome de Down 499
19.4 Síndrome de Crouzon 500
19.5 Variações anatômicas das cavidades paranasais 501

REFERÊNCIAS BIBLIOGRÁFICAS 503

ÍNDICE REMISSIVO 505

A Odontologia é uma área do conhecimento em constante evolução, tanto no que diz respeito a tratamento da saúde e estética bucal por meio ou apoio de equipamento/material ou por via medicamentosa, como também a alteração de normas técnicas e regras do órgão de classe, como códigos de ética, aplicáveis à matéria. Alterações em tratamentos medicamentosos ou decorrentes de procedimentos tornam-se necessárias e adequadas. Assim, os leitores são aconselhados a conferir as informações fornecidas pelo fabricante de cada medicamento a ser administrado, verificando as condições clínicas e de saúde do paciente, dose recomendada, o modo e a duração da administração, bem como as contraindicações e os efeitos adversos. Da mesma forma, são aconselhados a verificar também as informações fornecidas sobre a utilização de equipamentos e/ou materiais nos respectivos manuais e instruções do fabricante. É responsabilidade do profissional da área, com base na sua experiência e na avaliação do paciente e de suas condições de saúde e de eventuais comorbidades, determinar as dosagens e o melhor tratamento aplicável a cada situação.

As linhas de pesquisa ou de argumentação dos autores desta obra, assim como suas opiniões, não são necessariamente as da Editora. Esta obra serve apenas de apoio complementar a estudantes e à prática da Odontologia, mas não substitui a avaliação clínica e de saúde de pacientes, sendo do leitor – estudante ou profissional da saúde – a responsabilidade pelo uso da obra como instrumento complementar à sua experiência e ao seu conhecimento próprio e individual.

A Editora emprega todos os esforços para garantir a proteção dos direitos de autor envolvidos na obra, inclusive quanto às obras de terceiros e imagens e ilustrações aqui reproduzidas. Caso algum autor se sinta prejudicado, favor entrar em contato com a Editora.

Finalmente, cabe orientar o leitor que a citação de passagens desta obra com o objetivo de debate ou exemplificação ou ainda a reprodução de pequenos trechos desta obra para uso privado, sem intuito comercial e desde que não prejudique a normal exploração da obra, são permitidas pela Lei de Direitos Autorais, art. 46, incisos II e III. A mesma Lei de Direitos Autorais, no art. 29, incisos I, VI e VII, proíbe a reprodução parcial ou integral desta obra, sem prévia autorização, para uso coletivo, bem como o compartilhamento indiscriminado de cópias não autorizadas, inclusive em grupos de grande audiência em redes sociais e aplicativos de mensagens instantâneas. Essa prática prejudica a normal exploração da obra pelo seu autor, ameaçando a edição técnica e universitária de livros científicos e didáticos e a produção de novas obras de qualquer autor.

Editora Manole

Introdução

A otimização da experiência perceptiva na radiologia odontológica tem grande importância prática efetiva no consultório odontológico. Um dos principais objetivos da educação na radiologia odontológica é treinar os alunos, futuros cirurgiões-dentistas, a desenvolver uma metodologia de análise radiográfica avançada para aprimorar o reconhecimento de anormalidades (WOOD, 1999).

Além de um corpo crescente de conhecimento "baseado em fatos" sobre anatomia, patologia radiológica, física radiológica e medicina clínica, a experiência em radiologia odontológica é considerada de natureza amplamente perceptiva, definida por padrões de pesquisa visual refinados e precisão diagnóstica (KELLY et al., 2016).

Em um nível fundamental, a análise de imagens envolve dois processos básicos: inspeção visual da imagem e interpretação (KRUPINSKI, 2010). Em termos gerais, a radiologia diagnóstica envolve as seguintes etapas:

1. **Detecção**: observar se existe um achado potencialmente significativo que merece mais análises e foge da normalidade.
2. **Reconhecimento**: decidir que a descoberta é patológica, e não uma simples anormalidade.
3. **Discriminação**: caracterizar a lesão como um tipo específico.
4. **Diagnóstico**: a primeira tarefa, detecção, tem importância primária, porque todas as etapas seguintes – que levam ao diagnóstico – dependem da eficácia da detecção (GRAY et al., 1978).

A percepção é fundamental no diagnóstico radiológico porque, se um profissional não encontrar uma anormalidade, nenhuma quantidade de conhecimento factual poderá remediar tal lapso; assim, o processo de diagnóstico pode ser prematuramente encerrado, resultando em erro de diagnóstico e danos subsequentes ao paciente, e até passar por imperícia, com dano ao próprio profissional. No outro extremo do espectro, os falsos positivos também podem ser prejudiciais à saúde do paciente. Em ambos os casos, até entendermos melhor a natureza da experiência radiológica, não poderemos dissociar as contribuições da percepção e cognição para a precisão do diagnóstico (WAITE et al., 2019).

A radiologia envolve os princípios científicos fundamentais sobre os quais se baseia a radiografia odontológica na clínica. A radiologia é parte integrante e obrigatória do currículo em todos os programas credenciados de assistência odontológica e educação em higiene dental (WATANABE; ARITA, 2019). É a arte e a ciência de gravar imagens das estruturas profundas do corpo em um receptor de imagem. Isso é mais comumente alcançado pela produção controlada de raios X, que passam através dos tecidos radiografados e são detectados em filmes de halogeneto de prata, placas de fósforo ou sensores digitais. Assim, a radiologia odontológica é a aplicação dos princípios da radiologia no estudo dos dentes e suas estruturas circundantes. O estudo da radiologia em odontologia abrange princípios da física da radiação, radiobiologia, radioproteção, garantia da qualidade radiográfica e os princípios de formação da imagem (ADEA 2015; CAWSON, 2008; LANGLAIS E MILLER, 2009; NEVILLE, 2008).

É recomendação do MEC (Resolução CNE/CES 3, 2002), nas Diretrizes para o ensino de Odontologia, que as instituições de ensino superior requeiram de seus estudantes alguns principais resultados institucionais, como:

- **Pensamento crítico**: a capacidade de dissecar uma infinidade de informações recebidas, separando as pertinentes das irrelevantes, a fim de analisar, avaliar, sintetizar ou aplicar as informações a uma conclusão defensável.
- **Comunicação eficaz**: informações, pensamentos, sentimentos, atitudes ou crenças transferidas verbalmente ou não verbalmente através de um meio no qual o significado pretendido é clara e corretamente entendido pelo destinatário com a expectativa de feedback.
- **Responsabilidade pessoal**: iniciativa para atender ou exceder consistentemente as expectativas declaradas ao longo do tempo.

Para cumprir os objetivos das Diretrizes do MEC listados a seguir, existem alguns requisitos de aprendizagem para os alunos de qualquer curso de Odontologia (ADEA, 2015; Ibsen e Phelan, 2014; Hupp, 2006), para a disciplina de Radiologia.

OBJETIVOS

Espera-se, ao final dos conteúdos desenvolvidos com o aluno, que ele:

1. se lembre das datas importantes relacionadas à radiografia dentária e das contribuições dos pioneiros nesse campo de estudo;
2. explique a física da radiação, a ionização e a natureza da radiação;
3. liste as características dos raios X;
4. identifique as técnicas radiográficas dentárias e liste os usos das radiografias em odontologia;
5. diferencie os diferentes tipos de radiação;
6. descreva as interações dos raios X dentários com a matéria e a ação nos tecidos e células;
7. liste as medidas e métodos de proteção usados para reduzir o princípio de risco na exposição à radiação;
8. reconheça e identifique os principais componentes dos equipamentos de raios X odontológicos e suas funções;
9. discuta o funcionamento dos equipamentos de raios X odontológicos e os procedimentos para operação;
10. descreva e discuta em detalhes os princípios de formação da imagem radiográfica, filmes radiográficos e sensores digitais;
11. liste as etapas na produção de radiografias;
12. defina a lei do quadrado inverso da distância;
13. explique os efeitos do tempo de exposição, mAs, kVp e distância do filme/sensor do tubo na radiografia;
14. explique os efeitos da densidade e espessura do objeto na radiografia;
15. determine como ajustar o contraste, densidade, qualidade, intensidade e ampliação em uma radiografia;
16. utilize radiografias para auxiliar na interpretação de cárie dentária, doença periodontal, anomalias e restaurações dentárias;
17. indique as vantagens e desvantagens da técnica do paralelismo e da técnica de bissetriz;
18. identifique os componentes de um filme de raios X e descreva seus vários tamanhos, velocidades e usos;
19. liste e explique o processamento do filme radiográfico e por que o processamento correto do filme é importante para radiografias de qualidade de diagnóstico;
20. pratique todos os princípios de segurança contra radiação e controle de infecção ao expor filmes radiográficos;
21. descreva as características de uma montagem de filme em cartelas;
22. discuta o uso/importância do ponto de identificação do filme em relevo;
23. descreva o equipamento usado para visualizar imagens radiográficas;
24. demonstre a visualização da imagem de acordo com as etapas sugeridas;
25. descreva o uso/atendimento de imagens radiográficas durante e após o atendimento ao paciente;
26. explique como as radiografias bidimensionais apresentam um desafio ao desenvolvimento de habilidades de interpretação;
27. identifique marcos anatômicos e artefatos em uma série de boca toda e em radiografias panorâmicas;
28. monte uma série completa de radiografias, exame de boca toda com 100% de precisão;
29. liste as vantagens e desvantagens da radiografia panorâmica;
30. indique a causa de qualquer radiografia defeituosa resultante do erro do operador e explique as etapas para corrigir os erros;
31. diferencie estruturas radiolúcidas e radiopacas e seja capaz de identificá-las em uma radiografia;
32. descreva as indicações e técnicas clínicas usadas para projeção cefalométrica lateral, cefalométrica posteroanterior (inclusive Waters), laterais de mandíbula e axial.

Objetivos específicos (IR)

Em relação à interpretação radiográfica (IR), espera-se, como resultado da aprendizagem do aluno, que este possa reconhecer as estruturas anatômicas normais radiograficamente e consiga:

1. identificar marcos anatômicos que auxiliam na distinção de radiografias da maxila e mandíbula;
2. listar generalizações anatômicas que auxiliam na orientação da imagem;
3. explicar as diferenças entre interpretação e diagnóstico;
4. listar os ossos faciais e cranianos importantes para a interpretação radiográfica;
5. diferenciar a aparência radiográfica do osso cortical e esponjoso;

6. diferenciar entre a imagem radiográfica da lâmina dura e do ELP: Espaço do Ligamento Periodontal;
7. listar/identificar a aparência radiográfica das estruturas dos dentes;
8. demonstrar o uso de um método sistemático para interpretar radiografias dentárias;
9. categorizar os marcos ósseos como radiopacos ou radiolúcidos;
10. identificar anatomia significativa registrada nas radiografias dentárias da maxila e mandíbula;
11. definir todos os termos-chave.

Para isso, deverá realizar atividades de aprendizagem/avaliação:

- Encontrar e identificar marcos anatômicos com um colega, em radiografias periapicais.
- Definir termos-chave durante e após o atendimento ao paciente.
- Classificar e montar uma série de radiografias em um período de tempo definido.

Objetivos específicos (ARMD)

Em relação à aparência radiográfica de materiais dentários e objetos estranhos (ARMD), espera-se, como resultado da aprendizagem do aluno, que este possa reconhecer esses materiais radiograficamente, e também consiga descrever anomalias dentárias radiográficas, lesões ósseas e rastreio oportunista:

1. Explicar a necessidade de exame clínico em conjunto com a interpretação radiográfica.
2. Explicar o efeito que as radiografias bidimensionais têm na identificação de materiais dentários.
3. Classificar os materiais dentários de acordo com o grau de radiopacidade.
4. Descrever o papel das radiografias na avaliação das restaurações dentárias.
5. Identificar a aparência radiográfica de: amálgama, resina composta, ionômero de vidro, coroa metálica completa (PFM, coroas de aço inoxidável), ponte fixa, pino de retenção/material restaurador de pino/núcleo, liners dentais, bases, cimentos, preenchimentos endodônticos, implantes, materiais ortodônticos e cirúrgicos, fragmento de amálgama.
6. Usar a terminologia correta para descrever a aparência radiográfica das anomalias dentárias.
7. Descrever anomalias e lesões patológicas por densidade, tamanho, forma, borda, arquitetura, localização e efeito nos tecidos circundantes.

8. Diferenciar lesões radiolúcidas, radiopacas e mistas.
9. Diferenciar a lesão regular e de forma irregular, borda bem definida e mal definida da lesão detectada na imagem.
10. Explicar a diferença entre a arquitetura da lesão que é unilocular, multilocular, opacidade focal, multifocal, e lesão alvo.
11. Explicar a importância de documentar a localização das anomalias e lesões detectadas na imagem radiográfica.
12. Explicar a importância de examinar as estruturas adjacentes/alterações dos tecidos circundantes causadas por anomalia/lesão.
13. Listar/descrever a aparência radiográfica de anomalias comuns do desenvolvimento, e lesões radiolúcidas, lesões radiopacas, lesões mistas.
14. Diferenciar entre reabsorção externa e interna.
15. Definir os termos-chave.

Conteúdos de importância

- Fundamentos de interpretação radiográfica.
- Identificação de materiais restauradores dentários comuns.
- Identificação de objetos (corpos) estranhos.
- Terminologia descritiva.
- Aparência radiográfica de anomalias do desenvolvimento.
- Aparência de lesões radiolucentes.
- Aparência de lesões radiopacas.
- Aparência radiográfica de reabsorção dentária.
- Aparência de lesões mistas.

Objetivos específicos (ARN)

Reconhecendo a anatomia radiográfica normal (ARN) – radiografias panorâmicas:

1. Listar as indicações da radiografia panorâmica.
2. Comparar vantagens/limitações entre radiografias panorâmicas e intraorais.
3. Explicar a técnica panorâmica relacionada aos princípios da tomografia.
4. Identificar três dimensões da camada focal.
5. Identificar os erros na preparação do paciente, correlacionando-os com os efeitos característicos na aparência do plano de fundo.
6. Identificar pontos anatômicos/planos utilizados para posicionar a arcada dentária corretamente dentro da camada focal.

Exposição:

7. Descrever a aparência única da anatomia normal, registrada por radiografia panorâmica.
8. Descrever a aparência dos espaços aéreos em um plano de fundo.
9. Explicar como a técnica panorâmica produz imagens fantasmas.
10. Identificar os marcos anatômicos ósseos maxilofaciais e tecidos adjacentes, mandíbula, osso hioide, vértebras cervicais, tecidos moles maxilofaciais, espaços aéreos maxilofaciais, artefatos guia de posicionamento, artefatos de imagem fantasma, conforme visualizados em uma radiografia panorâmica.
11. Definir termos-chave.

Conteúdos de importância

- Finalidade e indicações da radiografia panorâmica.
- Vantagens e limitações.
- Fundamentos da radiografia panorâmica.
- Posicionamento do paciente.
- Erros da imagem panorâmica.
- Fundamentos de interpretação radiográfica.
- Aparências radiográficas de:
    - marcos ósseos da maxila e tecidos circundantes;
    - marcos ósseos da mandíbula;
    - outros pontos de referência ósseos;
    - tecidos moles;
    - espaços aéreos;
    - guias de posicionamento;
    - imagens de fantasma.

Objetivos específicos (RDCD)

O uso de radiografias na detecção das cáries dentárias (RDCD):

1. Explicar por que a cárie aparece radiolúcida nas radiografias.
2. Definir o papel das radiografias na detecção de cárie.
3. Identificar o tipo ideal de projeção e os fatores técnicos que melhoram a capacidade de uma radiografia de reproduzir imagens de cárie.
4. Listar/descrever cinco categorias de sistema de classificação de profundidade de cárie.
5. Descrever a aparência radiográfica de: superfície proximal, superfície oclusal, superfície vestibular/lingual, superfície cimentada/radicular, cárie recorrente e rampante.
6. Explicar a importância de monitorar radiograficamente as cáries.
7. Identificar condições radiograficamente semelhantes às cáries dentárias e discutir como diferenciá-las das cáries reais.
8. Discutir a cárie dentária e interpretação de restaurações:
    - Limitações.
    - Locais: interproximal, oclusal, cemento (raiz), recorrente.
    - Ilusões de ótica:
        - Tamanho e forma.
        - Burnout cervical.
        - Efeito de banda Mach.
        - Materiais restauradores.
        - Erros técnicos.
        - Defeitos no esmalte ou raiz.
9. Definir termos-chave.

Conteúdos de importância

- Detecção de cárie dentária.
- Classificação da aparência radiográfica da cárie dentária.
- Condições semelhantes à cárie dentária.

Objetivos específicos (RADP)

O uso de radiografias na avaliação da doença periodontal (RADP):

1. Listar o uso de radiografias na avaliação da doença periodontal.
2. Diferenciar a perda óssea horizontal e a vertical.
3. Identificar três fatores contribuintes locais para a doença periodontal que as radiografias podem ajudar a detectar.
4. Explicar o propósito do uso de radiografias na morfologia da raiz na imagem.
5. Listar as limitações das radiografias na avaliação da doença periodontal.
6. Explicar os parâmetros para o uso de radiografias periapicais e periapicais verticais/horizontais para registrar a doença periodontal
7. Reconhecer os papéis das angulações verticais e horizontais na doença periodontal.
8. Descrever a aparência radiográfica do periodonto normal, da gengivite, da periodontite leve, da periodontite moderada e da periodontite grave.

9. Interpretar as imagens radiográficas da doença periodontal:
   - Limitações
   - Irregularidades na crista.
   - Alterações ósseas do septo interdental.
   - Perda óssea: direção, localização, quantidade.
   - Irritantes locais:
     - Cálculo.
     - Restaurações defeituosas (falta/excesso/contorno).
   - Trauma periodontal.
10. Definir termos-chave.

Conteúdos de importância

- Aparência radiográfica de doenças periodontais.
- Técnicas radiográficas para imagens de doenças periodontais.
- Interpretação radiográfica de doenças periodontais.

REFERÊNCIAS BIBLIOGRÁFICAS

ADEA Compendium of Curriculum Guidelines for Allied Dental Education Programs May 2015, 2016.

Cawson RA, Odell EW. Essentials of oral pathology and oral medicine. 8th ed. Edinburgh: Churchill Livingstone; 2008.

Gray JE, Taylor KW, Hobbs BB. Detection accuracy in chest radiography. Am J Roentgenol. 1978;31:247-53. doi:10.2214/ajr.131.2.247.

Hupp JR, Williams TP, Firriolo FJ. Dental clinical advisor. St. Louis: Mosby Elsevier; 2006.

Ibsen OAC, Phelan JA. Oral pathology for the dental hygienist. 6th ed. Philadelphia: WB Saunders Co.; 2014.

Kelly BS, Rainford LA, Darcy SP, Kavanagh EC, Toomey RJ. The development of expertise in radiology: in chest radiograph interpretation, "expert" search pattern may predate "expert" levels of diagnostic accuracy for pneumothorax identification. Radiology. 2016;280:252-60. doi:10.1148/radiol.2016150409.

Krupinski EA. Current perspectives in medical image perception. Atten Percept Psychophys. 2010;2:1205-17. doi:10.3758/APP.72.5.1205.

Langlais RP, Miller CS. Color atlas of common oral diseases 4th ed. Baltimore: Lippincott Williams & Wilkins; 2009.

Maxillofacial Center for Education & Research. Oral and Maxillofacial Lesions. Available: http://www.oralpath.com.

Neville BW, Damm DD, Allen CM, Bouquot JE. Oral & maxillofacial pathology. 3rd ed. Philadelphia: WB Saunders Co.; 2008.

Oral Surgery, Oral Medicine, Oral Pathology, Oral Radiology. Published monthly by Elsevier, Inc., New York, New York. Available: www.oooojournal.net.

Resolução CNE/CES 3. Diretrizes Curriculares Nacionais do Curso de Graduação em Odontologia. Conselho Nacional de Educação – Câmara de Educação Superior. MEC – 19/11/2002.

Virginia Commonwealth University. Oral pathology review images, most common soft tissue abnormalities of the oral cavity. Available: http://dig.library.vcu.edu/cdm/search/collection/opr/searchterm/soft%20/order/title.

Waite S, Grigorian A, Alexander RG, Macknik SL, Carrasco M, Heeger DJ, Martinez-Conde S. Analysis of perceptual expertise in radiology: current knowledge and a new perspective. Perceptual Expertise in Radiology. 2019 Jun;13: article 213.

Waite S, Grigorian A, Alexander RT, Macknik SL, Carrasco M, Heeger DJ, et al. Analysis of perceptual expertise in radiology: current knowledge and a new perspective. Font Hum Neurosci. 2019 Jun 25. Available: https://www.frontiersin.org/articles/10.3389/fnhum.2019.00213/full.

Watanabe PCA, Arita ES. Imaginologia e radiologia odontológica. 2a ed. Rio de Janeiro: Elsevier; 2019.

Wood BP. Visual expertise. Radiology. 1999;211:1-3.

Observações

Ao longo da obra, o leitor perceberá o uso de caixas de cores variadas, como no exemplo abaixo:

| Sutura Intermaxilar (SI) ou Palatina Mediana (SPM) | Região dos dentes ISs | Radiolúcida |

À esquerda, apresenta-se a **estrutura anatômica** (sombra radiográfica) que será descrita.

Ao centro, encontra-se a **região relativa ao grupo dentário** (p. ex., é comum vermos essa estrutura SI quando radiografamos pela técnica radiográfica periapical de rotina nessa região dentária – Incisivos superiores). Essa estrutura anatômica possui a sombra **radiolúcida** na radiografia periapical.

À direita, faz-se referência à imagem ser **radiolúcida** ou **radiopaca**, conforme a estrutura é mais ou menos densa e se permite ou não a passagem do feixe de raios X.

SEÇÃO 1

RADIOLOGIA ODONTOLÓGICA

CAPÍTULO **1**   **FUNDAMENTOS DA RADIOLOGIA ODONTOLÓGICA**.......................   2

Capítulo 1

Fundamentos da radiologia odontológica

1.1 INTRODUÇÃO

Wilhelm Conrad Röntgen descobriu os raios X em 8 de novembro de 1895, há aproximadamente 125 anos. Os raios X fazem parte de um grupo de radiações conhecidas como radiações eletromagnéticas, das quais a luz talvez seja a mais conhecida. Essa radiação ionizante tem natureza dupla, comportando-se, em algumas circunstâncias, como ondas e, sob diferentes condições, como partículas. Em geral, faremos referências aos raios X utilizando o termo "fótons". Röntgen fez uma das maiores descobertas daquele século, e mudou definitivamente a ciência médico-odontológica do mundo.

Os raios X são produzidos por conversão de energia quando um feixe rápido de elétrons é desacelerado repentinamente no alvo (ponto focal) de um tubo de raios X a vácuo. Sabemos que o alvo (anodo) de um tubo de raios X é geralmente constituído de tungstênio (W) envolto em uma haste de cobre que tem como principal função o resfriamento do anodo, pois é de conhecimento geral que a produção dos raios X é ínfima, perto da geração de calor (mais de 99%), nesse processo. Os raios X são gerados por dois processos diferentes, resultando em (1) produção de um espectro contínuo de raios X *bremsstrahlung* (frenamento) e (2) raios X característicos. A quantidade de raios X gerados é proporcional ao número atômico do material alvo em questão (Z), no caso dos equipamentos odontológicos o tungstênio. A qualidade (energia) dos raios X gerados depende quase inteiramente do potencial do tubo de raios X (kVp-quilovoltagem pico) (WHITE & PHAROAH, 2018).

Existem algumas interações dos raios X com a matéria, e apenas duas dessas interações são importantes para a radiologia diagnóstica em odontologia: o efeito fotoelétrico e o espalhamento de Compton. O efeito fotoelétrico é a interação predominante quando, por exemplo, irradiamos esmalte dental com baixa energia e com absorvedores de alto número atômico, como ocorre na odontologia, na radiografia dental. Esse procedimento não gera radiação de dispersão significativa e produz alto contraste na imagem radiológica, mas, infelizmente, expõe o paciente a uma quantidade significativa de radiação. Em energias de diagnóstico mais altas, a dispersão de Compton é a interação que mais ocorre entre os raios X e os tecidos do corpo, sendo responsável por quase toda a radiação dispersa. O contraste da imagem radiográfica é menor nas reações de Compton do que no efeito fotoelétrico (FUCHS et al., 1998).

1.1.1 Composição da matéria

A matéria é qualquer coisa que tenha massa e ocupe lugar no espaço. Assim, podemos aceitar, embora genericamente, que o átomo é a unidade fundamental da matéria e consiste em um núcleo contendo prótons e nêutrons, além de elétrons que são ligados ao núcleo por forças eletrostáticas, orbitando ao redor do núcleo. Uma visão clássica do átomo é o modelo de Bohr, que considera a estrutura dos átomos similar a um sistema solar, onde elétrons carregados negativamente viajam em órbitas distintas ao redor de um núcleo, que

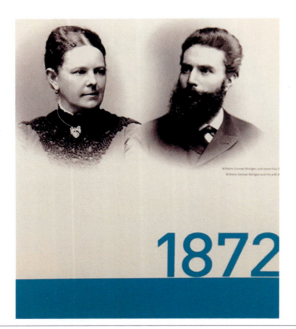

FIGURA 1 Casal Röntgen em 1872, Anna Bertha Ludwig e Wilhelm Conrad Röntgen.

Fonte: Arquivo pessoal dos autores.

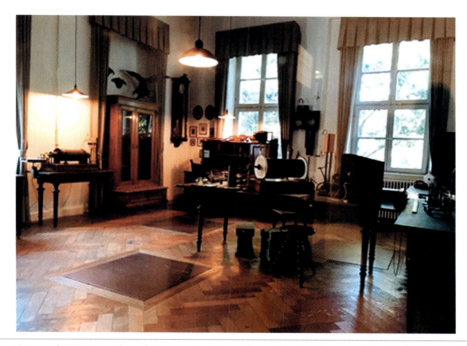

FIGURA 2 Laboratório onde Röntgen descobriu os raios X, na Alemanha. Atualmente, é um belo memorial em homenagem a uma das principais descobertas do século XIX.

Fonte: Arquivo pessoal dos autores.

é carregado positivamente. Os nêutrons não têm carga. O número de prótons no núcleo traduz seu número atômico (Z), e é único para cada elemento existente na natureza. A soma do número total de prótons e de nêutrons no núcleo de um átomo é sua massa atômica (A).

Elétrons são partículas carregadas negativamente que existem no espaço extranuclear e estão conectadas ao núcleo por atração eletrostática nas várias camadas da eletrosfera, sendo que a camada K está mais próxima do núcleo. A energia necessária para superar a força eletrostática que conecta o elétron ao núcleo é denominada energia de ligação de elétrons. Essas forças de ligação estão relacionadas ao "Z" do elemento e sua órbita ao redor do núcleo. Dentro de um determinado átomo, os elétrons nos orbitais internos estão mais fortemente ligados do que os que estão em camadas mais externas, ou mais distantes. A energia de ligação de elétrons é a base conceitual para entender a ionização, que ocorre quando qualquer matéria é exposta aos raios X (BUSHONG, 1998).

1.1.2 Ionização

A **ionização** é o processo em que os átomos ou um grupo de átomos são carregados eletricamente, ou seja, adquirem carga elétrica (até então esse átomos estariam em estado neutro). Quando um ou mais elétrons se desprendem de sua camada (um átomo neutro perde um elétron), são então formados os íons positivos, e, quando esses elétrons livres (se tornam um íon negativo) se unem a um novo átomo, carregando-o negativamente, são formados os íons negativos. Este processo de formação de um par iônico é denominado ionização. Para ionizar um átomo, uma energia externa suficiente deve ser fornecida para romper as forças eletrostáticas e liberar o elétron de sua camada, e consequentemente da atração do núcleo. Os raios X e a radiação ultravioleta, por exemplo, têm energia suficiente para retirar elétrons de seus orbitais e ionizar átomos. Assim se formam as radiações ionizantes. Já algumas outras radiações eletromagnéticas mais conhecidas no dia a dia, como a luz visível, as radiações infravermelhas, as ondas de rádio e de micro-ondas, não têm energia suficiente para remover elétrons ligados de seus orbitais e são chamadas de radiações não ionizantes (BUSHONG, 1998).

1.2 NATUREZA DA RADIAÇÃO

Então, podemos admitir que a **radiação** é a transmissão de energia através do espaço e da matéria. Isso pode ocorrer de duas formas: (1) radiação eletromagnética e (2) radiação particulada. O diagnóstico por imagem com projeção radiográfica e tomografia computadorizada usa raios X, uma categoria de radiação eletromagnética que é ionizante por natureza. Aplicações práticas dessas radiações passaram a ser realizadas no dia a dia do diagnóstico em saúde.

1.2.1 Produção dos raios X

No tubo de raios X temos dois polos: um positivo, chamado ânodo (+), e outro negativo, chamado cátodo (–). A maioria dos elétrons de alta velocidade viaja do filamento (cátodo) para o alvo (ânodo), interage com elétrons-alvo e libera sua energia na forma de calor (+ de 99%). Ocasionalmente, esses elétrons convertem sua energia cinética em fótons de raios X pela formação de dois diferentes tipos de radiação já citados: **radiação bremsstrahlung** (radiação de frenagem) e **radiação característica**. A energia de um feixe de raios X é geralmente descrita pela identificação do pico de voltagem operacional (ou kVp-quilovoltagem pico). (Lembre-se de que o "V" do kVp é maiúsculo, pois é a letra inicial do nome próprio Volt, uma homenagem a Alessandro Volta, que desenvolveu a pilha voltaica, precursora da bateria elétrica. Também, Volt é a unidade de tensão elétrica, ou diferença de potencial elétrico). Por exemplo, um aparelho de raios X odontológico que opera a uma voltagem pico de 70 kVp aplica uma voltagem flutuante de até 70 kVp (pico) através do tubo. Esse tubo, então, produz um espectro contínuo de fótons de raios X com energias chegando a um máximo de 70 keV (WHITE & PHAROAH, 2018).

1.2.2 Interações dos raios X com a matéria

Na radiologia odontológica e maxilofacial, o feixe de raios X que atinge a face do paciente interage com vários tecidos duros e moles e alcança o anteparo de registro da imagem, filme/sensor digital. O feixe incidente contém fótons com várias energias, sendo heterogêneo ou polienergético, mas espacialmente homogêneo, ou seja, a intensidade do feixe é essencialmente uniforme do centro do feixe para fora, já que é divergente. À medida que o feixe atravessa o paciente, o feixe é reduzido em intensidade (atenuado), resultado da absorção dos fótons no feixe de raios X, por átomos dos tecidos ou por fótons espalhados pelo feixe. Nas interações de absorção (fotoelétrica), os fótons interagem com os átomos de tecido, e assim, deixam de existir (WHITE & PHAROAH, 2018).

Nas interações de espalhamento (Compton), os fótons também interagem com átomos de tecido, mas depois seguem em outra direção. Em geral, tecidos mais duros, como o tecido ósseo, absorvem os fótons de raios X, enquanto os tecidos moles, como a mucosa, são mais propensos a que os raios X passem. Assim é formada a imagem radiográfica. A absorção ou não absorção dos fótons de raios X pelas estruturas anatômicas pelas quais passou e a exposição diferencial do filme/sensor formam diferentes impregnações do filme convencional por prata metálica ou sensibilização de diferentes intensidades de pixels nos sensores digitais (WATANABE; ARITA, 2019).

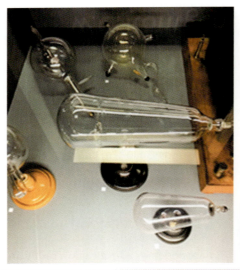
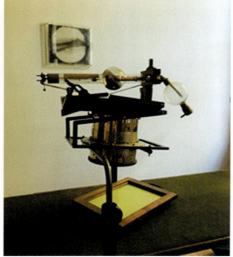

FIGURA 3 Tubos de vidros, com dois eletrodos em suas extremidades, parcialmente preenchidos por gás (hoje os tubos de raios X são a vácuo), para estudos que culminaram com a descoberta dos raios catódicos. Foi com um desses tubos que Röntgen descobriu os raios X. Veja, na figura do lado direito, o tubo em posição para irradiar algum objeto colocado sobre a placa de vidro apoiada sobre a mesa. Assim era obtida a "fotografia por meio do brilho de Röntgen".

Fonte: Arquivo pessoal dos autores.

Existem três meios de atenuação do feixe em um feixe de raios X diagnóstico:

- **Absorção fotoelétrica (27%):** essencial em diagnóstico por imagem, por ser a base da formação da imagem radiográfica.
- **Efeito Compton (57%):** quando esses fótons espalhados alcançam o receptor de imagem, eles causam degradação da imagem.
- **Dispersão coerente (7%):** porque nenhuma energia é transferida para o átomo biológico e não ocorrem ionizações, os efeitos biológicos da dispersão coerente são insignificantes.

Além disso, aproximadamente 9% dos fótons primários passam os tecidos do paciente sem interação e atingem o receptor de imagem para formar uma imagem radiográfica.

Atenuação

Atenuação é a redução na tensão de um feixe de raios X à medida que ele atravessa a matéria pela absorção ou deflexão dos fótons do feixe. A quantidade de atenuação depende da energia da radiação e de três características do tecido: número atômico (Z), densidade e elétrons por grama. Aumentar a energia da radiação aumenta o número de fótons transmitidos, enquanto o aumento do número atômico, da densidade ou dos elétrons por grama diminui a transmissão. Energia e número atômico juntos determinam a porcentagem relativa das reações fotoelétricas e de Compton. Com radiação de baixa energia e absorvedores de alto número atômico (como é o caso da radiografia dental), uma grande quantidade de atenuação fotoelétrica é sobreposta a um pequeno efeito de atenuação de Compton. À medida que a energia da radiação aumenta, a atenuação fotoelétrica diminui, até a base da atenuação de Compton ser o que resta. A densidade do material irradiado é um dos fatores mais importantes que afetam a atenuação e o contraste da imagem radiográfica dependendo em grande parte das diferenças na densidade do tecido. Geralmente, à medida que o número atômico aumenta, o número de elétrons por grama diminui, mas a diminuição é mais do que compensada por um aumento ainda maior na densidade. Assim, elementos com elevado número atômico atenuam mais radiação, mesmo que tenham menos elétrons por grama, por isso necessitamos de mais energia. A quantidade de radiação de dispersão atingindo um filme/sensor de raios X aumenta com o aumento do tamanho do campo, espessura da peça e quilovoltagem (HUBBEL, 1969).

O uso de radiação ionizante, no caso da odontologia, os raios X, para produzir a sombra da imagem de um objeto (dente) em um material fotossensível (normalmente filme/sensor digital), é chamado de radiografia. O feixe de raios X que é colimado e filtrado no cabeçote do equipamento de raios X, contendo fótons de raios X, constitui o que chamamos de feixe primário. O centro geométrico do feixe primário é chamado de raio central.

Talvez a principal propriedade dos raios X seja sua capacidade de penetrar a matéria. Porém, apenas uma pequena parte do feixe de fótons atinge a matéria, por exemplo, o dente, e contém energia suficiente para atravessá-lo. Boa parte dos raios que atingem a matéria, o dente, é por ela absorvido, enquanto o restante dos fótons de raios X vai atravessar essa matéria, e isso dependerá diretamente da densidade do material. Assim, quanto mais denso for o material, menor será a quantidade de raios X que o atravessará, ou seja, menor será a quantidade de fótons que chegarão ao anteparo, filme radiográfico/sensor digital. Por outro lado, materiais menos densos absorverão menos raios X, como é o caso

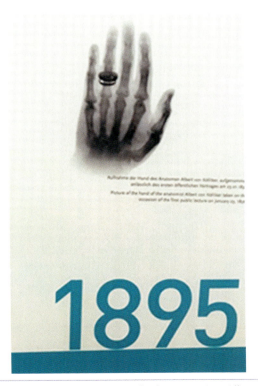

FIGURA 4 Foto da mão esquerda do anatomista Albert von Kölliker feita em 23 de janeiro de 1986 durante uma palestra ministrada por Röntgen, sobre a descoberta dos raios X, similar à fotografia feita da mão de sua esposa em 1895.

Fonte: Arquivo pessoal dos autores.

dos tecidos moles da cavidade bucal. Porém, deve-se levar em conta que o corpo humano é uma estrutura complexa, constituída não somente por diferentes materiais, mas também por diferentes espessuras. Por exemplo, o osso apresenta uma dificuldade de transmissão de raios X maior do que o tecido mole. Por isso, o osso absorve mais raios X, e deixa passar menos, do que o tecido mole (COUNCIL OF THE EUROPEAN UNION, 2014).

A nitidez da imagem é definida como a visibilidade de detalhes importantes no diagnóstico na imagem radiográfica. Essa nitidez da imagem é determinada pelo contraste e pela qualidade do equipamento de raios X. O contraste radiográfico basicamente depende de três fatores: contraste do sujeito, contraste do filme e radiação de dispersão mais *fog* (véu ou embasamento). Nitidez é a capacidade de um sistema de imagem definir uma borda nítida. O poder de resolução é a capacidade do sistema de imagem gravar imagens de pequenos objetos tão separados quanto possível, quando colocados muito próximos.

1.2.3 Fatores que controlam o feixe de raios X

Um feixe de raios X pode ser modificado pela duração de exposição do feixe (cronômetro), pela taxa de exposição (mA), pela energia (kVp e filtração total), pela forma (colimação), ou também pela distância (distância foco-objeto), que afetará sua intensidade. Ou, ainda, pelos não menos importantes fatores geométricos, que influenciam a qualidade da imagem radiográfica e incluem: ampliação, distorção, penumbra e movimento. A nitidez também será afetada pelos fatores geométricos. No Quadro 1 são listados os fatores que causam a diminuição da nitidez.

Para minimizar a distorção, o objeto de interesse deve ser mantido paralelo ao anteparo (filme/sensor) e próximo à parte central do feixe de raios X, e dessa forma a magnificação (ampliação) deverá ser mínima.

A intensidade do feixe de raios X varia inversamente à medida do quadrado da distância do tubo de raios X.

Os cinco princípios da formação da imagem radiográfica (Quadro 2) são descritos com base nos efeitos do tamanho do ponto focal (PF) e posições relativas do objeto e receptor de imagem (filme ou sensor digital) na nitidez da imagem, amplificação e distorção. Os clínicos devem usar esses princípios para maximizar a qualidade da imagem radiográfica e facilitar as tarefas radiográficas diagnósticas (WATANABE; ARITA, 2019).

1.2.4 Efeitos biológicos da radiação ionizante

Fótons de um feixe de raios X diagnóstico ou terapêutico interagem com os tecidos do paciente, causando a ionização de moléculas biológicas. Essas interações iniciais ocorrem quase instantaneamente, dentro de poucos segundos após a exposição (menos de 10 segundos). Modificações subsequentes de moléculas biológicas ocorrem em questão de segundos a horas, e os danos causados por essas modificações podem se manifestar em horas, dias, anos e até algumas gerações, dependendo da extensão e do tipo de dano. Assim, é fundamental para o cirurgião-dentista obter conhecimentos básicos sobre os efeitos biológicos da radiação diagnóstica. Esses efeitos biológicos da radiação ionizante podem ocorrer por meio de reações diretas e indiretas (WHITE; PHAROAH, 2018).

> **AÇÕES DIRETAS**
> O fóton interage diretamente com uma macromolécula biológica, causando assim a ionização.
>
> **AÇÕES INDIRETAS**
> Fótons e elétrons secundários interagem com a molécula de água (H_2O – que constitui aproximadamente 70% das células dos mamíferos), e os produtos dessa ionização (principalmente H_2O_2) causam danos biológicos. A ação indireta é o modo predominante de dano biológico induzido pela radiação X.
> Ações diretas e indiretas produzem **radicais livres** instáveis, que são extremamente reativos e vivem pouco, mas desempenham um papel importante na produção de alterações moleculares em moléculas biológicas.
>
> **Radiólise da água** (raios X + $H_2O \rightarrow H_2 + O_2$). O radical hidroxila é altamente reativo, e estima-se que cause 2/3 do dano biológico às células de mamíferos a partir dos raios X.

QUADRO 1 Fatores que prejudicam a nitidez na imagem radiográfica

Magnificação	Penumbra	Movimento
▪ Pequena distância objeto-filme. ▪ Grande distância foco-filme.	▪ Tamanho pequeno do ponto focal. ▪ Pequena distância objeto-filme. ▪ Grande distância foco-filme.	▪ Tempo de exposição curto. ▪ Limitação máxima possível da movimentação real do objeto.

QUADRO 2 Princípios geométricos de formação da imagem radiográfica

Princípios
1. Menor ponto focal.
2. Maior distância foco-filme/sensor (DFF/S).
3. Menor distância objeto-filme/sensor (DOF/S).
4. Maior distância foco-objeto (DFO).
5. Paralelismo entre objeto-filme/sensor.

1.3 SEGURANÇA E PROTEÇÃO

Os dentistas devem apresentar a seus pacientes os benefícios e possíveis riscos envolvidos no uso dos raios X, e descrever as medidas adotadas para reduzi-los. A população em geral é exposta à radiação principalmente de fundo natural e de fontes médicas. Essas fontes de exposição fornecem uma estrutura contextual útil para entender a magnitude da exposição à radiação diagnóstica. Os seres humanos têm contribuído muito com fontes adicionais de radiação em seu dia a dia. A maior dessas fontes é a imagem médica (diagnóstica), e, com muito menor contribuição, a radiação dos bens de consumo e outras fontes menores. Aproximadamente 3,6 bilhões de exames de raios X e medicina nuclear são realizados anualmente em todo o mundo; cerca de 14% deles são exames radiográficos odontológicos (WHITE; PHAROAH, 2018).

1.3.1 Radiologia dentomaxilofacial: risco e doses

O princípio básico do diagnóstico por imagem é que o benefício para o paciente supere em muito os riscos associados à radiação. Para satisfazer esse princípio, doses de exame radiográfico dentomaxilofacial devem ser:

- otimizadas para produzir uma imagem diagnosticamente aceitável;
- menores que o limiar necessário para causar efeitos determinísticos e;
- minimizadas para manter o risco de efeitos estocásticos dentro de um limiar.

1.3.2 Princípios básicos da radioproteção

Existem três princípios orientadores na proteção contra radiação:

1. Justificação.
2. Otimização – ALADA.
3. Limitação de dose – guia.

Uma radiografia convencional é feita com uma fonte de raios X estacionária e exibe uma imagem em duas dimensões de uma parte do corpo. Essas imagens são frequentemente chamadas de vista **plana** ou **projeção**. Radiografias intraorais (radiografias periapicais, interproximais e oclusais) e radiografias do crânio e cefalométricas (extraorais) são exemplos de projeções comumente feitas em práticas odontológicas gerais e de especialidade.

A radiografia fornece uma imagem da anatomia interna que não é visível no exame clínico. Para interpretar essa radiografia, o clínico deve usar seu conhecimento da anatomia normal para mentalmente reconstruir uma imagem tridimensional das estruturas anatômicas usando informações de uma ou mais visões bidimensionais. Claro que a utilização de radiografias com alta qualidade facilita muito essa tarefa. O termo **qualidade de imagem** vem referir-se à confiabilidade da imagem para representar o verdadeiro estado da região anatômica examinada. Os parâmetros que definem a qualidade da imagem radiográfica incluem, além, é claro, da densidade e do contraste radiográficos, a nitidez da imagem, a resolução espacial, a resolução do contraste, a amplificação e a distorção. Para um diagnóstico ideal, o sistema de imagem radiográfica deve fazer uma imagem que tenha mínima ampliação e distorção, densidade, contraste e resolução espacial adequados para a referência de diagnóstico pretendida.

A proteção contra radiação é uma questão fundamental abordada inúmeras vezes em muitas legislações de organizações internacionais e nacionais, códigos de prática e/ou guias de segurança, como o Council of the European Union – 2014 e IAEA, 2014. Esses dois documentos se baseiam nas evidências científicas mais recentes sobre os efeitos da radiação ionizante na tentativa de proteger trabalhadores, membros do público e pacientes contra os perigos decorrentes da radiação ionizante. A radiologia dentária utiliza a tecnologia de raios X para o diagnóstico de doenças bucais, e outras situações clínicas que não podem ser tratadas com eficiência, apenas pelo exame clínico odontológico. Atualmente, além dos equipamentos de raios X intraorais e os extraorais, os cirurgiões-dentistas, e outros profissionais, médicos, têm uma variedade de outros sistemas de raios X que podem ser utilizados, por exemplo, os equipamentos de tomografia computadorizada por feixe cônico (TCFC) (COUNCIL OF THE EUROPEAN UNION, 2014). Essas tecnologias também podem ser combinadas para o melhor diagnóstico do paciente.

Há pouca informação disponível, na medida em que os tecidos com alta sensibilidade à radiação, como os olhos ou a glândula tireoide, são expostos a raios dispersos. Da mesma forma, o risco exato desses tecidos é desconhecido. Como a dose "segura" de radiação é incerta, é razoável manter a exposição à radiação o mais baixa possível, independentemente dos regulamentos de segurança (FUCHS et al., 1998).

1.3.3 Tecnologia de raios X e dose de radiação em radiologia dentária

Existem muitos tipos de equipamentos de raios X que utilizam a tecnologia bidimensional (2D) ou tridimensional (3D) usada radiologia dentária, como as radiografias 2D convencional, digital, como as placas de fósforo fotoestimulável (PSP), dispositivo acoplado a carga (CCD) ou semicondutor de óxido metálico complementar (CMOS). A atual legislação nacional, a Portaria n. 453/98 da Anvisa, órgão do Ministério da Saúde, recomenda sempre o uso de filmes radiográficos mais sensíveis como anteparo para gravar as imagens radiográficas. Claro que, com a implementação da radiologia digital, compreende-se que deveríamos utilizar os sensores digitais nessa função (WATANABE; ARITA, 2019).

REFERÊNCIAS BIBLIOGRÁFICAS

Bushong SC. Radiologic science for technologists: physics, biology and protection. 4. ed. St. Louis: CV Mosby; 1988.

Council of the European Union (2014). Council Directive 2013/59/EURATOM of 5 December 2013 Laying Down Basic Safety Standards for Protection against the Dangers Arising from Exposure to Ionising Radiation. Off. J. Eur. Union L 13, Brussels, 1e73.

Fuchs M, Schmid A, Eiteljörge T, Modler M, Stürmer KM. Exposure of the surgeon to radiation during surgery. International Orthopaedics (SICOT). 1998;22:153-6.

Hubbell JH. Seções transversais de fótons, coeficientes de atenuação e coeficientes de absorção de energia de 10 keV a 100 GeV. Washington, DC, Escritório de Impressão do Governo dos EUA, National Bureau of Standards, Handbook 29. August 1969.

International Atomic Energy Agency, Radiation Protection and Safety of Radiation Sources: International Basic Safety Standards, IAEA Safety Standards Series No. GSR Part 3 (Interim), IAEA, Vienna (2011).

Kiljunen T, Kaasalainen T, Suomalainen A, Kortesniemi M. Dental cone beam CT: a review. Phys Med. 2015;31(8):844-60.

Portaria n. 453, Regulamento Técnico – Diretrizes Básicas de Proteção Radiológica em Radiodiagnóstico Médico e Odontológico. Anvisa – MS, junho 1998.

Vandenberghe B, Jacobs R, Bosmans H. Modern dental imaging: a review of the current technology and clinical applications in dental practice. Eur Radiol. 2010;20(11):2637-55.

Tsapaki V. Radiation protection in dental radiology: recent advances and future directions. Physica Médica. 2017;44:222-6.

Watanabe, Arita. Imaginologia e radiologia odontológica. 2. ed. Rio de Janeiro: Elsevier; 2019.

White and Pharoah's. Oral radiology: principles and interpretation. 8. ed. Mosby; 2018.

SEÇÃO 2

INTERPRETAÇÃO RADIOGRÁFICA

CAPÍTULO **2**   **PRINCÍPIOS DE INTERPRETAÇÃO RADIOGRÁFICA** 10

Capítulo 2
Princípios de interpretação radiográfica

2.1 FUNDAMENTOS DO EXAME RADIOGRÁFICO

O exame radiológico é o principal exame complementar de diagnóstico para o cirurgião-dentista quando se pensa em diagnóstico bucal. Assim, esses exames radiológicos se somam às informaçoes obtidas a partir do exame clínico, da anamnese e do histórico de seus pacientes para elaborar um diagnóstico (ou hipótese diagnóstica – HD) e formular um plano de intervenção/acompanhamento apropriado. É claro que para elaborar essa hipótese diagnóstica são necessários conhecimentos básicos sobre a natureza da radiação, a operação de um aparelho de raios X e as interações da radiação X com a matéria. Esse conhecimento fundamental é importante para o uso seguro e eficaz dos raios X na odontologia, segundo o conceito mundialmente reconhecido, ALARA (sigla do inglês) – tão baixo quanto razoavelmente exequível – ou, mais modernamente, **ALADA – tão baixo quanto diagnosticavelmente exequível.**

Vimos no capítulo anterior os princípios básicos relativos à radiação inonizante, especificamente sobre os raios X, que são um tipo de radiação eletromagnética (assim como a luz visível). Vimos também que três critérios devem ser atendidos para permitir que a radiação eletromagnética seja usada para fins de geração de imagens diagnósticas:

- capacidade de criar a radiação eletromagnética, com comprimento de onda necessário para fins diagnósticos, ou seja, capacidade de penetrar os objetos alvo;
- capacidade de focar a radiação em uma área específica de interesse, preferivelmente apenas sobre essa área; e
- capacidade de detectar/registrar a radiação depois de passar pelo paciente, com qualidade.

Realizar uma interpretação radiográfica é uma forma de arte. Compreender como as imagens são produzidas e identificar diferentes características dessa imagem, como densidade, contraste, nitidez e resolução, sabendo ilustrar todos os fatores que afetam essas características, é o começo. A avaliação eficaz parte da seleção apropriada das técnicas/imagens radiográficas para o estudo, o uso das ferramentas de visualização adequadas, um meio consistente para visualizar imagens digitais em um monitor ou colocar as imagens analógicas em um negatoscópio com ótimas condições de visualização, compreender os conceitos básicos de formação de imagens ou os princípios norteados da formação da imagem radiográfica e utilizar um abordagem sistemática para avaliação dessas imagens (CHRISTMAN, 2020; WATANABE e ARITA, 2019).

Então, temos que:

- **Densidade radiográfica** é o grau de escurecimento da imagem/estruturas vistas no filme/sensor radiográfico.
- **Contraste radiográfico** é a diferença das densidades expressas na imagem/estruturas vistas no filme/sensor radiográfico.
- **Nitidez radiográfica** é o quanto conseguimos separar nas imagens radiográficas, as diferentes estruturas.

A interpretação radiológica envolve o estudo detalhado das imagens radiológicas do paciente, contribuindo, em última análise, para o diagnóstico. Requer a aplicação de uma sequência lógica, chamada por vários autores de algoritmo, exige certa base de conhecimento e conjunto de habilidades, como conhecer consistentemente a modalidade de imagem empregada e a região examinada. Vários pré-requisitos essenciais permitem a identificação precisa das estruturas normais e suas anormalidades ou variações de normalidade. A capacidade de entender as características de uma anormalidade e de pesar esses achados também é crucial (KOONG, 2010).

Em geral, a interpretação radiográfica é baseada na visualização e análise de **opacidades** em uma radiografia. Essas opacidades são formadas pelos seguintes processos:

- os fótons de raios X têm o potencial de penetrar os tecidos;

- esses fótons de raios X serão atenuados em parte pelo tecido e em parte passarão por este para interagir e expor o filme radiográfico (efeito fotoelétrico);
- a absorção dos raios X é uma função do número atômico e da espessura dos tecidos/objetos;
- os tecidos/objetos com um Z maior absorvem mais radiação do que os tecidos com um Z menor;
- os tecidos/objetos mais espessos absorvem mais raios X do que tecidos com menor espessura ou de composição semelhante;
- quanto maior a absorção de tecido, menos fótons de raios X atingem o filme/sensor, e, assim, mais branca a imagem no receptor, ou mais **radiopacas** (opacidades) as estruturas radiografadas.

A radiografia exibirá uma variedade de densidades, do branco, passando por vários tons de cinza, ao preto. Assim veremos:

- Tecidos/objetos **radiopacos**, mais claros, pois a luz branca do negatoscópio passará pela base do filme radiográfico, no caso, sem ou quase sem prata metálica impregnada (imagem convencional ou analógica). No caso de imagens digitais, nos referimos aos pixels. Assim, nesse caso, como chegará menos radiação aos sensores, veremos mais brilho, ou pixels com maior intensidade de (Figura 1).
- Tecidos/objetos **radiolúcidos**, mais escuros, ou mais pretos, pois menos luz branca do negatoscópio passará pela base do filme radiográfico, no caso, com muita prata metálica preta impregnada (imagem convencional ou analógica). No caso de imagens digitais, nos referimos aos pixels. Assim, nesse caso, como chegará mais radiação aos sensores, veremos menor brilho, ou pixels com menor intensidade.

O padrão resultante dessa escala de densidades – do branco ao preto com várias tonalidades de cinza intermediando – forma uma imagem na radiografia. Trata-se, na verdade, de uma escala de contraste, que é reconhecível na forma e que pode ser interpretada. Então, a radiopacidade de vários objetos e tecidos resulta em radiografias que mostram diferentes radiopacidades e, portanto, podem ser diferenciadas.

2.1.1 Nitidez e resolução da imagem

Várias considerações geométricas podem contribuir para a nitidez da imagem radiográfica e para a resolução espacial. A **nitidez** mede quão bem um limite entre duas áreas de diferentes radiotransparências é revelado. Já a **resolução espacial** da imagem radiográfica mede quão bem uma radiografia revela pequenos objetos próximos uns dos outros. Existem três meios para maximizar a nitidez da imagem:

1. Opte por equipamentos de raios X que possuam um ponto focal tão pequeno quanto prático.
2. Aumente a distância entre o ponto focal e o objeto, utilizando um cilindro grande e aberto, como para a técnica do paralelismo (DFO).
3. Minimize a distância entre o objeto e o receptor da imagem (DFF/S).

2.1.2 Distorção do tamanho da imagem radiográfica

Aumentar a distância fonte-objeto (DFO) e diminuir a distância do objeto ao filme/sensor (DOF/S) minimiza a ampliação da imagem.

2.1.3 Distorção de forma na imagem radiográfica

Para minimizar a distorção da forma, o cirurgião-dentista deve alinhar o tubo de raios X, o objeto e o receptor de imagem (filme/sensor) de acordo com as seguintes diretrizes:

1. Posicionar o receptor de imagem paralelo ao longo eixo do objeto.
2. Orientar o raio central perpendicular ao objeto e ao receptor de imagem.

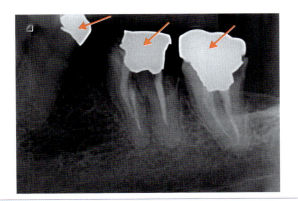

FIGURA 1 Radiografia periapical de MIEs. Veja a **radiopacidade** das restaurações metálicas nos dentes 36 e 37, além do dente 35. Como o material restaurador é **amálgama de prata**, esse material tem suficiente poder de barrar praticamente toda a radiação incidente. Dessa forma, praticamente nenhum fóton do feixe de raios X chegou ao sensor digital.

LEGENDA ▮ Amálgama de prata (radiopacidade)

2.2 PRÉ-REQUISITOS PARA A INTERPRETAÇÃO RADIOGRÁFICA

2.2.1 Anatomia radiológica

Aqui reside a chave para a interpretação radiográfica, ou seja, o conhecimento detalhado da anatomia geral da cabeça/crânio e, é claro, da anatomia radiográfica da área alvo da radiografia odontológica, os dentes e suas estruturas de suporte. É um pré-requisito óbvio para todos os cirurgiões-dentistas. Nas radiografias analógicas, ou bidimensionais simples, a conscientização do ângulo de projeção dos raios X sobre a estrutura a ser observada, e da geometria associada, é fundamental. Por exemplo, a ATM (articulação temporomandibular) é pouco examinada em radiografias panorâmicas (MAWANI et al., 2005; FALLON et al., 2006; SCHMITTER et al., 2006), principalmente porque a técnica radiográfica correlacionada à anatomia dessa estrutura mostra muitas limitações dessa ortopantomografia.

Claro que, se utilizarmos outras imagens radiográficas com maior campo, poderão ser incluídas mais estruturas, e com diferentes angulações, exigindo uma base de conhecimento mais ampla. O cirurgião-dentista deve possuir um arsenal de conhecimentos sobre as diferentes técnicas radiográficas para executar em seu consultório, de acordo, é claro, com suas precisas indicações, como as técnicas intraorais, e também como as técnicas radiográficas extraorais, para indicá-las a serem executadas em clínicas radiológicas.

2.2.2 Doenças

É óbvio que o clínico que realiza a interpretação deve estar familiarizado com as patologias mais prevalentes, e outras, menos frequentes, que podem surgir ou se manifestar na região incluída no estudo radiológico. Muitas vezes a conjunção dessas técnicas radiográficas ajuda nas mais variadas necessidades de diagnóstico, por exemplo, quando fazemos uso de radiografia periapical junto com uma radiografia oclusal. Isso poderá dar um sentido de tridimensionalidade. Esse seria um passo anterior, por exemplo, à utilização dos exames de tomografia computadorizada de feixe cônico.

2.2.3 Modalidade de imagem

Existem inúmeras técnicas de imagem que podem ser aplicadas no exame radiológico das estruturas dentomaxilofaciais, incluindo vistas bidimensionais intraorais e outras simples, a ortopantomografia ou panorâmica, tomografia *multislice*, tomografia com feixe cônico (TCFC), imagem por ressonância magnética, ultrassonografia e até medicina nuclear. Na atualidade os cirurgiões-dentistas têm toda essa gama de exames à sua disposição, porém modalidades relativamente novas, como a tomografia por feixe cônico, devem ser aplicadas criteriosamente, uma vez que os níveis de dose de radiação emitidos variam substancialmente entre os diferentes equipamentos de TCFC, algumas das quais podem ser iguais ou até maiores que a TC *multislice* (KOONG, 2012).

2.3 PROJEÇÕES INTRAORAIS

Exames de imagem radiográfica intraoral são a espinha dorsal do diagnóstico por imagem para o dentista clínico geral. Imagens intraorais podem ser divididas em três categorias:

- Projeções periapicais, que mostram toda a extensão do dente e o osso ao redor.
- Projeções interproximais, que mostram apenas as coroas dos dentes e as cristas alveolares adjacentes.
- Projeções oclusais, que mostram uma área de dentes e ossos maior do que imagens periapicais.

Uma série radiográfica de boca toda consiste em projeções periapicais e *bitewing*. Essas projeções, quando bem expostas e adequadamente processadas (se for baseado em filme), podem fornecer valiosas informações de diagnóstico para complementar o exame clínico. Como em qualquer procedimento clínico, o operador deve entender claramente os objetivos da imagem diagnóstica e os critérios para avaliar a qualidade do desempenho.

As imagens radiográficas devem ser feitas apenas quando o histórico ou os achados clínicos identificam a necessidade de informações diagnósticas adicionais que podem ser fornecidas por uma radiografia. A modalidade de imagem selecionada e a frequência de tais exames irão variar de acordo com as circunstâncias individuais de cada paciente. Todo exame radiográfico deve produzir imagens de qualidade de diagnóstico, incorporando as seguintes características:

- As radiografias devem registrar as áreas completas de interesse na imagem.
- As radiografias devem ter a menor quantidade possível de distorção.
- As imagens devem ter densidade e contraste ideais para facilitar a interpretação.

2.3.1 Radiografia periapical

Radiografias periapicais são as mais comumente utilizadas pelo cirurgião-dentista e devem mostrar todo o comprimento do dente, e as estruturas circunvizinhas a este. Duas técnicas de projeção intraoral são comumente utilizadas para radiografia periapical: (1) **a técnica de paralelismo** (utiliza posicionador) e (2) **a técnica da bissetriz** (pode ser tomada com ou sem posicionador).

Ambas as técnicas podem ser aplicadas à imagem digital e ao filme radiográfico. A técnica de paralelismo é a recomendada pela Portaria n. 453 da Anvisa/MS, pois fornece imagens com menor distorção da dentição e irradia menos o paciente. Apesar da recomendação das Diretrizes de Radioproteção, da Portaria n. 453 e da Resolução SS-625 (SP), o uso da técnica de paralelismo está obsoleto.

2.3.2 Técnica interproximal ou *bitewing*

Esta técnica radiográfica intraoral é a mais indicada para a avaliação de cáries e coroas dentais, com próteses e restaurações. Assim, deveria ser uma das técnicas radiográficas mais utilizadas, já que as cáries ainda são o principal problema de saúde bucal no mundo. Também devem ser tomadas com o uso de posicionadores de filmes/sensores radiográficos.

2.3.3 Técnica oclusal

Esta técnica radiográfica intraoral é subutilizada pelos cirurgiões-dentistas, mas apresenta enorme potencial para uso no consultório odontológico, sendo abrangente para maiores áreas de exame do complexo maxilomandibular, e até para ser utilizada como filme/sensor extraoral.

2.4 PROJEÇÕES EXTRAORAIS

2.4.1 Projeção cefalométrica e radiografia do crânio

Nos exames radiográficos extraorais, tanto a fonte de raios X quanto o receptor de imagem (filme ou sensor digital) são colocados fora da boca do paciente. Estes incluem a projeção *cefalométrica lateral* do plano sagital ou mediano; a projeção de *submentovertex (SMV)* do plano transversal ou horizontal; e as projeções de *Waters, posteroanterior (PA), cefalométrica e reversa de Towne* do plano coronal ou frontal.

2.4.1.1 Critérios de seleção

Radiografias extraorais são utilizadas para examinar áreas não totalmente cobertas por radiografias intraorais ou para avaliar o crânio, face (incluindo a maxila e mandíbula) ou coluna cervical para doenças, traumas ou anormalidades. Radiografias extraorais padronizadas (cefalométricas) também auxiliam na avaliação da relação entre várias estruturas orofaciais e dentárias, crescimento e desenvolvimento da face, ou progressão do tratamento.

2.4.2 Projeção cefalométrica lateral (projeção lateral do crânio)

Indicações
- Avaliar as relações anteroposteriores (AP) entre maxila, mandíbula e base do crânio.
- Avaliar as relações esqueléticas e dos tecidos moles.
- Monitorar o progresso do tratamento e dos resultados deste.
- Proceder com o planejamento do tratamento cirúrgico ortognático.

2.4.3 Projeção cefalométrica posteroanterior (PA)

Indicações
- Avaliar a assimetria craniofacial.
- Avaliar as relações esqueléticas do maxilar.
- Monitorar o progresso do tratamento e dos resultados do tratamento.
- Prosseguir com o planejamento do tratamento cirúrgico ortognático.

2.4.4 Projeção de submentovertex (base)

Indicações

As radiografias do SMV mostram a base do crânio, os arcos zigomáticos e os seios esfenoides. Elas podem demonstrar alterações ósseas de tumores da base do crânio, fraturas dos arcos zigomáticos e integridade e aeração dos seios esfenoidais. As indicações de imagem são amplamente obtidas pela tomografia computadorizada.

2.4.5 Projeção de Waters

Indicações

A projeção de Waters, também referida como projeção occipitomental, mostra os seios paranasais, predominantemente o seio maxilar e, em menor escala, o seio frontal e as células aéreas etmoidais. Também demonstra os ossos e as órbitas da metade da face. Uma projeção de

Waters foi usada para avaliar a sinusite maxilar e as fraturas do meio da face. Atualmente, esses objetivos diagnósticos são realizados por tomografia computadorizada.

2.4.6 Projeção reversa de Towne (boca aberta)

Indicações

A projeção reversa de Towne foi frequentemente utilizada para avaliar pacientes com suspeita de fratura do côndilo e do pescoço condilar. Hoje, esses objetivos diagnósticos são mais bem alcançados pela tomografia computadorizada.

2.4.7 Radiografia panorâmica

A radiografia panorâmica (também chamada de ortopantomografia) é uma das técnicas de imagem radiográfica mais utilizadas na odontologia, pois em uma única exposição apresenta as arcadas dentárias maxilar e mandibular e suas estruturas de suporte. Isso é conseguido usando uma rotação única da fonte de raios X e do receptor de imagem ao redor da cabeça do paciente. As imagens panorâmicas são muito úteis clinicamente para desafios diagnósticos que exigem ampla cobertura do complexo ósseo maxilomandibular, claro que sempre abrangendo só dentes, principalmente para os pacientes em primeira consulta.

Indicações

Aplicações clínicas comuns incluem avaliação de trauma, como fraturas mandibulares, localização de terceiros molares, doença dentária extensa ou óssea, lesões extensas conhecidas ou suspeitas, desenvolvimento e erupção dentária (especialmente na dentição mista), dentes impactados ou não erupcionados e restos radiculares (em desdentados), dor na articulação temporomandibular (ATM) e anomalias de desenvolvimento. Como no Brasil, há pouco tempo, havia uma geração de crianças/adolescentes com quase 7 dentes cariados/perdidos e obturados, além do fato de que é necessário considerar, sem julgamentos, o número de iatrogenias prevalentes nesses indivíduos, sua utilização na rotina é necessária em nosso entender. Além disso, essas imagens panorâmicas também são úteis para pacientes que não toleram bem os procedimentos intraorais, ademais de utilizar muito baixa dose de exposição à radiação.

Claro que essa técnica radiográfica extraoral também tem desvantagens, principalmente em relação à resolução obtida pelas radiografias intraorais, por exemplo, no diagnóstico de cáries ou para avaliar a estrutura fina do periodonto marginal ou doença periapical precoce. As superfícies proximais dos pré-molares também costumam se sobrepor, incluindo a superfície mesial dos primeiros molares, além do fato de não serem tomadas nos consultórios odontológicos, no caso do Brasil. Uma panorâmica combinada com *bitewings* ou com *bitewings* e radiografias periapicais selecionadas poderia fornecer informações diagnósticas semelhantes a uma série de boca toda. Outros problemas associados à radiografia panorâmica incluem ampliação desigual e distorção geométrica em toda a imagem. Ocasionalmente, a presença de estruturas sobrepostas, como a coluna cervical, pode esconder lesões odontogênicas, particularmente nas regiões dos incisivos. Objetos clinicamente importantes podem estar situados fora da camada focal e podem parecer distorcidos ou não serem vistos.

2.4.7.1 Imagens reais, duplas e fantasmas

Por causa da natureza rotacional da fonte e do receptor de raios X, o feixe de raios X intercepta algumas estruturas anatômicas duas vezes durante o único ciclo de exposição. Dependendo da sua localização, os objetos podem lançar três tipos diferentes de imagens:

- **Imagens reais:** objetos que ficam entre o centro de rotação e o receptor formam uma imagem real.
- **Imagens duplas:** objetos que ficam atrás do centro de rotação e que são interceptados duas vezes pelo feixe de raios X formam as imagens duplas.
- **Imagens fantasma:** alguns objetos estão localizados entre a fonte de raios X e o centro de rotação.

2.4.7.2 Distorção de imagem

A imagem panorâmica necessariamente produz distorção do tamanho e forma do objeto, tornando-o não confiável para medições lineares ou angulares. A distorção da imagem é influenciada por vários fatores, incluindo a angulação do feixe de raios X, a distância fonte-objeto dos raios X, o caminho do centro rotacional e a posição do objeto dentro da camada focal. Esses parâmetros variam entre unidades panorâmicas e entre diferentes regiões do complexo maxilomandibular para a mesma unidade. Eles também são fortemente dependentes da anatomia do paciente e do posicionamento deste na unidade. Essas variáveis impossibilitam a aplicação de fatores de ampliação predefinidos que podem ser usados para fazer medições confiáveis em radiografias panorâmicas. Estruturas focadas dentro da camada de corte serão mais nítidas e passíveis de medição, considerando-se, obviamente, o fator de ampliação.

2.5 INTERPRETAÇÃO RADIOLÓGICA

A interpretação radiológica é essencialmente baseada na compreensão dos processos e no comportamento das doenças nas diferentes regiões anatômicas de cada paciente ou grupo de pacientes. Por exemplo, algumas doenças atingem mais as pessoas mais idosas, e outras as mais jovens, ou crianças. Com uma sequência cuidadosa de passos a serem observados na análise das imagens radiográficas, após, é claro, termos realizado a anamnese, ouvido a história do paciente e examinado clinicamente, será viável identificar os principais sinais de uma anormalidade ou patologia. Combinado com o conhecimento das características radiológicas específicas de várias lesões, isso pode contribuir substancialmente para o diagnóstico (Quadro 1).

2.5.1 Condições de visualização

Idealmente, as condições de visualização devem incluir as seguintes características:

- A luz ambiente na sala de visualização deve ser reduzida.
- As radiografias intraorais devem ser montadas em um suporte próprio de filme, no caso de radiografias analógicas.
- Para radiografias analógicas é primordial a utilização de lupa, com pelo menos três vezes de aumento.
- As radiografias digitais devem ser visualizadas e os monitores calibrados; a iluminação da sala deve ser reduzida.
- A luz do negatoscópio (caixa de visualização) deve ter a mesma intensidade na superfície de visualização, e apenas permitir a passagem de luz pelas radiografias, e não em torno delas. O tamanho da caixa de visualização deve acomodar o tamanho do filme. Se a área de visualização for maior que o filme, uma máscara opaca deve ser usada para eliminar toda a luz da periferia do filme.

2.5.2 Reconhecendo a presença de uma anormalidade

Como afirmamos no início do capítulo, o reconhecimento das estruturas anatômicas normais, em sua totalidade, é de fundamental importância para a interpretação radiográfica. Assim, devemos, dentro do campo de visão, identificar essa estrutura, especificamente, e avaliá-la, incluindo seus limites normais e aparências internas. Isso é crítico, pois nem todas as lesões são óbvias. Por exemplo, quando realizamos uma radiografia para busca de cárie, preferivelmente vamos tomar radiografias *bitewing* ou interproximal, pois essa é a mais indicada

QUADRO 1 Análise de lesões intraósseas (proposto por WHITE e PHAROAH, 2009) em diferentes etapas

Etapa 1: Localizar a anormalidade			
- Posição anatômica (epicentro)	- Localizada ou generalizada	- Unilateral ou bilateral	- Única ou multifocal

Etapa 2: Avaliar a periferia e a forma				
Periferia				
Bem definida (circunscrita)	- Perfurado	- Corticada	- Esclerótica (borda radiopaca, mais grossa e menos uniforme que uma borda corticada)	- Cápsula de tecido mole (halo radiolúcido)
Mal definida	- Difusa (comum nas lesões inflamatórias)	- Invasiva (comum nas lesões malignas)		
Forma				
- Circular	- Recortada	- Irregular		

Etapa 3: Analisar a estrutura interna		
- Radiolúcida	- Radiopaca	- Mista (descreva o padrão)

Etapa 4: Analisar os efeitos da lesão nas estruturas circundantes

- Dentes, lâmina dura, espaço da ligamento periodontal.
- Canal mandibular e forame mentual.
- Seio maxilar, fossa nasal.
- Densidade óssea circundante e padrão trabecular.
- Osso cortical externo e reações periosteais.

Etapa 5: Formular uma interpretação radiográfica

para tal referência diagnóstica. Porém, ao detectar essa cárie, devemos avaliar seu grau de comprometimento, ou tamanho, e sua relação com as estruturas de maior impacto, no caso da cárie, no dente, a polpa. Assim, se essa cárie for classificada, por exemplo, como tipo IV ou V, deveríamos realizar outro exame radiográfico para analisar o ápice desse dente, além, é claro, de já termos analisado as possíveis queixas do paciente. Dessa forma a imagem radiográfica agora necessária seria uma radiografia periapical, justamente para analisarmos o periápice desse dente e suas estruturas circunvizinhas.

2.5.3 Classificação

Um dos passos finais na interpretação radiológica envolve a classificação da lesão. Embora seja tentador se apressar para fornecer um diagnóstico específico, é importante que o processo de pensamento se concentre inicialmente na classificação da lesão em uma categoria ampla, por exemplo, tumor inflamatório, fibroso-ósseo, cisto, benigno ou maligno, vascular etc. Depois que a lesão for classificada nas categorias mais amplas, o observador poderá decidir sobre a natureza mais provável da lesão. Na grande maioria das vezes será difícil chegar no diagnóstico final.

Basicamente as imagens podem ser classificadas como:

- Estruturas/lesões radiolúcidas.
- Estruturas/lesões radiopacas.
- Estruturas/lesões mistas (radiolúcidas e radiopacas).

A interpretação radiográfica deve ser um processo ordenado. Termos mnemônicos na língua inglesa facilitam sistematizar a interpretação radiográfica (adaptado de WHITE e PHAROAH, 2000, e WATANABE e ARITA, 2019):

"SENSES"
- S = *Shape* (forma)
- E = *Edge* (borda)
- N = *Number* (número)
- S = *Site* (local, sítio)
- E = *Effects* (efeitos sobre as estruturas normais adjacentes)
- S = *Symmetry* (simetria – normalmente indica uma variante da condição normal ou herdada)

"LESION"
- L = *Location* (localização)
- E = *Edge* (borda)
- S = *Shape* (forma)
- I = *Internal* (estrutura interna)
- O = *Other structures* (outras estruturas)
- N = *Number* (número)

2.5.4 Abordagem sistemática

Watanabe e Arita (2019) propuseram esse processo ordenado de interpretação radiográfica, com base nos principais problemas de saúde bucal encontrados no mundo: a cárie, a doença periodontal e as doenças do periápice, evolução natural das lesões de cárie não tratadas (Figura 2). Também, como evolução natural da doença cárie, estão as restaurações e seus "defeitos" ou iatrogenias, que são encontrados em grandes proporções nas cavidades bucais, em todos os países. Ainda foi possível colocar nessa ficha de interpretação radiográfica uma coluna específica para as anomalias, que apresentam prevalências diversas em vários países.

Ao realizar um exame radiológico, é importante que o clínico obedeça a uma sequência de diagnóstico. Princípios de visualização específicos são necessários para criar o ambiente físico adequado a fim de obter o máximo de informações das radiografias. A seleção do exame radiológico deve ser baseada no princípio ALARA (tão baixo quanto possível), e o clínico deve usar uma abordagem de método para a interpretação radiológica (LANGLAIS et al., 1994). Isto é, que os prováveis benefícios para o paciente nessa fase superem os possíveis riscos potenciais. Uma avaliação clínica é essencial mesmo para pacientes assintomáticos submetidos a exames dentários de rotina. Uma avaliação clínica também determina as técnicas radiográficas mais apropriadas para serem tomadas, bem como a frequência. As radiografias nunca são feitas "rotineiramente". Podem existir rotinas e protocolos a serem adotados, que sempre necessitam de revisão/atualização.

É importante salientar que, segundo a Portaria n. 453 da Anvisa/MS, em seu Capítulo 3 – Requisitos Operacionais, Obrigações Básicas, Responsabilidades Básicas. Qualificação profissional – 3.33: "Para responder pela solicitação ou prescrição de um procedimento radiológico é necessário possuir formação em medicina ou odontologia, no caso de radiologia odontológica".

Uma radiografia é apenas uma parte do processo de diagnóstico. Geralmente *não* se faz um diagnóstico apenas a partir de uma radiografia. Um diagnóstico é feito pelo clínico uma vez que todas as informações de diagnóstico foram coletadas e analisadas coletivamente. Uma interpretação ou um diagnóstico diferencial é feito a partir da radiografia. A interpretação de uma radiografia é realizada em três etapas: visualização, percepção e integração das informações recebidas da radiografia com as de outras fontes (Figura 3).

FACULDADE DE ODONTOLOGIA DE RIBEIRÃO PRETO-FORP/USP – DISCIPLINA RADIOLOGIA

prontuário ____________

nro de ______________________ data: __/__/__

filmes________________ professor_______ 2004

PACIENTE:

gênero: __M __F idade: ___ anos ___ meses

MAXILA

		cárie						restauração				câmara pulpar			condutos radiculares					raízes				espaço periodontal			lâmina dura			usar 1/3 C = cervical M = médio A = apical						
dente	ausente	esmalte	esmalte e dentina	exposição pulpar (use X)	cemento	destruição coronária	reicidivante	incorreta E = excesso F = falta	correta	proteção pulpar (use X)	prótese I = implante P = pôntico C = coroa	dentina reacional	nódulo pulpar	reabsorção interna	atresiado	calcificação	complementar	obstrução até o 1/3	extravasamento	dilacerada	suplementar	reabsorção I = interna E = externa	residual	aumentado	diminuído	ausente (anquilose)	perda de detalhe	perda de continuidade	espessada	cálculo dental coronário	cálculo dental radicular	reabsorção da crista óssea alveolar horizontal	reabsorção da crista óssea alveolar vertical	envolvimento de furca	fratura C = coronária R = radicular	anomalia
18																																				
17																																				
16																																				
15																																				
14																																				
13																																				
12																																				
11																																				
21																																				
22																																				
23																																				
24																																				
25																																				
26																																				
27																																				
28																																				

use M = mesial D = distal O = oclusal V/P = vestibular ou palatina

use X

use 1/3 C = cervical M = médio A = apical

use M = mesial D = distal A = apical

use M = mesial D = distal

cite a raiz M, D, V, MV, MD, P, MV, DV

observações

auxiliar:

(letra legível)

FIGURA 2 Esta ficha clínica para interpretação radiográfica é utilizada no Curso de Graduação, Disciplinas de Radiologia Básica e de Diagnóstico Clínico da Faculdade de Odontologia de Ribeirão Preto da Universidade de São Paulo (FORP/USP). Veja que é detalhada para cada dente (no caso, os dentes inferiores estariam no verso da ficha) e para cada situação, sendo os mais prevalentes problemas de saúde bucal no mundo: cárie, doenças do periápice (em geral uma consequência das cáries), doença periodontal, anomalias e traumas (WATANABE e ARITA, 2019).

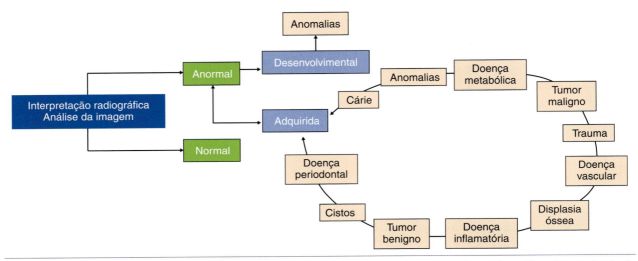

FIGURA 3 Esquema representativo do processo de diagnóstico que se segue após a análise radiográfica sistematizada de uma anormalidade encontrada. Uma série de possibilidades é citada.

Fonte: Esquema adaptado de White e Pharoah, 2018.

Para obter o melhor rendimento interpretativo de uma radiografia, é importante observar as diretrizes a seguir.

1. Examine as radiografias de maneira lógica e sistemática. Desenvolva uma rotina de examinar todas as radiografias de "canto a canto".
   1.1 Observe a diferença entre percepção e visualização. As imprecisões perceptivas incluem uma interpretação incorreta de tamanho, conteúdo ou comprimento.
   1.2 Você apenas observa o que sabe ou procura. É importante conhecer a anatomia e a patologia (radiográfica) para poder ler uma radiografia.
   1.3 Você deve aprender a pensar em termos da terceira dimensão (3D).
2. Examine as radiografias em um ambiente livre de distrações.
3. Use iluminação uniforme e adequada.
   3.1 Reduza a iluminação da sala (fundo).
   3.2 Cubra partes não utilizadas do negatoscópio, permitindo que passe luz apenas pela película radiográfica (filme). Assim, será possível ver alterações sutis em cinza.
4. Use uma lupa adequada, com pelo menos 3X de aumento, e régua milimétrica para maximizar a percepção dos detalhes da imagem.
5. Quando uma anormalidade for encontrada, não deixe de examinar o restante da radiografia. O profissional é responsável por toda a imagem, e muitas anormalidades são assintomáticas.
6. Monte as radiografias em cartelas apropriadas, preferivelmente opacas/negras.
7. Todos os achados radiográficos devem ser registrados.

O processo de diagnóstico está longe de ser infalível. Em qualquer procedimento de diagnóstico, existem quatro resultados possíveis (FARMAN e SERMAN, 2000):

1. **Verdadeiro-positivo**: a doença está presente e corretamente identificada.
2. **Falso-positivo**: a doença estava ausente, mas algo na radiografia convenceu o clínico de que ela estava presente.
3. **Verdadeiro-negativo**: nenhuma doença presente e determinada corretamente.
4. **Falso-negativo**: a doença está presente, mas não é detectada. Ocorre com muita frequência.

2.6 FATORES LIMITANTES NA INTERPRETAÇÃO DA IMAGEM

- **Falta de nitidez geométrica**: fora de foco devido ao tamanho do foco e distâncias entre foco, objeto e filme.
- **Tamanho da área focal**: quanto menor a área focal, melhor a nitidez; quanto maior a distância do ponto focal ao objeto/filme, melhor a nitidez e menor a ampliação da imagem (princípio utilizado na telerradiografia); quanto maior a proximidade entre o dente e o receptor de imagem (filmes ou sensores), melhor a nitidez e menor a ampliação da imagem.

- **Movimento**: é imprescindível que durante a obtenção da imagem o aparelho de raios X, o paciente e o filme permaneçam estáticos.
- **Relacionados ao receptor da imagem**: cada fabricante de filme ou sensor deve ser capaz de informar sobre resolução, tamanho e sensibilidade.

REFERÊNCIAS BIBLIOGRÁFICAS

Christman RA. Principles of radiographic interpretation. Disponível em: https://musculoskeletalkey.com/9-principles-of-radiographic-interpretation. Acesso em: 1 jul 2020.

Fallon SD, Fritz GW, Laskin DM. Panoramic imaging of the temporomandibular joint: an experimental study using cadaveric skulls. Oral Maxillofac Surg. 2006;64:223-9.

Farman A, Serman N. In: White and Pharoah's. Principles of radiographic interpretation. Sept. 2000. Oral and Maxillofacial Imaging.

Koong B. Cone beam imaging: is this the ultimate imaging modality? Clin Oral Implants Res. 2010;21:1201-8.

Koong B. The basic principles of radiological interpretation. Australian Dental Journal. 2012;57:(1 Suppl):33-9.

Langlais RP, Rodriguez IE, Maselle I. Principles of radiographic selection and interpretation. Dent Clin North Am. 1994;38(1):1-12.

Mawani F, Lam EW, Heo G, McKee I, Raboud DW, Major PW. Condylar shape analysis using panoramic radiography units and conventional tomography. Oral Surg Oral Med Oral Pathol Oral Radiol Endod. 2005;99:341-8.

Schmitter M, Gabbert O, Ohlmann B, Hassel A, Wolff D, Rammelsberg P, et al. Assessment of the reliability and validity of panoramic imaging for assessment of mandibular condyle morphology using both MRI and clinical examination as the gold standard. Oral Surg Oral Med Oral Pathol Oral Radiol Endod. 2006; 102:220-4.

Watanabe, Arita. Imaginologia e radiologia odontológica. 2. ed. Rio de Janeiro: Elsevier; 2019.

White and Pharoah's. Oral radiology: principles and interpretation. 8. ed. Mosby; 2018.

SEÇÃO 3

INTERPRETAÇÃO RADIOGRÁFICA EM ODONTOLOGIA

CAPÍTULO 3	ANATOMIA DENTOMAXILOMANDIBULAR	22
CAPÍTULO 4	TÉCNICAS RADIOGRÁFICAS INTRAORAIS	73
CAPÍTULO 5	TÉCNICAS RADIOGRÁFICAS EXTRAORAIS (TRE)	199
CAPÍTULO 6	ANOMALIAS DE DESENVOLVIMENTO E ALTERAÇÕES DENTÁRIAS	288
CAPÍTULO 7	CÁRIE DENTÁRIA	307
CAPÍTULO 8	DOENÇA PERIODONTAL	326
CAPÍTULO 9	DOENÇAS INFLAMATÓRIAS	370
CAPÍTULO 10	ENFERMIDADES DOS SEIOS MAXILARES	382
CAPÍTULO 11	CISTOS DO COMPLEXO MAXILOMANDIBULAR	389
CAPÍTULO 12	LESÕES ÓSSEAS	410
CAPÍTULO 13	TUMORES BENIGNOS E MALIGNOS	420
CAPÍTULO 14	DISPLASIAS ÓSSEAS	441
CAPÍTULO 15	TRAUMAS DENTÁRIOS E MAXILOFACIAIS	449
CAPÍTULO 16	CALCIFICAÇÃO DOS TECIDOS MOLES	460
CAPÍTULO 17	CORPOS ESTRANHOS	469
CAPÍTULO 18	DESORDENS DA ARTICULAÇÃO TEMPOROMANDIBULAR	479
CAPÍTULO 19	ANOMALIAS E DEFORMIDADE CRANIOFACIAL	492

Capítulo 3

Anatomia dentomaxilomandibular

3.1 INTRODUÇÃO

Como citamos nos capítulos anteriores, o conhecimento da fluidez da anatomia dentomaxilomandibular é parte-chave para o processo de interpretação radiográfica, aliado, é claro, ao conhecimento das várias técnicas radiográfica intra e extraorais, com foco naquela em análise.

Com respaldo na Portaria n. 453 da Anvisa/MS, as radiografias odontológicas só podem ser prescritas por um dentista e somente após a realização de um exame clínico para determinar quais projeções são necessárias para fornecer o máximo de informações diagnósticas. Depois de considerar os achados clínicos, o histórico médico e odontológico, as necessidades radiográficas de cada paciente devem ser consideradas individualmente. As técnicas radiográficas devem ser selecionadas para fornecer o máximo rendimento diagnóstico, sempre com a mínima exposição à radiação ionizante, pois é sabido que as exposições à radiação ionizante dos exames radiográficos têm potencial para causar danos aos organismos vivos. Não existe dose de radiação inócua. Um dos meios mais eficazes de reduzir possíveis danos é evitar realizar radiografias que não contribuam com informações de diagnóstico pertinentes ao atendimento ao paciente.

Os fatores que ajudarão na tomada de decisão são a prevalência de uma doença, risco de cárie, dieta, número de restaurações, higiene bucal, condição periodontal, dentes impactados, radiografias disponíveis etc. Como princípio geral, as radiografias são indicadas quando existe alta probabilidade de que forneçam informações sobre uma doença que não pode ser vista clinicamente, isto é, o provável benefício para o paciente em detrimento do risco à exposição à radiação ionizante. O custo do exame e a dose de radiação devem ser considerados ao selecionar essas projeções radiográficas. Exames mais complexos, como a tomografia computadorizada *cone beam* (TCCB) ou a tomografia computadorizada helicoidal, ou ainda a imagem de ressonância magnética (IRM), geralmente podem ser necessários para melhor visualização das lesões. No entanto, não se deve solicitar uma tomografia computadorizada quando se considerar adequada uma radiografia panorâmica.

Neste capítulo, vamos descrever as estruturas radiográficas reproduzidas nas várias técnicas radiográficas intra e extraorais mais utilizadas na rotina clínica do profissional da odontologia.

3.2 PRINCÍPIOS GERAIS DA AVALIAÇÃO RADIOLÓGICA

3.2.1 Imagens intraorais

São as imagens radiográficas intraorais que oferecerão ao cirurgião-dentista a maior resolução espacial em relação a outras modalidades de imagens radiográficas odontológicas, chamadas analógicas. Quando requeremos ótimos detalhes para investigar uma possível anormalidade/patologia envolvendo um dente ou suas estruturas de suporte, a radiografia intraoral deve ser a melhor escolha, até porque os profissionais poderão fazê-la na comodidade do seu próprio consultório odontológico. Imagens radiográficas extraorais, no Brasil, necessitam de clínicas e profissionais especializados para serem os responsáveis técnicos (WATANABE e ARITA, 2019).

Como já vimos, a geometria do feixe de raios X incidente em relação à posição do receptor de imagem determina a formação da sombra radiográfica. As radiografias periapicais focam a raiz ou as raízes dos dentes, as estruturas de suporte (o ligamento periodontal e lâmina dura) e o processo alveolar perirradicular, e até mesmo o osso basal em várias situações. A mais indicada quando precisamos do máximo de nitidez é a técnica radiográfica intraoral do paralelismo, que preconiza a incidência dos raios X centrais perpendiculares ao longo eixo do objeto e filme/sensor, evitando a possível distorção geométrica que ocorre se os raios X incidentes não forem perpendiculares ao longo eixo de uma raiz dentária ou à crista do processo alveolar, no caso da técnica da bissetriz. A técnica radiográfica da bissetriz, executada com posicionador, também traz excelentes resultados, diferentemente de quando executada sem posicionador de filme/sensor, pois necessita de acurada técnica/prática clínica (WHITE e PHAROAH, 2019).

Já as imagens interproximais ou *bitewing* são as melhores técnicas radiográficas para detectar cáries interproximais, pois são tomadas com o receptor, adjacentes às coroas de uma região dentária e às cristas dos processos alveolares da maxila e mandíbula, propiciando ótima relação geométrica. Em muitos casos de reabsorção periodontal vista clinicamente, poderemos colocar o receptor de imagens em sua dimensão mais longa orientada verticalmente – a chamada asa mordida vertical (entre +5 e +10 graus) – para obter maior visualização dessas cristas ósseas reabsorvidas com distorção mínima, também havendo mínima sobreposição das cúspides opostas na superfície oclusal, melhorando a probabilidade de detectar lesões de cárie oclusais precoces na junção dentina-esmalte.

Já as imagens radiográficas oclusais são tomadas com o receptor de imagem maior (7,6 cm × 5,7 cm, n. 4, American National Standards Institute [ANSI]), posicionado paralelamente às superfícies oclusais dos dentes. Assim será possível, em uma só imagem, visualizar áreas maiores, por exemplo, de uma lesão cística.

O reconhecimento radiográfico da doença requer um conhecimento profundo dos aspectos radiográficos das estruturas normais. Assim, voltamos a enfatizar que, se o profissional ou aluno de odontologia focar seu aprendizado no conhecimento de identificação das estruturas dentomaxilomandibulares com destreza e precisão, saberá distinguir as anormalidades e as patologias, mesmo, ainda, sem ter total convicção do diagnóstico final. O diagnóstico útil, sábio, exigirá apreciação da ampla gama de variação na aparência das estruturas anatômicas normais. Porém, é certo que há muitas particularidades em cada paciente, e muita variação anatômica vista radiograficamente, o que é normal (WATANABE e ARITA, 2019).

3.2.1.1 Dentes

Tecidos duros

A dentição humana adulta permanente completa normalmente consiste em 32 dentes, dos quais 16 estão localizados na mandíbula e 16 na maxila. Existem 4 incisivos, 2 caninos, 4 pré-molares e 6 molares para a dentição superior e inferior. Os incisivos são usados para cortar alimentos; os caninos para rasgar; os pré-molares para agarrar; e os molares para moer, isto é, mastigar. Existe uma estrutura heterogênea genérica para esses dentes, na qual o esmalte forma uma camada externa sobre a dentina subjacente. Do colo do dente ao ápice da raiz, o exterior da dentina é recoberto pelo cemento, no qual o ligamento periodontal liga o dente ao osso alveolar. O esmalte dental é denso, altamente mineralizado, duro e quebradiço. Ele contém estruturas do tipo prisma que se estendem da superfície do esmalte à junção de esmalte e dentina (JED). Os prismas são compostos por cristais de hidroxiapatita e contêm muito pouca matriz orgânica. Essas propriedades tornam o esmalte dental um excelente material para cortar e mastigar alimentos (ou seja, processos que envolvem atrito e desgaste). Em contraste, a dentina não é tão dura quanto o esmalte, porém é mais sensível. A dentina é um material heterogêneo e pode ser pensada como uma estrutura composta contendo quatro componentes principais: matriz da dentina, túbulos dentinários, mineral (isto é, carbonato contendo hidroxiapatita), e fluido dentinário.

Os dentes são compostos fundamentalmente por dentina, com uma camada de esmalte sobre a porção coronal e uma fina camada de cemento ao longo da superfície da raiz (Figura 1). A camada de esmalte caracteristicamente aparece mais radiopaca do que os outros tecidos, pois é a mais densa, e é composta por materiais com maior Z. Essa camada é a que mais atenua os fótons de raios X, pois é 90% mineral. Sua aparência radiográfica é uniformemente opaca e sem evidência de estruturas mais finas. Apenas a superfície oclusal reflete a anatomia geral complexa. Já a dentina é cerca de 75% mineralizada, e, devido ao seu conteúdo mineral mais baixo, sua aparência radiográfica é, a grosso modo, mais parecida com a do osso, e menos radiopaca que o esmalte, apesar de ser mais espessa. A junção entre o esmalte e a dentina (JED) aparece como uma interface distinta que separa essas duas estruturas. A fina camada de cemento na superfície da raiz tem conteúdo mineral (50%), comparada à dentina, e, assim, geralmente não é vista radiograficamente, já que o contraste entre ela e a dentina, intimamente lado a lado, é bastante baixo, além de a camada de cemento ser extremamente fina.

Áreas radiolúcidas difusas com bordas mal definidas podem ser radiograficamente aparentes nos aspectos mesial ou distal dos dentes nas regiões cervicais (Figura 2). Os fótons de raios X superpenetram ou "queimam" a borda mais fina do dente e criam a área radiolúcida que imita a cárie cervical. Esse fenômeno, chamado **burnout cervical**, é devido também à anatomia normal do dente afetado, que, por ser mais fino nessa região, propicia menor absorção dos raios X, ou seja, passam mais raios X nessas áreas. Uma inspeção cuidadosa revelará normalidade desses tecidos proximais. A percepção dessas áreas radiolúcidas resulta do contraste com a área adjacente, esmalte relativamente opaco e osso alveolar. Tais radiolucências devem ser previstas em quase todos os dentes, e não devem ser confundidas com cáries radiculares, que frequentemente têm uma aparência similar.

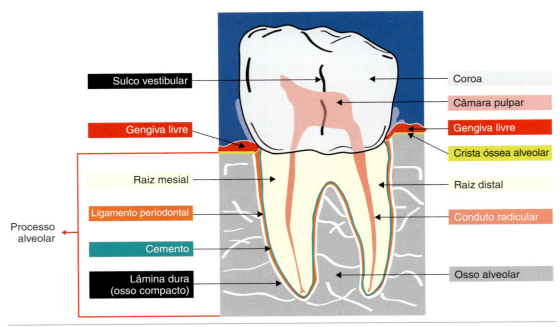

FIGURA 1 Ilustração de um dente, suas estruturas e demais estruturas de suporte.

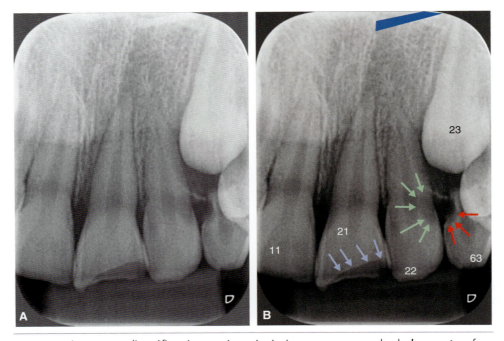

FIGURA 2 Imagens radiográficas intraorais periapicais, com um exemplo de *burnout* na face distal do dente 22. Veja que seu vizinho, o dente 63, face mesial, apresenta **imagem radiolúcida compatível com cárie**. Logo abaixo vemos o dente 23, ainda incluso, provavelmente em erupção, já que a raiz do dente 63 está em avançada rizólise. As setas azuis apontam para uma provável **fratura da incisal** do dente 21, a ser confirmada clinicamente. Mais acima, em tecido ósseo, vemos o **assoalho da cavidade nasal E**.

LEGENDA

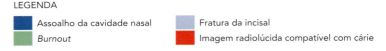

A polpa dos dentes normais é composta de tecido mole, conjuntivo, e, consequentemente, aparece como radiolúcida, pois absorverá menos os raios X. As câmaras e canais radiculares que contêm a polpa se estendem desde o interior da coroa em direção aos ápices das raízes. Embora a forma da maioria das câmaras pulpares seja bastante uniforme dentro dos grupos de dentes, existem grandes variações entre os tamanhos individuais das câmaras pulpares e da extensão de cornos pulpares. É comum que esses cornos pulpares, mesiais, dos dentes molares inferiores sejam mais pronunciados em relação aos distais, na normalidade. O profissional deve antecipar tais variações nas proporções e distribuição da polpa e verificá-las radiograficamente quando fizer o planejamento dos procedimentos restauradores.

| Nomenclatura dentária | Dentição decídua | Dentição permanente |

Nomenclatura dentária para dentes decíduos e permanentes

Na Figura 3, em (A) vemos a ilustração do sistema de numeração universal (American Dental Association), que usa as letras A a T, e o sistema de numeração do FDI (Federação Dentária Internacional) que usa os números 51 a 55, 61 a 65, 71 a 75 e 81 a 85 para os dentes decíduos. **Azul = molares**, **vermelho = incisivos**, **amarelo = caninos**. Em (B), a ilustração mostra o sistema de numeração universal (ADA), que usa os números 1 a 32, e o sistema de numeração da FDI, que usa os números 11 a 18, 21 a 28, 31 a 38 e 41 a 48, para dentes permanentes. **Azul = molares**, **verde = pré-molares**, **vermelho = incisivos**, **amarelo = caninos**. A nomenclatura da FDI, desenvolvida oficialmente pela Federação Dentária Internacional, identifica cada elemento da dentição em um odontograma, que é uma representação gráfica de todos os dentes. É a forma mais habitual de nomear os dentes. Consiste em **dividir os dois maxilares**, o superior e o inferior, em **quatro quadrantes** a partir da linha central, entre os incisivos centrais, no sentido da zona posterior.

O primeiro quadrante (1) é o da parte superior direita da nossa boca; o segundo (2), da superior esquerda; o terceiro quadrante (3) corresponde à parte inferior esquerda; e o quarto (4) à inferior direita, na dentição permanente. Ou seja, numeramos no sentido oposto ao dos ponteiros do relógio. Esse método também é conhecido como **nomenclatura norte-americana**. Embora pouco utilizado, ainda há odontologistas que o empregam.

Radiografia ideal

- Imagem com o mesmo tamanho do objeto.
- Imagem com a mesma forma do objeto.
- Imagem com ótimo detalhe.
- Imagem com ótima densidade e contraste.

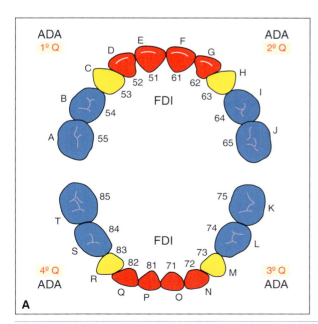
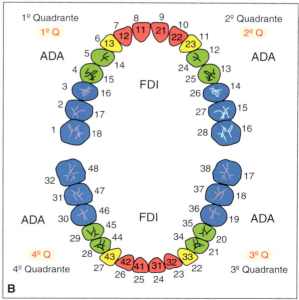

FIGURA 3 Nomenclatura dental, segundo ADA e FDI.

LEGENDA
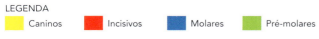
Caninos Incisivos Molares Pré-molares

Máxima qualidade possível:

- Contraste e densidades adequadas dos tecidos.
- Acurácia anatômica.
- Máxima definição e mínima distorção.
- Cobrir limites anatômicos da região em consideração.

Segundo Langlais e Miller (2017), a radiografia intraoral ideal deveria apresentar uma sombra tênue dos tecidos moles nos espaços interdentários e/ou anodônticos, ou na distal do terceiro molar (Figura 4).

Esmalte	Todos os dentes	Mais radiopaco

O esmalte dentário é um tecido duro calcificado que recobre a dentina, na coroa do dente (Figura 6). Tem características físicas apropriadas para duas funções principais: mastigação e proteção da dentina e tecido pulpar. É em torno de 5 vezes mais duro do que a dentina (proteção!). Por não conter células vivas (acelular), o esmalte dentário não pode reparar os danos causados pela cárie ou pelo desgaste (baixo conteúdo orgânico seria adaptado para suportar ataques ácidos cariogênicos). Como já vimos, esse tecido é aproximadamente 95% mineral, matriz orgânica (~1%) e água (~2%). Já a dentina é muito mais orgânica (cerca de 18%), composta basicamente de colágeno, e também possui mais água (12%). Assim, radiograficamente (Figuras 7 a 10), o esmalte dentário é visto como uma imagem **radiopaca** bem definida, recobrindo toda a coroa dental. Devemos lembrar das projeções geométricas de formação da imagem, bidimensional, para compreender melhor as imagens. O grau de radiopacidade do esmalte, respeitando suas variações de espessura, é um dos sinais mais importantes para a pesquisa clínica, por exemplo, da cárie dentária, ainda o maior problema de saúde bucal do mundo (Figura 5).

Dentina	Menos radiopaco que o esmalte

A dentina é a parte do dente que fica logo abaixo do esmalte e também do cemento na região da raiz, sendo menos calcificada do que o esmalte. Contém túbulos microscópicos (pequenos tubos ocos ou canais). Protege a polpa e sustenta o esmalte. Quando a dentina perde sua cobertura protetora (esmalte), esses túbulos dentinários permitem que calor e alimentos frios ou ácidos estimulem os nervos e as células no interior do dente, causando sensibilidade (ou dor). A dentina é composta por cerca de 70% de minerais (o esmalte tem aproximadamente 95%), sendo a composição restante uma combinação de matéria orgânica e água. Ela é parcialmente responsável pela cor da coroa do dente. Devido à diferença de composição, a dentina reage de maneira muito diferente à atividade erosiva e ao desgaste em relação ao esmalte. A dentina circumpulpar delineia a câmara pulpar e em geral tem um padrão de formação (Figura 11). Radiograficamente, apresenta-se menos radiopaca do que o esmalte. Representa a maior porção dos tecidos dos dentes. Podemos vê-las abaixo do esmalte na coroa, e em toda a porção radicular (Figuras 12 a 15).

Muitos autores consideram um complexo dentinopulpar. Apesar da composição histológica diferente, a dentina e a polpa poderiam ser consideradas uma única entidade, devido a seu íntimo relacionamento, nos túbulos dentinários, já que os prolongamentos dos odontoblastos, células da polpa, relacionam-se intimamente com os túbulos dentinários, e, assim, o fluido dentinário é capaz de estimular receptores de dor presentes na polpa (ARANA e KATBURIAN, 2012).

- **Dentina primária**: desenvolvida durante a formação do dente, até que a rizogênese se complete com o fechamento do ápice.
- **Dentina secundária**: desenvolvida lentamente durante a vida e seus percursos (mais radiolúcida do que a primária).
- **Dentina terciária**: depositada em resposta a algum estímulo ao dente (p. ex., processo patológico, cárie). O limite entre a dentina secundária e terciária é abrupto, e, assim, é possível identificar radiograficamente (mais radiolúcida do que a primária):
  - **Dentina reacional**: aumento da velocidade de deposição de dentina pelos odontoblastos originais.
  - **Dentina reparativa**: deposição proveniente de novos odontoblastos originados de células indiferenciadas.

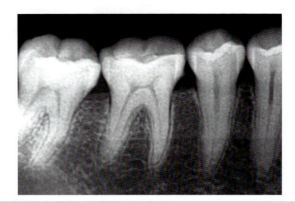

FIGURA 4 Suposta imagem radiográfica ideal. Veja que é possível ver tecido mole, mucosa, nos espaços interproximais dos dentes, principalmente entre 46-47 e 45-46. Nessas faces ainda vemos tártaros coronários nas superfícies mesiais desses dentes.

CAPÍTULO 3 ■ Anatomia dentomaxilomandibular 27

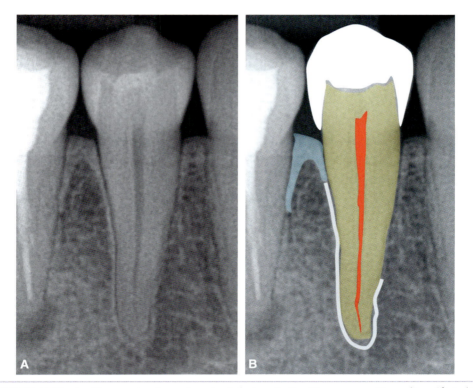

FIGURA 5 Dente 44, ou primeiro pré-molar inferior direito. Vemos a região radiográfica do **esmalte dental**. Logo abaixo vemos a região da **dentina dental**. Sem poder separar, mas localizado ao redor da raiz, temos o **cemento**, que radiograficamente possui a mesma tonalidade da dentina. Em seguida podemos ver parte da **lâmina dura do alvéolo dentário** desse elemento. Identificamos também a **crista óssea** entre os dentes 44-45. Notamos também o desenho da **câmara pulpar** e o **conduto radicular único**.

LEGENDA

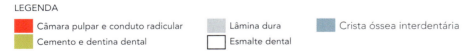

■ Câmara pulpar e conduto radicular
■ Cemento e dentina dental
■ Lâmina dura
□ Esmalte dental
■ Crista óssea interdentária

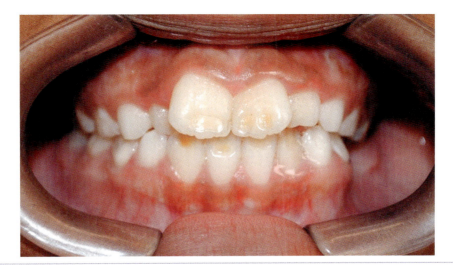

FIGURA 6 Foto frontal das arcadas dentárias de uma criança, em boca fechada, evidenciando alguns defeitos no esmalte, vistos radiograficamente nas imagens da Figura 7.

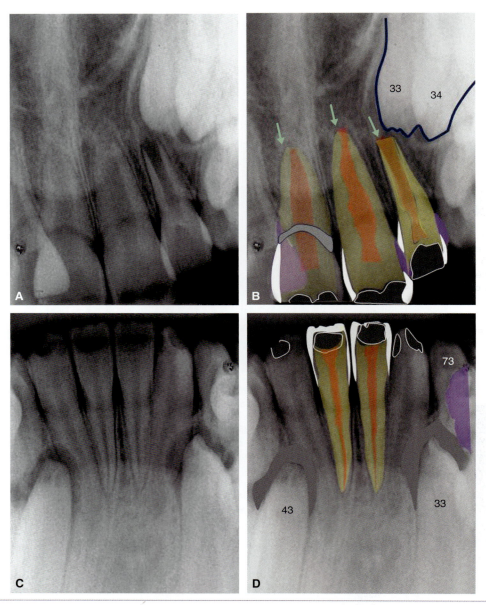

FIGURA 7 Radiografias intraorais periapicais da região dos dentes incisivos. Vemos os **defeitos no esmalte** desses dentes e dos dentes IIs (provavelmente estamos na presença de um caso de amelogênese imperfeita, vista na Figura 6, na página anterior). Mesmo assim, é possível ver nesses dentes anteriores, **partes íntegras de esmalte dental**. Vemos também o **tecido dentinário** desses dentes, que sobrepõe as **polpas (câmara e raiz)**, atribuindo uma coloração laranja, mas originalmente vermelha. Identificamos, ainda, as **proximais** dos dentes sobrepostas, o que muitas vezes nos faz pensar em restaurações plásticas.

LEGENDA

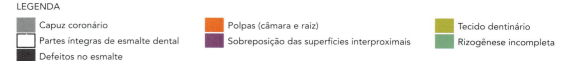

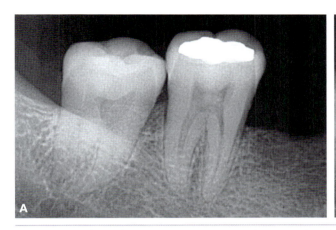
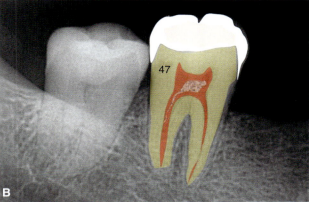

FIGURA 8 Radiografias intraorais periapicais da região dos dentes MID. As imagens acima mostram as mesmas estruturas dentárias, mas em dentes molares inferiores. Vemos também o **esmalte dentário**, a **dentina**, em amarelo, e a **polpa**, em laranja (devido à sobreposição da dentina em amarelo). Destaque é dado para a calcificação pulpar que sofrem ambos os dentes, e também para o encurtamento apical da raiz distal devido a uma falha no processo de formação da raiz, ou à reabsorção externa desta.

LEGENDA

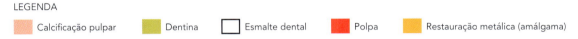

Calcificação pulpar   Dentina   Esmalte dental   Polpa   Restauração metálica (amálgama)

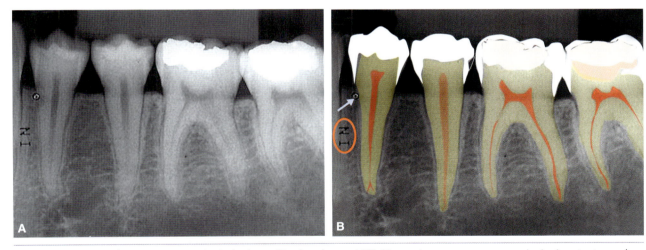

FIGURA 9 Radiografias intraorais periapicais da região dos dentes MIE. Nestas imagens vemos as principais estruturas dentárias na região dos PMIE e MIE. Vemos também o **esmalte dentário**, a **dentina**, em amarelo, e a **polpa**, em laranja (devido à sobreposição da dentina em amarelo). A seta azul identifica um **artefato de processamento**, onde o aluno colocou o grampo para prender o filme radiográfico (película) durante o processamento químico, e acabou retirando parte da emulsão da película radiográfica. São dois os erros: o melhor local para prender o grampo na película seria sobre o ponto de identificação do filme radiográfico (vulgo PIF), onde não deveria haver imagem de interesse na película; e o segundo erro foi a força com que esse grampo prendeu a película. Ao comprar esses acessórios, devemos verificar a força de contenção do grampo e, se for o caso, afrouxar um pouco a mola. Veja também que a face distal do dente 35 possui uma **lesão cariosa incipiente**, ou seja, apenas em esmalte, típica de ponto de contato, com formato triangular, com a base voltada para o exterior. O apontamento no círculo se refere às letras "**IN**", do nome comercial do fabricante dos filmes radiográficos, e indica também a sensibilidade "F" ou "E" no caso desse fabricante. Seria "F" para processamento automático. Mas, como sabemos que foi processado com grampo, então, manualmente, sua velocidade é "E".

LEGENDA

Polpa   Esmalte dentário   Lesão cariosa incipiente   Restauração metálica (amálgama)
Dentina   (Insight, marca do filme radiográfico)   Artefato de processamento

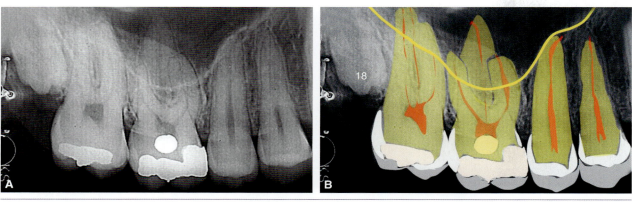

FIGURA 10 Radiografias intraorais periapicais da região dos dentes MSD e PMSD. As imagens radiográficas acima mostram as principais estruturas dentárias na região dos dentes MS e PMS. Vemos o **esmalte dentário**, a **dentina**, em amarelo, e a **polpa**, em laranja (devido à sobreposição da dentina em amarelo). A **restauração metálica**, circular no dente 16, é uma restauração classe V, ou seja, está situada por palatino ou por vestibular. Note também que há um excesso da restauração MO do dente 16, também metálica, na caixa distal, o que com certeza afetará a crista óssea alveolar e propiciará uma infiltração por cárie. A esse tipo de erro, excesso de restauração, damos o nome de iatrogenia. Infelizmente existe uma grande quantidade de iatrogenias na cavidade bucal dos pacientes.

LEGENDA

    Cúspides vestibulares   Dentina   Esmalte dentário   Polpa   Restauração metálica

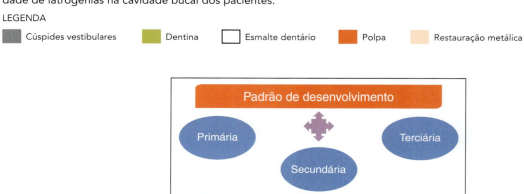

FIGURA 11 Classificação da dentina.
Fonte: Nanci, 2013.

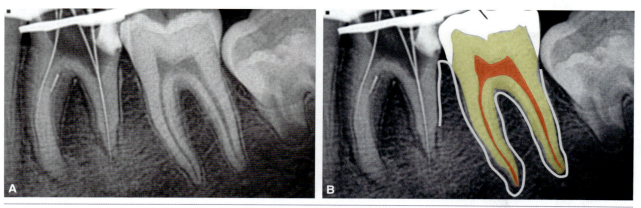

FIGURA 12 Radiografias intraorais periapicais da região dos dentes MIE, onde está sendo realizado o tratamento endodôntico do dente 36, do qual serão removidos o nervo e a polpa, e o interior do dente será limpo e selado. Note que esse dente apresenta uma reabsorção externa na raiz distal. Também temos o desenvolvimento do dente 38, que possui apenas o início da formação radicular. Isso demonstra que o paciente é jovem, e, assim, evidenciamos o dente 37. Note a camada de **esmalte** (branco) revestindo toda a coroa do dente, inclusive com uma fissura central profunda vestíbulo/lingual (V/L), propícia a cárie. Esse dente, com rizogênese completa há pouco tempo, possui uma camada de dentina jovem, sem dentina terciária, e, consequentemente, polpa de tamanho normal.

LEGENDA   Esmalte dentário   Dentina   Polpa

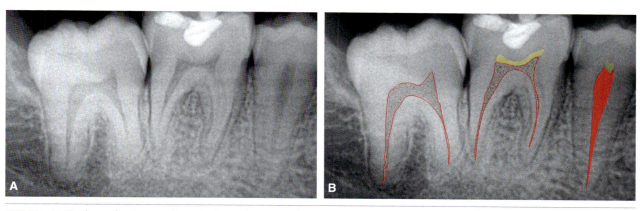

FIGURA 13 Radiografias intraorais periapicais da região dos dentes MID. Formação de **dentina terciária** (dentes 46 e 45) no teto da câmara pulpar. Note que os dentes molares possuem em suas polpas vários nódulos de calcificação pulpar.

LEGENDA   ☐ Contorno da polpa 3   ■ Polpa   ■ Dentina terciária   ■ Nódulos de calcificação na polpa (câmara pulpar e canais radiculares)

FIGURA 14 Radiografias intraorais periapicais da região dos dentes MIE. Formação de **dentina terciária** no teto das câmaras pulpares dos dentes 36 e 37. Veja que ambos possuem imagens de **cárie** em suas superfícies oclusais. Há também na superfície mesial do dente 37 cálculo dentário coronário. O ponto de contato não está adequado, e, como reflexo, vemos que a crista óssea já apresenta início de reabsorção, com formação de cratera.

LEGENDA   ■ Cárie   ■ Dentina terciária   ■ Polpa   ☐ Tártaro

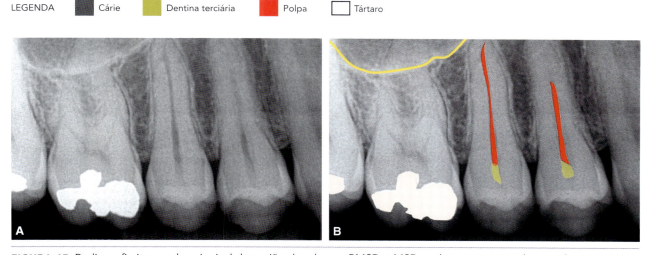

FIGURA 15 Radiografia intraoral periapical da região dos dentes PMSD e MSD onde vemos em ambos os dentes PMSD a formação de **dentina reacional**, além do espessamento das LD, muito provavelmente devido à oclusão. Veja que o canal radicular do dente 14 não é detectável a partir do limite do terço médio. Isso, em geral, ocorre nesses dentes devido à presença de duas raízes e/ou à bifurcação do conduto radicular.

LEGENDA   ■ Parede latero-basal do seio maxilar   ■ Dentina terciária   ■ Polpa   ■ Restauração metálica (amálgama)

| Cemento | Todos os dentes | Menos radiopaco que o esmalte e similar à dentina |

O cemento também é um tecido duro (~50% de minerais, sendo que o osso tem cerca de 60% a 65%, e a dentina cerca de 70%), conjuntivo rígido, que recobre a raiz do dente, dando aderência ao ligamento periodontal. É similar ao tecido ósseo e tem origem de células ectomesenquimáticas. Radiograficamente não temos imagens do cemento, pois sua densidade radiográfica é muito similar à dentina, e, assim, não é possível sua distinção, pois o contraste não será detectável. Apenas nos casos da anomalia hipercementose, uma hiperplasia cementária, poderíamos ver e apontar para o cemento, pois haveria o abaulamento da raiz (Figura 16). A hipercementose é uma condição na qual o cemento não neoplásico é excessivamente depositado ao longo da porção radicular, afetando um ou mais dentes e alterando a morfologia dentária e os padrões de normalidade (NAPIER et al., 2004). A etiopatogenia da hipercementose não é clara; apesar de as generalidades dos casos serem idiopáticas, intervêm vários fatores locais e sistêmicos que também estão relacionados a essa condição. Geralmente se apresenta como uma lesão solitária e, em casos raros, como uma lesão do tipo múltiplo (SHOOR et al., 2011; MORTAZAVI e PARVAIE, 2016).

| Polpa | Todos os dentes | Radiolúcida |

A polpa, ou o centro do dente, que contém nervos, vasos sanguíneos e tecido conjuntivo, é um tecido mole ou não calcificado. Assim, radiograficamente a polpa é radiolúcida, via de regra. A polpa dentária consiste em um tecido conjuntivo frouxo derivado das células da crista neural ou de células ectomesenquimáticas. Tem funções odontogênica, nutritiva, sensorial e defensiva.

Com a idade é normal que vejamos a esclerose pulpar, que, se surgir prematuramente, denuncia qualquer fato patológico. Essa esclerose, com calcificação generalizada da polpa ou localizada, por exemplo, somente na câmara pulpar, é a aceleração do processo fisiológico de formação de dentina circumpulpar (no primeiro caso), reduzindo as dimensões da câmara pulpar, e ficando mais radiopaca que radiolúcida. Nódulos de calcificação localizados podem indicar alguma falta de circulação sanguínea (Figuras 17 a 20).

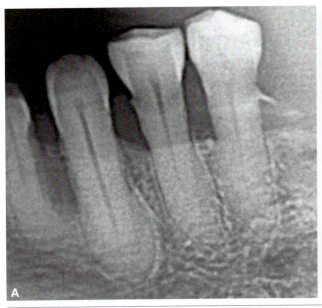 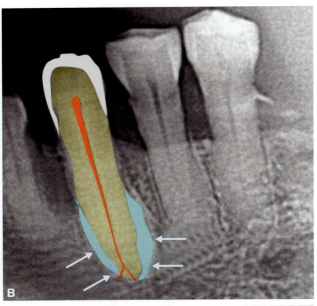

FIGURA 16 Radiografias intraorais periapicais da região dos dentes PMIE onde também podemos observar o dente 33 em sua integridade, e é justamente nesse dente que apontamos para a **formação extrapolada de cemento** (setas azuis – contorno do excesso de cemento) ao redor dos terços médio e apical desse elemento. É nesses terços finais do dente que vemos, em geral, a hipercementose. A hipercementose, ou hiperplasia do cemento, ocorre como depósitos de cemento na raiz de um ou mais dentes. É uma alteração adaptativa que ocorre no ligamento periodontal devido ao aumento da espessura do cemento, em um ponto limitado ou em toda a superfície da raiz, resultando em espessamento anormal devido a alterações macroscópicas na forma. É mais frequente em dentes submetidos a forças de oclusão, principalmente em pacientes com doença de Paget (SHOOR et al., 2011; MORTAZAVI e PARVAIE, 2016).

LEGENDA ▪ Dentina ▪ Esmalte ▪ Excesso de cemento ▪ Polpa

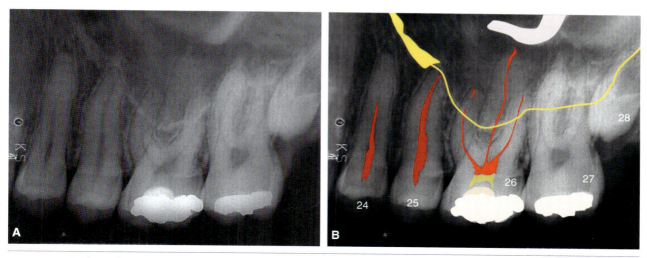

FIGURA 17 Radiografias intraorais periapicais da região dos dentes PMSE e MSE. Nestas imagens podemos ver as características das **polpas de dentes molar e pré-molar superiores**. Note que, via de regra, no dente 1ºPMS, pelo fato de este na normalidade possuir duas raízes, veremos a polpa de forma mais nítida, até o terço médio da raiz. Como se trata de duas raízes, interpostas uma sobre a outra no sentido vestíbulo-palatino, à incidência dos raios X, e também às suas características de forma e tamanho, não veremos a polpa até o ápice, como, por exemplo, podemos ver no dente 2ºPMS. No caso do dente 26, quando as raízes são divergentes, essa visualização das polpas é mais comum, como neste exemplo, sempre considerando que a polpa da raiz palatina será maior, naturalmente, devido ao tamanho dessa raiz em relação às outras raízes, mesial e distal, bem menores. Note também que o dente 26 já possui a formação de dentina reacional, provavelmente devido à **restauração** profunda, com **base e forramento**. Na rotina dessas imagens radiográficas pela técnica da bissetriz veremos a **cortical do seio maxilar** passando sobre as raízes de MSE e PMSE.

LEGENDA

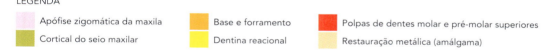

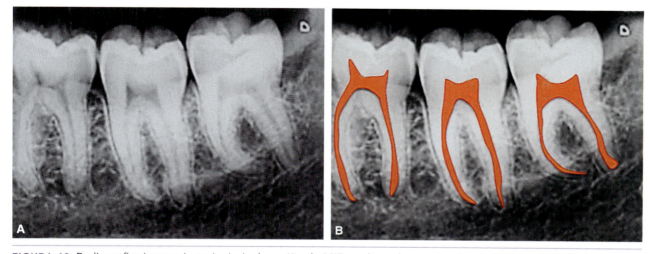

FIGURA 18 Radiografias intraorais periapicais da região de MIE, onde podemos visualizar as **polpas** dos três dentes MIE. Claro que a conformação dessas polpas, em geral, tem a mesma conformação das respectivas raízes, como é o caso do destaque da raiz mesial do dente 3º MIE.

LEGENDA

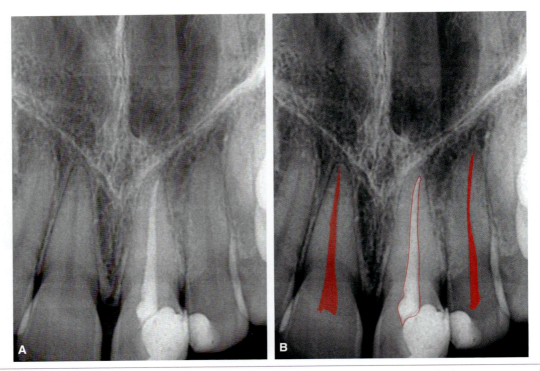

FIGURA 19 Imagens radiográficas intraorais periapicais da região dos IS, mais à E, onde destacamos as polpas dos dentes 11-21-22. Em geral, as polpas dos dentes ILS são um pouco menores do que as polpas dos dentes IC. No caso, o dente 21 não possui mais polpa, mas sim um tratamento endodôntico, onde o espaço anteriormente ocupado pela polpa é preenchido por material obturador de conduto, radiopaco.

LEGENDA — Material obturador — Polpa

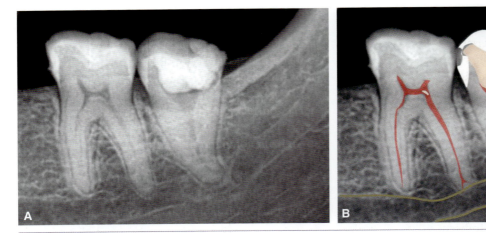

FIGURA 20 Radiografias intraorais periapicais da região dos dentes MIE. Destacamos nestas imagens radiográficas a conformação das **polpas** de dentes que já estão na cavidade bucal há algum tempo, pois seu volume já está diminuído devido à deposição de dentina secundária e terciária reacional. Há, inclusive, na polpa, entrada do conduto distal, um **nódulo de calcificação (branco cilíndrico)**, no dente 37. Esses nódulos de calcificação podem prejudicar o procedimento de instrumentação dos condutos radiculares, na necessidade de tratamento endodôntico. No dente 38, que possui uma dilaceração apical (curvatura apical), vemos uma extensa restauração que pode estar comprometendo a câmara pulpar, expondo a polpa (*pode porque devemos considerar que esta imagem é bidimensional, e podemos estar vendo apenas uma sobreposição de imagens*). Note que há um pequeno aumento do espaço do ligamento periodontal (ELP), apical, que nos leva a aumentar a suspeita do comprometimento pulpar. Esta imagem da **restauração** pode significar um curativo à polpa.

LEGENDA — Nódulo de calcificação (cilíndrico) — Polpas — Esmalte dentário — Restauração plástica ou de cimento oxido-fosfato de zinco (ZOE)

3.2.1.1.1 *Desenvolvimento dental*

Estruturas de suporte dentoalveolares

Ossos

O sistema esquelético do corpo humano inclui todos os ossos, cartilagens e ligamentos que sustentam e dão forma às estruturas do corpo. Esse esqueleto consiste nos ossos do corpo. Existem 206 ossos no esqueleto dos adultos e um pouco mais no das crianças, porque alguns se fundem durante a infância e a adolescência para formar o esqueleto/osso adulto. As principais funções do esqueleto são fornecer uma estrutura interna para suportar o peso do corpo e estruturas/órgãos contra a força da gravidade, fornecer uma estrutura sobre a qual os músculos possam agir para produzir movimentos do corpo e armazenar íons Ca, P, aminoácidos e bicarbonato. Funções:

- Sustentação do organismo (apoio para o corpo).
- Proteção de estruturas vitais (coração, pulmões, cérebro).
- Base mecânica para o movimento.
- Armazenamento de sais (cálcio, p. ex.).
- Hematopoiética (suprimento contínuo de células sanguíneas novas).
- Transmissão de ondas sonoras.

Para realizar essas funções, o osso possui compartimentos corticais e trabeculares.

As propriedades do material dos compartimentos ósseos cortical e trabecular diferem: o osso trabecular tem menor teor de cálcio e mais água do que o osso cortical. O osso trabecular tem uma grande superfície exposta à medula óssea e ao fluxo sanguíneo, e a rotatividade é maior do que no osso cortical (PARFITT, 2002). A reabsorção ocorre ao longo das superfícies ósseas no osso trabecular, enquanto no osso cortical a reabsorção se faz por túneis através do próprio osso. A superfície endocortical, que é exposta à medula óssea, bem como ao osso sólido, geralmente apresenta maior *turnover* ósseo do que outras superfícies trabeculares ou corticais.

Osso cortical denso e osso esponjoso trabecular ou esponjoso diferem em sua arquitetura, mas são semelhantes em composição molecular. Ambos os tipos de osso têm uma matriz extracelular com componentes mineralizados e não mineralizados. A composição e arquitetura da matriz extracelular é o que confere propriedades mecânicas ao osso. A força óssea é determinada por proteínas colágenas (resistência à tração) e osteoide mineralizado (resistência à compressão) (PARFITT, 2002).

Quanto maior a concentração de cálcio, maior a resistência à compressão. Nos adultos, aproximadamente 25% do osso trabecular é reabsorvido e substituído a cada ano, em comparação com apenas 3% do osso cortical.

Osso cortical

O osso cortical é o tipo de osso mais altamente mineralizado encontrado nas hastes (diáfises) dos ossos longos do corpo e serve como a camada protetora externa da metáfise e epífise do osso tubular, bem como as camadas externas planas e irregulares e ossos sesamoides. O osso cortical (ou compacto) representa aproximadamente 80% da massa total de tecido esquelético. Canais vasculares ocupam cerca de 30% do volume. Possui alta massa matricial por unidade de volume, e, por ser compacto, o osso normal tem baixa porosidade. Esses recursos conferem ao osso cortical uma grande resistência à compressão, permitindo que ele contribua principalmente para o papel mecânico do osso. Isso se reflete em sua distribuição, principalmente nos ossos longos do esqueleto apendicular. O esqueleto apendicular ou periférico é constituído por ossos longos e curtos, incluindo todos os ossos dos membros superiores e inferiores. A cabeça e a coluna estariam no esqueleto axial. Embora o osso cortical seja sólido/compacto, ele contém microporos (constituindo aproximadamente 10% do volume total do osso cortical) que permitem o suprimento vascular e neural e a entrega de nutrientes. A porosidade vai, naturalmente, aumentando com a idade, desuso, uso excessivo e estados de doença, e pode aumentar ou diminuir com intervenção farmacológica. O grau de porosidade do osso cortical é importante do ponto de vista da fratura, pois um aumento na porosidade intracortical pode resultar em força óssea reduzida e aumento concomitante no risco de fratura (FUCHS e WARDEN, 2019).

A relação superfície/volume no osso cortical é muito menor do que no osso trabecular.

Osso trabecular

O osso trabecular é um material poroso, estruturalmente anisotrópico (é aquele em que as propriedades elásticas dependem da direção), não homogêneo. Também chamado de osso esponjoso, osso leve e poroso, envolvendo numerosos espaços grandes que dão uma aparência esponjosa ou de favo de mel. A matriz óssea, ou estrutura, é organizada em uma treliça tridimensional de processos ósseos, chamados trabéculas, dispostas ao longo de linhas de estresse. Os espaços entre eles geralmente são preenchidos com medula e vasos sanguíneos. Ossos esponjosos também apresentam um nível relativamente alto de atividade metabólica (https://www.britannica.com/science/cancellous-bone).

Ossos esponjosos constituem cerca de 20% do esqueleto humano, fornecendo suporte estrutural e flexibilidade sem o peso de ossos compactos. São encontrados na maioria das áreas ósseas que não estão sujeitas a grande estresse mecânico. O osso esponjoso é geralmente cercado por uma camada de osso compacto, que fornece maior força e rigidez.

No compartimento trabecular, 20% do volume é composto por osso e o espaço restante é preenchido com medula e gordura. O osso trabecular transfere cargas mecânicas da superfície articular para o osso cortical. As propriedades hidráulicas absorvem o choque. As propriedades do material dos compartimentos ósseos diferem: o osso trabecular tem menor teor de cálcio e mais água em comparação com o osso cortical. O osso trabecular tem uma grande superfície exposta à medula óssea e ao fluxo sanguíneo, e a rotatividade é maior do que no osso cortical (PARFITT, 2002). A reabsorção ocorre ao longo das superfícies ósseas no osso trabecular, enquanto no osso cortical há túneis de reabsorção através do próprio osso. A superfície endocortical que é exposta à medula óssea, bem como ao osso sólido, geralmente apresenta maior *turnover* ósseo do que outras superfícies trabeculares ou corticais (OTT, 2018).

Lâmina dura (LD)	Todos os dentes	Radiopaco

Radiograficamente, a LD, na normalidade, é representada por uma fina linha radiopaca, contínua, compondo o osso cortical ou compacto que circunda toda a porção radicular do dente. Na LD é inserido o ligamento periodontal nessa superfície de fixação (Figuras 20 a 24). Principalmente, em sua região apical, quando apresenta solução de continuidade, ou está rompida, é o principal sinal de doenças da polpa dentária. Na normalidade, as LD devem apresentar-se íntegras em toda a sua extensão e também não devem estar espessadas. Quando vemos descontinuidade ou perda da LD, essa é a primeira indicação de reabsorção óssea devido à patologia/doença da polpa necrótica, ou em vias de necrose pulpar. A diminuição da densidade radiográfica da LD pode significar infecção, inflamação ou, ainda, reabsorção de bolsa óssea.

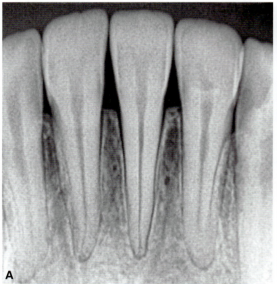 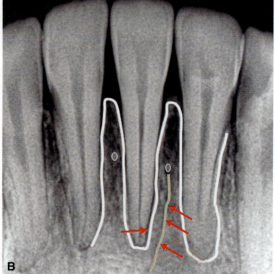

FIGURA 21 Radiografias intraorais periapicais da região dos dentes II. Vemos imagens que apontam principalmente para diferenças na **lâmina dura**. Na imagem desenhada B da região dos incisivos inferiores é possível ver uma fina linha radiopaca ao redor dos dentes, que delimitam o espaço ocupado pelo ligamento periodontal (radiolúcido). A continuidade da LD não foi desenhada completamente, pois, devido ao achatamento anatômico de algumas raízes e em algum terço específico, a imagem da LD perde detalhe. Outras vezes essa perda de detalhe é indício de alguma reação adversa, por exemplo, algum trauma oclusal, como apertamento, hábitos etc. Ainda na imagem B vemos, entre 32-31, uma fina linha vertical mostrando um **canal nutriente** (as setas vermelhas apontam o **caminho** do canal nutriente). Logo acima podemos ver, também, outro **canal nutriente**, mas este tangencia os raios centrais de raios X, assim como entre os dentes 31-41.

LEGENDA

■ Caminho   ■ Canal nutriente   □ Lâmina dura   ■ Canal nutriente, sentido V/L

CAPÍTULO 3 ■ Anatomia dentomaxilomandibular 37

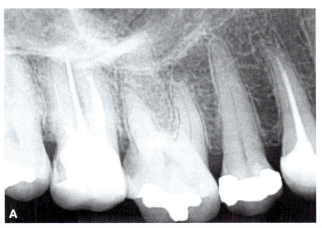

FIGURA 22 Radiografias intraorais periapicais da região dos dentes MSD e PMSD. Apontamos nesta imagem para diferenças da LD nesses dentes. Principalmente nos dentes molares superiores, que normalmente são trirradiculares e com raízes achatadas, pois é difícil ver a continuidade da **LD** (linha branca) em toda a sua extensão.

LEGENDA

- Apófise zigomática da maxilar
- Material obturador do canal radicular
- Restaurações metálicas
- Restaurações plásticas e/o Base+forramento
- Lâmina dura

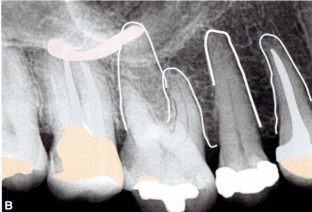

FIGURA 23 Radiografias intraorais periapicais da região dos dentes CSD. Nesta imagem apontamos para as **LD** (linha branca) em dentes na região de canino superior. As setas verdes identificam um **canal nutriente** passando dentro do seio maxilar (a linha amarela é a **parede laterobasal do seio maxilar**) na imagem, que deve, na verdade, estar na parede do seio maxilar D. Note, também, que a raiz palatina do dente 16 parece estar dentro do seio. Porém, veja que é possível ver parte da LD em detalhe, o que indicaria apenas uma sobreposição de imagens.

LEGENDA

- Canal nutriente
- Capa de esmalte coronário
- Parede laterobasal do seio maxilar
- Sobreposição das superfícies interproximais (esmalte)

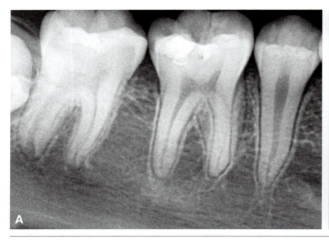
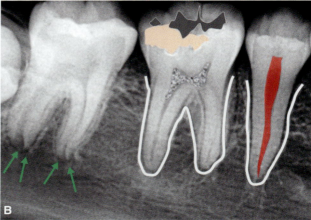

FIGURA 24 Radiografias intraorais periapicais da região dos dentes MID. A imagem B aponta para as LD em dentes na região de molares inferiores. A definição e o discernimento das **LD** nos dentes molares inferiores, em geral, também apresentam algum grau de dificuldade, em normalidade, pois as raízes desses elementos são largas no sentido V/L e achatadas. Note que o dente 46 possui **cárie oclusal**, próximo à **restauração plástica oclusal**, e nódulos de calcificação na polpa. O dente 47 está em **rizogênese incompleta** (apontado pelas setas verdes).

LEGENDA

- Cárie oclusal
- Polpa
- Nódulos de calcificação
- LD
- Restauração plástica oclusal
- Rizogênese incompleta (setas)

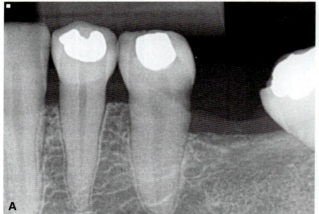
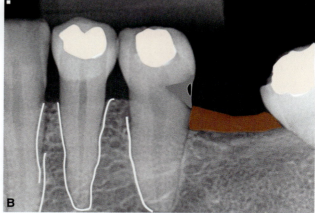

FIGURA 25 Radiografias intraorais periapicais da região dos dentes PMIE. A imagem desenhada aponta para as **LD** em dentes na região de pré-molares inferiores. Veja que, nesta imagem radiográfica, a LD na região do dente 33 parece ser dupla. Isso ocorre também devido ao achatamento da raiz do dente 33 e ao tangenciamento do feixe de raios X na região. No dente 35 (D) vemos uma imagem cinza (1/3 cervical), compatível com *burnout* radiográfico e/ou desgaste por grampo de prótese parcial removível (PPR). São áreas radiolucentes, triangulares, mais ou menos bem definidas, localizadas nas proximais dos dentes, região cervical, devido à anatomia do dente com o tangenciamento do feixe de raios X na região, e um decréscimo da absorção de raios X na região. Apesar desse efeito, é possível ver uma lesão cariosa em raiz. Assim, muitas vezes esse efeito de *burnout* causa dúvidas no diagnóstico para cárie de raiz. Esta imagem é singular por mostrar ambos. Vemos na região desdentada parte da **mucosa gengival** sobre a crista óssea do rebordo alveolar. Esse fato é um sinal de boa qualidade dos fatores radiográficos na imagem odontológica, mostrando um equilíbrio dos fatores que interferem na qualidade da imagem.

LEGENDA

- LD
- Lesão de cárie
- Mucosa gengival
- Restauração metálica (amálgama)
- *Burnout* e/ou desgaste cervical por grampo metálico de PPR

A radiografia de um dente sadio dentro de uma arcada dentária normal demonstra que o alvéolo dentário é limitado por uma fina camada radiopaca de osso denso (Figura 24). O termo **lâmina dura** (**LD**) é derivado de sua aparência radiográfica. Essa camada é contínua com a sombra da cortical óssea na crista alveolar. Ela é apenas ligeiramente mais densa e não mais mineralizada do que as trabéculas do osso medular da região. Essa aparência radiográfica é causada pelo fato de o feixe de raios X tangenciar muitas vezes a fina espessura da parede óssea, que resulta na atenuação dos raios X observada (efeito casca de ovo). Durante o desenvolvimento, a lâmina dura é uma extensão de um revestimento da cripta óssea que envolve cada dente (WHITE e PHAROAH, 2019).

A espessura e a densidade da lâmina dura na radiografia variam de acordo com a quantidade do estresse oclusal ao qual o dente está sujeito. A lâmina dura é mais larga e mais densa em volta das raízes dos dentes que suportam maior estresse mastigatório, e mais fina e menos densa em volta dos dentes menos sujeitos à função oclusal. Assim, a aparência da LD é uma característica valiosíssima para o diagnóstico. A presença da integridade da lâmina dura em volta do ápice do dente é fortemente sugestiva de vitalidade pulpar. Entretanto, devido à variação da aparência da lâmina dura, a ausência dessa imagem em volta do ápice na radiografia até poderia ser normal. Raramente, na ausência de doença, a lâmina dura pode não estar presente nas raízes dos molares superiores, que se estendem para o interior dos seios maxilares. Recomenda-se que o clínico considere outros sinais e sintomas, assim como a integridade da lâmina dura, quando estabelece o diagnóstico e tratamento (LANGLAIS e MILLER, 2017; WHITE e PHAROAH, 2019)

Crista óssea alveolar (COA)	Todos os dentes	Radiopaco

A margem gengival do processo alveolar que se estende entre os dentes se apresenta na radiografia como uma fina linha radiopaca, a crista alveolar (Figuras 26 a 31). O nível dessa crista óssea é considerado normal quando não está a mais de 1,5-2 mm da junção amelocementária dos dentes adjacentes. A crista alveolar pode retroceder apicalmente com a idade e apresentar evidente reabsorção com doença periodontal. As radiografias podem mostrar somente a posição da crista; determinar a relevância desse nível é um problema eminentemente clínico.

O comprimento da crista alveolar normal em uma região em particular depende da distância entre os dentes em questão. Na região anterior, a crista é reduzida somente a um ponto entre incisivos com íntimo contato. Posteriormente é plana, alinhada paralelamente com e ligeiramente abaixo da linha que une as junções amelocementárias dos dentes adjacentes. A crista óssea é contínua com a lâmina dura e forma um ângulo agudo com ela. Formas arredondadas dessas junções indicam doença periodontal.

- Formado quando as placas corticais interna e externa se encontram.
- A margem é fina e afiada nas superfícies vestibulares dos dentes anteriores e arredondada/com contas nos dentes posteriores.
- Borda mais proeminente do septo interdental.

A crista óssea alveolar é a borda mais cervical encontrada no osso alveolar propriamente dito. Quando saudável, a crista alveolar é levemente apical à junção cemento-esmalte (JCE) em cerca de 1,5-2 mm.

As radiografias interproximais ou *bitewings*, por sua vez, apresentam ótima precisão de análise nas áreas da crista alveolar e da junção cemento-esmalte (JCE) e, portanto, fornecem informações confiáveis em comparação com os achados clínicos. As radiografias intraorais também são importantes para o diagnóstico e monitoramento dos níveis ósseos marginais.

A imagem da crista varia de uma camada densa de osso cortical até uma superfície lisa sem osso cortical. Nesse último caso, as trabéculas na superfície são em tamanho e densidade normais.

Aspectos radiográficos: a COA é, então, a extremidade entre os dentes ou superficial ao rebordo alveolar desdentado do processo alveolar de suporte e é composta por trabéculas ósseas radiopacas e espaços medulares radiolúcidos. A imagem da COA é radiopaca. Nos dentes anteriores é um filete radiopaco, contínuo, de espessura regular. Entre os dentes posteriores possui um formato mais de platô. O aspecto normal da LD que contorna a crista alveolar é um dos sinais radiográficos mais importantes no diagnóstico precoce das doenças periodontais. A radiografia de escolha para melhor avaliação da crista alveolar é a técnica interproximal. No entanto, em casos de perda óssea moderada ou avançada é necessário radiografia periapical para sua visualização. A COA aparece radiograficamente como uma estrutura radiopaca, entre um dente e o outro, e tem formato chanfrado, levemente inclinado ou reto. É a continuidade da lâmina dura que forma a crista óssea alveolar. Em geral, essa crista óssea está localizada entre 1,5-2 mm abaixo da junção cemento-esmalte (JCE).

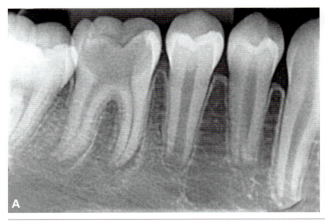
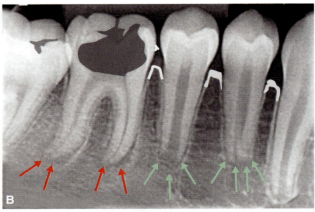

FIGURA 26 Radiografias intraorais periapicais da região dos dentes PMID e MID. Vemos nestas imagens vários tipos de **cristas ósseas alveolares (COA)**, interdentais. As cristas ósseas são continuação das LD dos alvéolos dentais, formadas por osso cortical, ou compacto (claro que nos pacientes dentados). Assim, na normalidade, com existência de normal ponto de contato, e sem cálculos salivares ou **tártaros nas cervicais** dos dentes, ela representará uma imagem radiopaca, nítida, mais ou menos espessa, e localizada por volta de 1,5-2 mm da JCE dos dentes contíguos. Representamos as imagens das cristas ósseas conforme a imagem B. Nesta imagem também podemos ver os dentes 45-44 com **rizogênese incompleta** (setas verdes), ainda restando o terço apical desses dentes para estarem completamente formados, apesar de já se encontrarem em oclusão. Note também que existem diastemas entre 43-46, o que, com o tempo, trará prejuízos às cristas ósseas, principalmente devido ao acúmulo de alimentos nesses espaços interdentários. Já as setas vermelhas apontam para **lesões periapicais** em ambas as raízes do dente 46. Vejam que as LD dessas raízes possuem solução de continuidade. Trata-se de **lesões radiolúcidas difusas**, compatíveis com abscesso crônico. A imagem da coroa desse dente é compatível com **cárie avançada** com exposição pulpar. Já no dente 47 há uma **cárie oclusal inicial**.

LEGENDA

■ Cárie avançada ▨ Cristas ósseas alveolares (COA) □ Tártaro coronário
▨ Cárie oclusal inicial ■ Lesões periapicais, radiolúcidas e difusas ▨ Rizogênese incompleta

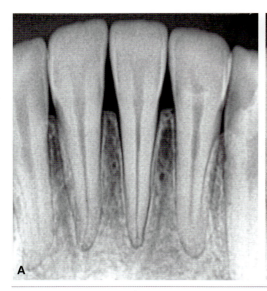
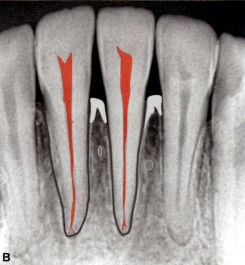

FIGURA 27 Radiografias intraorais periapicais da região dos dentes II. Na imagem B vemos COA menores, no caso, entre os dentes II. Como são os menores dentes nas arcadas dentárias, muitas vezes ficam mais nítidos, por exemplo, os **espaços do ligamento periodontal**, como visto nos dentes 31-41. É possível também vermos o **delta apical** desses mesmos dentes, bem na região apical. Logo abaixo das cristas ósseas vemos pequenos **canais nutrientes**, com imagens circulares e borda. São imagens comuns nessa região mandibular anterior devido ao fato de a espessura do rebordo alveolar ser pequena.

LEGENDA

▨ Canais nutrientes ■ Polpa ■ Espaços do ligamento periodontal ▨ COAs

CAPÍTULO 3 ■ Anatomia dentomaxilomandibular 41

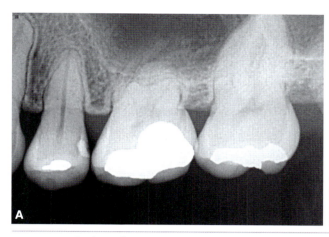
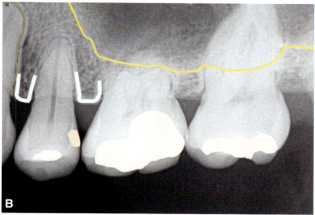

FIGURA 28 Radiografias intraorais periapicais da região dos dentes MSE. Na imagem B, por algum motivo específico, que não vem ao caso, vemos os dentes 25 e 26 com raízes bem encurtadas; não coincidentemente, as **COA** são bastante espessas entre 23-24 e 24-26. Provavelmente esse tamanho de raiz nesses elementos dentários faz com que, durante a oclusão, haja menos ligamento periodontal e LD para dissipar as forças oclusais, espessando a LD e cristas ósseas alveolares. Entendemos que o dente 25 está ausente. A imagem aponta uma **restauração plástica**, singular, apenas na superfície distal do dente 24. Vemos também as **restaurações metálicas**, provavelmente de amálgama de prata. Note que há sugestão para que as raízes do dente 27 encontrem-se no interior do seio maxilar (**parede laterobasal** do seio). Mas é possível ver o **ELP** e LD, o que indica que seria apenas uma sobreposição de imagens.

LEGENDA

☐ COA ☐ Parede laterobasal do seio maxilar
☐ Restaurações metálicas ☐ Restauração plástica

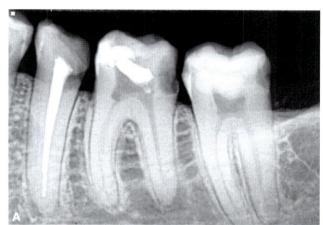
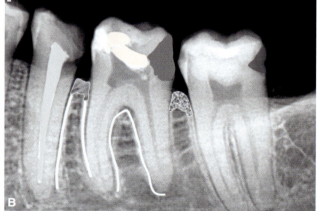

FIGURA 29 Radiografias intraorais periapicais da região dos dentes MIE. Na imagem B vemos desenhadas as **COA** entre 35-36-37 alteradas, principalmente devido aos diastemas entre esses dentes, provocados por lesões de cárie. Veja que as **LD** estão relativamente espessadas. Veja ainda que o dente 36 possui parte de uma **restauração metálica**, **cárie** com extensão para a polpa e, ainda, alguma restauração-base muito próxima ou na câmara pulpar. Podemos dizer que há exposição pulpar. O reflexo é notado no ápice da raiz distal, onde temos solução de continuidade da LD a distal. Fato semelhante ocorre no dente 35, em relação à descontinuidade da LD apical. Veja que a superfície distal da coroa possui extensa lesão cariosa, nesse dente tratado endodonticamente. O dente 37 também possui cáries em suas superfícies proximais.

LEGENDA

☐ Cárie ☐ COA ☐ Material de preenchimento de canal ☐ Restauração metálica

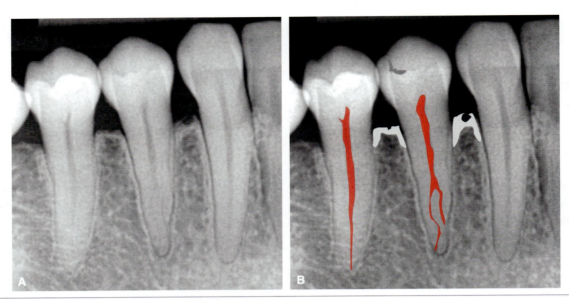

FIGURA 30 Radiografias intraorais periapicais da região do dente CID ou PMID. A imagens foram feitas com uma alteração na técnica radiográfica, região de PMID, com o filme/sensor colocado "em pé" onde deveria, naturalmente, estar "deitado" (maior eixo do filme/sensor paralelo ao plano oclusal), por algum motivo, por exemplo, anatômico. Isso porque, na rotina, não há necessidade de colocar o eixo mais longo do filme/sensor perpendicular ao plano oclusal, pois isso poderá machucar o soalho bucal do paciente. Porém, a radiografia ficou excelente. Mas veja que as **COA**, entre os dentes 43-44-4,5 estão alteradas, ou estão doentes, e já podemos ver reabsorções destas, e/ou crateras, principalmente a crista óssea entre os dentes 43-44, pois há um diastema, o que favorecerá o acúmulo de resíduos alimentares durante a mastigação, e que possivelmente evoluirá para reabsorção dessa. A COA entre 44-45 já possui pequena erosão superficial. Repare que há tártaro coronário na cervical de ambos os dentes, ainda bem iniciais. Veja também a conformação dos condutos radiculares nos PMID, onde o 44 possui bifurcação do conduto, a partir do terço médio, ou até o limite apical. Note também a **superfície oclusal** do dente 44, parecendo já haver **cárie de fissura** nesse dente.

LEGENDA

■ Cárie de fissura   ■ COA   ■ Polpas, coronária e radicular, e bifurcação do conduto radicular

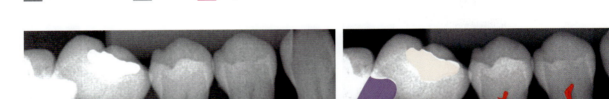

FIGURA 31 Radiografias intraorais periapicais da região dos dentes PMID. Repare que há tártaro coronário na cervical de ambos os dentes, ainda bem iniciais. Veja também a conformação dos condutos radiculares nos PMID, onde o 44 possui bifurcação do conduto, a partir do terço médio, ou até o limite apical. No dente 45 é possível ver o delta apical bem no final da raiz. Essas observações são importantíssimas em avaliações endodônticas. Vemos também a **sobreposição do dente 48 sobre o dente 47**, já que mesializaram devido à ausência do dente 46 (imagem 6D, feita com a posição correta do filme/sensor para essa região dentária).

LEGENDA

□ COAs   ■ Sobreposição do dente 48 sobre o dente 47
■ Polpas, coronária e radicular   ■ Restauração metálica

| Espaço do ligamento periodontal (ELP) | Todos os dentes | Radiopaco |

O **espaço do ligamento periodontal (ELP)** é identificado radiograficamente como uma fina linha radiolúcida que contorna toda a raiz dental. Na verdade, vemos o espaço ocupado pelo tecido periodontal, pois, como tecido mole, pouco atenua os raios X incidentes. Esse ligamento periodontal (desmodonto) é uma articulação fibrosa que sustenta a raiz de cada dente em sua cavidade óssea alveolar (alvéolo). As fibras do ligamento periodontal estão inseridas no cemento do dente e no osso compacto do alvéolo, ou a LD. O ligamento periodontal mantém os dentes em suspensão, para as várias funções mastigatórias, com pequenos movimentos em seu alvéolo. Vasos sanguíneos e nervos também são encontrados no ELP (Figuras 32 a 36).

Devido ao fato de o LPD ser composto principalmente por colágeno, será visto como uma linha radiolúcida entre o dente e a lâmina dura. É um tecido conjuntivo bem adaptado à sua principal função, que é a de suportar o dente no alvéolo e, ao mesmo tempo, permitir que ele resista às forças de mastigação. Esse espaço inicia-se na crista alveolar, estende-se em volta da porção das raízes do dente no interior do alvéolo e retorna à crista alveolar do lado oposto do dente.

O ligamento periodontal varia de largura/espessura de paciente para paciente, de dente para dente no indivíduo e mesmo de local para local em volta de um dente. Ele varia em espessura de 0,15-0,38 mm, sendo sua porção mais delgada a que está em torno do terço médio da raiz. Geralmente é mais fino no meio da raiz e ligeiramente mais largo próximo à crista alveolar e ao ápice radicular, sugerindo que o fulcro do movimento fisiológico esteja na região onde o ligamento periodontal é mais fino. A espessura do ligamento está relacionada ao grau de função devido ao fato de o ligamento periodontal ser mais fino em volta das raízes dos dentes com boa inserção óssea e naqueles que perderam seus antagonistas. No entanto, o inverso não é verdadeiro, uma vez que espaços consideravelmente maiores não são regularmente observados em indivíduos com oclusão pesada ou bruxismo. A espessura do ligamento periodontal diminui progressivamente com a idade.

A forma do dente cria a aparência de um espaço periodontal duplo. Quando os feixes de raios X são direcionados de forma que duas convexidades na superfície radicular apareçam no filme, um duplo espaço do ligamento periodontal é visto (Figura 32). Um exemplo comum desse LPD duplo é visto nas eminências vestibular e lingual da superfície mesial das raízes do primeiro e segundo molares inferiores.

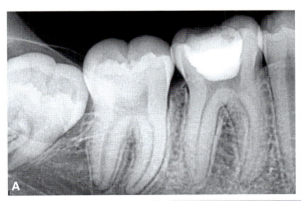 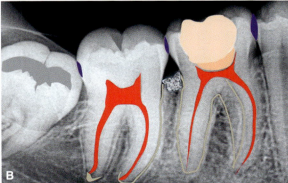

FIGURA 32 Radiografias intraorais periapicais da região dos dentes MID. Imagens do **espaço do ligamento periodontal (ELP)** em diferentes molares inferiores, dentes 47 e 46, sendo que na raiz distal do 46 o ELP está aumentado. Vamos notar com frequência que o ELP, principalmente nos dentes molares inferiores, aparece como uma imagem fina radiolúcida duplicada, contornando as raízes (nas imagens desenhadas). Isso é devido à anatomia radicular desses dentes, que possuem raízes largas e achatadas. Largas no sentido vestíbulo-lingual, e achatadas no sentido mesiodistal. Assim, o tangenciamento dos feixes de raios X nessas raízes "duplica" os ELP. Vemos também as **polpas dentárias** e as **sobreposições das superfícies proximais**. Há **cárie** incipiente, em fissura central profunda na oclusal do dente 47, e cárie avançada no 48, que se encontra semi-incluso, mas que possui um contato complicado com o contíguo 47, propiciando difíceis condições de higienização nessa região e a situação própria para a ocorrência da pericoronarite nesse capuz de mucosa na distal do 47 e oclusal do 48. Também podemos notar que a **COA** entre 46-47 está com início de reabsorção. Abaixo da **restauração plástica** do 46, vemos **material de base/forramento**, já que a restauração é extensa e próxima da polpa.

LEGENDA

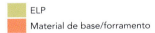 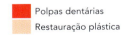 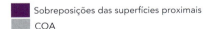

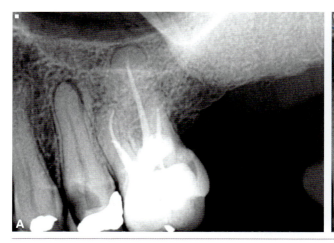
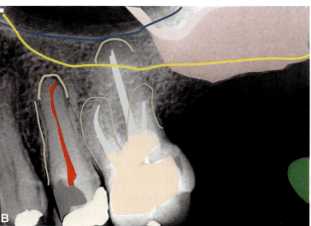

FIGURA 33 Radiografias intraorais periapicais da região dos dentes MSE, agora para a região de molares e pré-molares superiores, onde vemos diferentes situações dos ELP. Note que os ELP das raízes vestibulares do 26 são mais finos. Já na raiz palatina é mais espesso. No dente 25 há aumento do ELP, apical, muito provavelmente devido à **lesão cariosa** extensa na distal desse elemento, que já atingiu a **polpa**. Há ausência dos dentes 27-28, mas é comum nas radiografias de MS vermos a parte mais superior da **apófise coronoide da mandíbula**, devido à abertura bucal e incidência dos raios X. Também nessa região vemos a **parede laterobasal do seio maxilar** e a **fossa nasal**, a **apófise zigomática da maxila** e a **sombra do osso malar ou zigomático**.

LEGENDA
- Apófise coronoide da mandíbula
- Apófise zigomática da maxila
- Cortical ou parede laterobasal da fossa nasal
- ELP
- Lesão cariosa
- Polpa
- Restauração metálica
- Restauração plástica
- Material restaurados de conduto radicular
- Sombra do osso malar ou zigomático
- Parede laterobasal do seio maxilar

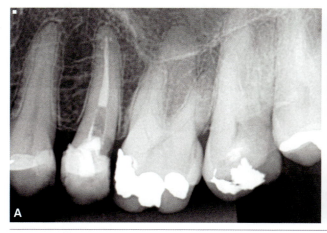
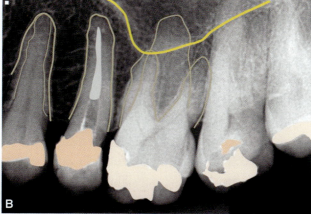

FIGURA 34 Radiografias intraorais periapicais da região dos dentes MSE e PMSE. Podemos ver que no dente 24 o ELP é duplo devido ao fato de esse dente ser birradicular. Vemos também bem definidos os **ELP** dos dentes 25 e 26. No caso da raiz palatina do dente 26, esta não se encontra dentro do **seio maxilar**, como pode sugerir a imagem em um primeiro momento, pois vemos claramente o ELP, e, assim, esta está apenas sobreposta à imagem do seio maxilar. Notamos também diastemas nas proximais do dente 25, que possui tratamento endodôntico até o **limite apical**.

LEGENDA
- Material obturador de canal (dente 25)
- Parede laterobasal do seio maxilar
- Restauração plástica
- Restauração metálica
- Lâmina dura

CAPÍTULO 3 ■ Anatomia dentomaxilomandibular 45

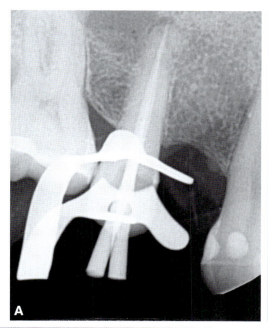
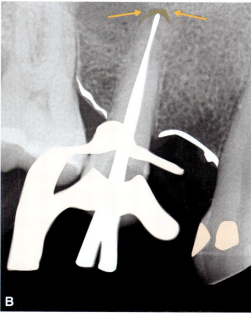

FIGURA 35 Radiografias intraorais periapicais da região do dente CSD, para tratamento endodôntico do dente 15. É possível ver até o **grampo para isolamento absoluto** preso à cervical desse dente. As setas apontam para o aumento do **ELP** apical do dente 15, onde vemos que o **tratamento endodôntico** foi realizado exatamente até o limite apical.

LEGENDA

■ ELP aumentado   ■ Restauração plástica   ■ Tratamento endodôntico   ☐ COA   ■ Grampo metálico para isolamento absoluto

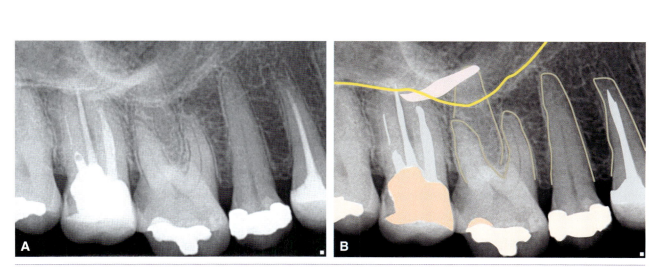

FIGURA 36 Radiografia intraoral periapical da região de PMSD e MSD. Podemos ver os **ELP** dos dentes 14, 15 e 16 como finas linhas radiolúcidas, talvez mais estreitas no terço médio desses elementos. Há sobreposição da **apófise zigomática da maxila** como de rotina nas imagens radiográficas dessa região. Também é comum que a raiz palatina dos dentes molares esteja sobreposta ao **seio maxilar**, delimitado pela cortical da parede laterobasal do seio maxilar, induzindo a possibilidade de essa raiz estar dentro do seio maxilar. Porém, esta não se encontra dentro do seio maxilar, como pode nos sugerir a imagem em um primeiro momento, pois vemos claramente o ELP. Assim, esta está apenas sobreposta à imagem do seio maxilar. Note que o preenchimento do **tratamento endodôntico da raiz distal do dente 17** não seria adequado; já nas outras raízes e no dente 14 a obturação dos condutos radiculares é correta.

LEGENDA

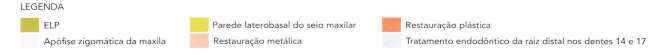

| Osso alveolar (OA) | Todos os dentes | Misto |

Sua função principal é dar espaço às raízes dentárias. Fibras de Sherpey's estão inseridas no interior dos alvéolos para ancoragem dos elementos dentários, propiciando pequenos movimentos dos dentes em oclusão, o que, na prática, funciona como um absorvedor de choques contra as forças oclusais. Além disso, o osso alveolar protege o desenvolvimento da dentição permanente e suporta os dentes decíduos. Aparece radiograficamente como osso trabecular radiopaco, limitado por espaços radiolúcidos da medula. O osso alveolar é um dos três tecidos que sustentam o dente; os outros dois são o ligamento periodontal e o cemento. O osso alveolar consiste em dois componentes básicos: o primeiro é o processo alveolar da mandíbula e da maxila. Essa estrutura óssea se forma para abrigar os germes dentários em desenvolvimento e, uma vez erupcionados, abriga as raízes dos dentes. Assim, fornece suporte estrutural para a dentição. Quando os dentes são perdidos, o processo alveolar é reabsorvido, pois perde a função. O segundo tipo é o osso alveolar próprio, ou osso compacto, que é a parte do osso que reveste o alvéolo, que podemos chamar de lâmina dura (LD). Consiste em duas placas de osso cortical separadas por osso esponjoso. Em algumas áreas, o osso alveolar é fino, sem osso esponjoso. O osso alveolar e as placas corticais são mais espessos na mandíbula.

| Osso esponjoso (trabecular) (OT) | Maxila e mandíbula | Misto |

O osso esponjoso ou osso canceloso ocupa os espaços entre as corticais vestibular e lingual/palatina e os alvéolos propriamente ditos. Esse osso contém as trabéculas lamelares, circundado pelos espaços medulares ricos em adipócitos e células pluripotentes. As trabéculas absorvem as forças oclusais transmitidas pelos alvéolos quando os dentes estão em oclusão/mastigação. A maxila possui mais osso esponjoso em relação à mandíbula, mas ambos estão no esqueleto axial, e, assim, possuem mais osso esponjoso.

São dois os tipos de osso esponjoso, dentro da visão radiográfica: no tipo 1, as trabéculas interdentais e inter-radiculares são regulares e horizontais, de maneira semelhante a uma escada. Na mandíbula, esse tipo 1 é mais evidente devido a sua trajetória padrão; no tipo 2, as trabéculas são arranjadas irregularmente, com menor número de trabéculas interdentárias e inter-radiculares, sendo mais comum nas maxilas, sem uma trajetória de padrão fácil de identificação, mas compensado pelo maior número de trabéculas como um todo (PAPADOPOULOS, 2014).

Imagens radiográficas de diferentes regiões maxilomandibulares salientam diferentes aspectos do osso esponjoso, canceloso ou, ainda, trabecular. As imagens das Figuras 37 a 40 trazem exemplos desse tipo de osso na maxila, e as Figuras 41 a 44, imagens do osso trabecular na mandíbula. No osso temos um ótimo exemplo do princípio de que a forma segue a função. Em geral, os ossos são um reservatório de cálcio, fosfato, aminoácidos e bicarbonato; protegem órgãos internos; transmitem ondas sonoras; e nutrem células-tronco hematopoiéticas. Aproximadamente 80% da massa óssea está contida na parte cortical dos ossos. A relação superfície/volume no osso cortical é muito menor do que no osso trabecular ou esponjoso. Na parte trabecular ou cancelosa, ou ainda esponjosa, 20% do volume é composto por osso e o restante do espaço é preenchido com medula e gordura. O osso trabecular transfere cargas mecânicas da superfície articular para o osso cortical. Essas propriedades hidráulicas absorvem o choque. Assim, o osso trabecular tem menor teor de cálcio e mais água do que o osso cortical. O osso trabecular tem uma grande superfície exposta à medula óssea e ao fluxo sanguíneo, e a rotatividade é maior do que no osso cortical (FUCHS e WARDEN, 2019).

CAPÍTULO 3 ■ Anatomia dentomaxilomandibular 47

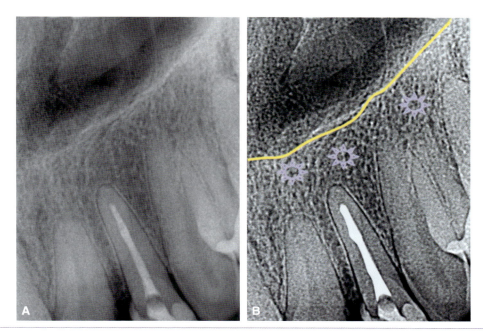

FIGURA 37 Radiografias intraorais periapicais da região dos dentes ILSE e CSE. Na imagem B apontamos para o **osso trabecular** na região dos dentes 22-23 (estrelas). Sobressai na imagem a **parede laterobasal da fossa nasal**. Assim, podemos notar, logo abaixo dos ápices dos dentes maxilares até a parede laterobasal da fossa nasal, que há boa quantidade de osso trabecular, caracteristicamente com poucos espaços medulares entre as trabéculas. Vemos também um **tratamento endodôntico** no dente 22 que não chega no limite apical rigorosamente, sendo que há certo aumento do ELP no dente todo.

LEGENDA ▮ Osso trabecular ▮ Parede laterobasal da fossa nasal ▮ Tratamento endodôntico

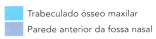

FIGURA 38 Radiografias intraorais periapicais da região dos dentes ILSE e ICSE. Na imagem B apontamos para o osso trabecular na região dos dentes 21-22-23. Sobressai na imagem a **parede anterior da fossa nasal**. Note que os espaços medulares são um pouco maiores m relação ao osso trabecular da imagem 37B, podendo até significar alguma doença sistêmica. Vemos também que o dente 21 tem a **LD** ligeiramente espessada, e as setas vermelhas apontam para esse **ligeiro aumento do ELP**. Observe que o **dente 21 está encurtado em relação ao seu contíguo 22** (setas verdes), sendo anormal, pois os dentes ICS são maiores do que os dentes ILS. Na imagem C é apontado o tipo de **trabeculado ósseo maxilar**.

LEGENDA
▮ Dentes 21 (encurtado) e 22 (normal) ▮ Trabeculado ósseo maxilar ▮ LD
▮ Setas apontam para o encurtamento da raiz ▮ Parede anterior da fossa nasal

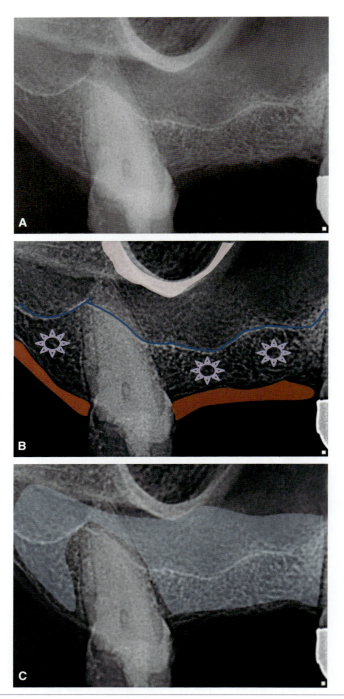

FIGURA 39 Radiografias intraorais periapicais da região dos dentes MSD. Na imagem B vemos o osso esponjoso na região de **molares superiores**, limitados pela **parede laterobasal do seio maxilar**. Note que o dente 18 tem sua imagem radicular sobreposta ao seio maxilar e não se encontra dentro deste, pois é possível ver o ELP da raiz palatina íntegro. Outro detalhe é a visualização do **tecido mole**, da mucosa que recobre a crista óssea do rebordo alveolar, indicando um ótimo fator de qualidade radiográfica. Vemos um aspecto do osso esponjoso mais comum, similar ao da imagem 37B. É claro que as regiões dentárias têm também uma característica própria devido à função de cada grupo dentário. Na imagem C é apontado o tipo de **trabeculado ósseo maxilar**.

LEGENDA

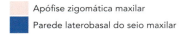
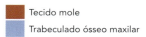

- Apófise zigomática maxilar
- Parede laterobasal do seio maxilar
- Tecido mole
- Trabeculado ósseo maxilar
- ✱ Trabeculado ósseo maxilar, em região de MSs

CAPÍTULO 3 ■ Anatomia dentomaxilomandibular 49

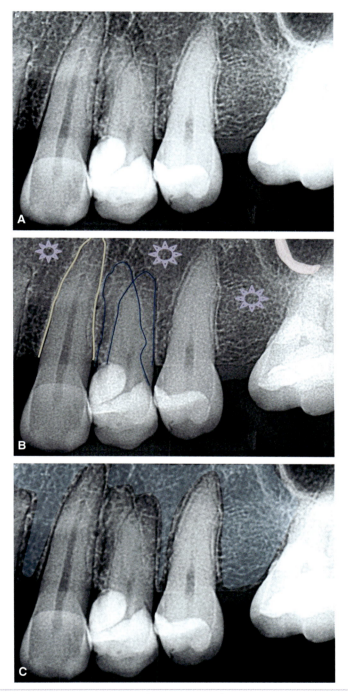

FIGURA 40 Radiografias intraorais periapicais da região dos dentes PMSE. Na imagem B vemos o tipo de osso esponjoso da região dentária de PMS, e notamos os **espaços medulares** diminuídos, mas não como na região anterior da maxila, mesmo na região onde houve perda dentária, a região do dente 26. Note as **duas raízes do dente 24**. Na mandíbula rotineiramente os espaços medulares são maiores, como já foi dito. Vemos também a **apófise zigomática da maxila**. Na imagem C é apontado o tipo de **trabeculado ósseo maxilar**.

LEGENDA

- Apófise zigomática da maxila
- Duas raízes do dente 24
- ELP
- Trabeculado ósseo maxilar
- Trabeculado ósseo maxilar, em região de PMSs

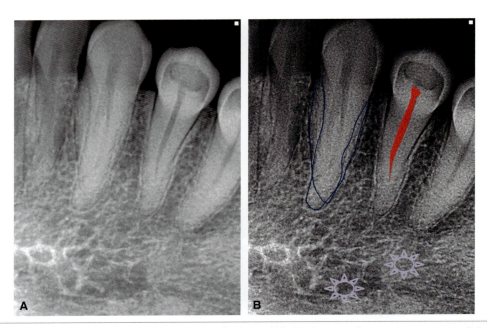

FIGURA 41 Radiografias intraorais periapicais da região do dente CIE. Na imagem B vemos uma anormalidade: um **canino inferior (33) com duas raízes** desenhado (anomalia de número, de raiz). Além disso, o dente 34 possui o conduto radicular com perda de detalhe em sua **região apical**, significando possivelmente uma bifurcação do conduto radicular, fato importantíssimo para o caso de necessidade de tratamento endodôntico (similar à imagem da Figura 42-B). Note os amplos espaços medulares no **osso trabecular**.

LEGENDA

■ Canal radicular (polpa)   ■ Canino inferior (33) com duas raízes   ✸ Trabeculado ósseo maxilar, em região de PMIs

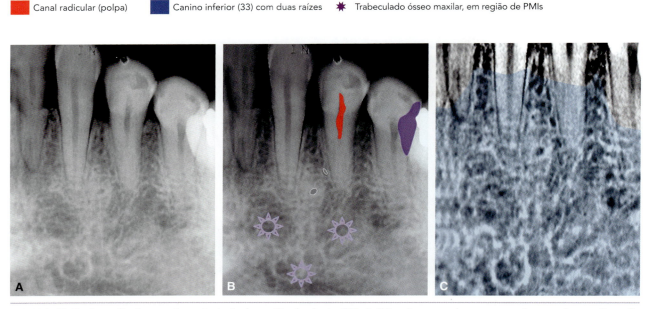

FIGURA 42 Radiografias intraorais periapicais da região do dente CIE. A última imagem de osso esponjoso está na radiografia de canino inferior, onde os espaços medulares são menores, similarmente à região anterior superior, devido à função dentária. Nessa região dentária praticamente não temos estruturas de importância radiográfica além dos dentes, mas temos um **osso mais fino** nessa região anterior do corpo mandibular, que fica mais evidente. Por exemplo, vemos os canais ou condutos nutrientes, neste caso **dois canais entre os ápices dos dentes 33-34**, em sentido transverso ou vestíbulo-lingual. Podemos observar também a **sobreposição dos dentes 35-36**. Na imagem C é apontado o tipo de **trabeculado ósseo mandibular**. Veja que a **polpa** do dente 34 "some" no terço médio da raiz. Isso é uma indicação de que o canal radicular está se bifurcando nessa região.

LEGENDA

■ Canais nutrientes   ■ Polpa   ■ Trabeculado ósseo mandibular
■ Osso mais fino   ■ Sobreposição dos dentes 35-36

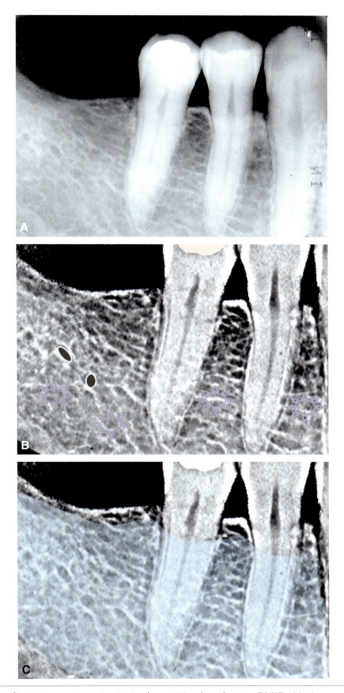

FIGURA 43 Radiografias intraorais periapicais da região dos dentes PMID. Na imagem B, região de PMI, também vemos esses amplos espaços medulares no **osso trabecular**, e é até possível confundir com **condutos nutrientes** (2), apontados na região dos MI. Note que esse osso trabecular, principalmente nos espaços interdentários e inter-radiculares, tem um padrão horizontal, como se houvesse uma escada. Na imagem C é apontado o tipo de **trabeculado ósseo mandibular**.

LEGENDA

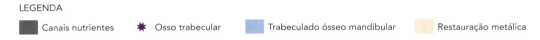

Canais nutrientes   Osso trabecular   Trabeculado ósseo mandibular   Restauração metálica

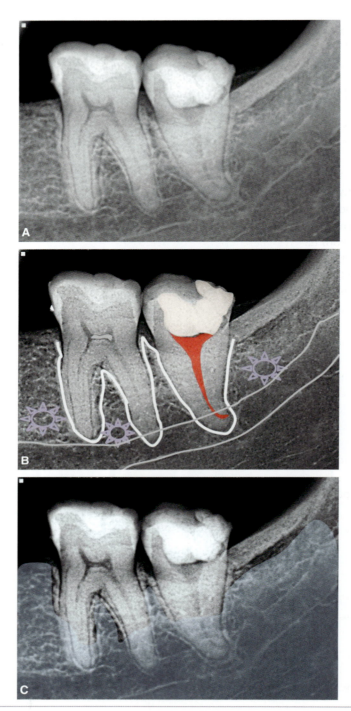

FIGURA 44 Radiografias intraorais periapicais da região dos dentes MIE. Na imagem B, região dos dentes MI, ou região dos dentes 37-38, estando ausente o dente 36, também vemos esses amplos espaços medulares no **osso trabecular**. Talvez esses espaços estejam mais amplos, podendo significar uma rarefação óssea devido a algum fator sistêmico, por exemplo, a doença osteoporose. Também é possível notar um espessamento da **LD** em ambos os molares, sendo que o dente 38 possui uma única raiz, talvez havendo um fusionamento das raízes mesiodistal (vemos um único **conduto radicular**). Aliás, esse dente possui uma ampla restauração e/ou material de restauração provisória, com provável exposição pulpar. Já o dente 37 apresenta em sua câmara pulpar alguns **nódulos de calcificação pulpar**. Ademais, vemos as paredes superior e inferior do canal mandibular passando sobre as raízes desses dentes. Na imagem C é apontado o tipo de **trabeculado ósseo mandibular**.

LEGENDA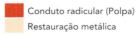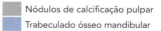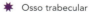

Osso cortical (compacto) (OC)	Maxila e mandíbula	Radiopaco

O osso como material é formado por cristais em forma de plaquetas dispostos em padrões sobrepostos dentro de um substrato proteico. O osso cortical contém sistemas haversianos (osteônios) que contêm um canal haversiano central cercado por tecido ósseo em um padrão lamelar concêntrico. A camada mais externa (entre a superfície externa do osso e o tecido mole) é o periósteo e a camada mais interna (entre o osso compacto e o espaço medular que contém esponjosa) é o endósteo. O osso cortical é a superfície externa densa do osso que forma uma camada protetora ao redor da cavidade interna.

Esse tipo de osso, também conhecido como osso compacto, compõe quase 80% da massa esquelética e é imprescindível para a estrutura corporal e a sustentação do peso, devido a sua alta resistência à flexão e à torção.

Para tratar o osso cortical enfraquecido, o enxerto ósseo cortical pode ser empregado usando material ósseo sintético e outros implantes cirúrgicos, incluindo placas de metal, parafusos e fios para reforçar áreas enfraquecidas do osso. O osso cortical possui uma parcela considerável da carga total do esqueleto. Estudos bioquímicos demonstraram claramente que o comportamento estrutural de amostras de ossos inteiros é altamente determinado pela contribuição do osso cortical. A competência mecânica dos ossos reflete a geometria (tamanho e forma) e as propriedades do material intrínseco (elasticidade e resistência). As abordagens radiográficas para a avaliação das propriedades microestruturais são limitadas pela resolução restrita de sistemas de imagem não invasivos. O osso cortical tem três funções mecânicas principais: servir como base para a cartilagem nas articulações; como base material para alavancagem mecânica; e como superfície para a fixação de músculos e ligamentos que transferem e dissipam as cargas mecânicas que geram. Uma quarta função é envolver a medula óssea. As três funções mecânicas exigem especificações diferentes, mas, se elas forem comprometidas, a probabilidade de fratura, por exemplo, de quadril, aumenta durante o trauma e a localização de uma fratura pode ser influenciada. Em condições normais, o tecido ósseo cortical se deforma sob uma carga mecânica e recupera sua forma anatômica anterior quando essa carga é removida (REEVE, 2017).

Características radiográficas: radiografia intraoral periapical

O osso cortical aparece radiopaco (branco) nas radiografias como a camada mais externa do osso. É mais bem visualizado em ossos longos. O periósteo não é bem visualizado nas radiografias na ausência de patologia subjacente (ver reação periosteal). O endósteo aparece na interface entre o osso cortical e a cavidade medular em ossos longos ou na mandíbula e com patologia, podendo parecer recortado (ver recorte endosteal). Radiograficamente, a cortical é radiopaca (Figuras 45 a 55).

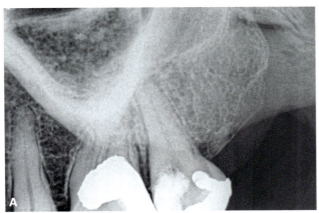
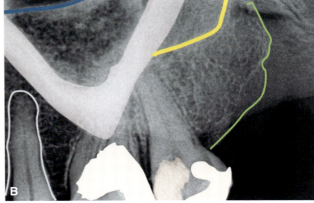

FIGURA 45 Radiografias intraorais periapicais da região dos dentes MSE. Na imagem, vemos diferentes corticais: a **parede laterobasal**, mais posterior do seio maxilar E; a cortical do túber E da maxila; ambas as estruturas são identificadas como finas linhas radiopacas. Mais espessa, já que a imagem consiste em uma estrutura maior, e, de reforço, vemos a **apófise zigomática da maxila**. Todos os ossos são revestidos por cortical, e a técnica radiográfica, incidência dos raios X, mais posicionamento do filme/sensor radiográfico, conjunção dos fatores de exposição e, é claro, características físicas da estrutura apontada vão resultar na imagem, no caso, radiopaca. Podemos ver ainda a **LD do dente 25** e a linha radiopaca, mais espessa, da **parede laterobasal da fossa nasal** mais posterior, também vista na imagem da Figura 48. Nos molares há **restauração plástica** e **metálica**.

LEGENDA
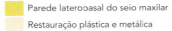

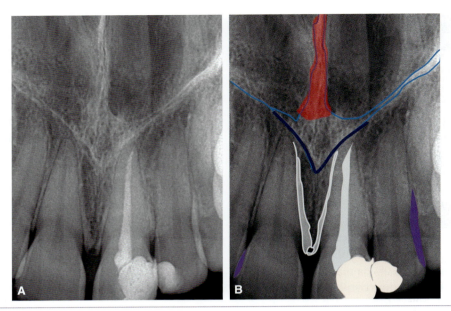

FIGURA 46 Radiografias intraorais periapicais da região dos dentes IS. Vemos na imagem A as corticais, LD, no espaço interdentário de 11-21. Note que as **LD** estão espessadas, mas são corticais ósseas do alvéolos desses elementos dentários. Também apontadas, as corticais da **região anterior das fossas nasais**, até a ENA, são imagens radiopacas, finas. Vemos desenhadas as corticais da parede laterobasal, na região anterior das fossas nasais, até a ENA. Veja no detalhe da crista óssea interdentária que há uma área radiolúcida, de reabsorção, muito provavelmente devido ao diastema (falta de ponto de contato que facilita o acúmulo de alimentos) entre os dentes 11-21, que também deve ser o motivo do espessamento das corticais, LD, dos dentes. Vemos também a **superposição de superfícies interproximais** e as **restaurações plásticas**.

LEGENDA

- ENA (cortical)
- Corticais da LD entre 11-21
- Restaurações plásticas
- Septo nasal
- Superposição de superfícies interproximais
- Corticais anterobasais da fossa nasal

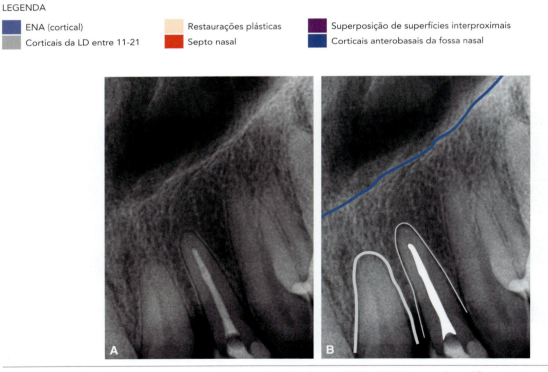

FIGURA 47 Radiografias intraorais periapicais da região dos dentes ICSE e ILSE. Vemos duas difentes imagens de **LD**, corticais alveolares dos dentes 21 (espessada) e 22 (normal), mesmo que o **tratamento endodôntico** não vá exatamente até o limite apical desse elemento, que provavelmente foi realizado em "polpa viva", e não em "polpa morta".

LEGENDA

- LD dente 21 (espessada)
- LD dente 22 (normal)
- Parede anterobasal da fossa nasal
- Tratamento endodôntico

CAPÍTULO 3 ■ Anatomia dentomaxilomandibular 55

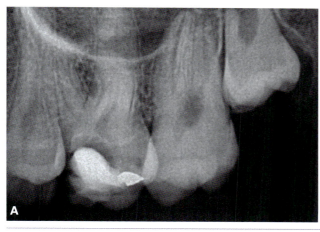
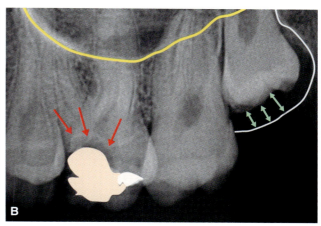

FIGURA 48 Radiografias intraorais periapicais da região dos dentes MSE. Na imagem, vemos em evidência a **cortical do seio maxilar** passando sobre as raízes dos dentes molares (parede laterobasal). Há apenas a sobreposição dessas imagens, mas vemos também a cripta do dente 28, que está em erupção, como essa tênue imagem radiopaca, na região oclusal da cripta ou saco dentinário. Não há mais osso sobre o dente em erupção. As setas verdes apontam para o **espaço existente no saco dentinário na região oclusal do 28**. Um cisto dentígero se forma dentro do revestimento do folículo dental quando o líquido se acumula entre o epitélio folicular e a coroa do dente em desenvolvimento ou não irrompido. Não há limite nítido entre um espaço pericoronal aumentado normal e um cisto. Em geral, se a largura desse espaço atingir mais de 2,5 mm (e tiver um contorno irregular), provavelmente será um cisto dentígero. Para os dentes caninos superiores, esse capuz pericoronário do dente em erupção será, via de regra, maior em relação aos outros grupos dentais. O cisto pode lançar uma sombra pericoronal de tecido mole, mas há pouco envolvimento ósseo, exceto a cripta dentária dilatada e aberta ao redor da coroa não irrompida, que pode ser vista na radiografia (cisto de erupção). As setas vermelhas, na imagem desenhada (B), apontam para uma **imagem radiolúcida**, sob a **restauração plástica** ou **base/forramento**, compatível com infiltração por cárie (note que há um fragmento de restauração metálica na face oclusodistal do dente 26).

LEGENDA

	Cortical do seio maxilar ou parede laterobasal do seio maxilar		Restauração plástica ou base/forramento
	Espaço no saco dentinário na região oclusal		Saco dentinário dente 28
	Imagem radiolúcida sob a restauração plástica		

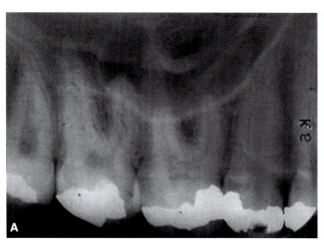
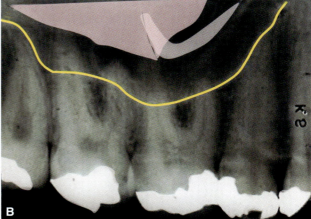

FIGURA 49 Radiografias intraorais periapicais da região dos dentes MSD. Nestas imagens podemos ver claramente a cortical, **parede laterobasal do seio maxilar** E, passando sobre as raízes dos dentes molares. Logo acima vemos a **apófise zigomática da maxila** E e o **osso malar**.

LEGENDA

| | Apófise zigomática da maxila | | Osso malar | | Parede laterobasal do seio maxilar | | Restaurações metálicas |

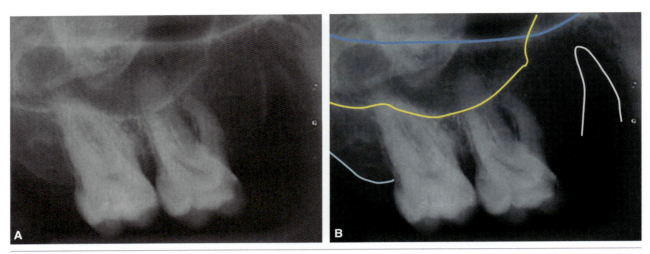

FIGURA 50 Radiografias intraorais periapicais da região dos dentes MSD. Nestas imagens vemos quatro diferentes corticais: **soalho da fossa nasal** ou **parede laterobasal da cavidade nasal**, **cortical inferior do seio maxilar** ou **parede laterobasal do seio maxilar**, **crista óssea alveolar do túber maxilar D** e a **LD** ou **cortical alveolar do alvéolo dental**, provavelmente do dente 15.

LEGENDA

- Crista óssea alveolar do túber maxilar D
- LD do alvéolo dental raiz mesial dente 16
- Parede laterobasal da cavidade nasal
- Parede laterobasal do seio maxilar

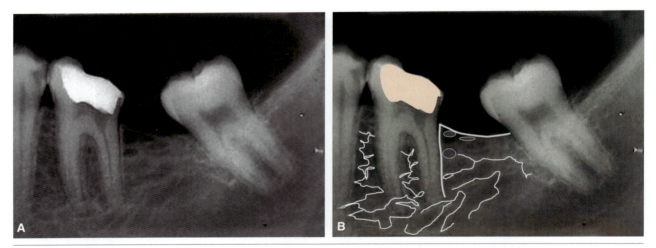

FIGURA 51 Radiografias intraorais periapicais da região dos dentes MIE. Na imagem vemos as trabéculas e a LD a distal do dente 36, e a crista óssea alveolar da região desdentada do dente 37, todas radiopacas (**corticais**). É claro que as trabéculas do osso esponjoso também são radiopacas, mas nesse osso ainda é possível ver os espaços medulares entre as trabéculas. Também é possível ver três **canais nutrientes** na região desdentada.

LEGENDA

- Canais nutrientes
- Corticais
- Trabéculas ósseas

CAPÍTULO 3 ■ Anatomia dentomaxilomandibular   57

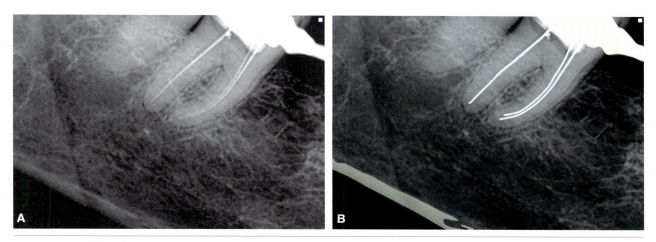

FIGURA 52 Radiografias intraorais periapicais da região dos dentes MIE. Outra **cortical, inferior mandibular**, algumas vezes vista nas imagens periapicais, pode ser observada nestas imagens. A **base da mandíbula**, ou cortical inferior da mandíbula, que, neste caso, possui erosões, e mostra falta de qualidade óssea.

LEGENDA

- Cortical inferior mandibular
- Material metálico de prótese
- Material obturador de conduto radicular

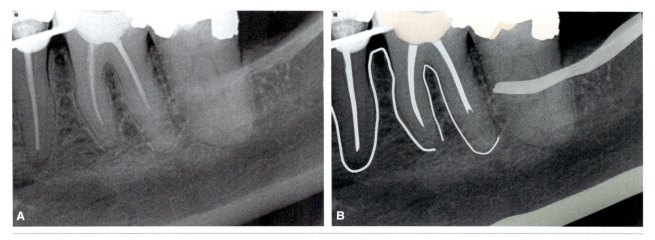

FIGURA 53 Radiografias intraorais periapicais da região dos dentes MIE. A **cortical inferior da mandíbula** também é apontada na imagem acima (B), mas esta com qualidade, ou seja, sem erosões, é vista também na imagem da Figura 54. Ainda nestas imagens é apontada a **linha oblíqua** (LO), outra estrutura de reforço ósseo, por compacta óssea. Note o aumento do ELP apical ao dente 35.

LEGENDA

- Cortical da LD
- Linha oblíqua
- Restauração plástica
- Cortical inferior mandibular
- Restauração metálica
- Material obturador do canal

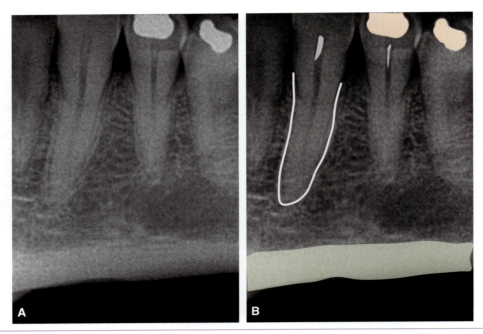

FIGURA 54 Radiografias intraorais periapicais da região do dente CIE. Nestas imagens, vemos novamente a **cortical inferior mandibular**. Note que os dentes 33 e 34 possuem **nódulos de calcificação pulpar** na câmara pulpar e início do conduto radicular.

LEGENDA

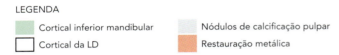

- Cortical inferior mandibular
- Cortical da LD
- Nódulos de calcificação pulpar
- Restauração metálica

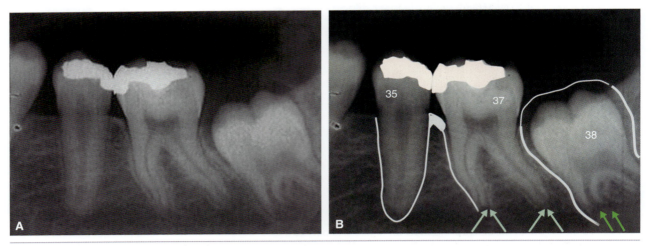

FIGURA 55 Radiografias intraorais periapicais da região dos dentes MIE. Nestas imagens, vemos que o dente 36 está ausente, com o dente 37 tendo migrado para a posição dele. Além disso, vemos o dente 38 em erupção. As setas verde-escuras apontam para a **raiz mesial do dente 38**, com apenas 1/3 de raiz formada. Já as setas verde-claras apontam para as **duas raízes do dente 37 com rizogênese incompleta**, faltando apenas o fechamento do ápice. Note que a **cortical da crista óssea alveolar** entre os dentes 35 e 37 está espessada ademais do ponto de contato incorreto entre esses elementos e o excesso da restauração do dente 37, mesial. Veja também que o dente 38 tem uma cortical envolta do saco dentário e que na superfície oclusal existe apenas uma cápsula de tecido fibroso. Assim, o dente está em erupção, e nesse momento está semi-incluso, ou seja, não tem osso na superfície oclusal.

LEGENDA

- Cápsula de tecido fibroso
- Cortical da crista óssea alveolar
- Cortical da LD
- Duas raízes do dente 37 com rizogênese incompleta
- Raiz mesial do dente 38 em formação
- Restauração metálica

Septo interdental (SId)

| Septo interdental (SId) | Todas as regiões dentárias | Radiopaco |

O osso alveolar entre as cavidades dentárias é referido como septo interdental. Nada mais é do que osso trabecular cercado por bordas de osso compacto. Já o septo inter-radicular seria composto apenas de osso trabecular, já que no sentido interproximal haveria as paredes alveolares, corticais dos alvéolos, e, no sentido vestíbulo-lingual ou palatino, osso trabecular. A avaliação radiográfica da doença periodontal é baseada na aparência dos septos interdentais, uma vez que as tábuas ósseas vestibular e lingual estão obscurecidas pela estrutura radicular relativamente densa. O septo interdental apresenta, normalmente, um limite radiográfico delgado e adjacente ao ligamento periodontal e à crista, que se denomina lâmina dura. Radiograficamente, ela aparece como uma linha branca, radiopaca (CARRANZA e NEWMAN, 1997). A continuação da lâmina dura entre os dentes denomina-se crista alveolar. A crista se encontra aproximadamente entre 1-1,5 mm abaixo do limite cementodentário do dente adjacente (WHITE; PHAROAH, 2019). A lâmina dura ou cortical da crista óssea alveolar é um elemento importante no diagnóstico da doença periodontal, uma vez que alterações na crista óssea, tais como perda de nitidez, perda da continuidade, ausência total ou parcial, aumento de espessura, são os primeiros sinais radiográficos da doença periodontal (LASCALA; LASCALA, 1995). Radiograficamente, o septo interdental é radiopaco (Figuras 56 a 60).

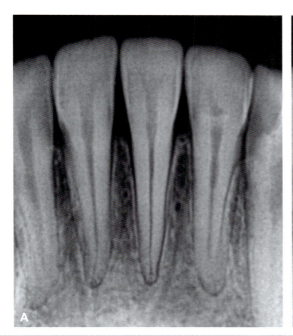
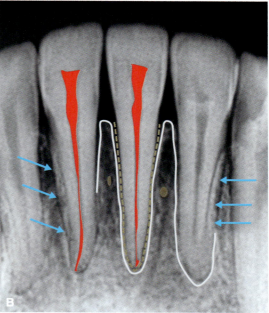

FIGURA 56 Radiografias intraorais periapicais da região dos dentes II. Nestas imagens vemos apontados os dois septos interdentais entre os dentes 32-31-41 (**LD que delimitam esses septos**). As setas azuis apontam para a **duplicidade das imagens radiculares dos dentes 32 e 41**, devido ao achatamento característico dessas raízes. Tracejado vemos o ELP do dente 31. Os ELP dos dentes II, em geral, são facilmente visualizados devido ao pequeno porte de suas raízes.

LEGENDA

- Duplicidade das imagens radiculares dos dentes 32 e 41
- Canais nutrientes
- LD que delimitam esses septos
- Polpas

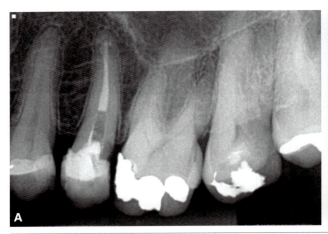 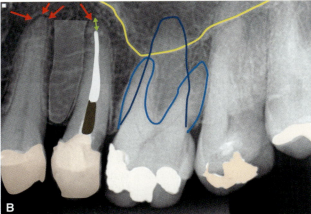

FIGURA 57 Radiografias intraorais periapicais da região dos dentes MSE. Na imagem B está desenhado, entre os dentes 24-25, o **septo interdental**. Também vemos os **contornos radiculares das três raízes do dente 26**. Note que a raiz palatina parece estar dentro do seio maxilar E. Porém, como vemos nitidamente o ELP dessa raiz, podemos afirmar que se trata apenas de uma sobreposição de imagens. No dente 25 apontamos a **quantidade da raiz que não foi preenchida apicalmente**, obturada pelo material de preenchimento do canal radicular. Isso aparentemente não seria um erro, mas provavelmente esse elemento estava vivo, embora comprometido, quando da avaliação do tratamento endodôntico. As setas vermelhas apontam para **pequeno aumento do ELP apical dos dentes 24 e 25**.

LEGENDA

- Contornos radiculares das três raízes do dente 26
- Falta de preenchimento do conduto radicular, cervical
- Pequeno aumento do ELP apical dos dentes 24 e 25
- Parede laterobasal do seio maxilar
- Material obturador do conduto radicular
- Quantidade da raiz que não foi preenchida apicalmente
- Restauração metálica
- Restauração plástica
- Septo interdental

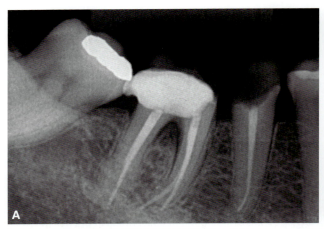 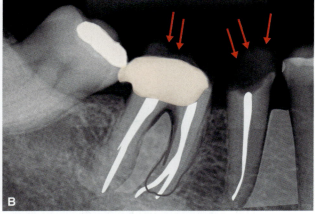

FIGURA 58 Radiografias intraorais periapicais da região dos dentes MID. Nestas imagens vemos o **septo interdental** entre os dentes 44-45. Veja que os dentes 45 e 47 (o 46 está ausente) têm grande **destruição coronária**, apontada pelas setas vermelhas. No dente 47 também apontamos o septo entre suas raízes, ou o **septo inter-radicular**. Note que há comprometimento da furca desse dente, provavelmente devido à destruição coronária (veja a enorme **restauração plástica**). O tratamento endodôntico de um dos condutos mesiais ultrapassou o limite apical da raiz mesial, causando uma sobreobturação. Provavelmente o mesmo ocorreu com o outro conduto, porém em menor proporção. O tratamento endodôntico do dente 45 está correto, considerando que estava com polpa viva quando feito o procedimento.

LEGENDA

- Contorno raiz mesial dente 47
- Destruição coronária
- Septo inter-radicular
- Restauração metálica
- Restauração plástica
- Septo interdental
- Material obturador do conduto radicular

CAPÍTULO 3 ■ Anatomia dentomaxilomandibular   61

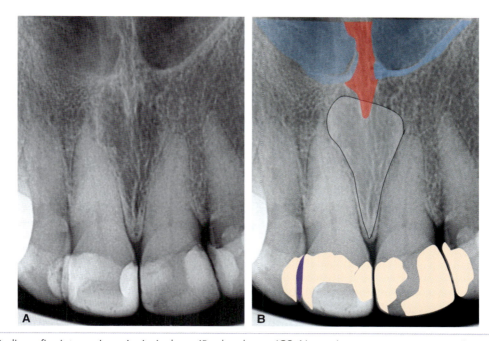

FIGURA 59 Radiografias intraorais periapicais da região dos dentes ICS. Nestas imagens, vemos o **septo interdental** em uma região singular, pois temos a fossa incisiva nessa mesma região e a sutura palatina mediana, que nos adultos já não é tão evidente. Vemos ainda a **fossa nasal** e a **parede anterobasal dessa estrutura**, além do **septo nasal**. Note também que os quatro dentes possuem extensas restaurações plásticas.

LEGENDA

- Fossa incisiva
- Septo nasal + ENA
- Sobreposição das faces interproximais
- Fossa nasal e parede anterobasal dessa estrutura
- Restauração plástica

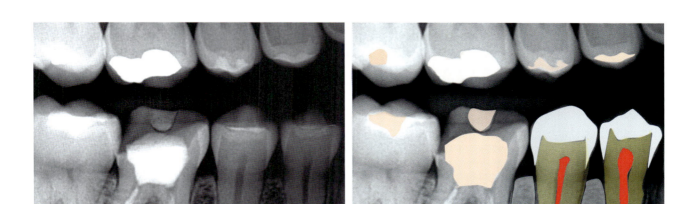

FIGURA 60 Nestas imagens de radiografias intraorais interproximais abrangendo as áreas de PMD e MD também vemos os **septos interdentais**, no caso, entre 44-45 e 45-46. Veja o desenho anatômico da **capa de esmalte** dos dentes PMIE, e também a **dentina**. No dente 46, ainda vemos **base + forramento** do dente tratado endodonticamente.

LEGENDA

- Base + forramento
- Polpas
- Restauração metálica
- Restauração plástica
- Septos interdentais
- Dentina
- Polpas

Osso basal (OB)

| Osso basal (OB) | Abaixo da região alveolar | Misto |

O osso basal (OB) é o tecido ósseo da mandíbula e da maxila, exceto os processos alveolares, onde não há linha distinta separando o osso basal do tecido ósseo alveolar. A maxila e a mandíbula possuem basicamente duas partes: o osso basal e o processo alveolar. O osso basal, que constitui o corpo da mandíbula e da maxila, inicia sua formação enquanto o germe dental se encontra nas primeiras fases da odontogênese, sendo sua formação independente do desenvolvimento dos dentes. O osso basal é a base do rebordo alveolar, contém a maioria dos anexos musculares e começa a se formar no feto, antes do desenvolvimento dos dentes. No caso da mandíbula, entende-se que o osso basal mandibular é definido como a parte da mandíbula que está presente inferiormente ao canal mandibular. O canal mandibular e o forame mentual são os marcos de referência anatômicos padrões utilizados para a distinção entre o osso alveolar e o osso basal da mandíbula. Assim, osso basal, processo alveolar e osso alveolar são porções de origem e funções diferentes. O processo alveolar está localizado em cima do osso basal, que fica abaixo do ápice (ou extremidade) das raízes dentais. O osso basal é constituído pelas mesmas células que formam os ossos do corpo e tem densidade maior do que a do osso alveolar, o que o ajuda a proteger estruturas vitais da boca, como nervos, artérias e seios. Nessas áreas mais superiores na maxila, o osso basal está representado pelas regiões localizadas entre 5-7 mm dos ápices radiculares, e apresentam maior densidade em comparação com as áreas localizadas no osso alveolar. Além disso, são utilizadas para se colocar, por exemplo, os mini-implantes com intuito ortodôntico (MISCH, 1999).

O local onde o dente se aloja, chamado de alvéolo dentário, pode mudar de tamanho e formato se estiver faltando um dente (Figuras 61 e 65). Isso ocorre porque o osso alveolar existe para alojar os dentes. Sem um dente, a área do osso diminuirá e, com o tempo, restará apenas o osso basal. No caso dos germes dentários, estes são rodeados por uma porção de osso, que, em geral, os envolve completamente, formando a cripta óssea. Esse osso será o processo alveolar e forma-se devido ao desenvolvimento do dente. Quando o dente é extraído, o osso alveolar é reabsorvido rapidamente, enquanto o restante do processo alveolar reabsorve-se mais lentamente até desaparecer com o tempo (XIE et al., 1996).

A diminuição da altura do rebordo, ou seja, a perda de osso do processo alveolar, acaba por deixar apenas o osso basal, e essa é uma característica das regiões edêntulas do arco dentário.

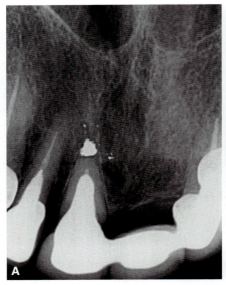
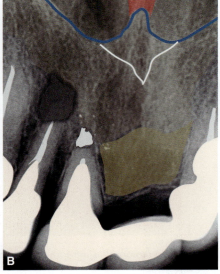

FIGURA 61 Nestas imagens de radiografias intraorais periapicais de IS vemos boa quantidade de **osso basal** abrangendo as áreas de PMD e MD. Também vemos os septos interdentais, no caso entre 44-45 e 45-46. Note que temos uma lesão radiolúcida apical no dente 12, em provável reparação, e uma obturação retrógrada no elemento 11, ambos os dentes com tratamento endodôntico, NMF (núcleo metálico fundido) e prótese. A área desenhada acima é o **osso alveolar**. A divisão apontada nas imagens é meramente ilustrativa, com base nos ápices dentários.

LEGENDA | Lesão periapical em reparação dente 12 | Osso alveolar | Restauração plástica
Obturação retrógrada dente 11 | Osso basal | Restauração metálica

CAPÍTULO 3 ■ Anatomia dentomaxilomandibular   63

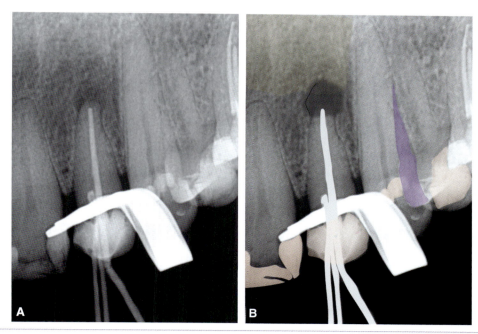

FIGURA 62 Nestas imagens de radiografias intraorais periapicais de CSE vemos boa quantidade de **osso basal** abaixo do ápice do dente 22, que possui lesão apical. Essa é uma das radiografias necessárias para o tratamento endodôntico, quando o cirurgião-dentista introduz o cone principal de guta-percha, ou a prova do cone principal. A divisão apontada nas imagens é meramente ilustrativa, com base nos ápices dentários.

LEGENDA

- Cones de guta-percha
- Osso basal
- Restauração plástica
- Lesão radiolúcida periapical, parcialmente circunscrita, dente 22
- Sobreposição das superfícies interproximais dentes 23-24

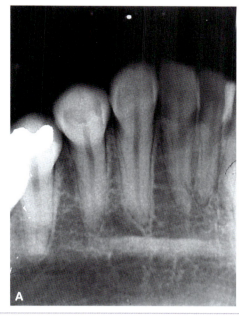
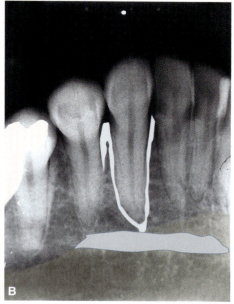

FIGURA 63 Nestas imagens de radiografias intraorais periapicais de CID vemos boa quantidade de **osso basal**. Note também a área da **sínfise mentoniana**, logo abaixo do ápice do dente 43, que evidencia um espessamento da **LD** geral. A divisão apontada nas imagens é meramente ilustrativa, com base nos ápices dentários.

LEGENDA   LD espessada   Restauração metálica   Sínfise mentoniana   Osso Basal

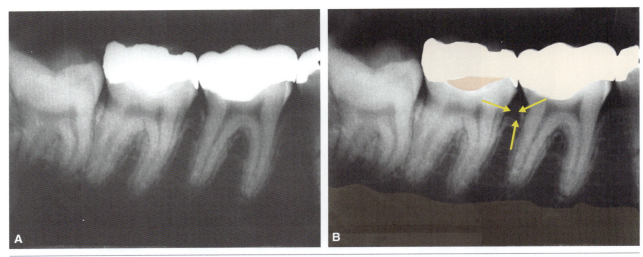

FIGURA 64 Nestas imagens de radiografias intraorais periapicais de MID vemos boa quantidade de **osso basal** na região da fóvea da glândula submandibular, região esta que possui maior radiolucidez por ter menor quantidade de osso em relação às outras partes do corpo mandibular. As setas amarelas apontam para uma **depressão na crista óssea alveolar**, ou no cume do septo interdental, dos dentes 46-47. A provável causa dessa lesão é a falta de um ponto de contato entre os dentes 46-47, que possui, na verdade, uma face de contato, dificultando a fluidez dos alimentos durante a mastigação. A divisão acima apontada nas imagens é meramente ilustrativa, com base nos ápices dentários.

LEGENDA

- Base+forramento
- Restauração metálica
- Erosão na COA entre 46-47

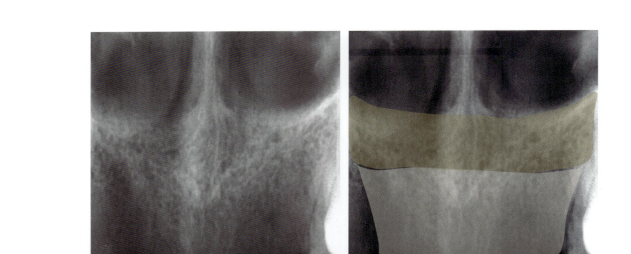

FIGURA 65 Nestas imagens de radiografias periapicais de IS vemos a região desdentada, apontamos a quantidade de osso basal e também uma porção do **osso alveolar**, onde já não vemos os alvéolos dentais, que foram reabsorvidos. Assim, **essa área** tornou-se também osso basal. A divisão apontada nas imagens é meramente ilustrativa, com base nos ápices dentários.

LEGENDA

- Osso basal
- Restauração metálica
- Recidiva de cárie (Imagem radiolúcida, sob restauração)
- Osso alveolar; agora, osso basal

3.2.1.1.2 Desenvolvimento e crescimento dos dentes (de Schour Massler)

Desenvolvimento e crescimento dos dentes (de Schour Massler)	Maxilomandibular	Misto

A formação de um dente ocorre dentro de um saco de desenvolvimento conhecido como folículo ou saco dental, que envolve a papila do dente e o órgão do esmalte (BHASKAR, 1989). Segundo Damante et al. (1998), o folículo dentário contém os remanescentes dos tecidos que participaram da odontogênese e permaneceram circunvizinhos à coroa de um dente cuja erupção normal não ocorreu. O folículo é responsável pela formação do ligamento periodontal e do cemento (KIM e ELLIS, 1993). Radiograficamente, os folículos pericoronais apresentam-se como ligeiras radiolucências semicirculares ao redor de dentes não irrompidos; no entanto, podem ocorrer ampliações ou assimetrias, que podem ser mal interpretadas (KIM e ELLIS, 1993). As larguras predominantes são em torno de 2,5-4 mm (77,8%) no epitélio escamoso estratificado e no epitélio reduzido, respectivamente. Então, a radiolucência pericoronal com menos de 2,5 mm de largura geralmente pode ser considerada normal, apesar de a ausência de sinais radiográficos não refletir necessariamente a ausência da doença. Não é possível determinar quais folículos radiograficamente normais evoluirão para lesões clinicamente detectáveis. Porém, vários autores sugerem que um espaço pericoronal levemente alargado, com até 1,5 mm de largura, já pode ser considerado um cisto dentígero – questionável, pois pode ser uma evidência do estágio inicial de desenvolvimento dele. Outros dizem que alguns dentes não irrompidos têm um folículo levemente dilatado na fase pré-eruptiva e isso não significa um cisto, nem mesmo necessariamente um cisto em potencial, a menos que a largura pericoronal seja de, pelo menos, 3-4 mm (FARAH e SAVAGE, 2002).

Quando um terceiro molar não irrompido é removido, o tecido pericoronal deve ser um folículo dental. Se um terceiro molar não irrompido estiver retido no osso da mandíbula, o tecido pericoronal pode desenvolver condições patológicas, como um cisto, por exemplo (KIM e ELLIS, 1993; MESGARZADEEH et al., 2008).

Esse espaço radiolúcido do folículo dentário ao redor do dente tem uma borda radiopaca fina (RAKPRASITKUL, 2001). É frequentemente assumido que a ausência de radiolucência pericoronal reflete a ausência de possível patologia. No entanto, mais da metade de amostras com radiolucência folicular radiograficamente normal desenvolveu entidades patológicas (MESGARZADEEH et al., 2008).

QUADRO 1 Etapas do desenvolvimento dentário

Estágio	Desenvolvimento dental
0	Ausência de cripta (folículo)
1	Presença de cripta
2	Calcificação inicial (fase de folículo, com as primeiras evidências de mineralização das cúspides)
3	Um terço da coroa completa
4	Dois terços da coroa completa
5	Coroa quase completa
6	Coroa completa (coroa dental totalmente formada e mineralizada com ou sem início de formação radicular)
7	Um terço da raiz completa
8	Dois terços da raiz completa
9	Raiz quase completa, ápice aberto
10	Ápice radicular completo

Fonte: Schour e Massler, 1941.

QUADRO 2 Fechamento das raízes dos dentes permanentes inferiores, em ordem cronológica

Inferiores	Superiores
IC	IC e 1º MS
IL e 1º MI	IL
CI	CS e 1º PMS
1º PMI	2º PMS
2º PMI	2º MS
2º MI	3º MS
3º MI	

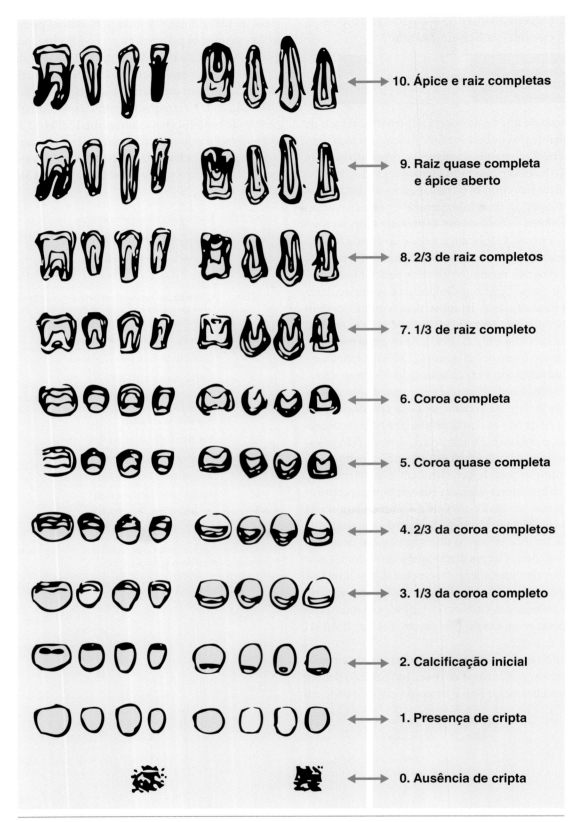

FIGURA 66 Etapas do desenvolvimento dentário.

Fonte: Nolla, 1960.

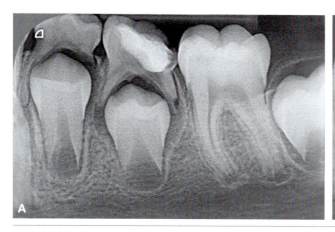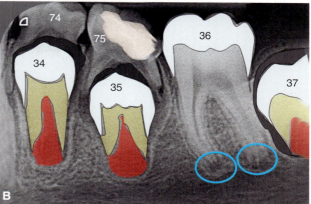

FIGURA 67 Radiografias intraorais periapicais da região dos dentes MDE. Aspecto radiográfico de dentes com **rizogênese incompleta**, destacando-se a forma das paredes radiculares, no caso do dente 36 já praticamente erupcionado, onde o ápice está quase completo. E, em outro caso, dentes 34 e 35, que apresentam apenas 1/3 da raiz formada. Note que seus antecessores, os dentes decíduos 74 e 75, ainda possuem raízes para serem reabsorvidas. Além disso, é possível notar que o dente 75 possui uma extensa proteção pulpar. A forma das **paredes radiculares** mostra uma largura diferente do espaço pulpar, bem maior em relação ao dente 36, onde a área apical ocupada pela papila dentária (PP) é bem menor. É importante notar e monitorar o **espaço sobre as coroas dos dentes em erupção** (34, 35, e 37).

LEGENDA

- Esmalte dental (dentes erupcionados e em erupção/formação)
- Espaço sobre as coroas dos dentes em erupção
- Material restaurador provisório
- Paredes radiculares (dentina)
- Polpas
- Rizogênese incompleta

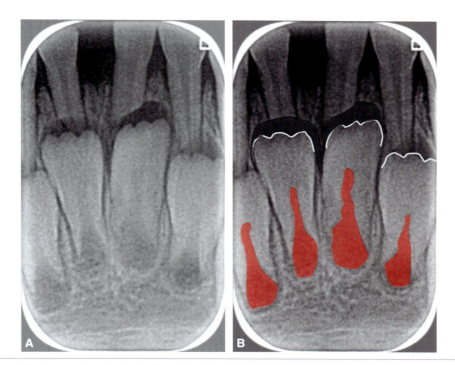

FIGURA 68 Radiografias intraorais periapicais da região dos dentes IDI. Aspecto radiográfico de dentes com **rizogênese incompleta**, destacando-se a forma das paredes radiculares, no caso do dente 36 já praticamente erupcionado, onde o ápice está quase completo. E em outro caso, dentes 34 e 35 que apresentam apenas um terço da raiz formada. Note que seus antecessores, os dentes decíduos 74 e 75, ainda possuem raízes para serem reabsorvidas. A forma das **paredes radiculares** mostra uma largura diferente do espaço pulpar, bem maior em relação ao dente 36, onde a área apical ocupada pela papila dentária (PP) é bem menor. É importante notar e monitorar o **espaço sobre as coroas dos dentes em erupção** (II).

LEGENDA

- Saco dentinário
- Polpas
- Contorno das incisais dos dentes 41, 31 e 32, com evidência nos dentículos

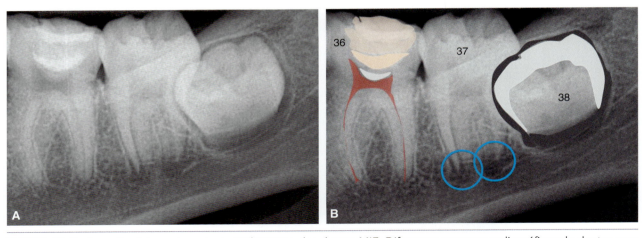

FIGURA 69 Radiografias intraorais periapicais da região dos dentes MIE. Diferentes aspectos radiográficos de dentes com **rizogênese incompleta**, destacando-se a forma das paredes radiculares, no dente 37, onde ainda falta fechar os ápices (estágio n. 9 de Nolla), enquanto o dente 38 está quase completando a formação da coroa (estágio n. 5 de Nolla).

LEGENDA

- Base+forramento
- Esmalte dental
- Espaço do saco dental
- Polpa
- Rizogênese incompleta
- Restauração plástica
- Dentina reacional

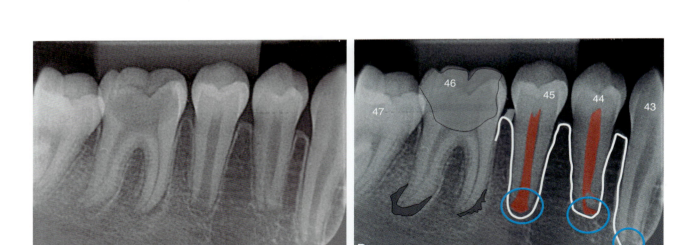

FIGURA 70 Radiografias intraorais periapicais da região dos dentes MID e PMID. Nestas imagens podemos ver a **rizogênese incompleta** dos dentes PMID e CID, destacando-se a forma das paredes radiculares. Note também que provavelmente o dente 44 terá uma raiz anômala em seu terço apical devido ao formato na **polpa** nessa região. Já o dente 46 poderia ser confundido com rizogênese incompleta em seus ápices, porém, é claro, sem considerar os estágios de desenvolvimento normais, pois os ápices dos dentes 1º M se finalizam muito tempo antes em relação aos PMI. Mas, se observarmos a **coroa** desse dente, poderemos ver uma extensa lesão de cárie que já atingiu a polpa coronária, e deve ter reflexo na **polpa radicular**, pois vemos as lesões em ambos os ápices radiculares, que com certeza não se trata de rizogênese incompleta.

LEGENDA

- LD
- Polpa
- Corpo estranho
- Rizogênese incompleta
- Lesão radiolúcida e difusa, compatível com abscesso
- Cárie extensa (tipo 5) com exposição pulpar

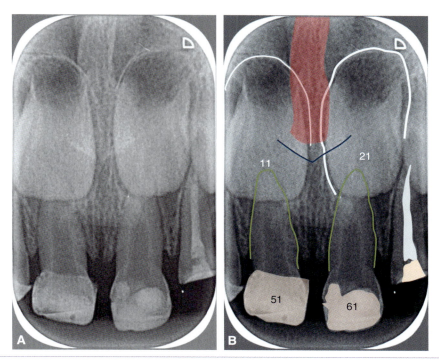

FIGURA 71 Radiografias intraorais periapicais da região dos dentes ICSD. Nestas imagens da região dos dentes incisivos centrais superiores podemos ver a **formação quase completa das coroas dos dentes 11 e 21**, e notar, inclusive, que não há ainda rizólise (reabsorção) das raízes dos dentes decíduos 51 e 61 (**contorno das raízes**). O mesmo está ocorrendo com o dente 21 (e o decíduo, 62), que vem a seguir no processo de formação.

LEGENDA

- Contorno das raízes dos dentes decíduos
- Restauração plástica
- Formação quase completa das coroas dos dentes 11 e 21
- Material restaurador provisório
- Septo

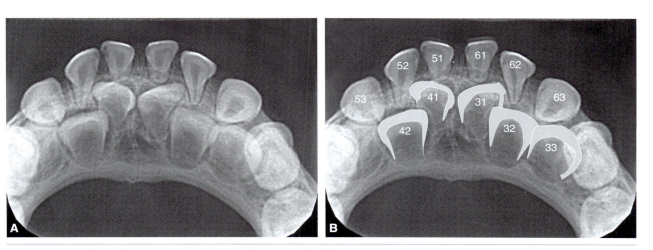

FIGURA 72 Radiografias intraorais periapicais da região dos dentes IID. Nestas imagens de radiografia oclusal, vemos os **dentes anteriores e inferiores**, no estágio n. 4 de Nolla, ou seja, com 2/3 das coroas completos. Note que todos os decíduos anteriores estão na arcada, indicando que se trata de uma criança.

LEGENDA

- Coroas dos dentes permanentes em formação, da região anterior inferior

3.2.2 Fundamentos das imagens radiográficas: radiolúcido, radiopaco e misto

Radiolúcido: refere-se a estruturas menos densas e permitem que o feixe de raios X passe por elas mais facilmente. Assim, as estruturas radiolúcidas aparecerão escuras ou pretas na imagem radiográfica, pois mais raios X chegaram aos cristais de prata metálica da emulsão radiográfica ou nos sensores digitais.

Radiopaco: refere-se a estruturas densas e resistentes à passagem de raios X. Essas estruturas radiopacas aparecem mais claras ou brancas em uma imagem radiográfica, pois os fótons de raios X interagem mais com essa matéria, chegando em menor quantidade nos cristais de prata metálica da emulsão radiográfica ou nos sensores digitais.

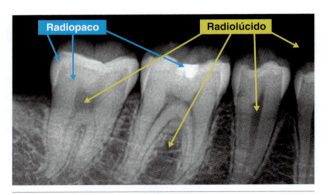

FIGURA 73 Imagem radiográfica intraoral periapical da região dos dentes MID. As setas azuis apontam para **estruturas vistas radiograficamente como radiopacas**, por exemplo, uma restauração metálica é mais **radiopaca** do que o esmalte e a dentina. Já as setas amarelas apontam para **estruturas radiograficamente consideradas radiolúcidas**, como é o caso da polpa dos dentes e do espaço medular apontado entre as raízes do primeiro molar inferior. Também aparecerá como **radiolúcido** o ar, apontado pela seta menor amarela.

LEGENDA
- Estruturas radiograficamente consideradas radiolúcidas
- Estruturas vistas radiograficamente como radiopacas

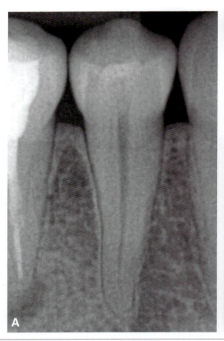 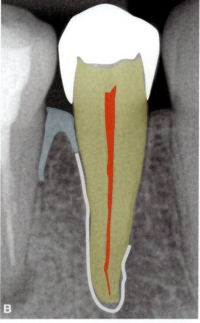

FIGURA 74 Imagem radiográfica intraoral periapical da região dos dentes PMID. Dente 44, ou primeiro pré-molar inferior direito. Vemos a **região radiográfica do esmalte dental**, que é a estrutura dental mais **radiopaca**. Logo abaixo vemos a **região da dentina dental**, menos **radiopaca** do que o esmalte. Representada pela mesma cor, não dando para separar, temos, ao redor da raiz, o cemento, que radiograficamente possui a mesma tonalidade da dentina, **radiopaco**. Podemos ver ainda parte da **lâmina dura** do alvéolo dentário desse elemento, também **radiopaca**. Identificamos a **crista óssea** entre os dentes 44-45, outra estrutura **radiopaca**. Notamos também, **o desenho da câmara pulpar e o conduto radicular único**, **radiolúcido**.

LEGENDA

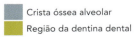 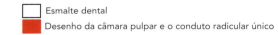

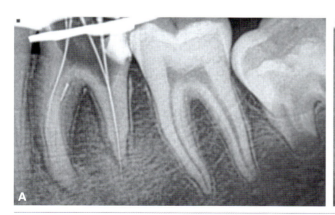 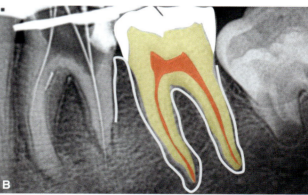

FIGURA 75 Imagem radiográfica intraoral periapical da região dos dentes MIE. Dente 37, ou segundo molar inferior esquerdo. Vemos em **branco** a **região radiográfica do esmalte dental**, **radiopaca**. Logo a abaixo, vemos a **região da dentina dental**, também **radiopaca**. Representada pela mesma cor, não dando para separar, temos, ao redor da raiz, o cemento, que radiograficamente possui a mesma tonalidade da dentina, **radiopaca**. Podemos ver ainda parte da **lâmina dura** do alvéolo dentário desse elemento, outra estrutura **radiopaca**, já que essa cortical contém cálcio (Ca). Não foi apontado, mas entre a raiz dentária e a lâmina dura normalmente temos o espaço ocupado pelo ligamento periodontal (LP), como uma fina imagem **radiolúcida** que circunda todo o comprimento radicular. Esse espaço do LP não é tão claramente visto em todos os dentes e/ou raízes, pois as raízes mais largas, achatadas, podem mostrar, radiograficamente, uma vista dupla do espaço do LP e até da lâmina dura, devido a essa forma anatômica. O dente 36 mostra uma das etapas do tratamento endodôntico, provavelmente a prova de cones de guta-percha (**radiopaca**). Também podemos ver o dente 38 em formação/erupção. Notamos também, **radiolúcido, o desenho da câmara pulpar e dos condutos radiculares** em número de dois, um para cada raiz. Porém, é normal que na raiz mesial existam dois condutos radiculares.

LEGENDA
- Câmara pulpar e condutos radiculares
- Lâmina dura COA
- Região da dentina dental
- Esmalte dental

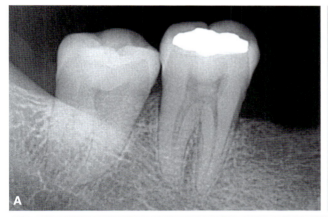 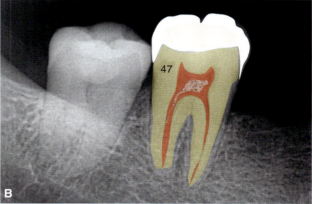

FIGURA 76 Imagem radiográfica intraoral periapical da região dos dentes MID. Dente 47, ou segundo molar inferior direito. Vemos a **região radiográfica do esmalte dental**, **radiopaco**. Sobre a região oclusal do esmalte dental podemos ver uma **restauração metálica** (provavelmente de amálgama). As restaurações metálicas seriam as estruturas mais **radiopacas** vistas nas imagens radiográficas. A **câmara pulpar**, **radiolúcida**, apresenta uma nítida formação de nódulos de calcificação pulpar, além de nódulos nos condutos radiculares, principalmente no conduto distal, todos **radiopacos**. Essas "pedras" são calcificações focais dentro da polpa. É um achado comum, principalmente nos dentes de pacientes mais velhos. Podemos vê-las como uma massa simples, ou como várias "pequenas pedras". Não há uma causa definida. Não requerem tratamento, mas sim alguns cuidados ao tratamento endodôntico. Logo abaixo, vemos a **região da dentina dental**, **radiopaca**. Representada pela mesma cor, não dando para separar, temos, ao redor da raiz, o cemento, que radiograficamente possui a mesma tonalidade da dentina, **radiopaca**. Posteriormente, vemos o dente 48, que apresenta o desenho da câmara pulpar pouco nítido (possivelmente devido à variação anatômica e formação de uma ou mais raízes suplementares), e encontra-se em infraoclusão. O dente 46 está ausente.

LEGENDA
- Câmara pulpar
- Esmalte dental
- Nódulos de calcificação
- Região da dentina dental
- Restauração metálica

REFERÊNCIAS BIBLIOGRÁFICAS

American Dental Association-ADA (Council on Scientific Affairs). Dental radiographic examinations: Recommendations for patient selection and limiting radiation exposure. Revised: 2012.

Arana, V; Katburian, E. Histologia e embriologia oral. 3.ed. 2012.

Bhaskar SN. Histologia e embriologia oral de Orban. 10.ed. São Paulo: Artes Médicas, 1989.

Carranza, FA; Newman, M.G. Periodontia clínica. 8.ed. Rio de Janeiro: Guanabara Koogan, 1997. 968p.

Damante JH; Filho LI; Silva MA. Radiographic image of the hard palate and nasal fossa floor in panoramic radiography. Oral Surg Oral Med Oral Pathol Oral Radiol Endod. 1998; 85:479-84. DOI: 10.1016/s1079-2104(98)90078-6. PMID: 9574961.

Farah CS; Savage NW. Pericoronal radiolucencies and the significance of early detection. Aust Dent J. 2002; 47(3):262-5.

Fuchs, Robyn K; Thompson, William R.; Warden, Stuart J. "Bone Biology" In: Pawelec, Kendall; Planell, J. A. Bone Repair Biomaterials. 2.ed. Woodhead Publishing: 2019.

Kim J; Ellis GL. Dental follicle tissue: Misinterpretation as odontogenic tumors. J Oral Maxillofac Surg. 1993; 51:762-767

Langlais, RP.; Miller, C.S.. Exercises in oral radiology and interpretation. 5.ed. St Louis: Elsevier, 2017.

Lascala, N.T.; Lascala, C.A. Compêndio terapêutico periodontal. São Paulo: Artes Médicas, 1995.

Mesgarzadeeh AH; Esmailzadeh H; Abdolrahimi M; Shahamfar M. Pathosis associated with radiographically normal follicular tissues in third molar impactions: a clinicopathological study. Indian J Dent Res 2008; 19:208-12.

Misch CE. Contemporary implant dentistry. 2.ed. St. Louis: Mosby; 1999.

Mortazavi H; Parvaie P. Multiple hypercementosis: report of a rare presentation. Journal of Dental Materials and Techniques. 2017; 5 (3): 158-160.4.

Munhoz, L.; Choi, I. G. G.; Miura, D. K.; Arita, E. S.; Watanabe, P.C.A.. Bone mineral density and mandibular osteoporotic alterations in panoramic radiographs: correlation by peripheral bone densitometry in men. Indian Journal of Dental Research, v. 1, p. 1-8, 2019.

Nanci, A. Ten Cate Histologia Oral – desenvolvimento, estrutura e função. 8.ed. Rio de Janeiro: Elsevier, 2013.

Napier Souza L; Monteiro Lima Júnior S; Garcia Santos Pimenta FJ; Rodrigues Antunes Souza AC; Santiago Gomez R. Atypical hypercementosis versus cementoblastoma. Dentomaxillofac Radiol, 2004;33:267-70.

Nolla, C.M. The development of the permanent teeth. J Dent Child., v.27, n.4, nov. 1960.

Ott S.M. Cortical or trabecular bone: What's the difference? Am J Nephrol, 2018; 47:373–375.

Papadopoulos, Moschos A. Skeletal Anchorage in Orthodontic Treatment of Class II Malocclusion: Contemporary applications of orthodontic implants, miniscrew implants and mini plates. New York: Mosby; 2014.

Parfitt AM. Life history of osteocytes: relationship to bone age, bone remodeling, and bone fragility. J Musculoskelet Neuron Interact, 2002; 2(6):499-500.

Rakprasitkul, S. Pathologic changes in the pericoronal tissues of unerupted thid molars. Quintessence Int, 2001; 32: 633-638.

Reeve J. Role of cortical bone in hip fracture. Bone Reports 6, Article number: 867 (2017).

Schour I; Massler M. Development of human dentition. J Am Dent Assoc 1941; 20:379427.

Senel B; Kamburoglu K; Ucok O; Yuksel SP; Ozen T; Avsever H. Diagnostic accuracy of different imaging modalities in detection of proximal caries. Dentomaxillofac Radiol, 2010. December; 39(8):501–11.

Shetty V; Caridad JM; Caputo AA; Chaconas SJ. Biochemical rationale for surgical-orthodontic expansion of the adult maxilla. J Oral Maxillofac Surg, 1994; 52(7):742-9.

Shoor H; Sujir N; Mutalik S; Pai KM. Hypercementosis: a rare finding in a patient with systemic lupus erythematosus. BMJ Case Rep, 2014. pii: bcr2013202370.6. DOI: 10.1136/bcr-2013-202370

White, s.c.; Pharoah, M.J. Oral radiology – principies and interpretation. 8.ed. New York: Mosby, 2019.

Xie Q; Wolf J; Soikkonen K; Ainamo A. Height of mandibular basal bone in dentate and edentulous subjects. Acta Odontol Scand, 1996; 54:379-83.

Links

https://www.britannica.com/science/cancellous-bone

Capítulo 4

Técnicas radiográficas intraorais

4.1 RADIOGRAFIA INTRAORAL PERIAPICAL

Indicações
- Lesões na coroa/raiz (cárie).
- Detecção inflamação/infecção no periápice dental.
- Trauma – dentes e osso alveolar.
- Presença e posição de dentes não erupcionados.
- Avaliação durante o procedimento endodôntico.
- Avaliação da morfologia da raiz antes de exodontia.
- Avaliação de restaurações/próteses.
- Avaliação de patologias na porção alveolar do osso próximo aos ápices dentais.
- Avaliação pré e pós-implantes.
- Avaliação do estado periodontal.
- Alterações do órgão dental.

Critérios de qualidade (área anatômica): todas as coroas, ápices, cristas alveolares, área de contato e osso alveolar adjacente aos ápices dos dentes da região radiografada devem ser vistos na imagem radiográfica. Por isso, devemos focar o enquadramento da área e do filme/sensor nessa área. Assim, o ponto de incidência, na face do paciente, para o feixe central de raios X é fundamental para o resultado final da imagem radiográfica, e o reconhecimento das sombras gravadas no anteparo (filme/sensor radiográfico). Claro que isso se refere às angulações horizontal e vertical do feixe de raios X. Alguns critérios são importantes para avaliar a qualidade radiográfica:

1. Deve existir um espaço entre a borda do filme/sensor e as superfícies incisais ou ponta(s) da(s) cúspide(s), em geral de até 0,5 cm.
2. Já no sentido apical, deve existir um espaço entre a borda do filme/sensor e o(s) ápice(s) dentário(s) de no mínimo 2 mm.
3. Todas as superfícies interproximais dos dentes da região radiografada, bem como a superfície proximal

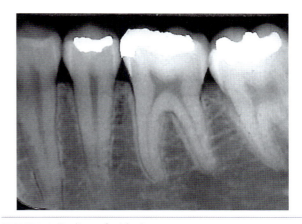

FIGURA 1 Radiografia ideal.

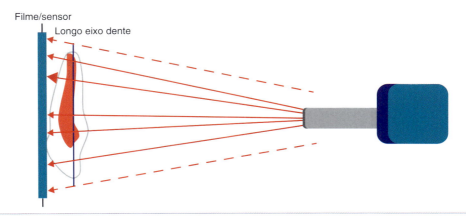

FIGURA 2 Esquema ilustrativo das condições ideais desejadas para obtenção da imagem radiográfica ideal da Figura 1.

do dente anterior à região e a superfície proximal posterior à região e/ou região anatômica posterior à região anatômica de interesse, devem estar livres de sobreposição para a livre análise visual na imagem.
4. A área de identificação do filme/sensor radiográfico deve estar voltada para oclusal ou incisal.
5. Seria melhor que as radiografias não exibissem áreas não sensibilizadas (halo).

4.1.1 Maxila e ossos da face média

4.1.1.1 Sutura intermaxilar (SI) ou palatina mediana (SPM)

| Sutura intermaxilar (SI) ou palatina mediana (SPM) | Região dos dentes IS | Radiolúcida |

A sutura intermaxilar (SI) é uma sutura craniana localizada imediatamente abaixo da coluna nasal anterior no meio dos ossos maxilares direito e esquerdo. A SI também é conhecida como sutura palatina mediana ou sutura mediana. É a união dos dois processos palatinos das maxilas, considerada uma sutura craniana. A SI foi considerada a estrutura de maior resistência à expansão maxilar e tem grande importância para a ortodontia/ortopedia. De acordo com Schimming et al. (2000), a osteotomia para a disjunção da sutura intermaxilar está indicada para pacientes que atingiram a maturidade esquelética. Shetty et al. (1994) salientaram que as suturas pterigomaxilar e intermaxilar, assim como os pilares de reforços da face, representam as estruturas de maior resistência à expansão da maxila.

Aspecto radiográfico da SI na RPp: a SI apresenta-se como uma fina linha **radiolúcida**, localizada entre os incisivos centrais superiores, estendendo-se para posterior (na radiografia, para superior). Pode ser mais fina ou grossa, dependendo, é claro, da idade do paciente, ou por exemplo, de ter havido disjunção palatina ou não. Também pode ser observada em radiografias oclusais (Figuras 4 a 8).

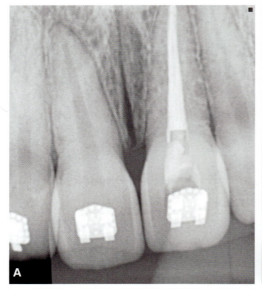 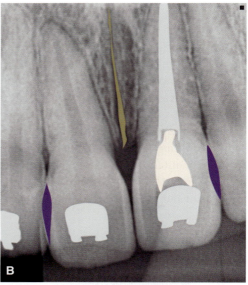

FIGURA 3 Radiografias intraorais periapicais da região de ICS. Essas imagens radiográficas acima evidenciam a presença da **SI ou sutura palatina mediana (SPM)**. Podemos observar a presença de espaço radiolúcido linear estreito entre as maxilas ou entre as margens ósseas da sutura palatina mediana no segmento anterior e/ou palatino médio. No sentido posterior, mais abaixo dos ápices dentários, dificilmente observamos a continuidade dessa linha, em razão da sobreposição da imagem do septo nasal. Porém, na imagem da Figura 5 podemos ver essa extensão após a ENA até o início da fossa nasal anterior. Há imagens radiopacas de **sobreposição das superfícies interproximais**. Note que esses dentes anteriores possuem **bráquetes ortodônticos**. O dente 21 está **tratado endodonticamente**.

LEGENDA

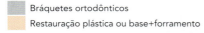 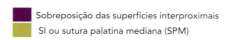 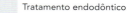

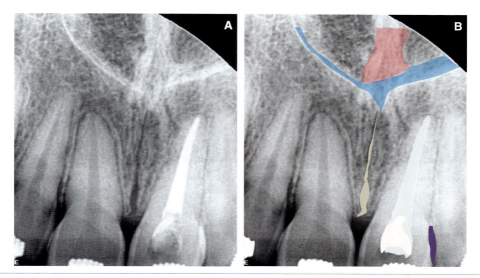

FIGURA 4 Outras radiografias intraorais periapicais da região de ICS. Note que, nestas imagens, a observação da SPM ou SI é mais clara e vai até a **ENA**, e assim, podemos observar a presença de **espaço radiolúcido linear estreito** da **SI** entre as maxilas, estando esse mais aberto na região anterior. Note que a imagem da Figura 3 é da mesma região, mas com pequena variação na angulação.

LEGENDA

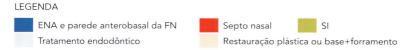

- ENA e parede anterobasal da FN
- Septo nasal
- SI
- Tratamento endodôntico
- Restauração plástica ou base+forramento

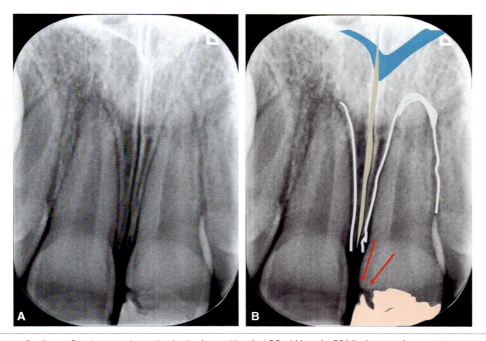

FIGURA 5 Radiografias intraorais periapicais da região de ICS. Além da **SPM** observada nesta imagem como uma fina **linha radiolúcida linear estreita entre as maxilas**, vemos uma imagem radiolúcida na coroa, abaixo da **restauração plástica**, com a HD (hipótese diagnóstica) de infiltração por cárie, apontada pelas setas vermelhas, que sinalizam também a falta de material restaurador. Note também que já há um espessamento da **LD** no ápice desse dente. Sabemos que o grau de ossificação na sutura palatina mediana varia, tendo uma tendência a aumentar com a idade.

LEGENDA

- ENA
- Restauração plástica
- LD espessada
- Linha radiolúcida linear estreita entre as maxilas, SPM ou SI

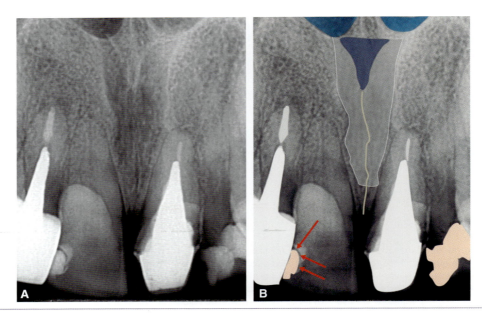

FIGURA 6 Novas radiografias intraorais periapicais da região de ICS. Nestas imagens, mal identificamos uma linha muito estreita **radiolúcida** entre as maxilas, basicamente entre os dentes 11-12. Isso pode indicar que o paciente não é jovem e a **SPM** está fechada. Nessa imagem também há a sobreposição da fossa incisiva exuberantemente desenhada (área cinza com contorno branco) e a **ENA**. Os dentes 12 e 21 possuem **núcleo metálico fundido (NMF)** idealmente ocupando 2/3 do comprimento radicular, em dentes com **tratamento endodôntico** até 1/3 apical, e ambos com imagem radiolúcida, difusa, tênue em seus ápices, podendo significar lesões em regressão. As setas vermelhas apontam imagem radiolúcida na coroa do dente 11, abaixo da **restauração plástica**, sendo compatível com **infiltração por cárie**.

LEGENDA

- ENA
- FN
- Restauração plástica
- SI ou SPM
- Infiltração por cárie
- Fossa Incisiva (FI)
- NMF

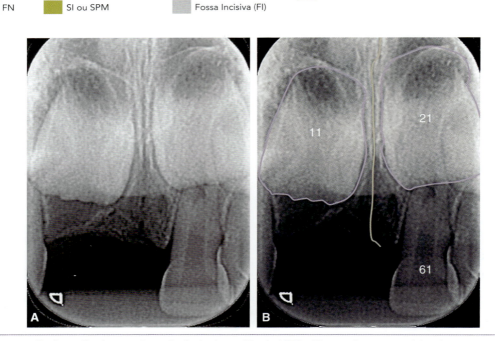

FIGURA 7 Radiografias intraorais periapicais da região de ICSD. Já estas imagens evidenciam uma **estreita linha radiolúcida**, da **SPM** de uma criança que aparenta não ter mais do que 3 anos (segundo a formação dos dentes incisivos permanentes), mas que já perdeu o dente 51, precocemente, é claro. Em contorno lilás, destacam-se as coroas dos dentes 11 e 21.

LEGENDA   Estreita linha radiolúcida a SI ou SPM   Germes dentários ICS

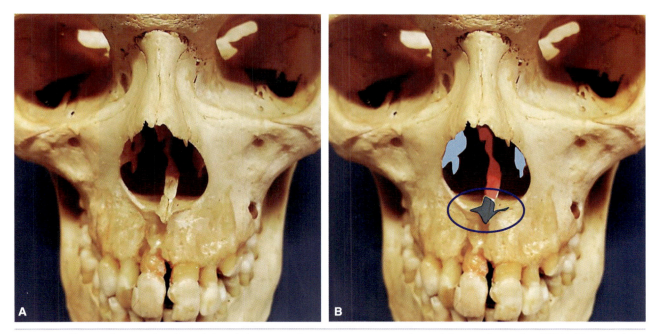

FIGURA 8 Fotografias em vista frontal de crânio macerado com apontamento da **espinha nasal anterior (ENA)**. Note também o septo nasal e cornetos nasais inferiores de ambos os lados.

LEGENDA — Espinha nasal anterior (ENA) — Septo nasal — Cornetos nasais inferiores

4.1.1.2 Espinha nasal anterior (ENA)

Espinha nasal anterior (ENA)	Região dos dentes IS	Radiopaca

A espinha nasal anterior (ENA) é uma estrutura óssea única (temos a espinha nasal posterior), como uma pequena protrusão óssea da linha média da pré-maxila localizada na borda inferior da abertura nasal da linha média, sendo composta fusão das duas extremidades mais anteriores das maxilas.

Essa é a região central do nariz, ou seja, está localizada entre as duas fossas nasais e é formada por pele e cartilagem. Através de uma conexão fibrosa do periósteo juntamente com o pericôndrio, o septo nasal está firmemente preso a essa ENA e à crista maxilar.

Cirurgicamente, essa coluna nasal pode ser ocasionalmente eliminada a fim de tornar o nariz curto ou para reduzir a projeção do nariz (estética).

O lábio superior ficará reto e conectará a parte inferior do nariz em um ângulo mais específico após a eliminação de uma grande coluna nasal anterior (tudo pela beleza).

O septo nasal, estrutura que separa as duas narinas dentro da cavidade nasal, pode ter desvios, o que causa deformidades e desarmonia na columela e, por consequência, no rosto (a columela nasal é uma área importante para a estética nasal e da face, é claro).

É a região anatômica que fica entre as duas narinas. A coluna nasal é ocasionalmente eliminada a fim de tornar o nariz curto ou para reduzir a projeção do nariz. O lábio superior fica reto e conecta a parte inferior do nariz em um ângulo mais específico após a eliminação de uma grande ENA (Figuras 9 e 10).

Aspecto radiográfico da ENA na radiografia periapical (RPp): a ENA apresenta-se como uma área **radiopaca** em forma de "V", localizada acima dos ápices dos dentes ICS. Nem sempre é visualizada, pois pode ser mais ou menos espessa, e, assim, pode até não ser vista radiograficamente, dependendo, é claro, da incidência dos raios X principais.

Também pode ser observada em radiografias oclusais da maxila, panorâmicas e telerradiografias laterais (Figuras 11 a 14).

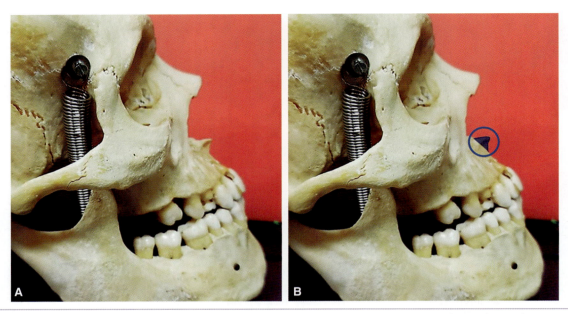

FIGURA 9 Fotografias em vista lateral do mesmo crânio macerado da Figura 5 com apontamento da espinha nasal anterior **(ENA)**.

LEGENDA ENA

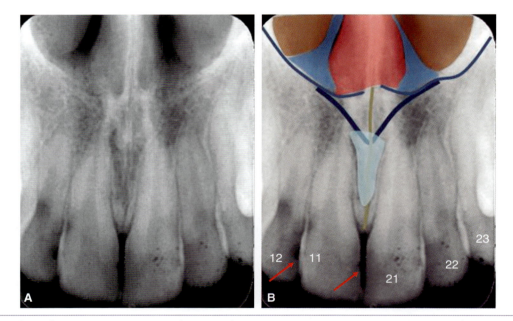

FIGURA 10 Radiografias intraorais periapicais da região de IS. Vemos a **ENA** como uma estrutura maxilar, mais precisamente localizada na pré-maxila, que se projeta anteriormente na linha média no nível das narinas **(espaço aéreo)**, como visto nas imagens acima. A **ENA**, encontrada na linha média do assoalho da cavidade nasal, é como uma protuberância óssea onde as maxilas direita e esquerda se encontram anteriormente (como visto nas Figuras 7 e 8), como um triângulo invertido. Vemos os **cornetos nasais inferiores (CNI)**, que ajudam a delimitar a entrada de ar pelas narinas. Em todas as imagens da região é possível ver a parte inferior do corneto nasal inferior, em cada fossa nasal (direita e esquerda), como uma imagem semicircular radiopaca tênue, pois é pouco calcificada, ou consiste em uma lâmina de osso esponjoso, curvada em si mesma. Assim, a radiopacidade é tênue. Os CNI ou conchas nasais têm a função de fazer o ar rotacionar dentro da fossa nasal. Na imagem, também é possível observar as setas vermelhas, que indicam cáries.

LEGENDA

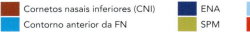

CAPÍTULO 4 ■ Técnicas radiográficas intraorais 79

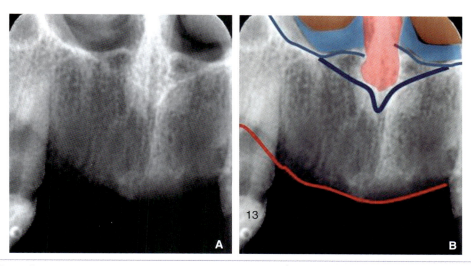

FIGURA 11 Radiografias intraorais periapicais da região de IS, que estão ausentes. Nesta imagem radiográfica vemos a **ENA** livre da sobreposição das raízes dos dentes incisivos centrais, que estão ausentes. Vemos também o **septo nasal**, parte anterior do **corneto nasal inferior**, e o **espaço aéreo anterior da fossa nasal**. A banda radiopaca que separa as fossas nasais esquerda e direita é chamada de **septo nasal**, onde vemos principalmente parte do osso Vomer e cartilagem. Esse **septo nasal** termina inferiormente na **ENA**, essa imagem radiopaca, fina, em forma de "V".

LEGENDA

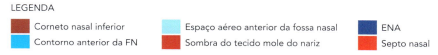

- Corneto nasal inferior
- Contorno anterior da FN
- Espaço aéreo anterior da fossa nasal
- Sombra do tecido mole do nariz
- ENA
- Septo nasal

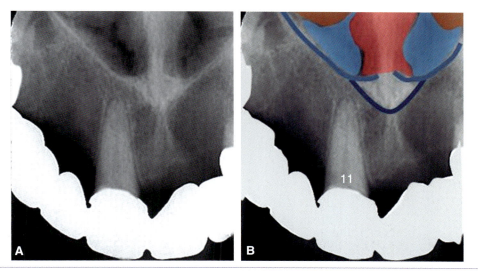

FIGURA 12 Radiografias intraorais periapicais da região de IS. Vemos extensa prótese fixa, sendo um dos pilares o dente 11. Próximo ao ápice do dente 11 vemos a **ENA** livre da sobreposição das raízes dos dentes incisivos centrais, ausente o 21. É preciso ter atenção, pois em geral a imagem da **ENA** está próxima ou mesmo sobreposta à fossa incisiva, e isso pode gerar alguma interpretação duvidosa na área. Normalmente essas próteses fixas extensas têm os pilares com tratamento endodôntico, pois suportam a oclusão/mastigação de vários elementos, e assim a chance, ou oportunidade, de problemas endodônticos levaria à necessidade de ter de retirar essa prótese para realizar possíveis intervenções endodônticas, o que levaria à perda da prótese fixa, e consequentemente a um possível prejuízo, também financeiro. Em todas as imagens radiográficas, abaixo dos **cornetos nasais inferiores (CNI)** vemos o **espaço aéreo das narinas**, ou das **fossas nasais**, delimitados inferiormente pelas paredes anterobasais das **fossas nasais**. É comum nessas imagens radiográficas da região ver também **septo nasal**, parte anterior do **corneto nasal inferior**, e o **espaço aéreo anterior da fossa nasal**.

LEGENDA

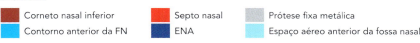

- Corneto nasal inferior
- Contorno anterior da FN
- Septo nasal
- ENA
- Prótese fixa metálica
- Espaço aéreo anterior da fossa nasal

80 Radiologia Oral – Texto e Atlas

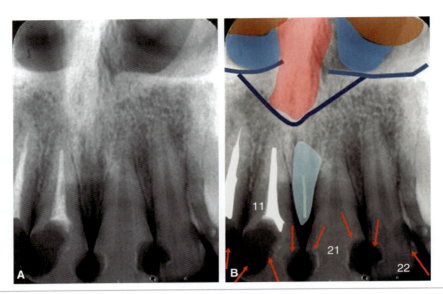

FIGURA 13 Radiografias intraorais periapicais da região de IS. Nestas imagens radiográficas vemos, mais à E, a **ENA**. Veja que linhas radiopacas laterais da **ENA** partem as **paredes anterobasais das fossas nasais**, como linhas radiopacas, em geral mais espessas, que se estendem lateralmente a partir da **ENA**. Vemos também o **septo nasal**, parte anterior do **corneto nasal inferior**, e o **espaço aéreo anterior da fossa nasal**. Entre os dentes 11-21 vemos a parte anterior da **SPM ou SI**, e a **fossa incisiva**. Em geral também vemos a SPM nessa mesma imagem, em sobreposição à fossa incisiva e à **ENA**. As setas vermelhas apontam para a delicada situação das imagens radiolúcidas nas coroas dos incisivos, compatíveis com cárie e/ou restauração plástica. Veja que algumas cavidades possuem uma linha radiopaca na parte mais profunda da cavidade, direcionada à polpa. Essa imagem é compatível com cimento protetor pulpar, inserido nas cavidades mais profundas. O formato da cavidade também traz alguma indicação sobre essas imagens, cárie ou restauração.

LEGENDA

- Corneto nasal inferior
- ENA
- Espaço aéreo anterior da fossa nasal
- Fossa incisiva
- Material obturador de condutos
- Contorno anterior da FN
- SI
- Septo nasal

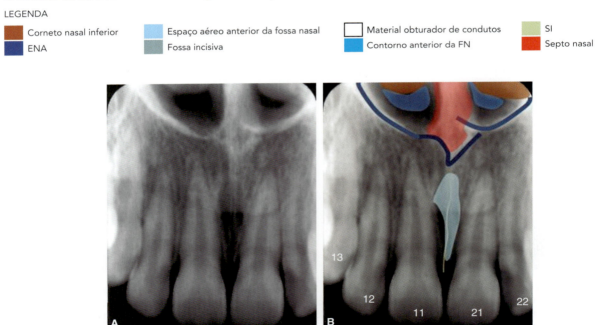

FIGURA 14 Radiografias intraorais periapicais da região de IS. Nestas imagens vemos, mais à E, a **ENA**. Veja que as suas apófises laterais partem da **parede anterobasal da fossa nasal**. Vemos também o **septo nasal**, parte anterior do **corneto nasal inferior** e o **espaço aéreo anterior da fossa nasal**, estruturas comuns à região, como visto nas imagens anteriores. Entre os dentes 11-21 vemos a parte anterior da **SPM**, e a **fossa incisiva**. Diferentemente da imagem da Figura 14 os dentes anteriores não possuem restauração e/ou cárie em suas faces interproximais. São hígidos. Em azul marinho, observa-se o contorno anterior da FN.

LEGENDA

- Corneto nasal inferior
- ENA
- Espaço aéreo anterior da fossa nasal
- Fossa incisiva
- Septo nasal
- SI

4.1.1.3 Abertura nasal (piriforme) e Cavidade nasal (CA) ou Fossa nasal (FN)

Abertura nasal (piriforme) e cavidade nasal (CA) ou fossa nasal (FN)	Região dos dentes IS	Radiolúcido

A abertura piriforme é a abertura mais anterior e estreita das vias aéreas nasais ósseas. É limitada lateralmente pelo processo nasal da maxila, inferiormente pela junção do processo horizontal da maxila, SPM, e da ENA, e superiormente pelos ossos nasais. A abertura nasal anterior (abertura piriforme ou piriforme) tem uma abertura em forma de pera no crânio. Seu eixo longo é verticalizado com a extremidade estreita para cima; no estado recente, é muito contraído pelos cornetos nasais e pelas asas do nariz. É delimitado acima pelas bordas inferiores dos ossos nasais; lateralmente pelas margens finas e agudas que separam a face anterior da superfície nasal da maxila; e abaixo pelas mesmas bordas, onde se curvam medialmente para se unir na ENA (PEREIRA e WANG, 2005).

Aspecto radiográfico da FN na RPp: devido ao preenchimento de ar da abertura nasal (e cavidade) presente logo acima da cavidade oral, sua imagem radiotransparente (radiolúcida) pode estar aparente nas radiografias intraorais dos dentes superiores, especialmente nas projeções de incisivos centrais. Na radiografia periapical de incisivos, a borda inferior da abertura da fossa apresenta-se como uma linha radiopaca estendendo-se bilateralmente através da base da espinha nasal anterior (Figura 16). Acima dessa linha está o espaço radiolúcido da porção inferior das cavidades nasais. Se a radiografia for realizada com o feixe dos raios X direcionados ao plano sagital, o septo nasal, radiopaco, será visto na linha média atrás da espinha nasal (Figuras 17 a 20). Em muitas radiografias vemos a sombra opaca das conchas inferiores que se estendem das paredes laterais direita e esquerda com diferentes espaços aéreos delimitados também pelo septo. Esses cornetos nasais inferiores preenchem quantidades variáveis da porção lateral da cavidade (Figuras 14 e 15).

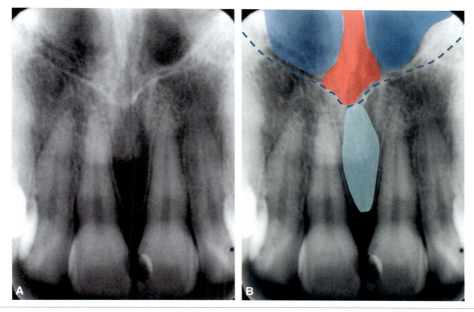

FIGURA 15 Radiografias intraorais periapicais da região de ISs. As fossas nasais são duas cavidades paralelas, separadas por uma parede cartilaginosa que têm a função de filtrar, umedecer e aquecer o ar que é inspirado para os pulmões, tornando-o mais propício para o seu devido processamento. A **abertura piriforme** é a região da face onde fica a cartilagem que separa as duas metades da cavidade nasal (**septo nasal**). A **abertura piriforme** ou **abertura nasal anterior**, é uma abertura em forma de pera no crânio humano. Seu longo eixo é vertical e a extremidade estreita para superior. Tem seus limites laterais nos processos nasais da maxila e seus limites inferiores pela junção dos processos horizontais deste mesmo osso. Nas imagens radiográficas vemos as fossas nasais como imagens radiolúcidas, em geral bem definidas, já que são delimitadas lateralmente por paredes ósseas da fossa nasal (**linha tracejada**) como a parede latero-basal da fossa nasal e internamente pelo **septo nasal**. Em muitas dessas imagens radiográficas da região de incisivos vemos a **fossa incisiva**, via de regra sobrepondo ou delineando a cortical, radiopaca, da **ENA**, mesmo em caso de regiões desdentadas, como é o caso da Figura 17.

LEGENDA

▮ Fossa incisiva ▮ Abertura nasal anterior ▮ ENA e contorno anterior da FN ▮ Septo nasal

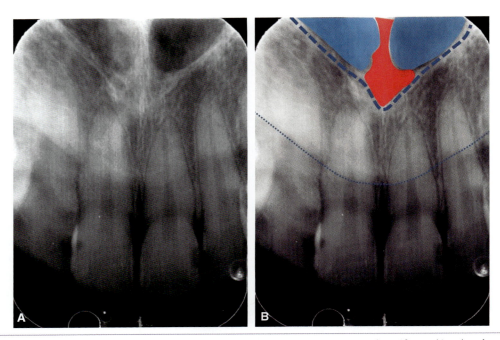

FIGURA 16 Radiografias intraorais periapicais da região de IS. Nestas imagens radiográficas, além das **aberturas piriformes**, **septo nasal** e **parede laterobasal da fossa nasal**, vemos uma tênue linha radiopaca **(tracejada azul)** da sombra do tecido mole/cartilagem do nariz (**linha pontilhada azul**) sobre as raízes dos dentes anteriores.

LEGENDA

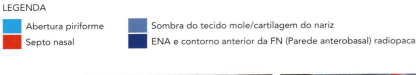

- Abertura piriforme
- Septo nasal
- Sombra do tecido mole/cartilagem do nariz
- ENA e contorno anterior da FN (Parede anterobasal) radiopaca

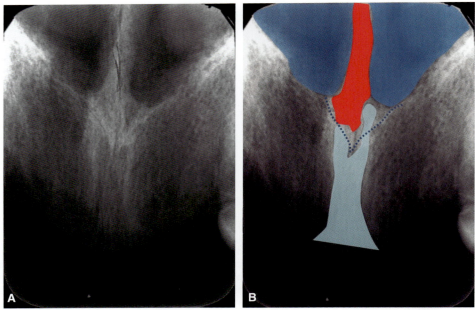

FIGURA 17 Radiografias intraorais periapicais da região de IS. Nestas imagens radiográficas desdentadas, vemos também os trajetos dos **canais incisivos**. Notem a ampla **abertura piriforme** (de ambos os lados), delimitada também pelos ossos conchas nasais, ou cornetos nasais inferiores ao fundo. A linha pontilhada azul mostra o contorno radiopaco da ENA.

LEGENDA

- Abertura piriforme
- Fossa incisiva
- Septo nasal

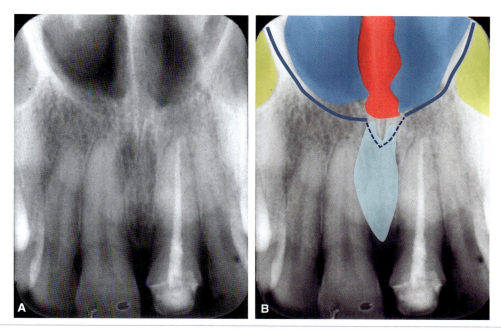

FIGURA 18 Radiografias intraorais periapicais da região de IS. Nestas imagens radiográficas podemos ver, excepcionalmente, a parte mais **anterior dos seios maxilares**, delimitada pelas **paredes anterobasais da fossa nasal**, as **cavidades nasais ou fossas nasais**. Isso será dependente da anatomia do paciente e da própria técnica radiográfica executada. Anteriormente à **ENA** vemos a **fossa incisiva**.

LEGENDA

- Anterior dos seios maxilares
- Cavidades nasais D e E ou FNs
- Septo nasal
- Fossa incisiva
- ENA paredes anterobasais da FN

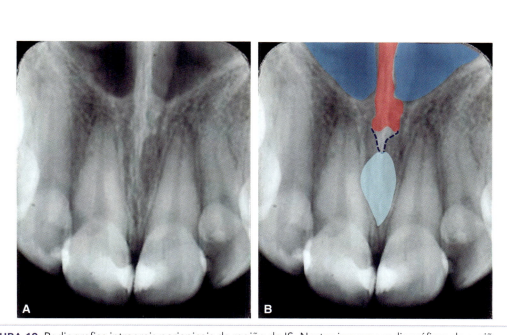

FIGURA 19 Radiografias intraorais periapicais da região de IS. Nestas imagens radiográficas da região anterior superior, de incisivos, em geral observamos os 4 dentes incisivos, mas não a superfície distal dos incisivos laterais. O desenho das estruturas é o mesmo das imagens anteriores, ou seja, além da **FN**, vemos, anteriormente à **ENA**, a **fossa incisiva**, e posteriormente o **septo nasal**.

LEGENDA

- FN
- Fossa incisiva
- ENA
- Septo nasal

4.1.1.4 Parede anterobasal ou da fossa nasal (FN)

| Parede anterobasal ou da fossa nasal (FN) | Região dos dentes IS a MS | Radiopaca |

Aspecto radiográfico da FN na RPp: soalho ou assoalho ou ainda piso da fossa nasal. Radiograficamente, podemos ver como uma linha radiopaca ou às vezes como uma faixa, não muito uniforme, que podem estender-se para a região do incisivo lateral, canino e mais posteriormente quando se sobrepõe ao seio maxilar. Na verdade, podemos dizer também que essa linha é o palato duro na cavidade oral (Figuras 20 a 25).

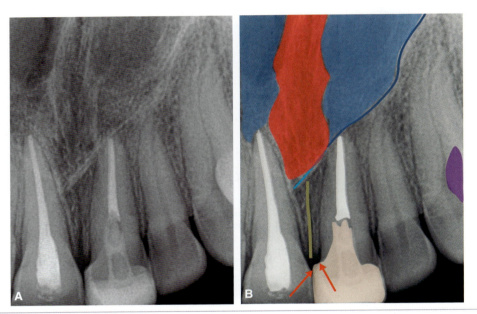

FIGURA 20 Nesta imagem radiográfica intraoral periapical da região anterior superior E, de incisivos (11, 21, 22), vemos o "soalho" da fossa nasal (FN) ou a parede **anterobasal da FN**, como uma fina linha radiopaca. Como já salientado, devido à angulação vertical das técnicas radiográficas intraorais periapicais, principalmente da técnica radiográfica periapical da bissetriz, essa linha radiopaca, que parte de anterior para posterior obliquamente, é a conjunção do **soalho da FN** com a parede ântero ou laterobasal da FN. Ainda vemos o **septo nasal** e a **SPM**. Os dentes 11 e 21 estão **tratados endodonticamente**. Veja que a coroa protética do dente 21 tem um avantajado **excesso na mesial**. As setas vermelhas mostram o excesso (de coroa plástica) em restauração.

LEGENDA

FN | Parede anterobasal da FN | Septo nasal | Sobreposição de estruturas dentárias | SPM

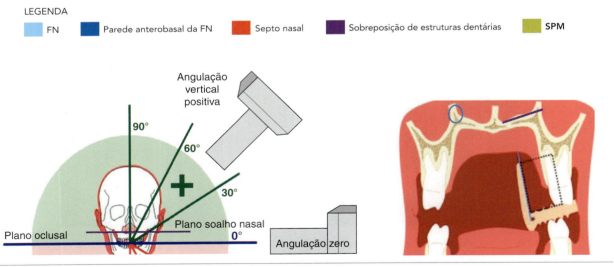

FIGURA 21 Acima vemos um esquema com as angulações positivas do feixe de raios X para as técnicas radiográficas intrabucais, e os planos oclusais e soalho da FN, ambos paralelos ao solo. Ao lado identifica-se o plano do **soalho da FN**, e no **círculo azul** a identificação anatômica do encontro da **parede lateroanterior com o soalho da FN**. Assim, o feixe de raios X encontra resistência quando passa nesse local de reforço ósseo, chegando em menor quantidade ao filme/sensor radiográfico, traduzindo-se em uma imagem radiopaca no receptor de imagem.

CAPÍTULO 4 ■ Técnicas radiográficas intraorais 85

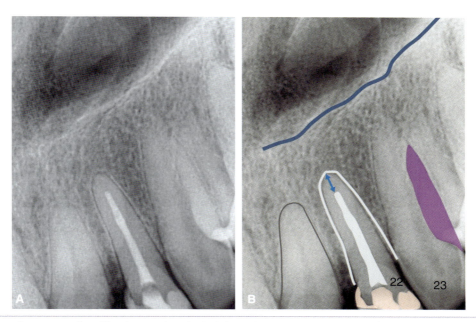

FIGURA 22 Nesta imagem radiográfica intraoral periapical da região anterior superior E, de CSE (23), vemos a parede **laterobasal da FN** como uma fina linha radiopaca que parte de anterior para posterior obliquamente. Note que o dente 22 tem **tratamento endodôntico**, aquém do limite apical (seta azul), cabendo o julgamento se tinha polpa viva ou morta no diagnóstico prévio. Vemos uma **sobreposição de estruturas dentais** (23 e 24). A seta azul de duas pontas mostra distância apical sem preenchimento de material obturador.

LEGENDA

- Parede laterobasal da FN
- LD
- Sobreposição de estruturas dentais
- Tratamento endodôntico
- Restauração plástica e/ou base+forramento
- Falta de material obturador do canal na região apical

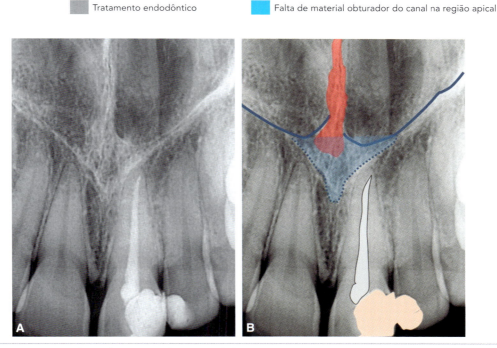

FIGURA 23 Nesta imagem radiográfica intraoral periapical da região anterior superior, de ICS, vemos a parede **laterobasal da FN** como uma fina linha radiopaca que parte de anterior para posterior obliquamente de ambos os lados. Centralizada vemos a **ENA**, anteriormente é o **septo nasal** indo para posterior. Note que a **restauração plástica** (pois são comuns nos dentes anteriores as **restaurações plásticas**) possui excesso no dente 21, **tratado endodonticamente**, na sua face distal.

LEGENDA

- Parede laterobasal da FN
- ENA
- Material obturador de canal
- Restauração plástica
- Septo nasal

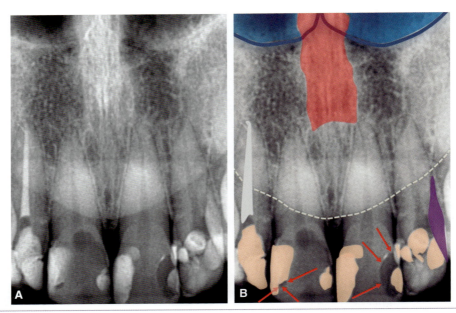

FIGURA 24 Também nesta imagem radiográfica da região anterior superior, de ICS, vemos a parede **anterobasal da FN** como uma fina linha radiopaca que parte de anterior para posterior obliquamente de ambos os lados. Note que há uma projeção mais acentuada para anterior, do **septo nasal**. Ainda é possível ver a **sombra de tecido mole do nariz (TMN)**, radiopaca, sobre as raízes dos dentes anteriores. Os 4 dentes anteriores possuem várias **restaurações plásticas**, inclusive com infiltrações (setas vermelhas). As setas vermelhas mostram a imagem radiolúcida sob restauração (compatível com cárie). No dente 21, face distal, há forramento da cavidade (imagem radiopaca), podendo indicar até uma mistura de materiais restauradores plásticos, radiopaco e radiolúcido. Vemos uma **sobreposição de estruturas dentais** (22 e 23).

LEGENDA

- Parede anterobasal da FN
- Restauração plástica
- Septo nasal
- Sobreposição de estruturas dentais
- Sombra de tecido mole do nariz (TMN)
- Fossa Nasal

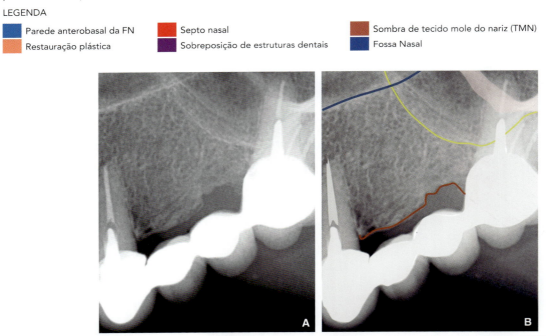

FIGURA 25 Vemos nesta imagem radiográfica intraoral periapical da região anterior superior, de CSE, a parede **anterobasal da FN** como uma fina linha radiopaca que parte de anterior para posterior obliquamente de ambos os lados. Note que há outra fina linha radiopaca, a cortical ou **parede laterobasal do seio maxilar** E, que ascende em direção à FN na região de CSE e PMSE, formando o "Y" invertido de Ennis. Note também a presença de uma **prótese fixa**, com pelo menos 4 elementos, sendo 2 pilares (23 e 26), onde, embaixo das coroas protéticas dos PMSE, há a **crista óssea alveolar irregular**, e a falta da cortical indica atividade de reabsorção dessa crista óssea. Sobre a raiz palatina do 36 vemos a **apófise zigomática maxilar**.

LEGENDA

- Apófise zigomática maxilar
- COA (região desdentada)
- Parede anterobasal da FN
- Parede laterobasal do seio maxilar

4.1.1.5 Fossa incisiva e canal incisivo (C. Nasopalatino)

| Fossa incisiva e canal incisivo (C. nasopalatino) | Região dos dentes IS | Radiolúcida |

A fossa incisiva (também chamada de **forame nasopalatino** ou **forame palatino anterior**) na maxila é a saída na cavidade oral dos canais nasopalatinos. Estes canais têm origem no assoalho anterior da fossa nasal. Da fossa incisiva ou forame incisivo saem os vasos e nervos nasopalatinos (que podem participar na inervação dos incisivos superiores), e situa-se na linha média do palato atrás dos incisivos centrais superiores, aproximadamente na junção das suturas incisiva e palatina mediana.

Aspecto radiográfico da FI ou CI ou CNp na RPp: a imagem radiográfica radiolúcida, em geral circunscrita, normalmente é projetada entre as raízes e na região dos terços médio e apical dos incisivos centrais (Figura 27). Essa fossa tem aspectos radiográficos variados em sua forma, tamanho, densidade e contraste. Pode aparecer ligeiramente simétrica, com formas variadas, ou muito irregular, com bordas bem demarcadas ou mal definidas. As posições dos forames também são variáveis e podem ser visualizados nos ápices das raízes dos incisivos centrais, próximo à crista alveolar. Essa variabilidade de formato é principalmente o resultado de (1) diferentes ângulos nos quais o feixe de raios X são direcionados na técnica radiográfica para os incisivos centrais superiores e, também, (2) alguma variação anatômica (Figuras 28 e 29).

A familiaridade com o forame incisivo é importante pelo fato de ele ser um local em potencial para formação de um cisto. O cisto do canal incisivo é radiograficamente discernível, pois causa frequentemente um alargamento perceptível do forame e do canal. Esse cisto do ducto nasopalatino (CDN), ou cisto do canal incisivo, é considerado o cisto não odontogênico da cavidade oral mais comum, ocorrendo em aproximadamente 1% da população (ALLARD et al., 1981; DALEY et al., 1994) ou ainda de 1,7-11,9% de todos os cistos da região maxilomandibulofacial.

As paredes laterais do canal nasopalatino não são geralmente vistas nas visualizações periapicais, mas ocasionalmente podem ser visualizadas na projeção dos incisivos centrais como um par de linhas radiopacas correndo verticalmente a partir dos forames superiores do canal nasopalatino à fossa incisiva (Figuras 30 a 32). Principalmente quando a colocação de um implante nesta região for considerada, é importante a visualização dessas estruturas.

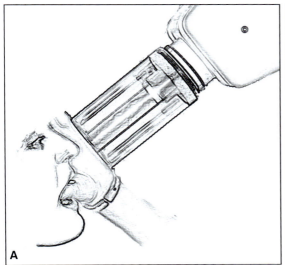
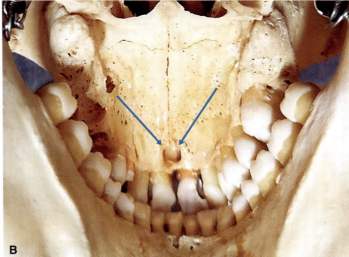

FIGURA 26 Desenho da incidência radiográfica na técnica radiográfica da bissetriz (TRB) para região de IS e fotografia do crânio apontando a estrutura fossa incisiva (setas azuis). Na região anterior das maxilas, palato, atrás dos dentes IS.

Fonte: (**A**) Desenho estilizado de Plauto C. A. Watanabe. (**B**) Foto de arquivo pessoal do autor.

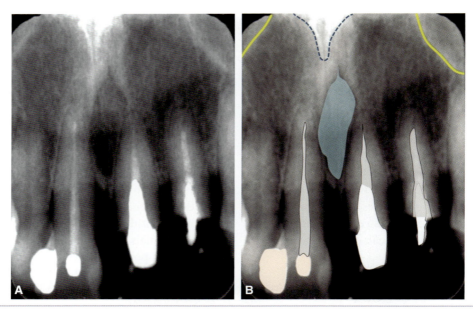

FIGURA 27 Vemos nestas imagens radiográficas intraorais periapicais da região anterior superior, de IS, a nítida imagem radiolúcida da **fossa incisiva (FI)** entre o terço apical dos dentes 11-21. Nem sempre a imagem radiográfica do forame incisivo é tão nítida assim. Ainda é possível ver as **corticais mais anteriores dos seios maxilares** de ambos os lados, e a **ENA**, além de **tratamentos endodônticos** dos dentes 11, 21 e 22, sendo que os dentes 21 e 22 ainda possuem **núcleos metálicos fundidos (NMF)** para sustentação protética. É importante analisar corretamente as LD, principalmente dos dentes ICS, para avaliar a possibilidade de lesões apicais, como cistos, nessa mesma região da FI.

LEGENDA

- Fossa incisiva (FI)
- ENA
- Núcleos metálicos fundidos (NMF)
- Material obturador de canal
- Corticais mais anteriores do seio maxilar (parede anterobasal)

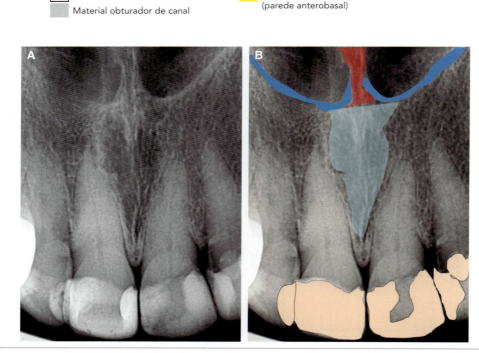

FIGURA 28 Vemos nestas outras imagens radiográficas intraorais periapicais dos ICS a imagem radiolúcida da **fossa incisiva (FI)** entre o terço apical dos dentes 11-21, não tão nítida como a imagem da Figura 22. Também vemos a **cortical mais anterior das FN** e o **septo nasal**. Note que todos os dentes incisivos estão com amplas **restaurações plásticas**, e, assim, a análise precisa das LD é muito importante para descartar lesões apicais, principalmente para o diagnóstico diferencial da FI com lesões apicais.

LEGENDA

- Cortical das FN ou parede anterobasal das FN
- Fossa incisiva (FI)
- Septo nasal
- Restaurações plásticas

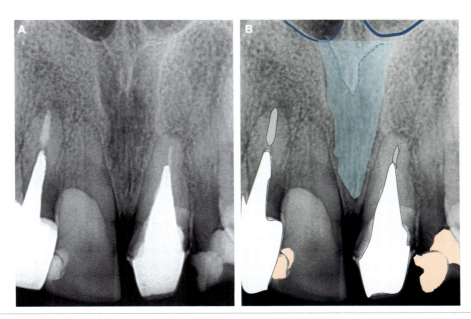

FIGURA 29 Vemos nestas imagens radiográficas intraorais periapicais da região anterior superior, de ICS, a imagem radiolúcida da **fossa incisiva (FI)** entre o terço apical dos dentes 11-21. Sobre esta imagem ainda é possível ver a **ENA** em tracejado, e mais acima as imagens radiopacas das **corticais das FN**. Note que a imagem da FI é bem delimitada por corticais (paredes) dos canais incisivos ou nasopalatinos. Ainda vemos os dentes 12 e 22 com **NMF** e **tratamento endodôntico** até o limite apical.

LEGENDA
- ENA
- NMF
- Fossa incisiva (FI)
- Restauração plástica
- Corticais anteriores da FN ou parede anterobasal das FN
- Material obturador de canal

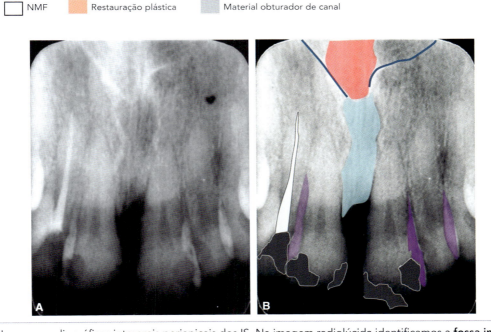

FIGURA 30 Imagens radiográficas intraorais periapicais dos IS. Na imagem radiolúcida identificamos a **fossa incisiva (FI)** entre o terço apical dos dentes 11-21, e uma reabsorção óssea da crista alveolar interdentária (11-21). As corticais da **FI** delimitam essa região. Também vemos a **cortical mais anterior das FN** e o **septo nasal**, estruturas tipicamente encontradas nas imagens radiográficas pela TRB de incisivos superiores. As imagens radiolúcidas nas coroas dos dentes incisivos são compatíveis com cárie e/ou restauração plástica. Seus contornos são compatíveis com cavidades restauradoras, mas a falta de material radiopaco, protetor pulpar, condiz com cárie. Enfim, como são dentes incisivos, fica fácil o seu exame clínico. Vemos algumas **sobreposições de estruturas dentais**.

LEGENDA
- Cortical mais anterior das FN ou parede anterobasal das FN
- Fossa incisiva (FI)
- Septo nasal
- Imagens radiolúcidas compatíveis com restauração plástica (material sem pigmentos radiopacos)

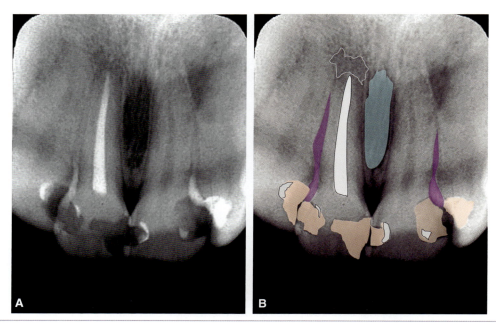

FIGURA 31 Novas imagens radiográficas intraorais periapicais da região de incisivos superiores, apontando a nítida **imagem da FI** entre os terços médio-apical dos dentes 11 e 21. Note que todas as imagens radiolúcidas nas coroas dos dentes incisivos são compatíveis com cárie e/ou restauração plástica. Como possuem **material radiopaco na direção pulpar**, seriam a princípio de cavidades restauradas com **material plástico**. O dente 11 ainda possui **tratamento endodôntico**, e **lesão radiolúcida difusa**, apical, podendo estar em regressão, pois o **tratamento endodôntico** está satisfatório. Porém, devemos obter a data desse **tratamento endodôntico** para avaliar com segurança se a **lesão** avança ou regride. Vemos algumas **sobreposições de estruturas dentais**.

LEGENDA

- Imagem da FI
- Lesão radiolúcida difusa em reparação
- Restauração plástica
- Material base+forramento
- Sobreposições de estruturas dentais
- Material obturador de canal

4.1.1.6 Fossa lateral (FL)

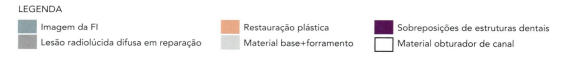

| Fossa lateral (FL) | Região dos dentes ILS | Radiolúcido |

Aspecto radiográfico da FL na RPp: radiograficamente pode ser vista como uma região radiolúcida alongada, com comprimento e forma variáveis, não muito nítida, que pode ser confundida com cistos glóbulo-maxilares. Também chamada por alguns autores de fossa incisiva. Porém, para não confundir com a FI entre os dentes ICS, ou canal incisivo, vamos assumir a nômina fossa lateral (FL). Em geral está localizada entre o canino e o incisivo lateral, ou sobre este último, correspondendo à fóvea ou a uma depressão óssea na pré-maxila. Na projeção periapical desta região pode aparecer uma área radiolúcida ou radiotransparente difusa. A imagem não deve ser interpretada erroneamente como uma condição patológica, desde que a radiografia examinada tenha uma lâmina dura íntegra em volta da raiz do incisivo lateral. Este achado, associado à ausência de sintomas clínicos, sugere normalidade óssea (Figuras 32 a 36).

CAPÍTULO 4 ■ Técnicas radiográficas intraorais 91

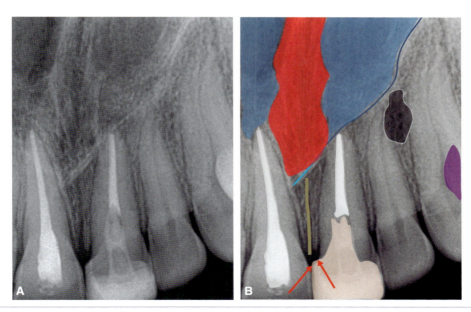

FIGURA 32 Imagens radiográficas intraorais periapicais da região de incisivos superiores, região do dente 22. Note a área apontada, **discretamente radiolúcida**, entre os dentes 22-23, a FL esquerda. Muitas vezes pode ser confundida com uma lesão apical difusa desse elemento. Veja que os dentes próximos à **FL** estão hígidos. Vemos algumas **sobreposições de estruturas dentais**. Note também o grosseiro excesso da **coroa plástica** do dente 21, à mesial (setas vermelhas). Nessa região, via de regra veremos a **FN** e parte do **septo nasal**.

LEGENDA

- Coroa plástica
- Material obturador de canal
- FL
- FN
- Discretamente radiolúcida, imagem da SPM
- Sobreposições de estruturas dentais
- Septo nasal

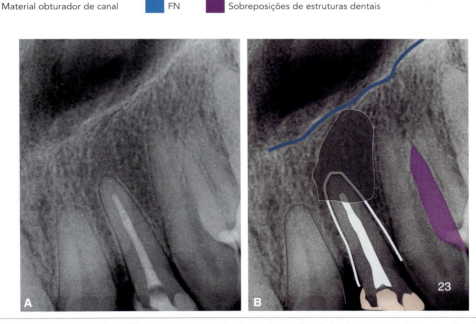

FIGURA 33 Imagens radiográficas intraorais periapicais da região de incisivos superiores, região de 22 e 23. Note a área apontada, **discretamente radiolúcida**, difusa sobreposta ao dente 22, que possui **tratamento endodôntico** até o limite apical, a **FL** esquerda. Claramente poderia ser confundida com uma lesão apical desse elemento, mas devemos conferir que a **LD** está íntegra. Poderia também tratar-se de uma lesão em reparação, mas, da mesma forma, a LD não estaria íntegra. Veja que o dente 23 também está hígido. Vemos algumas **sobreposições de estruturas dentais**.

LEGENDA

- Discretamente radiolúcida, FL
- Parede laterobasal da FN
- LD
- Restauração plástica
- Sobreposições de estruturas dentais

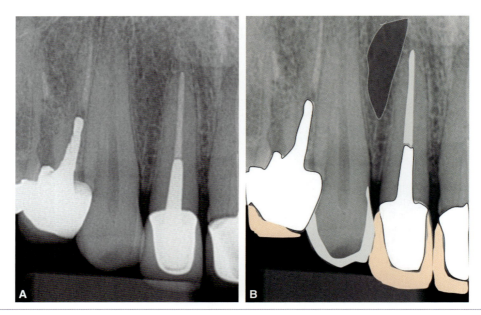

FIGURA 34 Novas imagens radiográficas intraorais periapicais, agora da região de incisivos superiores, 12 e 13. Note a área alongada apontada, discretamente radiolúcida, difusa, entre esses elementos, a **FL direita**, sendo que o dente 12 possui **tratamento endodôntico até o limite apical**. Claramente poderíamos também confundir com uma lesão apical desse elemento, mas, apesar de não estar tão evidente, a LD está íntegra, ou perto disso. Veja que o dente 12 ainda possui uma **coroa protética plástica**, suportada por um **NMF**, similarmente aos dentes 11 e 14.

LEGENDA

Coroa protética plástica · Esmalte · FL · NMF

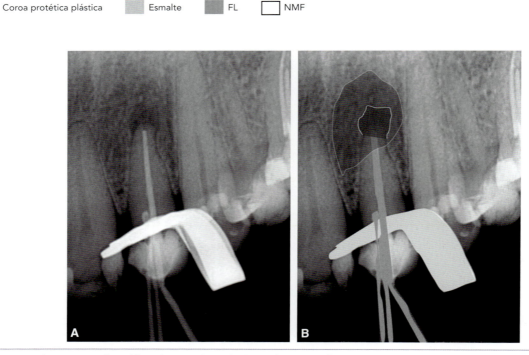

FIGURA 35 Imagens radiográficas intraorais periapicais da região de incisivos superiores, região de 22 e 23. Note a área apontada, discretamente radiolúcida, difusa, sobreposta ao dente 22, a **FL esquerda**. Note que esse elemento possui **lesão apical**, também difusa, e está em **tratamento endodôntico**, na fase de prova de **cones de guta-percha**. Neste caso, como há uma lesão evidente, e, assim, a LD está rompida, é muito difícil delimitar a lesão e a **FL**. Vemos ainda o **grampo de contenção** do dique de borracha inerente ao **tratamento endodôntico**.

LEGENDA

Cones de guta-percha · FL · Grampo de contenção · Lesão radiolúcida, difusa e apical

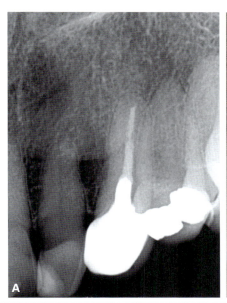
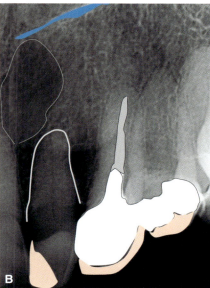

FIGURA 36 Novas imagens radiográficas intraorais periapicais da região de incisivos superiores, região de 22 e 23. Note a área apontada, discretamente radiolúcida, difusa, entre os dentes 21 e 22, a **FL esquerda**, e abaixo da **parede anterobasal da FN**. Note que é evidente a integridade da **LD**, apesar da **restauração plástica** grande na mesial, e, assim, não se trata de lesão apical desse dente. Há **tratamento endodôntico** correto no dente 23, que também possui **NMF** e coroa protética.

LEGENDA
- FL
- LD
- Material obturador de canal
- NMF e estrutura de prótese fixa
- Parede anterobasal da FN
- Restauração plástica

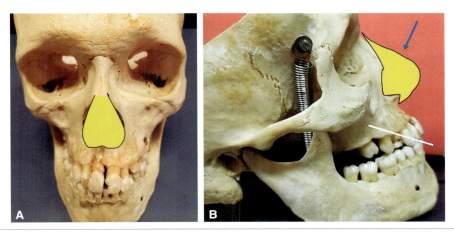

FIGURA 37 Foto de frente e perfil de crânio macerado mostrando a **estrutura nasal**, tecido mole e cartilagem. A seta azul indica a incidência de RX central.

LEGENDA
- Estrutura nasal
- Plano do filme/sensor radiográfico

4.1.1.7 Sombra tecido mole nariz (TMN)

Sombra tecido mole nariz (TMN)	Região dos dentes IS	Radiopaco

O tecido mole da ponta do nariz é frequentemente visto nas projeções de incisivos laterais e centrais superiores, sobrepondo-se às raízes desses dentes. A imagem do nariz tem uma aparência uniforme, levemente opaca, com bordas nítidas (Figuras 39 a 43). Ocasionalmente, as projeções radiotransparentes das narinas podem ser identificadas, especialmente quando uma angulação vertical maior é usada.

Aspecto radiográfico do TMN na RPp: a imagem radiográfica do TMN é radiopaca tênue, e nem sempre é evidente. Isso depende dos fatores de exposição, da inclinação do feixe de raios X, e, é claro, das características no nariz do paciente, etnia etc.

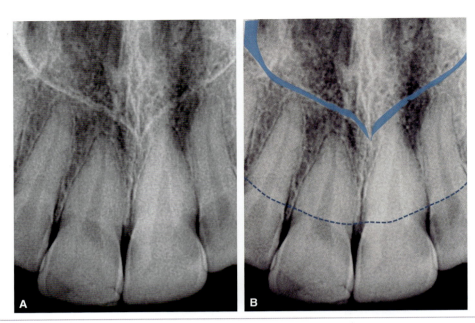

FIGURA 38 Imagens radiográficas intraorais periapicais da região de IS. Veja que a imagem radiopaca tênue do **tecido mole do nariz (TMN)**, visto na linha tracejada azul, via de regra não traz prejuízos para as radiografias da região de incisivos superiores, apesar de algumas vezes ser confundida com a imagem das cristas ósseas alveolares do rebordo alveolar. O surgimento dessa imagem radiopaca tênue, circunscrita, bem definida, está na dependência da incidência do feixe de raios X, e é claro, dos fatores de exposição. Vemos também a parede **anterobasal das fossas nasais**.

LEGENDA

▪ Parede anterobasal das fossas nasais   ▪ Tecido mole do nariz (TMN), linha tracejada

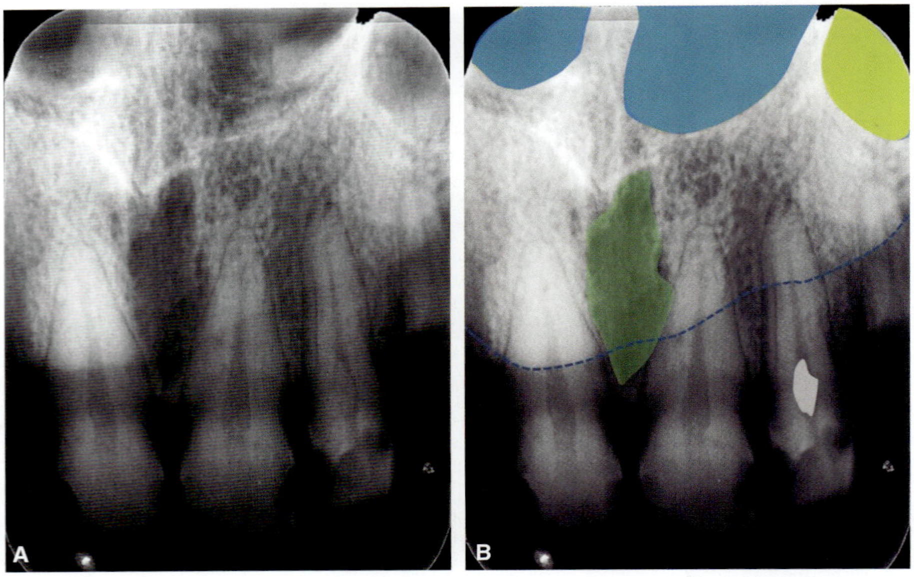

FIGURA 39 Imagens radiográficas intraorais periapicais da região de incisivos. Vemos a imagem radiopaca tênue do **tecido mole do nariz (TMN)**, vista em linha tracejada azul, deixando mais radiopaca a região anterior da maxila. É possível também vermos as **fossas nasais** e a parte anterior do **seio maxilar E**. Pacientes de pele negra e/ou parda, por possuírem maior densidade na pele, têm maior chance de que apareça essa imagem, uma linha radiopaca tênue. Naturalmente o perfil facial, maxilas atrésicas e anatomia tegumentar do nariz também irão interferir na formação ou não dessa imagem.

LEGENDA

▪ Fossas nasais   ▪ Fossa incisiva   ▪ Nódulo de calcificação pulpar   ▪ Seio maxilar E   ▪ Tecido mole do nariz (TMN)

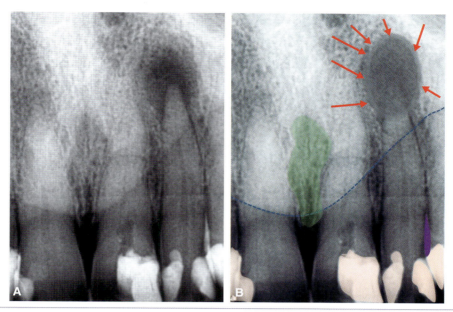

FIGURA 40 Imagens radiográficas intraorais periapicais da região de IS. Há alguns estudos que demonstram a importância da expansão rápida da maxila (ERM) no desenvolvimento da face e da oclusão, e os efeitos esqueléticos da ERM demonstraram que os tecidos moles da face, incluindo o nariz, continuam a seguir as alterações esqueléticas após o procedimento, causando efeitos sobre a estética facial, principalmente a largura da base alar, na largura alar, no comprimento e na altura dos tecidos moles do nariz (imagem radiopaca tênue do **tecido mole do nariz – TMN –**, vista em (azul tracejado). Veja que essa imagem radiopaca passa sobre a **fossa incisiva** e pelo ápice com **lesão, radiolúcida, difusa no dente 22** (setas vermelhas).

LEGENDA

- Fossa incisiva
- Lesão, radiolúcida, difusa no dente 22
- Restaurações plásticas
- Tecido mole do nariz – TMN

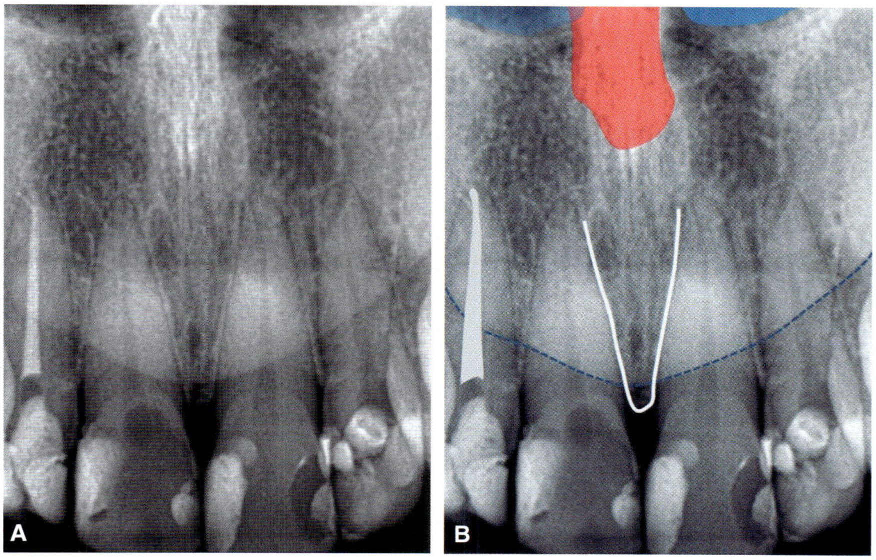

FIGURA 41 Imagens radiográficas intraorais periapicais da região de IS. Em geral a tênue linha radiopaca sobre o terço médio das raízes dos dentes incisivos centrais e terço apical dos incisivos laterais é a imagem do **tecido mole do nariz (TMN)**, vista em linha tracejada. Em casos extremos, mais singulares, essas imagens são muito radiopacas e acabam prejudicando a análise radiográfica, inclusive sugerindo a presença de, por exemplo, dentes supranumerários, principalmente na região da asa do nariz, próximo aos dentes incisivos laterais. E via regra passa sobre a fossa incisiva e **crista inderdentária** entre os ICS. É possível também vermos as **fossas nasais** e a parte anterior do **septo nasal**.

LEGENDA

- Fossas nasais
- Septo nasal
- Tecido mole do nariz (TMN)
- Cortical ou LD dos alvéolos dentais, 11-21, que formam a crista óssea alveolar ou crista interdentária

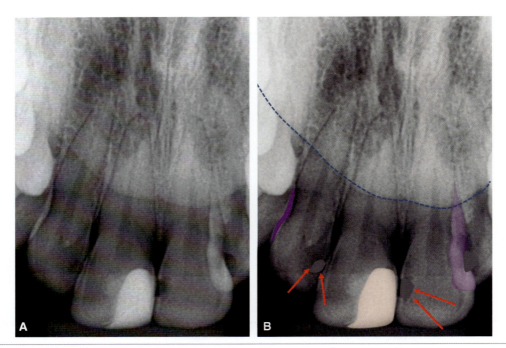

FIGURA 42 Imagens radiográficas intraorais periapicais da região de IS. Também vemos várias imagens radiolúcidas nas coroas dos dentes incisivos, compatíveis com **lesões cariosas**. Vemos algumas **sobreposições de superfícies interproximais** desses dentes anteriores. É muito difícil confundir essa linha radiopaca tênue do **tecido tegumentar do nariz** com, por exemplo, a linha fortemente radiopaca da parede laterobasal das fossas nasais, vista nas imagens das Figuras 38 e 39 em **ENA**.

LEGENDA

▪ Tecido tegumentar do nariz   ▪ Sobreposições de superfícies interproximais
▪ Lesões cariosas   ▪ Imagem radiolúcida compatível com material restaurador plástico ou cárie

4.1.1.8 Canal nasolacrimal (CN)

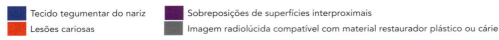

Os ossos nasais e maxilares formam o canal nasolacrimal. O ducto nasolacrimal (ou ducto lacrimal) é parte do sistema de drenagem responsável pelo descarte de lágrimas no nariz. Uma obstrução total do canal nasolacrimal leva à redução da eliminação das lágrimas no nariz, acúmulo e lacrimejamento excessivo. Ele se inicia na região medial da borda anteroinferior da órbita, seguindo em direção inferior para desembocar na cavidade nasal abaixo da concha inferior. O saco lacrimal é a extremidade superior dilatada do ducto nasolacrimal e está alojado em um sulco profundo formado pelo osso lacrimal e pelo processo frontal da maxila. Ocasionalmente, pode ser visibilizado nas radiografias periapicais na região acima do ápice dos caninos, especialmente quando uma angulação vertical maior é utilizada (Figuras 43 a 47). Os canais nasolacrimais são rotineiramente vistos nas radiografias oclusais da maxila, na região dos molares, devido ao trajeto do ducto e à incidência dos raios X.

CAPÍTULO 4 ■ Técnicas radiográficas intraorais 97

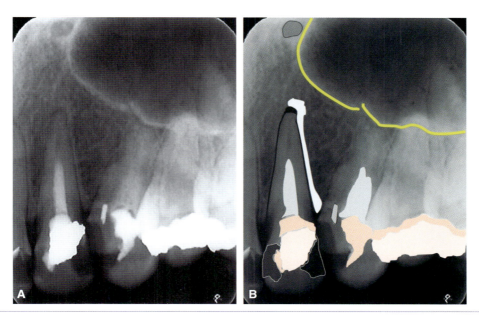

FIGURA 43 Imagens radiográficas intraorais periapicais da região do dente 23 mostrando a sombra radiolúcida, circular, circunscrita do **canal nasolacrimal (CN)** próxima à **parede anterobasal do seio maxilar E**, na direção ao ápice do dente 23. Note também que a **LD** desse elemento está espessada, a distal, e com **tratamento endodôntico insatisfatório**, aquém do limite apical, o que com certeza está causando o espessamento do **LP apical (em preto)**. As imagens radiolúcidas nas proximais desse dente são compatíveis com **cárie e/ou restauração plástica**.

LEGENDA

■ ELP   ■ Restauração plástica   ■ Restaurações metálicas   ■ Parede anterobasal do seio maxilar E   □ CN
□ LD espessada □ Material obturador de canal   ■ Imagens radiolúcidas na coroa compatíveis com restauração plástica (resinas compostas antigas)

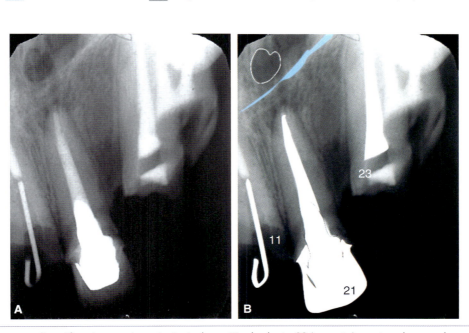

FIGURA 44 Imagens radiográficas intraorais periapicais da região do dente 22 (ausente) mostrando a sombra radiolúcida, circular, circunscrita do **canal nasolacrimal (CN)** próxima à **parede anterobasal da FN E**, na direção ao ápice do dente 21. Note também que neste caso a LD do dente 21 está interrompida, pois nesse elemento foi realizado um **tratamento endodôntico aparentemente satisfatório**, até o limite apical, e parece haver uma possível lesão em reparação, e que nada tem a ver com a imagem do CN. No dente 11 vemos um NMF, mas provavelmente improvisado por um **fio ortodôntico** para ancorar uma possível **restauração plástica**.

LEGENDA   ■ Parede anterobasal da FN E   ■ Restauração plástica   □ Tratamento endodôntico aparentemente satisfatório   □ CN

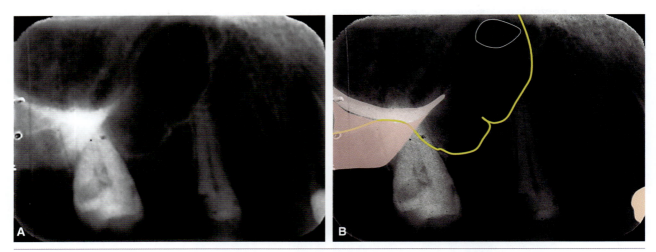

FIGURA 45 radiográficas intraorais periapicais da região do dente 14-15 (ausente 14) mostrando a sombra radiolúcida, circular, circunscrita do **canal nasolacrimal (CN)** próxima à Imagens **parede anterobasal do seio maxilar D**, na direção ao ápice do dente 15. É uma imagem atípica devido à angulação dos raios X. Note também a **apófise zigomática da maxila** e **osso malar** sobrepondo as raízes do dente 18.

LEGENDA

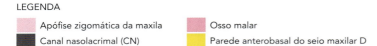

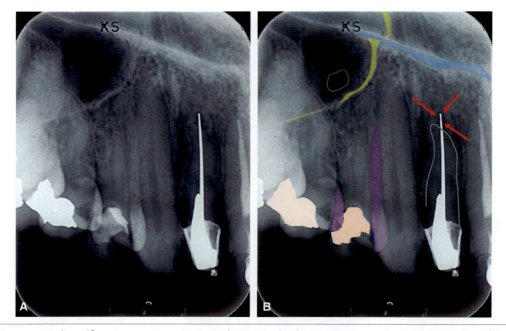

FIGURA 46 Imagens radiográficas intraorais periapicais da região do dente 13 mostrando a sombra radiolúcida, circular, circunscrita do **canal nasolacrimal (CN)** próxima à **parede anterobasal do seio maxilar D**, na direção do ápice do dente 14. Também é uma imagem atípica devido à angulação dos raios X. Note também a **parede laterobasal da FN** cruzando a parede anterobasal do seio maxilar D, onde há a formação do chamado "Y" invertido de Ennis. Vemos também que o dente 12 possui um tratamento endodôntico com **restauração além do limite apical**, apontado pelas setas vermelhas. Vemos algumas **sobreposições de superfícies interproximais** desses dentes da região.

LEGENDA

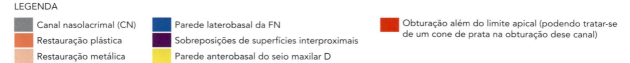

CAPÍTULO 4 ■ Técnicas radiográficas intraorais 99

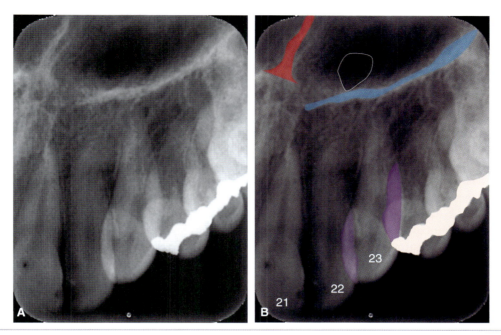

FIGURA 47 Imagens radiográficas intraorais periapicais da região do dente 23 mostrando a sombra radiolúcida, circular, circunscrita do **canal nasolacrimal (CN)** próxima à **parede laterobasal da FN**, posição mais típica do **CN**. Vemos também a parte anterior do **septo nasal**. Vemos algumas **sobreposições de superfícies interproximais** desses dentes da região. Essa angulação favorece o surgimento dessa imagem do **CN** mais próxima à linha média.

LEGENDA

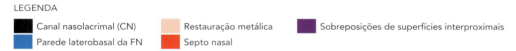

■ Canal nasolacrimal (CN) ■ Restauração metálica ■ Sobreposições de superfícies interproximais
■ Parede laterobasal da FN ■ Septo nasal

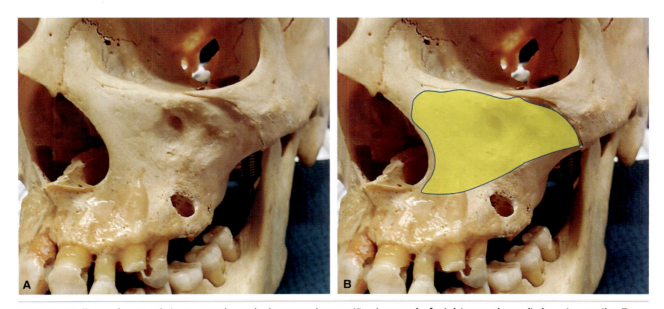

FIGURA 48 Fotos de um crânio macerado onde é apontada a região da **parede facial (anterolateral) do seio maxilar E**.

LEGENDA ■ Parede facial (anterolateral) do seio maxilar E

4.1.1.9 Seios paranasais: seios maxilares (SM)

| Seios paranasais: seios maxilares (SM) | Região dos dentes CS a MS | Radiolúcido |

O seio maxilar (SM) é o maior seio aéreo bilateral localizado no corpo da maxila e se abre no meato nasal médio da cavidade nasal, com aberturas únicas ou múltiplas. Similar a outros seios paranasais, é uma cavidade de paredes lisas, contendo ar, e revestida por uma membrana mucosa. Assim, tem imagem primordialmente **radiolúcida**. É desenvolvido a partir da invaginação da membrana mucosa da cavidade nasal e, portanto, também possui revestimento de mucosa. Como o maior dos seios paranasais, na normalidade ocupa virtualmente todo o corpo da maxila. As dimensões do seio maxilar variam consideravelmente de acordo com o sexo, grupos étnicos etc. Sua função não é tão bem definida. O seio maxilar é um espaço pneumático em forma de pirâmide, com base adjacente à parede nasal e ápice apontando para o zigoma (Figura 47). Seus três lados são:

1. A parede superior, que forma assoalho da órbita.
2. A parede anterior, que se estende sobre os pré-molares.
3. A parede posterior sobre os molares e a tuberosidade da maxila.

A parede anterior possui três marcos principais: (1) a fina fossa canina; (2) o forame infraorbital localizado na região mediana; e (3) o sulco infraorbital (STANDRING, 2015; DUNCAVAGE e BECKER, 2011; CHANAVAZ, 1990).

Dessa forma, eles reduzem o peso do crânio, têm importante participação no aquecimento do ar inspirado, produzem muco e afetam a qualidade do tom da voz de uma pessoa. O seio maxilar drena para o nariz através de um orifício chamado óstio (com aproximadamente 3-6 mm de diâmetro). Quando os óstios ficam entupidos, pode ocorrer a sinusite, que pode nos mostrar uma imagem menos radiolúcida do seio, já que o ar é substituído por muco, total ou parcialmente.

Aspecto radiográfico dos SM nas RPp: as bordas ou corticais dos seios maxilares aparecem na radiografia periapical como uma linha radiopaca fina, delicada e tênue (na verdade uma fina camada de osso cortical) (Figuras 50 a 54). Vamos recordar que, devido à angulação vertical nas incidências radiográficas periapicais, o que realmente vemos nessas imagens radiográficas é a junção da parede lateral com o assoalho do seio ou parede laterobasal (Watanabe e Arita, 2019). Na ausência de doença essa cortical é contínua, mas em um exame cuidadoso pode ser vista a presença de pequenas descontinuidades em densidade e lisura, que podem significar ilusões causadas pela sobreposição de pequenos espaços medulares. Em geral, nos adultos, os seios são vistos estendendo-se de distal do canino até a parede posterior da maxila sobre a tuberosidade, mas podem excepcionalmente se estender até a região dos incisivos. (STANDRING, 2015; LANG, 1989).

Os seios maxilares mostram consideráveis variações de tamanho, e podem mudar durante a vida adulta em resposta a fatores ambientais. Os seios direito e esquerdo geralmente aparecem similarmente em forma e tamanho, mas podem ser heteromorfos. Em indivíduos mais velhos, o seio pode estender-se mais em direção ao processo alveolar, o que chamamos de pneumatização; na região posterior da maxila seu assoalho pode aparecer consideravelmente abaixo do nível do assoalho da cavidade nasal, na vista panorâmica, principalmente. Anteriormente, cada seio está restrito pela fossa canina e é geralmente visto estendendo-se superiormente, cruzando o nível do assoalho da cavidade nasal na região do pré-molar ou canino. Consequentemente, na radiografia periapical de canino, os assoalhos do seio e da cavidade nasal são frequentemente sobrepostos, e podem ser vistos cruzando-se, formando o "Y" invertido nessa área (Figuras 52 e 54).

As raízes dos molares geralmente encontram-se justapostas com o seio maxilar. Os ápices radiculares podem projetar-se anatomicamente para o interior do seio, causando pequenas elevações ou proeminências. O assoalho do seio é formado pelos processos alveolar e palatino da maxila e fica abaixo da cavidade nasal (MEHRA E JEONG, 2009), que geralmente está localizada da parte mesial do primeiro pré-molar até a parte distal do terceiro molar com o menor no primeiro e no segundo molar. Os estudos tomográficos também mostraram que as raízes do primeiro e do segundo molares demonstraram ter uma relação significativamente próxima com o assoalho sinusal em 40% dos casos e perfuram o assoalho sinusal em 2,2 e 2% dos casos, respectivamente (BELL et al., 2011).

A íntima relação entre o seio e os dentes leva à possibilidade de que sintomas clínicos originados no seio sejam percebidos nos dentes e vice-versa. A proximidade do seio com os dentes é, em parte, uma consequência da expansão gradual durante o desenvolvimento do seio maxilar que afina suas paredes e abre os canais que atravessam as paredes anterolateral e posterolateral, transportando os nervos alveolares superiores. Os nervos estão em íntimo contato com a membrana que reveste o seio. Como resultado, uma inflamação aguda do seio é frequentemente acompanhada por dor nos dentes superiores que são inervados pela porção de nervo proximal à lesão. Sintomas subjetivos na região posterior dos dentes superiores podem requisitar uma análise cuidadosa para diferenciar a dor dentária de uma dor no seio (BELL et al., 2011).

Frequentemente, finas linhas radiolúcidas de larguras uniformes são encontradas dentro de imagens do seio maxilar (Figuras 51 e 54). Estas são sombras de canais neurovasculares ou sulcos na parede lateral do seio que acomodam os vasos alveolar posterossuperiores, seus ramos e o nervo alveolar superior. Embora possam ser achados percorrendo outras direções (inclusive verticalmente), eles são geralmente vistos em um trajeto posteroanterior de forma convexa ao processo alveolar. Devido ao fato de tais marcas vasculares não serem vistas na parede de cistos, elas podem servir para distinguir um seio saudável de uma lesão cística.

Comumente uma ou mais linhas radiopacas atravessam a imagem do seio maxilar (Figuras 54 a 61). Essas linhas opacas são chamadas **septos ósseos**. Elas são dobras finas da cortical óssea projetando-se a poucos milímetros além do assoalho e paredes do seio, ou podem estender-se através do seio. Geralmente são orientadas verticalmente e variam em número, espessura e comprimento. São vistas rotineiramente em muitas radiografias periapicais intraorais, panorâmicas e frequentemente em imagens de tomografia de feixe cônico. Embora os septos aparentem separar os seios em compartimentos distintos, isso raramente acontece (WHITE e PHAROAH, 2019).

Não é incomum ver o assoalho da fossa nasal nas projeções periapicais de dentes posteriores sobrepostos ao seio maxilar (Figuras 51 e 54). O assoalho da fossa nasal é geralmente orientado mais ou menos horizontalmente, dependendo da localização do filme, e está sobreposto em projeções superiores. A imagem, uma sólida linha opaca, frequentemente parece mais densa que as paredes e os septos do seio adjacente.

Os seios paranasais, juntamente com os cornetos, facilitam a função do espaço nasal no aquecimento e umidificação do ar e contribuem para as defesas do corpo contra a entrada microbiana. O seio maxilar é o seio paranasal que mais afeta o trabalho do cirurgião-dentista, em relação à dor orofacial que pode ter origem nos seios da face. A doença do seio maxilar é frequentemente observada coincidentemente nas radiografias, e os dentistas geralmente precisam fazer um diagnóstico, para planejar o tratamento com base na interpretação da imagem radiográfica. O revestimento dos seios (epitélio colunar ciliado) produz muco, que é movido pela ação dos cílios em um padrão sincronizado em torno do seio, para os óstios, onde a drenagem ocorre no espaço nasal. O óstio do seio maxilar está alto na parede medial. A janela óssea é muito maior, mas o óstio efetivo é reduzido pelo processo uncinado, uma extensão do corneto inferior e dos tecidos moles circundantes. Os dentes molares estão mais próximos do seio maxilar do que os dentes pré-molares. Ocasionalmente, os dentes caninos ectópicos podem estar intimamente relacionados ao seio maxilar. O crescimento do seio continua ao longo da vida por um processo chamado pneumatização, de modo que as raízes dos dentes maxilares, frequentemente dos molares, projetam-se no espaço aéreo. Após a perda dos dentes, o assoalho do seio pode estar em um nível abaixo do assoalho nasal e superficializado às cristas ósseas do rebordo alveolar. Os seios direito e esquerdo são frequentemente de diferentes dimensões. Aproximadamente 10-12% dos casos de doenças inflamatórias dos seios maxilares são de origem dental (MEHRA e JEONG, 2009). A maioria refere-se a necrose pulpar e doença periapical, mas também a doença periodontal avançada e comunicação oroantral após cirurgia dentoalveolar. Cada vez mais, implantes dentários estão sendo deslocados para o seio maxilar, onde agem como irritantes locais, da mesma maneira que os dentes ou raízes deslocados.

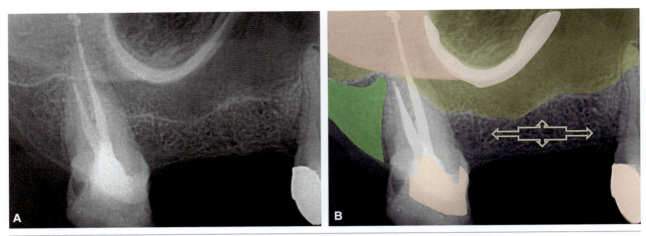

FIGURA 49 Imagens radiográficas intraorais periapicais da região de MSD e PMSD onde podemos ver boa extensão do **seio maxilar D** e cortical da parede laterobasal, como uma imagem radiolúcida, tênue, ocupando cerca de 1/3 da imagem. Vemos sobreposta a essa imagem a **apófise zigomática da maxila** e o **osso malar ou zigomático**, mais a distal do dente 18 podemos ver o **túber da maxila**. Note também que o dente 18 possui um tratamento endodôntico onde vemos apenas as raízes distal e palatina, sendo que houve extravasamento de pasta além do ápice dessa raiz. Assim, deve-se averiguar se a raiz palatina está ou não dentro do seio maxilar, acompanhando a integridade da LD. As setas apontam para o osso alveolar onde estariam os dentes 16, 17 e 15. Logo, elas indicam o espaço do rebordo alveolar desdentado.

LEGENDA

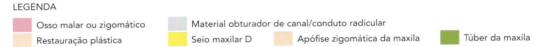

Osso malar ou zigomático — Material obturador de canal/conduto radicular — Túber da maxila
Restauração plástica — Seio maxilar D — Apófise zigomática da maxila

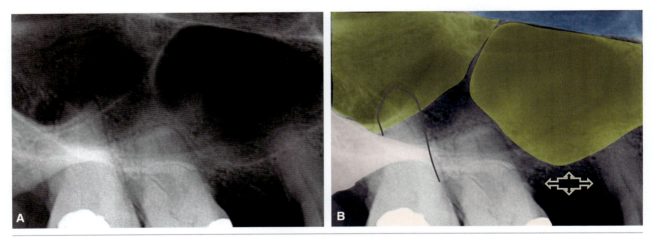

FIGURA 50 Imagens radiográficas intraorais periapicais da região de MSD onde podemos ver boa extensão do **seio maxilar D**, cortical da parede laterobasal e septo ósseo supostamente dividindo esse seio em dois. Muito provavelmente isso não acontece. Então vemos as imagens do seio como imagem radiolúcida, ocupando cerca de 1/3 da imagem. Mais acima, é possível ver parte média da **FN**. Mais a distal do dente 18 podemos ver a **apófise zigomática da maxila** e parte do osso malar. Note também que a raiz palatina do dente 18 aparenta estar dentro do seio maxilar D. Mas veja que essa raiz possui claro **ELP** e LD sem interrupção, mostrando que a imagem da raiz apenas está sobreposta ao seio maxilar. As setas apontam para o osso alveolar onde estariam os dentes 16, 17 e 15. Elas indicam o espaço do rebordo alveolar desdentado.

LEGENDA

Apófise zigomática da maxila — Seio maxilar D, em dois compartimentos — FN — ELP — Restauração metálica

CAPÍTULO 4 ■ Técnicas radiográficas intraorais 103

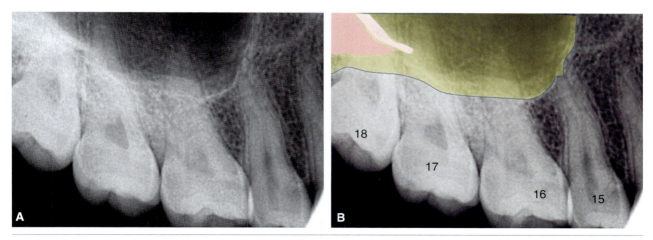

FIGURA 51 Imagens radiográficas intraorais periapicais da região de MSD onde podemos ver boa extensão do **seio maxilar D**, cortical da parede laterobasal. Mais a distal, sobre as raízes do dente 18 podemos ver a **apófise zigomática da maxila** e parte do **osso malar**. Note que, devido à angulação vertical do feixe de raios X, a imagem do seio maxilar apenas sobrepôs as raízes de todos os MSD, pois são visíveis os ELP desses dentes. Em contorno azul temos o seio maxilar D ou cortical sinusal.

LEGENDA

▇ Osso malar ou zigomático   ▇ Apófise zigomática da maxila   ▇ Seio maxilar D

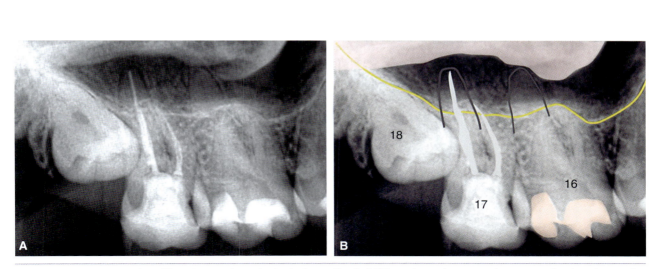

FIGURA 52 Imagens radiográficas intraorais periapicais da região de MSD onde podemos ver boa extensão do **seio maxilar D**, até a região do 3º MSD (18). Veja que as raízes dos dentes 16 e 17 parecem estar dentro do seio maxilar, principalmente as raízes palatinas. Essa imagem é comum, porém, ao verificar a presença do **ELP** e LD íntegros, sabemos que se trata apenas de sobreposição de imagens. O dente 17 possui **tratamento endodôntico até o limite apical**, e há sobreposição da raiz palatina e da raiz distal desse elemento.

LEGENDA

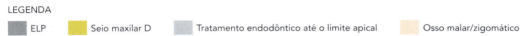

▇ ELP   ▇ Seio maxilar D   ▇ Tratamento endodôntico até o limite apical   ▇ Osso malar/zigomático

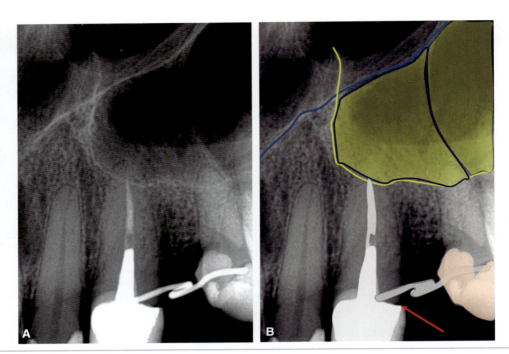

FIGURA 53 Imagens radiográficas intraorais periapicais da região de CSE onde podemos ver a parte mais anterior do seio maxilar e parte da fossa nasal. Assim, é possível ver a região do "Y" invertido de Ennis, formada pela parede **laterobasal da fossa nasal** e pela parede anterobasal do **seio maxilar**. Também é visível um **septo ósseo** que parece dividir o seio em pelo menos duas cavidades. Apesar dessa impressão, vias de regra as cavidades sempre são intercomunicantes. Nos dentes 23 e 25 há possivelmente uma prótese fixa provisória (ou improvisada), onde o elemento suspenso, 24, de **resina** tem o suporte em **fio metálico ortodôntico**. Veja também que a **restauração plástica** do dente 25 tem um excesso na mesial, e a coroa protética do dente 23 tem falta de material da coroa metaloplástica na distal, propiciando infiltração por cárie (seta vermelha).

LEGENDA

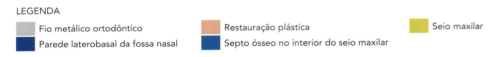

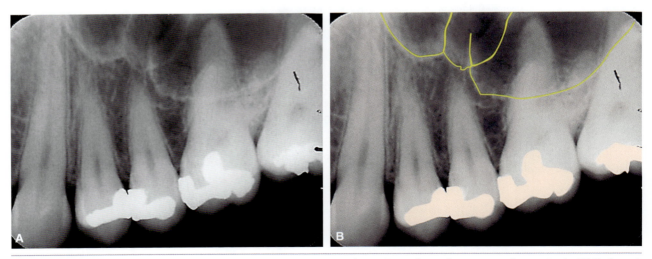

FIGURA 54 Imagens radiográficas intraorais periapicais da região de PMSE onde podemos ver a formação do **"W" sinusal**, devido à incidência dos raios X sobre o seio maxilar E, e o fato de esse possuir alguns septos ósseos, ou corticais no seio interior, e ademais da **parede laterobasal** desse seio maxilar.

LEGENDA

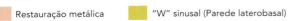

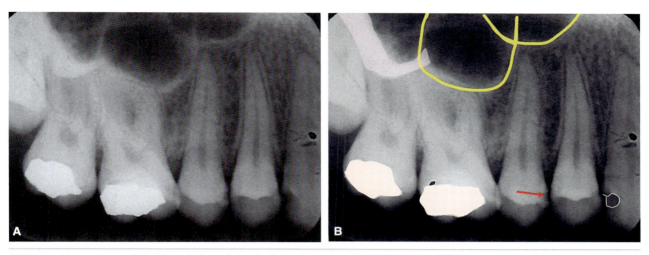

FIGURA 55 Imagens radiográficas intraorais periapicais da região de PMSD onde podemos ver outra formação em **"W" sinusal**, agora do lado D, somada à **parede laterobasal do seio maxilar**. Note que em geral essa formação do "W" sinusal ocorre na altura apical do 2° PMS e 1° MS. Mais posteriormente vemos a **apófise zigomática da maxila** D sobre as raízes dos dentes 27 e 28. Há cárie da face mesial do dente 15 (seta vermelha).

LEGENDA

■ Apófise zigomática da maxila   ■ Restauração metálica   ■ "W" sinusal – parede laterobasal do seio maxilar

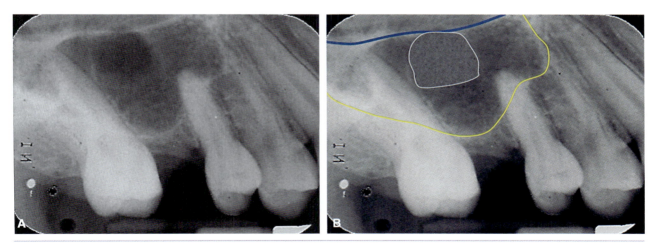

FIGURA 56 Imagens radiográficas intraorais periapicais da região de MSD onde podemos ver a pneumatização da **parede laterobasal do seio maxilar** D, em sentido alveolar, evidente já que há o espaço deixado pelo dente 16. Mais acima vemos a **parede laterobasal da fossa nasal**, e, parecendo estar dentro do seio maxilar D, vemos uma **imagem radiolúcida**, parcialmente circunscrita, compatível com uma **possível lesão cística em reparo**. Pela existência dessa possível lesão, há de se presumir que a invaginação já existia mesmo com o dente 16 no local.

LEGENDA

■ Parede laterobasal da fossa nasal   ■ Parede laterobasal do seio maxilar
■ Lesão radiolúcida, parcialmente circunscrita, com borda radiopaca.

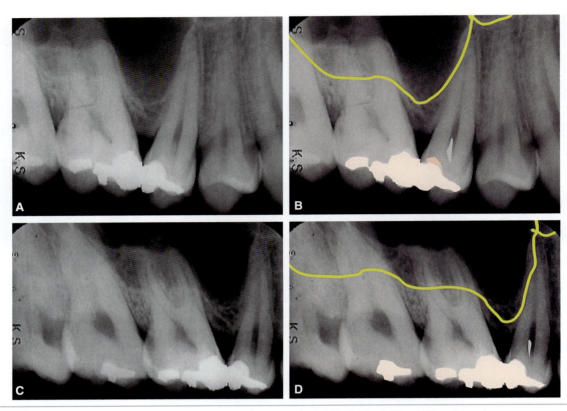

FIGURA 57 Imagens radiográficas intraorais periapicais da região de PMSD (A-B) e MSD (C-D) onde podemos ver uma pneumatização exótica da **cortical sinusal**, entre os dentes 15 e 16, parecendo, inclusive, afastar as raízes desses elementos dentários, e chegando próximo à crista óssea interdentária. Veja que o dente 15 possui um **nódulo de calcificação pulpar** na entrada do canal radicular. Não há ponto de contato entre os dentes 15 e 16, e sim uma face de contato nas **restaurações metálicas** incorretas.

LEGENDA — Cortical sinusal — Nódulo de calcificação dentário — Restauração metálica — Base e forramento

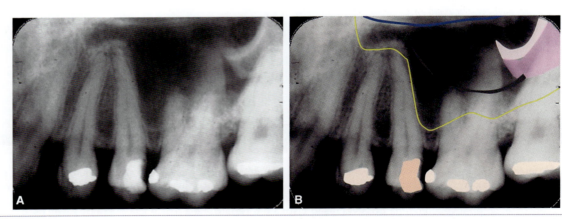

FIGURA 58 Imagens radiográficas intraorais periapicais da região de PMSE onde podemos ver outra pneumatização da **cortical sinusal** em sentido alveolar, também entre os dentes 2º PMS e 1º MS. No entanto, neste caso não há o afastamento das raízes desses elementos dentários de forma tão acentuada como na imagem da Figura 59. Vemos mais acima a **parede laterobasal da FN**. Mais posteriormente a **apófise zigomática da maxila** e o **osso malar ou zigomático**. A imagem radiolúcida, fina, com trajeto de anterior para posterior, é a imagem de um **canal nutriente** que se situa na parede do seio maxilar em um canal escavado no osso. Provavelmente se trata da artéria alveolar posterossuperior (artéria responsável pela irrigação do seio maxilar, dos dentes posterossuperiores. Sempre irá apresentar-se como uma área radiolúcida linear, cruzando a região do seio maxilar, no sentido anteroposterior, e de superior para inferior. Também pode ser vista nas radiografias oclusais de maxila, além das periapicais.

LEGENDA — Apófise zigomática da maxila — Osso malar ou zigomático — Trajeto da artéria alveolar posterosuperior — Cortical sinusal — Parede laterobasal da FN

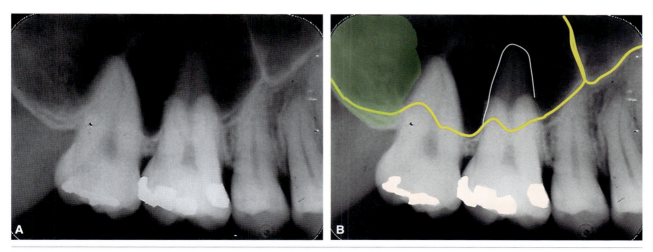

FIGURA 59 Imagens radiográficas intraorais periapicais da região de MSD onde podemos ver pneumatizações da **cortical sinusal**, contornando as raízes dentárias. Note que posteriormente o seio maxilar ocupa a região do **túber maxilar**. O detalhe desta imagem é a raiz palatina do dente 16 com sua íntegra **LD**, que deixa evidente que essa raiz não está dentro do seio maxilar D, mas apenas há sobreposição das imagens. Veja também o septo sinusal na altura do ápice do dente 15. As **restaurações metálicas** nos dentes molares são comuns.

LEGENDA

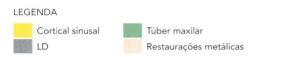

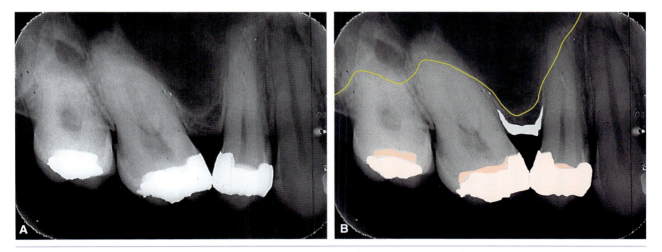

FIGURA 60 Imagens radiográficas intraorais periapicais da região de MSD e PMSD onde podemos ver uma pneumatização da **cortical sinusal**, para o espaço alveolar do dente 15, até próximo à **crista óssea interdentária**. Note que os dentes MSD estão mesioangulados, devido à perda do elemento 15, o que também deixa a crista óssea alterada. Nesta radiografia, como as **restaurações metálicas** são mais profundas, todas possuem **base + forramento**.

LEGENDA

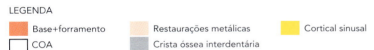

4.1.1.10 Apófise zigomática da maxila (ApZM)

| Apófise zigomática da maxila (ApZM) | Região dos dentes PMS e MS | Radiopaca |

O processo zigomático da maxila é uma extensão da superfície lateral da maxila que se origina na região do ápice de primeiro e segundo molares e articula-se com o processo maxilar do osso zigomático (zigoma). Essa faixa radiopaca em forma de "U" muitas vezes é bem definida, e inoportunamente, na técnica convencional vem a sobrepor as raízes dos dentes molares na área, principalmente dos ápices dos 1º e 2º MS. Mas seu tamanho, largura e definição são bem variáveis nas imagens radiográficas periapicais.

O processo zigomático da maxila é uma projeção óssea da maxila que se une ao osso zigomático/malar por meio da sutura zigomaticomaxilar. Anatomicamente, o bordo inferior da apófise zigomática, na sua parte anterior, está situado pouco acima do nível dos ápices do 2º e 3º MS. Já os bordos mediano e posterior são inclinados para trás, e passam mais para cima dos ápices dos 3º MS.

Aspecto radiográfico da ApZM nas RPp: apresenta-se como uma radiopacidade espessa, em forma de "U" ou "V", localizada acima da região dos molares superiores. É observado em radiografias periapicais da região de molares superiores, e é grande a possibilidade de essa estrutura anatômica maxilar se sobrepor ao terço apical das raízes dos dentes MS, como podemos ver nas imagens radiográficas selecionadas (Figuras 62 a 66). Na imagem "E" é possível ver uma pequena "correção" na angulação vertical, que retira essa sobreposição. Foi Le Master quem deu o nome à técnica radiográfica que diminui a angulação vertical, muitas vezes com o auxílio de um ou dois roletes de algodão colocados no longo eixo do filme radiográfico, que proporcionarão uma incidência menos angulada do feixe de raios X, e a consequente "dissociação".

Muitas vezes os seios maxilares se expandem para dentro da apófise zigomática da maxila, deixando a imagem do espaço aéreo no interior do processo escura.

A borda inferior do osso zigomático estende-se posteriormente a partir da borda inferior do processo zigomático da maxila ao processo zigomático do osso temporal. Isso pode ser identificado como uma radiopacidade uniforme sobre os ápices dos molares. O processo zigomático do osso temporal e do corpo do zigoma compõe o arco zigomático. A proeminência dos ápices dos molares sobreposta à sombra do osso zigomático e uma quantidade de detalhes periapicais fornecidos pela radiografia dependem fundamentalmente da extensão da aeração (pneumatização) do osso zigomático pelo seio maxilar e da orientação do feixe de raios X.

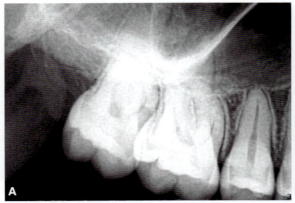
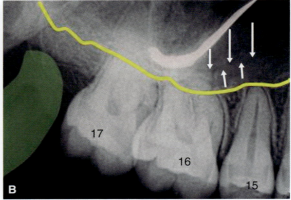

FIGURA 61 Imagens radiográficas intraorais periapicais da região de MSD onde podemos ver a **apófise zigomática da maxila**, radiopaca, sobre a raiz palatina do dente 16, sendo posicionamento comum dessa estrutura nas técnicas radiográficas periapicais da bissetriz para a região. As setas brancas apontam para uma linha radiolúcida, nítida, supostamente dentro no seio maxilar, mas que na verdade está na parede lateral do seio, e representa o leito de um vaso, um ramo da artéria maxilar ou a artéria alveolar posterossuperior, que acompanha o trajeto da **cortical sinusal**. Vemos mais para posterior a parte mais superior da **apófise coronoide da mandíbula**. Mesmo sendo uma tomada radiográfica de maxila, é possível ver parte dessa estrutura anatômica mandibular, pois, quando o paciente abre a cavidade bucal para manter o filme/sensor em posição, pelo dedo polegar ou posicionador, o giro mandibular coloca a parte superior da apófise coronoide sobre ou próxima ao túber maxilar. As setas brancas mostram a imagem radiolúcida compatível com a artéria alveolar posterosuperior.

LEGENDA — Apófise coronoide da mandíbula — Apófise zigomática da maxila — Cortical sinusal
Setas Brancas: imagem radiolúcida compatível com a artéria alveolar posterosuperior.

CAPÍTULO 4 ■ Técnicas radiográficas intraorais   109

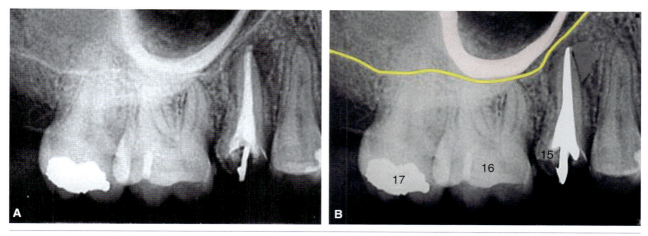

FIGURA 62 Imagens radiográficas da região de MSD onde podemos ver a **apófise zigomática da maxila**, radiopaca, em seu formato mais convencional, forma de "U", sobre as raízes do dente 16. A **cortical sinusal** também passa sobre as raízes dos dentes molares. Note o dente 15 com tratamento endodôntico até o limite apical, e ainda com uma **lesão apical** mais a mesial. Há pequeno extravasamento de material para selamento (pasta) no ápice. Como o **tratamento endodôntico** está aparentemente correto, apesar do pequeno extravasamento, essa **lesão radiolúcida**, parcialmente circunscrita, deve consistir em uma lesão em reparação.

LEGENDA

■ Apófise zigomática da maxila   ■ Cortical sinusal   ■ Material obturador de conduto com núcleo metálico

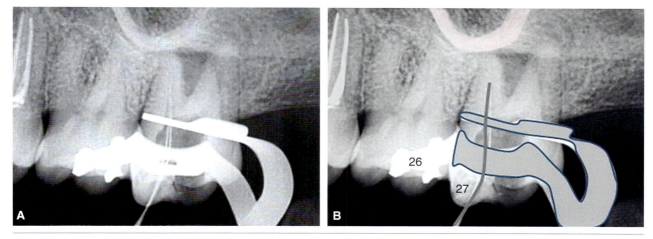

FIGURA 63 Imagens radiográficas intraorais periapicais da região de MSE onde podemos ver a **apófise zigomática da maxila**, radiopaca, em seu formato mais convencional, forma de "U", agora sobre as raízes dos dentes 26 e 27. Note que a radiografia foi tomada para o **tratamento endodôntico** do dente 27, e essa sobreposição/proximidade às raízes do dente prejudica a avaliação mais criteriosa. No dente 27 vemos um acessório para isolamento absoluto da cavidade bucal, um **grampo metálico**, utilizado nos tratamentos endodônticos, como é o caso, onde vemos em **cinza mais escuro** o cone de guta-percha inserido no conduto radicular da raiz mesial.

LEGENDA

■ Apófise zigomática da maxila   ■ Grampo metálico

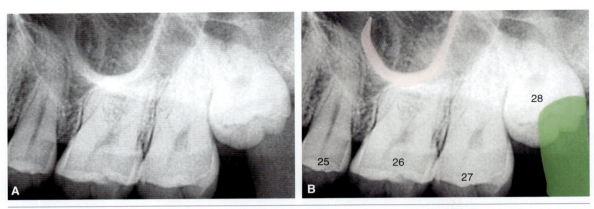

FIGURA 64 Imagens radiográficas intraorais periapicais da região de MSE onde podemos ver a **apófise zigomática da maxila** no seu formato mais convencional, forma de "U", radiopaca, sobre as raízes do dente 26. Também vemos a parte superior da **apófise coronoide da mandíbula**, sobre a coroa do dente 28 em formação/erupção.

LEGENDA — Apófise coronoide da mandíbula — Apófise zigomática da maxila

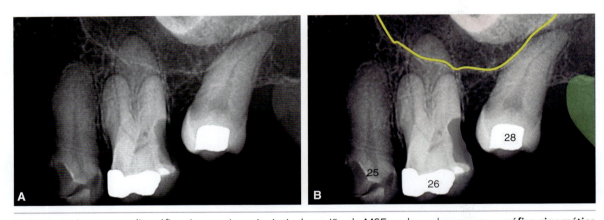

FIGURA 65 Imagens radiográficas intraorais periapicais da região de MSE onde podemos ver a **apófise zigomática da maxila** com o formato, também convencional, em "V", radiopaca, acima da **cortical sinusal**. Note que também é visível o desenho do osso malar mais para posterior dessa. Como o dente 27 está ausente, neste caso não houve sobreposição de raízes. Vemos também que a raiz palatina do dente 26 está apenas sobreposta à imagem do seio maxilar, pois vemos nitidamente a integridade do ELP dessa raiz. Também vemos a parte superior da **apófise coronoide da mandíbula** sobre parte do túber da maxila. A imagem radiolúcida na distal da coroa/raiz do dente 26 é uma extensa **lesão cariosa**. Já no dente 25 podemos ter uma restauração plástica, radiotransparente, já que temos material radiopaco recobrindo o fundo da cavidade.

LEGENDA — Apófise coronoide da mandíbula — Apófise zigomática da maxila — Cortical sinusal

4.1.1.11 Osso malar ou zigomático (OMZ)

Osso malar ou zigomático (OMZ)	Região dos dentes PMS e MS	Radiopaca

O osso zigomático ou malar é um osso par do crânio humano que forma parte da órbita, trazendo certa proeminência à face, sendo a mais saliente na formação da "maçã do rosto". Articula-se com a maxila, temporal e frontal. Cada osso zigomático possui um corpo e processos denominados de acordo com os ossos com os quais se articula: processo frontal do zigomático, processo temporal do zigomático e processo maxilar do zigomático (Figuras 67 a 71).

Aspecto radiográfico do OMZ nas RPp: o osso zigomático apresenta-se como uma estrutura radiopaca, de formato triangular, que se estende posteriormente a partir do processo zigomático da maxila, como podemos ver nas imagens anteriores, principalmente nas em radiografias periapicais da região de molares superiores. Via de regra haverá a sobreposição com a cortical laterobasal do seio maxilar (amarelo).

Vemos a seguir imagens radiográficas de diferentes regiões de molares superiores (MS), evidenciando a estrutura anatômica osso zigomático ou malar, também conhecido como zigoma, sombreado em rosa.

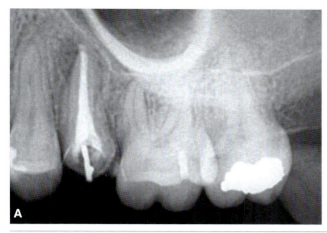
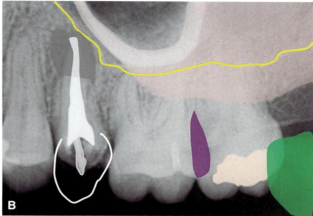

FIGURA 66 Imagens radiográficas intraorais periapicais da região de MSE onde podemos ver a **apófise zigomática da maxila** e o **osso malar** para posterior, ambos sobrepondo as raízes dos dentes molares. Via de regra, esse sempre será um problema quando aplicamos a técnica radiográfica da bissetriz na região, além, é claro, do seio maxilar, radiolúcido e da **cortical sinusal**. Também vemos a parte superior da **apófise coronoide da mandíbula** sobre parte da coroa do dente 27. Entre os dentes 26 e 27 há **sobreposição das superfícies proximais**, provavelmente por erro na angulação horizontal do feixe de raios X, ou mesmo por mau posicionamento desses dentes. Note o dente 25 com tratamento endodôntico até o limite apical, e ainda com uma **lesão apical** mais a mesial. Há pequeno extravasamento de material para selamento (pasta) no ápice. Como o tratamento endodôntico está aparentemente correto, apesar do pequeno extravasamento, essa lesão radiolúcida, parcialmente circunscrita, deve consistir em uma lesão em reparação. Há uma coroa de resina sobre um **núcleo de fio metálico**.

LEGENDA

- Apófise zigomática da maxila
- Apófise coronoide da mandíbula
- Osso malar
- Sobreposições de superfícies interproximais
- Restauração plástica
- Restauração metálica (amálgama de prata)
- Cortical sinusal
- Lesão radiolúcia apical em possível reparação
- Material obturador de conduto
- Contorno de coroa protética plástica

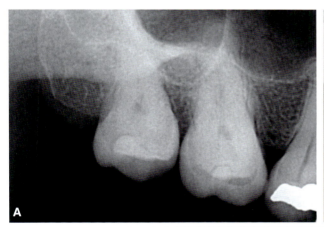
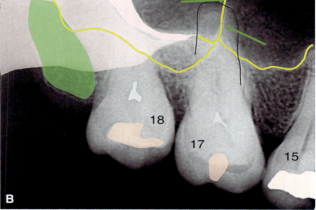

FIGURA 67 Imagens radiográficas intraorais periapicais da região de MSD onde podemos ver a **apófise zigomática da maxila** e o **osso malar** para posterior, cobrindo, inclusive o **túber maxilar**. Como o osso tem maior densidade, essa imagem radiopaca sobre as raízes do dente 18 prejudica a análise desse elemento. As setas verdes apontam para um septo ósseo sinusal, que naturalmente parte da **cortical sinusal, ou parede laterobasal do seio maxilar**. Os dentes 17 e 18 possuem nódulos de calcificação pulpar em suas respectivas câmaras pulpares. Note também que esses dentes possuem **restaurações plásticas** nas oclusais, procedimento mais contemporâneo, ou seja, o uso de resinas nas oclusais de dentes posteriores. Já o dente 15 possui restauração metálica, provavelmente **amálgama de prata**.

LEGENDA

- Túber maxilar
- Apófise zigomática da maxila
- Nódulos de calcificação pulpar
- Restaurações plásticas
- Osso malar
- Restauração metálica (amálgama de prata)
- ELP dente 17, raiz palatina sobreposta seio maxilar
- Cortical sinusal, ou parede laterobasal do seio maxilar

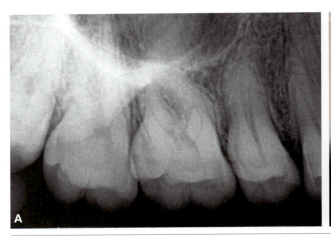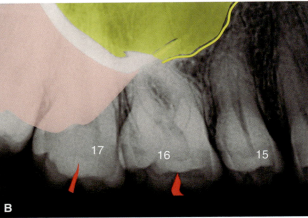

FIGURA 68 Imagens radiográficas intraorais periapicais da região de MSD onde podemos ver a **apófise zigomática da maxila** e o **osso malar** para posterior, cobrindo as raízes dos dentes 17 e 18. É natural essa combinação de uma área radiolúcida, superiormente, o **seio maxilar**, a **apófise zigomática da maxila** bem radiopaca, pois é uma estrutura de reforço, e o **osso malar**, radiopaco mais tênue em relação à **apófise zigomática da maxila**, mas que prejudica a análise das raízes dos dentes molares. Aliás, esses dentes apresentam **fissuras oclusais profundas**, e que são potencialmente regiões que irão cariar se não for realizado o selamento.

LEGENDA

- Apófise zigomática da maxila
- Fissuras oclusais profundas
- Osso malar
- Seio maxilar e cortical sinusal

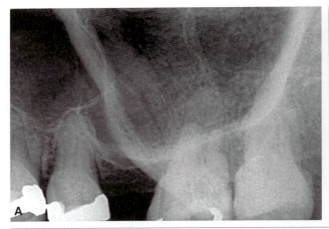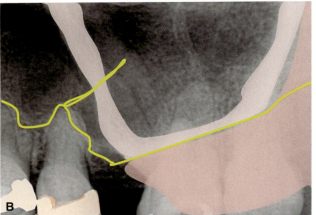

FIGURA 69 Imagens radiográficas intraorais periapicais da região de MSE onde podemos ver a **apófise zigomática da maxila** e o **osso malar** para posterior, cobrindo as raízes dos dentes 27 e 28. O dente 26 está ausente. Essa radiografia deverá ser retomada com diferente angulação vertical, técnica de Le Master, se quisermos interpretar as raízes desses elementos. Ainda temos a **cortical sinusal** também passando na mesma região. Note um **septo sinusal** partindo da região apical do dente 25.

LEGENDA

- Apófise zigomática da maxila
- Base+forramento
- Septo sinusal
- Osso malar
- Restaurações metálicas

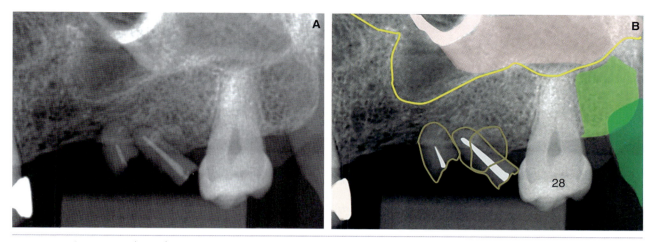

FIGURA 70 Imagens radiográficas intraorais periapicais da região de MSE onde podemos ver a **apófise zigomática da maxila** e o **osso malar** para posterior, ambas imagens radiopacas, mas neste caso não cobre as raízes dos dentes molares, até porque os dentes 26 e 27 estão ausentes. Ainda é possível ver apenas três raízes residuais desses dentes, inclusive com tratamento endodôntico. Mas a **cortical sinusal** para sobre o ápice do dente 28, que está bem próximo ao **túber maxilar**. Este é sobreposto pela **apófise coronoide da mandíbula**.

LEGENDA

- Apofise coronoide da mandibula
- ApZM da maxila
- Tratamento endodôntico ou material de obturação de conduto
- Cortical sinusal
- Osso malar
- Túber maxilar
- Raízes residuais
- Restauração metálica

4.1.1.12 Dobra nasolabial (DN) ou Sulco nasolabial

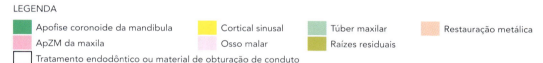

A DN ou sulco nasolabial ou ainda sulco nasogeniano, vulgo "bigode chinês", como é conhecido na área de cirurgia plástica, é aquela prega ou ruga que surge na face, desde a lateral da asa nasal até os cantos da boca, dos dois lados, como se separasse as bochechas dos lábios, podendo se prolongar até as laterais do queixo. Ele fatalmente aparecerá com o avançar do tempo pela flacidez da pele dessa região, ou também por um fator genético ou familiar, até mais jovem. Podem ser linhas suaves ou acentuadas. São linhas de expressão.

Uma linha oblíqua demarcando uma região que parece estar coberta por um véu de ligeira radiopacidade frequentemente atravessa as radiografias periapicais na região de pré-molares superiores (Figuras 72 a 76). A linha de contraste é nítida, e a área de radiopacidade aumentada é posterior à linha. A linha é o sulco nasolabial, e o véu opaco é o espesso tecido da bochecha sobreposto aos dentes e ao processo alveolar. Essa imagem do sulco nasolabial torna-se mais evidente com o passar do tempo, conforme o repetido enrugamento da pele ao longo da linha e a degeneração de fibras elásticas finalmente levam à formação e ao aprofundamento dos sulcos permanentes. Essa característica radiográfica frequentemente se mostra útil em identificar o lado da maxila representada no filme da área, se esta for edêntula, e poucas outras características anatômicas são demonstradas.

Aspectos radiográficos da DN nas RPp: a imagem radiográfica do sulco nasolabial é uma fina e definida linha de transição, que produz uma sombra mais radiopaca com sentido posterior, tênue, obliquamente traçada, em geral vista nas regiões dos dentes PMS ou CS. Essa sobreposição de tecidos poderá algumas vezes dificultar a interpretação radiográfica das raízes desses grupos dentais.

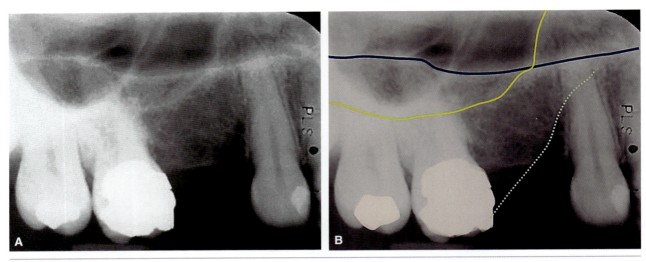

FIGURA 71 Imagens radiográficas intraorais periapicais da região de MSD e PMSD onde podemos ver a dobra nasolabial (pontilhado) como uma imagem tênue radiopaca cobrindo a região, que ainda tem a **cortical da FN**, e a **cortical sinusal**, inclusive formando o "Y" invertido de Ennis.

LEGENDA

■ Cortical da FN   ■ Cortical sinusal   ▢ Dobra nasolabial (pontilhado)

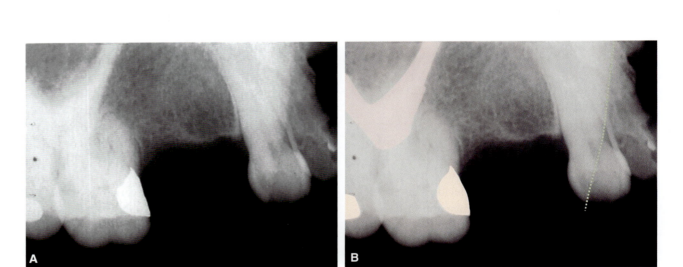

FIGURA 72 Imagens radiográficas intraorais periapicais da região de MSD e PMSD onde podemos ver a **dobra nasolabial** (pontilhado) como uma imagem tênue radiopaca cobrindo a região. Muitas vezes essa imagem passa desapercebida, mas pode causar dificuldade de análise da região, pois fica mais clara, ou menos densa. Além disso, temos a **apófise zigomática da maxila** sobre as raízes dos dentes molares.

LEGENDA

■ Apófise zigomática da maxila   ▢ Dobra nasolabial (pontilhado)   ■ Restaurações metálicas

CAPÍTULO 4 ■ Técnicas radiográficas intraorais 115

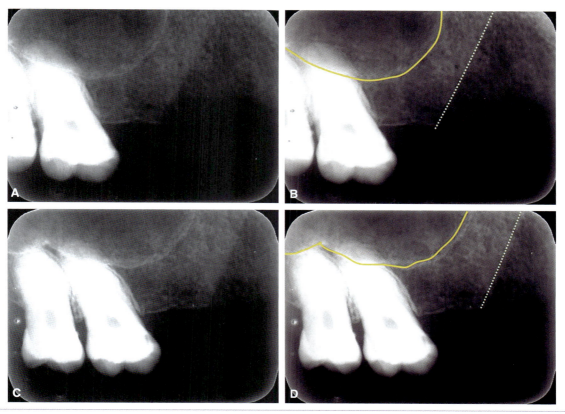

FIGURA 73 Imagens radiográficas intraorais periapicais da região de MSD e PMSD onde podemos ver a mesma **dobra nasolabial**, tenuamente radiopaca. Como os dentes na região estão ausentes, há pouco prejuízo. A **cortical sinusal ou parede laterobasal do seio maxilar** passa sobre a raiz do dente 17.

LEGENDA

▨ Cortical sinusal ou parede laterobasal do seio maxilar   ⋯ Dobra nasolabial (pontilhado)

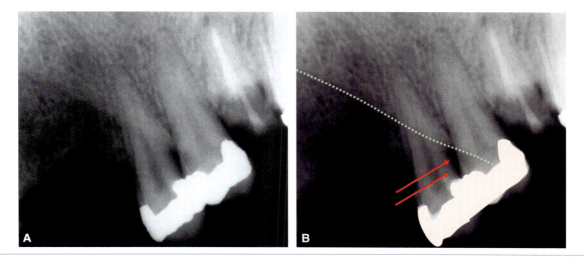

FIGURA 74 Imagens radiográficas intraorais periapicais da região de CSE onde podemos ver a **dobra nasolabial**, tenuamente radiopaca, sobrepondo os dentes 24 e 25. O dente 23 está ausente. As setas vermelhas apontam para um *burnout* cervical na distal do elemento 24, logo abaixo das **restaurações metálicas**, que aumentam o contraste na área.

LEGENDA

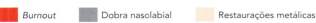

■ *Burnout*   ■ Dobra nasolabial   ▨ Restaurações metálicas

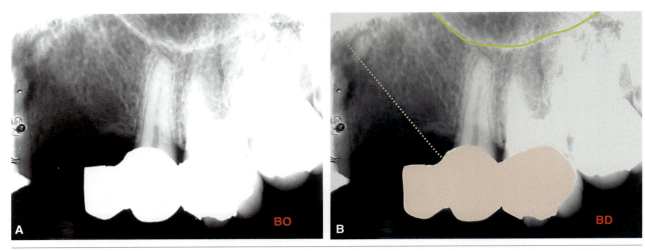

FIGURA 75 Imagens radiográficas intraorais periapicais da região de PMSE onde podemos ver a **dobra nasolabial**, tenuamente radiopaca, sobrepondo a região desdentada. Veja que há uma **prótese fixa metálica** nos dentes 26-25 e 24 (suspenso-ausente). Ainda podemos ver a cortical sinusal na parte superior próximo aos ápices dentais.

LEGENDA

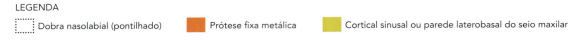

4.1.1.13 Apófise pterigóidea ou lâmina lateral do pterigóideo (APt)

Apófise pterigóidea ou lâmina lateral do pterigóideo (APt)	Região dos dentes CS a PMS	Radiopaco

O osso esfenoide é dividido em:

- Corpo (1).
- Asas menores (2).
- Asas maiores (2).
- Processos pterigóideos (2):
    - Lâmina pterigóidea medial.
    - Lâmina pterigóidea lateral.

É um osso irregular, ímpar, e situa-se na base do crânio anteriormente aos temporais e à porção basilar do osso occipital. Apófise é uma palavra composta do grego, *após* (afastado), e de outro termo grego, *phisis* (trabalho). Assim, a interpretação da palavra seria de "região envolvida no processo", mas que está localizada distante da estrutura que efetivamente realiza o trabalho. Melhor seria compreender como proeminência ou parte mais saliente do osso, que serve como inserção muscular ou articulação (BARRETO, 2007). As lâminas laterais e mediais dos processos pterigóideos são imediatamente posteriores à tuberosidade da maxila. Nelas se inserem os músculos *pterigóideo medial e lateral*, efetivamente atuantes para a articulação temporomandibular (ATM). A imagem dessas duas lâminas é extremamente variável, e não é vista em muitas radiografias intraorais das áreas de terceiros molares. Quando aparentes, elas quase sempre mostram uma sombra homogênea e radiopaca sem evidência de trabeculado (Figura 77 a 81). Estendendo-se inferiormente a partir da lâmina medial do processo pterigóideo está o processo hamular (Figura 78), o qual, em inspeção criteriosa, pode mostrar-se trabeculado.

Aspectos radiográficos da APt nas RPp: nas imagens radiográficas periapicais vemos pequenas partes das apófises pterigóideas do osso esfenoide, sua porção mais inferior, como uma imagem retangular, radiopaca.

CAPÍTULO 4 ■ Técnicas radiográficas intraorais 117

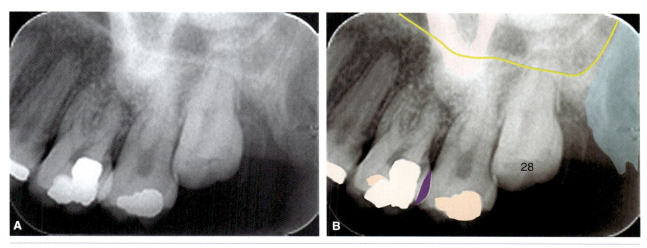

FIGURA 76 Imagens radiográficas intraorais periapicais da região de MSE, com o dente 28 semi-incluso. Note que a **cortical sinusal**, e é claro, o seio maxilar estendem-se até a região de túber maxilar. A distal da região do túber maxilar vemos, sem forma definida, a **apófise pterigóidea do osso esfenoide (APt)**. A **ApZ** e a **OMZ** trazem bastante radiopacidade na região apical e sobre as raízes dos dentes MS. Veja também que a **sobreposição das superfícies interproximais** entre os dentes 26 e 27 tem a mesma densidade da **restauração plástica**, mas menos densidade do que as **restaurações metálicas**.

LEGENDA

- Restauração plástica
- ApZM
- Cortical sinusal
- Restaurações metálicas
- Sobreposições de superfícies interproximais
- Apófise pterigóidea do osso esfenoide (APt)

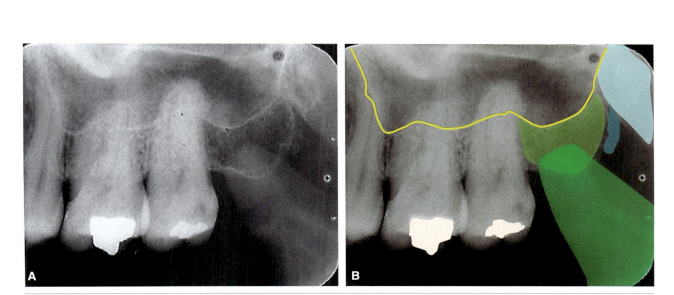

FIGURA 77 Imagens radiográficas intraorais periapicais da região de MSE, com a ausência do dente 28. Note que a **cortical sinusal**, e é claro, o seio maxilar estendem-se até a região de **túber maxilar**. A distal da região do túber maxilar vemos, sem forma definida, a **apófise pterigóidea do osso esfenoide (APt)** e o **hâmulo pterigóideo**. Mais abaixo vemos a **apófise coronoide mandibular**.

LEGENDA

- Apófise coronoide da mandíbula
- Apofise pterigóidea do osso esfenoide (APt) maxila
- Cortical sinusal
- Hâmulo pterigóideo
- Túber maxilar

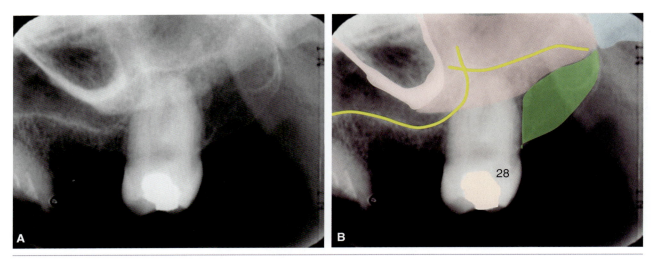

FIGURA 78 Imagens radiográficas intraorais periapicais da região de MSE. Note que o seio maxilar se estende até a região de **túber maxilar**, onde ainda vemos a **cortical sinusal**. Mais posteriormente vemos imagem radiopaca, sem forma definida, compatível com a **apófise pterigóidea do osso esfenoide (APt)**. Veja que a imagem bem radiopaca do **OMZ** ocupa toda essa região posterior, partindo da **AZM**.

LEGENDA

- Túber maxilar
- Osso malar
- Apófise pterigóidea do osso esfenoide (APt)
- Apófise zigomática da maxila (AZM)
- Cortical sinusal

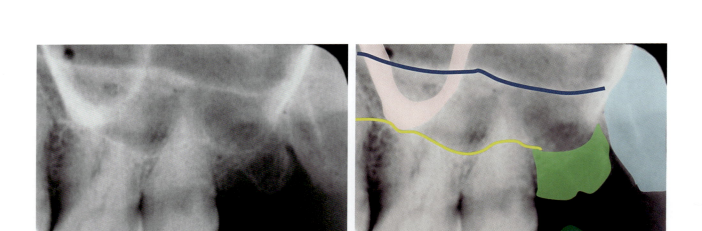

FIGURA 79 Imagens radiográficas intraorais periapicais da região de MSE. Note que o seio maxilar se estende até a região de **túber maxilar**. Mais posteriormente vemos imagem radiopaca, sem forma definida, compatível com a **apófise pterigóidea do osso esfenoide (APt)**. Mais abaixo vemos a **apófise coronoide mandibular**.

LEGENDA

- Apófise coronoide mandibular
- Apófise pterigóidea do osso esfenoide (APt)
- Apófise zigomática da maxila
- Parede laterobasal do seio maxilar
- Restaurações metálicas
- Túber

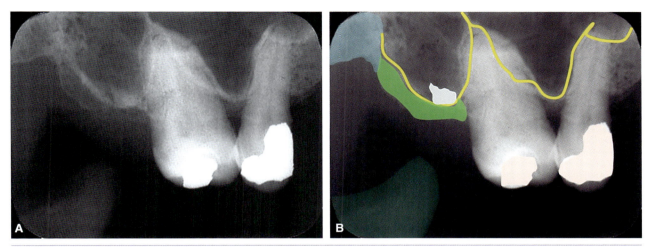

FIGURA 80 Imagens radiográficas intraorais periapicais da região de MSD, com a presença apenas do dente 17. Veja que há uma imagem radiopaca unilocular, próxima à cortical sinusal, na região do dente 18, compatível com raiz residual. Note que o seio maxilar se estende até a região de **túber maxilar**. Mais posteriormente vemos imagem radiopaca, sem forma definida, compatível com a **apófise pterigóidea do osso esfenoide (APt)**. Mais abaixo vemos a **apófise coronoide mandibular**. Note também o contorno da **parede laterobasal do seio maxilar**, às raízes dentárias da região, ou a pneumatização do seio maxilar. A imagem radiopaca, unilocular, circunscrita nona região do túber é compatível com **raiz residual do dente 18**.

LEGENDA

- Apófise coronoide mandibular
- Apófise pterigóidea do osso esfenoide (APt)
- Imagem radiopaca e circunscrita, compatível com fragmento radicular
- Parede laterobasal do seio maxilar
- Restaurações metálicas
- Túber maxilar

4.1.1.14 Hâmulo pterigóideo (Processo pterigóideo medial) (HPt)

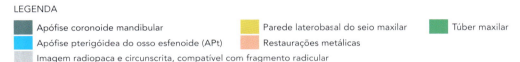

A placa pterigóidea medial curva-se lateralmente em sua extremidade inferior em um processo semelhante a um gancho, o hâmulo pterigóideo ou *hamulus*, ao redor do qual desliza o tendão do tensor *veli palatini*.

Aspectos radiográficos do HPt nas RPps: apresenta-se como uma imagem radiopaca, em forma de gancho, posteriormente à tuberosidade maxilar. É um acidente anatômico encontrado na porção inferior da lâmina medial do processo pterigóideo que estabelece relações de proximidade com a face distal do último molar, na região mais inferior da tuberosidade maxilar – movimentos abruptos durante a cirurgia podem causar sua fratura, ocasionando a queda do palato mole fraturado. Isso ocorre porque é no hâmulo pterigóideo que se localiza a polia de reflexão do músculo tensor do véu palatino (Figuras 82 a 86).

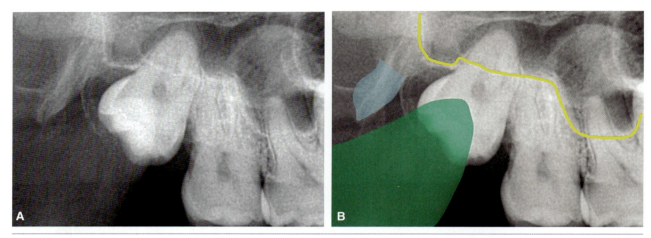

FIGURA 81 Imagens radiográficas intraorais periapicais da região de MSD com foco no dente 18 (3º MSD) onde podemos ver uma imagem radiopaca, conforme um gancho, após o túber maxilar. Trata-se do **hâmulo pterigóideo** (HPt), inserido na placa ou processo ou ainda apófise pterigóidea. Sobre o dente 18, que se encontra incluso, vemos a **apófise coronoide mandibular**.

LEGENDA

■ Apófise coronoide mandibular   ■ Hâmulo pterigóideo   ■ Cortical sinusal ou parede laterobasal do seio maxilar

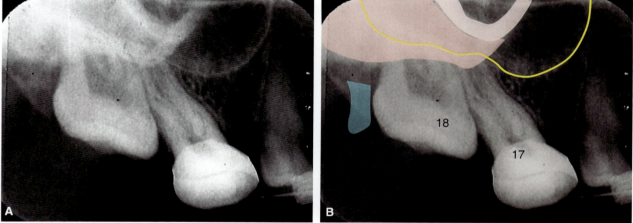

FIGURA 82 Imagens radiográficas intraorais periapicais da região de MSD com foco no dente 18 (3º MSD), semi-incluso. Vemos uma imagem radiopaca, tênue, conforme um pequeno gancho, logo após o túber maxilar. Trata-se do **hâmulo pterigóideo** (HPt). Veja que o dente 16 está ausente, e o dente 17 possui um formato anômalo, com suas raízes fusionadas. Sobrepondo as raízes dos dentes molares, vemos o **osso malar** e a **ApZM**, que obscurecem a região, ademais da **cortical sinusal**.

LEGENDA

■ ApZM   ■ Hâmulo pterigóideo
■ Cortical sinusal   ■ Osso malar

CAPÍTULO 4 ■ Técnicas radiográficas intraorais   121

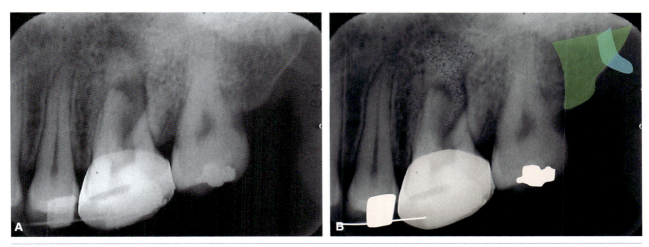

FIGURA 83 Imagens radiográficas intraorais periapicais da região de MSE, com ausência do dente 28. Vemos uma imagem radiopaca, tênue, conforme um pequeno gancho, sobreposta à região do **túber maxilar**. Trata-se do **hâmulo pterigóideo** (HPt). O dente 26 possui **banda metálica** e **acessórios ortodônticos**, porém se encontra também com uma **lesão radiolúcida, difusa**, envolvendo inclusive a trifurcação.

LEGENDA

■ Apófise zigomática da maxila   ■ Hâmulo pterigóideo   ■ Restaurações metálicas
■ Banda metálica e acessórios ortodônticos   ■ Lesão radiolúcida, difusa   ■ Túber maxilar

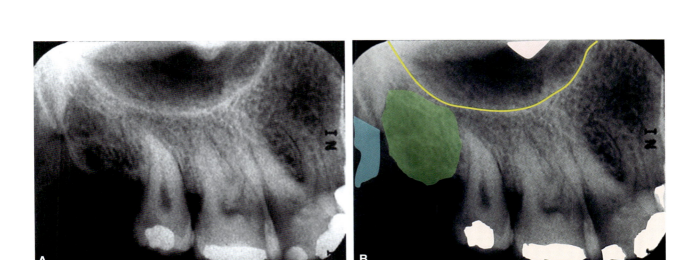

FIGURA 84 Imagens radiográficas intraorais periapicais da região de MSD, e **túber do maxilar**. Vemos uma imagem radiopaca, tênue, conforme um pequeno gancho, posterior à região do **túber maxilar**. Trata-se do **hâmulo pterigóideo** (HPt).

LEGENDA

■ Hâmulo pterigóideo   ■ Túber maxilar   ■ Apófise zigomática da maxila

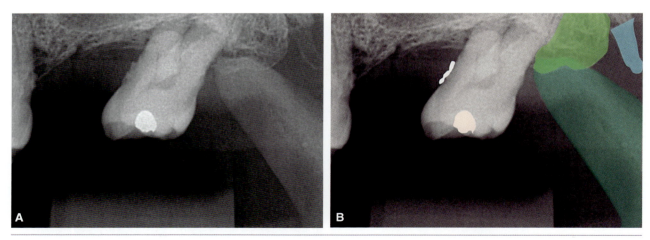

FIGURA 85 Imagens radiográficas intraorais periapicais da região de MSE, com ausência dos dentes 26 e 27. O dente 28 está mesioangulado e com um processo avançado de reabsorção das cristas ósseas alveolares. Note o **cálculo radicular** presente à mesial. Vemos a distal uma imagem radiopaca, tênue, conforme um pequeno gancho, com densidade um pouco menor que a do **túber maxilar**. Trata-se do **hâmulo pterigóideo** (HPt). Note também o **processo coronoide da mandíbula** em sobreposição ao túber.

LEGENDA

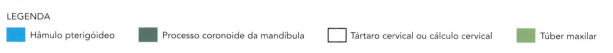

4.1.2 Mandíbula

A mandíbula é o maior osso do crânio humano, ímpar, e, além dos ossículos da orelha, é o único osso do crânio que é móvel, permitindo que o osso contribua para a mastigação. Aloja os dentes inferiores nos respectivos alvéolos, e trabalha na mastigação juntamente com os dentes superiores alojados na maxila. A mandíbula é composta pelo corpo horizontal (anteriormente) e por dois ramos verticais (posteriormente), estando localizada abaixo da maxila. Articula-se através dos dentes com a maxila, no viscerocrânio, quando a boca se encontra fechada. O corpo da mandíbula é uma porção curvada horizontalmente que se articula com os maxilares, muitas vezes sendo chamada de maxilar inferior. Os ramos são dois processos verticais localizados em ambos os lados do corpo; eles se juntam ao corpo no ângulo da mandíbula. No aspecto superior de cada ramo, os processos coronoides e condilares (cabeças da mandíbula) se articulam com o osso temporal para criar a articulação temporomandibular (ATM), que permite a mobilidade (articulação com o neurocrânio) (LIPSKI et al., 2013).

Teoricamente esse osso ímpar faz parte do esqueleto axial. Quando o crânio é observado puramente como estrutura óssea, não há nada que prenda anatomicamente a mandíbula ao resto do crânio. Na mandíbula as corticais ósseas internas e externas dos alvéolos são muito mais fortes e resistentes que as da maxila. O canal mandibular localiza-se no interior do corpo da mandíbula, começando no forame da mandíbula, nos ramos da mandíbula e pode continuar o trajeto em direção à região do mento, como um canal único. Corpo e os ramos se encontram de cada lado no ângulo da mandíbula (Figura 86) (LEE et al., 2015).

4.1.2.1 Corpo

Borda alveolar (superior): contém 16 alvéolos para abrigar os dentes inferiores. A parte alveolar da mandíbula (também chamada de processo alveolar da mandíbula) é a parte do corpo da mandíbula que circunda e sustenta os dentes inferiores. A margem livre curva do processo alveolar é chamada de arco alveolar. O arco alveolar da mandíbula (como o arco alveolar formado pelas maxilas) apresenta as seguintes estruturas:

- **Alvéolos dentários**: os alvéolos dentários são cavidades no processo alveolar, onde estão as raízes dos dentes. Os alvéolos dentários da mandíbula abrigam as raízes dos dentes inferiores, enquanto os alvéolos dentários da maxila, os dentes superiores.
- **Septos interalveolares**: os septos interalveolares são sulcos ósseos entre alvéolos dentários adjacentes nos arcos alveolares da mandíbula e, também da maxila.

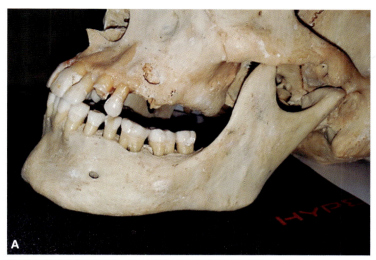 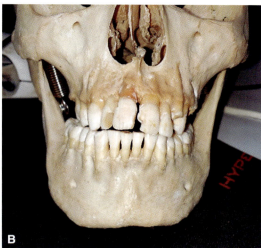

FIGURA 86 Mandíbula macerada em evidência anterior e lateral.

- **Septos inter-radiculares**: os septos inter-radiculares são cristas ósseas formando compartimentos nos alvéolos dentários para acomodar as raízes dos dentes da mandíbula e, também da maxila.

Base (inferior): local de fixação do músculo digástrico medialmente.

O corpo é marcado na linha média pela sínfise mandibular. Esta é uma pequena crista óssea que representa a fusão das duas metades durante o desenvolvimento. A sínfise encerra uma eminência triangular – a protuberância mental, que forma a forma do queixo. Lateral à protuberância mental está o forame mental (via de regra na região entre o dente canino inferior e a raiz mesial do 1° MI de ambos os lados). Atua como uma passagem para estruturas neurovasculares (LADANI et al., 2013).

As características na superfície externa da base mandibular são:

- **Protuberância mentual**: a protuberância mental é uma proeminência encontrada na superfície externa da base da mandíbula que forma o queixo.
- **Tubérculo mentual (2)**: o tubérculo mental é uma proeminência em ambos os lados da protuberância mental na superfície externa da base da mandíbula.
- **Forame mentual (2)**: o forame mental é uma abertura na mandíbula localizada abaixo do segundo pré-molar. É a passagem para o nervo mental, bem como um ponto de pressão para o ramo mandibular do nervo trigêmeo.

As características encontradas na superfície interna da base mandibular são:

- Espinha mental: a coluna mental é uma elevação óssea na superfície interna da mandíbula, projetando-se em direção à língua. A coluna mental é o local de origem dos músculos genioglosso e gênio-hióideo.
- **Fossa digástrica (2)**: a fossa digástrica é uma depressão oval na superfície interna inferior do corpo da mandíbula em ambos os lados da linha média, para fixação da barriga anterior do músculo digástrico.
- **Linha milo-hióidea (2)**: a linha milo-hióidea é uma linha emparelhada no interior da mandíbula, uma crista oblíqua que se estende do aspecto posterossuperior ao anteroinferior do corpo da mandíbula. A linha milo-hióidea é o local de origem do músculo milo-hióideo, e sua parte posterior é a origem da parte mielofaríngea do músculo constritor superior da faringe.
- **Fóvea sublingual (2)**: a fóvea sublingual é uma depressão no interior da mandíbula para a glândula sublingual. É uma estrutura emparelhada na metade anterior do corpo da mandíbula abaixo da linha milo-hióidea
- **Fóvea submandibular (2)**: a fóvea submandibular é uma depressão no interior da mandíbula para a glândula submandibular. É uma estrutura pareada na metade posterior do corpo da mandíbula abaixo da linha milo-hióidea.

4.1.2.2 Ramos

Existem dois ramos da mandíbula, que se projetam perpendicularmente para cima a partir do ângulo da mandíbula. Cada ramo contém os seguintes marcos ósseos:

Cabeça mandibular: situada posteriormente, articula-se com o osso temporal para formar a articulação temporomandibular (ATM). O processo condilar é um processo articular, uma parte do ramo da mandíbula. Ele tem três pontos de referência: a cabeça da mandíbula, que é a parte articular do processo condilar da mandíbula; o colo da mandíbula, que é um segmento estreito do processo condilar abaixo da cabeça da mandíbula; e a fóvea pterigóidea, uma fossa anteromedial abaixo da cabeça da mandíbula, onde o músculo pterigóideo lateral se insere.

Pescoço: suporta a cabeça do ramo e local de fixação do músculo pterigóideo lateral.

Processo coronoide: o processo coronoide da mandíbula é um processo muscular localizado anteriormente ao processo condilar da mandíbula, ambos separados pela incisura mandibular. É local de fixação do músculo temporal.

Incisura mandibular: é uma depressão localizada no ramo da mandíbula que separa os processos condilar e coronoide.

A tuberosidade massetérica é uma área áspera ocasionalmente presente na superfície externa do ramo da mandíbula próximo ao ângulo da mandíbula. O músculo masseter liga-se à tuberosidade massetérica.

A linha obliqua é fraca e ascende posteriormente do tubérculo mental até a borda anterior do ramo da mandíbula. A linha é distinta mais para trás e continua com a borda anterior afiada do ramo.

Forames: um forame refere-se a qualquer abertura através da qual as estruturas neurovasculares possam viajar. Na mandíbula temos dois principais forames (MORROW et al., 2014):

- O forame mandibular está localizado na superfície interna do ramo da mandíbula. Serve como canal para o nervo alveolar inferior e a artéria alveolar inferior. Eles viajam através do forame mandibular, entram no canal mandibular e saem no forame mentual.
- O forame mental está posicionado na superfície externa do corpo mandibular, abaixo do segundo dente pré-molar. Permite que o nervo alveolar inferior e a artéria saiam do canal mandibular. Quando o nervo alveolar inferior passa pelo forame mentual, ele se torna o nervo mental (inerva a pele do lábio inferior e a frente do queixo).
- Há também, não menos importante, mas de muito menor proporção, a foramina lingual, situada na parte interior, entre as apófises genis, também propiciando a passagem de estruturas neurovasculares.

O canal mandibular corre obliquamente para baixo e para a frente no ramo, e depois horizontalmente para a frente no corpo, onde é colocado sob os alvéolos e se comunica com eles por pequenas aberturas. Ao chegar aos dentes incisivos, ele volta a se comunicar com o forame mentual, emitindo dois pequenos canais que correm para as cavidades que contêm os dentes incisivos. Ele contém os vasos alveolares inferiores e o nervo, a partir do qual os ramos são distribuídos aos dentes através do nervo incisivo (GUPTA et al., 2012).

O ângulo da mandíbula é o ângulo que se forma entre o corpo e o ramo da mandíbula.

Processo coronoide: é uma eminência fina e triangular da borda superior do ramo da mandíbula, separados do processo condilar posteriormente pela incisura mandibular. O músculo temporal se insere nas superfícies medial e lateral, e o músculo masseter também se insere em sua superfície lateral.

Processo condilar: é mais espesso que o processo coronoide, e consiste em duas porções: cabeça e pescoço – superfície articular para articulação com o disco articular da ATM convexo posteriormente e de um lado para o outro; a convexidade se estende mais na superfície posterior do que na anterior; o pescoço condilar é achatado da frente para trás; o músculo pterigóideo lateral se insere nele.

4.1.2.3 Sínfise Mandibular (SM)

Sínfise mandibular (SM)	Região dos dentes II e CI	Radiopaca

A sínfise da mandíbula ou sínfise mandibular é uma estrutura anatômica que divide a mandíbula em duas partes. Uma crista suave na linha mediana, localizada na região mental, popularmente chamada de queixo, dividiria a mandíbula em lado D e lado E. A superfície externa do corpo da mandíbula é marcada na linha mediana por uma crista fraca, indicando a sínfise ou linha de junção das duas partes das quais o osso é composto em um período inicial de vida. A sínfise mandibular é uma estrutura anatômica da mandíbula na região dos dentes incisivos inferiores, incluindo a porção anterior do queixo. A sínfise mandibular contribui para a composição e equilíbrio da harmonia facial (ARNETT et al., 1999; BATISTA et al., 2007; SCAVONE, 2008). A sínfise geralmente é composta de osso D1 ou D2 (classificação Misch), que foi correlacionada para medir 850 a mais de 1.250 Unidades Hounsfield (H.U.) (NORTON e GAMBLE, 2001).

Aspectos radiográficos da SM nas RPp: radiografias da região da sínfise mandibular em crianças mostram uma linha radiolúcida através da linha média da mandíbula entre as imagens dos incisivos centrais decíduos em formação. Essa sutura geralmente se fusiona no final do primeiro ano de vida, após o qual não é mais visível radiograficamente. E isso não é frequentemente encontrado em radiografias dentárias, pois poucos pacientes jovens são examinados radiograficamente. Se essa radiolucidez é encontrada em indivíduos mais velhos, isso é uma anormalidade e pode sugerir uma fratura ou fenda. Nas telerradiografias laterais a imagem é mais característica, como uma estrutura óssea em forma de gota inclinada, sendo delimitada por corticais ósseas espessas, contendo no interior trabéculas ósseas e espaços medulares.

A sínfise mandibular se divide abaixo e encerra uma eminência triangular, a protuberância mentual, cuja base é deprimida no centro, mas elevada de ambos os lados para formar o tubérculo mental.

4.1.2.4 Protuberância Mentual (PM)

Protuberância mentual (PM)	Região dos dentes II e CI	Radiopaco

A protuberância mentual representa uma forte condensação óssea mediana, constituída de osso cortical, localizado na superfície externa da porção anterior da mandíbula, limitado inferiormente pelo tubérculo mentual situado na base da mandíbula. Sinônimos de protuberância mentual incluem processo mental e *protuberantia mentalis*. Mental, nesse sentido, deriva do latim *mentum* (queixo), não dos homens (mente), fonte do significado mais comum de mental (Figuras 87 a 93).

Aspectos radiográficos da PM nas RPp: a protuberância mentual apresenta-se como duas linhas radiopacas espessas que convergem superiormente em direção à linha média, com aspecto triangular, na região dos incisivos com comprimento variável, que se estende da região pré-molar à sínfise com formato piramidal. A base corresponde à borda inferior da mandíbula. É observada em radiografias periapicais da região de incisivos inferiores, oclusais da sínfise mandibular, panorâmicas e telerradiografias frontais.

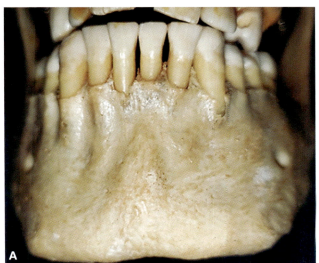
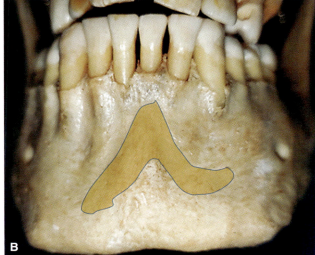

FIGURA 87 Detalhes em fotografia da mandíbula macerada na região da sínfise mandibular ou sínfise da mandíbula (SM), na região mandibular anterior, onde estão alojados, na porção alveolar, os dentes incisivos inferiores. Na peça macerada em "B", podemos ver mais definida a **protuberância mentual (PM)**.

LEGENDA   Protuberância mentual (PM)

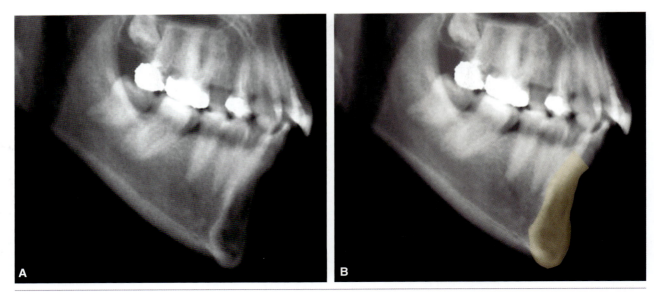

FIGURA 88 Imagens radiográficas cortadas de telerradiografias laterais apontando para a **sínfise mandibular ou sínfise da mandíbula (SM)**, na região mandibular anterior, melhor identificada, por exemplo, nas radiografias cefalométricas laterais ou telerradiografias. No recorte dessa imagem acima (**A**) vemos as arcadas D e E sobrepostas, e podemos identificar melhor a **região da SM**, desenhada em (**B**).

LEGENDA   Região da SM

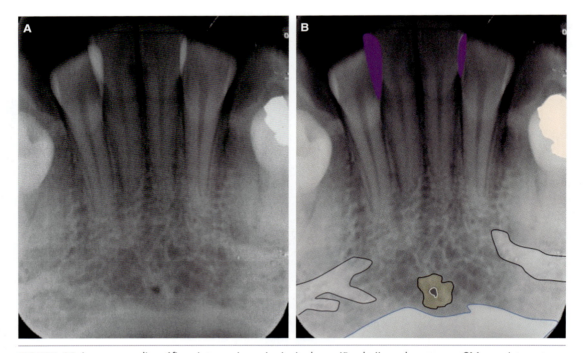

FIGURA 89 Imagens radiográficas intraorais periapicais da região de II, onde vemos a SM em vista anteroposterior. Os detalhes desenhados identificam a **protuberância mentual (PM)**, a **foramina lingual (FL)**, **apófises genis (ApG)** e a **base mandibular**.

LEGENDA   Restauração metálica   Base mandibular   FL   ApG

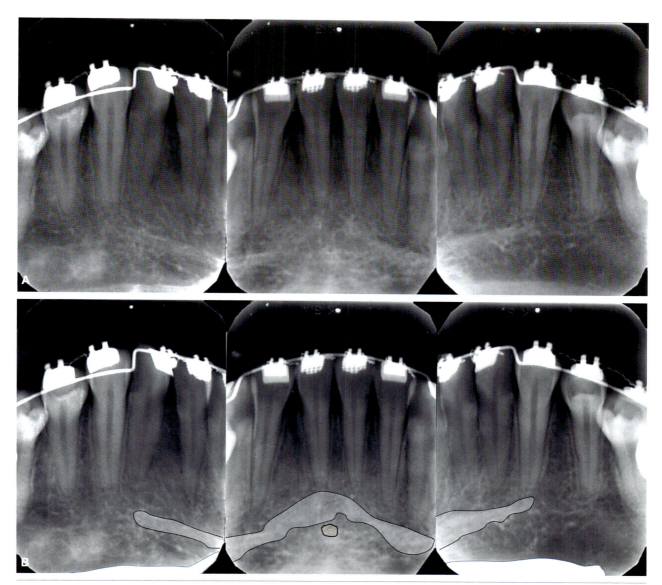

FIGURA 90 Imagens radiográficas intraorais periapicais das regiões de II e Cis, em visão conjunta de um exame de boca toda (BT). O paciente está em tratamento ortodôntico, e podemos ver os acessórios fixos nas coroas dentais. Note que nas regiões de caninos inferiores ainda podemos ver parte da **PM** até próximo ao ápice desses elementos. Já na região dos dentes II vemos a maior estrutura da **protuberância mental (PM)**, logo abaixo a **foramina lingual (FL)**, envolta pelas **apófises genis** e a **base mandibular (BM)**. Esta última, BM, é mais radiopaca e uniforme, via de regra.

LEGENDA — Apófises genis (ApG) — Base mandibular — FL — PM

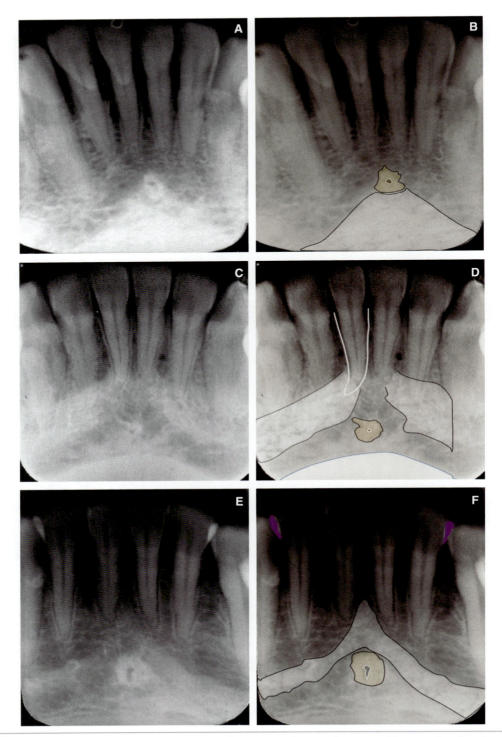

FIGURA 91 Imagens radiográficas intraorais periapicais das regiões de II, onde vemos diferentes localizações e formato da PM nessa região. Claro que isso também dependerá da angulação da incidência dos raios X, além da anatomia do paciente. Em A-B, veja que a **PM** está logo abaixo das **apófises genis** e **foramina lingual**. Já em C-D, quem está ligeiramente abaixo da **PM** são as **ApG** e **FL**, porém a PM não é tão densa na região central, terminando no ápice dos dentes IIC. Ainda vemos em C a **base mandibular (BM)**. Nas imagens radiográficas E-F a imagem radiopaca da PM vai até o espaço interdentário das raízes dos IIC (31-41), e a FL e ApG vêm logo abaixo. As estruturas desenhas em **lilás** são **sobreposições das faces interproximais** dos dentes 32-33 e 42-43.

LEGENDA

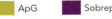 ApG 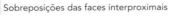 Sobreposições das faces interproximais   ■ FL   ■ PM

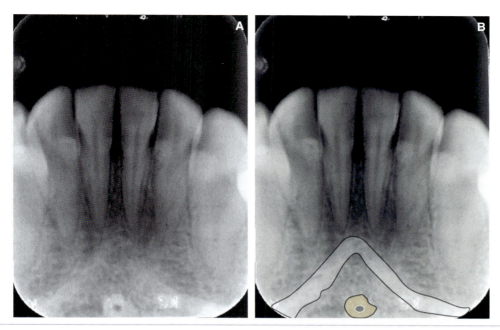

FIGURA 92 Imagens radiográficas das regiões de II, com um posicionamento diferente da **protuberância mentual (PM)** e das **ApG-FL**. Note que há maior distância entre essas estruturas. Isso possivelmente é uma conjunção da anatomia do paciente e da incidência dos raios X, ou da angulação vertical.

LEGENDA

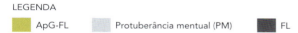

ApG-FL   Protuberância mentual (PM)   FL

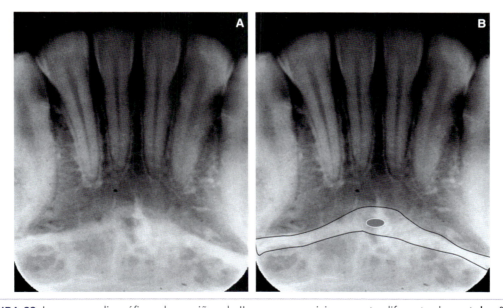

FIGURA 93 Imagens radiográficas das regiões de II, com um posicionamento diferente da **protuberância mentual (PM)**, exatamente sobre as ApG-**FL**. Novamente deve tratar-se da conjunção da anatomia do paciente e da incidência dos raios X, ou da angulação vertical.

LEGENDA

FL   Protuberância mentual (PM)

4.1.2.5 Tubérculos Genianos (TG) ou ainda Apófises Genis ou Genianas (ApGs) e Foramina Lingual (Forame) (FLg)

Tubérculos genianos (TG) ou Apófises Genis ou Genianas (ApGs)	Região dos dentes II	Radiopaco
Foramina lingual (forame) (FLg)	Região dos dentes II	Radiolúcido

O feixe neurovascular incisivo, proveniente do feixe neurovascular alveolar inferior, é responsável pela inervação e irrigação dos dentes anteriores inferiores e do osso alveolar na região. A artéria incisiva e a artéria mental juntas irrigam a gengiva vestibular inferior anterior; enquanto a artéria sublingual (que se anastomosa com a artéria submental) e a artéria milo-hióidea juntas irrigam a gengiva lingual inferior e o assoalho da boca (ALVES e CANDIDO, 2016). Os vasos sanguíneos que vascularizam o assoalho da boca chegam muito perto da cortical lingual no plano mediano, onde o forame lingual pode ser encontrado (FLANAGAN, 2003; ROSANO et al., 2009). Esse conhecimento anatômico é essencial, por exemplo, para procedimentos cirúrgicos seguros, evitando o risco de complicações na colocação do implante na região mandibular anterior. Devido à proximidade dos vasos sanguíneos à placa cortical lingual da linha média mandibular, existe o risco de trauma cirúrgico na colocação do implante nessa região, pois mesmo uma perfuração muito pequena da placa cortical mandibular pode causar sangramento (DEANA, 2018).

O forame lingual é uma estrutura constante na região mandibular anterior, em torno de 99%, segundo Rosano et al., 2009. Outros autores ainda relatam que observaram que o FLg tende a se apresentar isoladamente na mandíbula ou, ainda, se apresentar em pares na mandíbula, achado semelhante ao relatado por Rosano et al., 2009.

O forame localizado na linha média (área da sínfise genial), superior, medial e inferior aos tubérculos geniais (TG) pode ser chamado de forame lingual medial (MLF) (MCDONNELL, 1998), enquanto aqueles situados lateralmente a eles são denominados forame lingual lateral (LLF) e variam em número e local. Os forames situados na parte alveolar foram descritos separadamente como forames nutricionais (BRITT, 1977; ENNIS, 1937).

Aspectos radiográficos dos TG e FLg nas RPp: os tubérculos genis são vistos radiograficamente como estruturas radiopacas, abaixo dos ápices dos incisivos inferiores, em osso basal, muitas vezes ao redor da foramina lingual, vista como uma ou as vezes duas imagens(ns) radiolúcida(s), em geral circular.

O conhecimento meticuloso da distribuição e do conteúdo do MLF e LLF é de importância crucial para dentistas, cirurgiões bucais e maxilofaciais, ao intervir na mandíbula anterior para colocação de implantes dentários e procedimentos genioplásticos ou de enxerto. O forame lingual médio e lateral são estruturas constantes, enquanto o forame alveolar se apresenta apenas nas mandíbulas dentadas. A localização do forame é diretamente afetada pelo estado dentário. A morfologia das mandíbulas desdentadas aumenta o risco de complicações intraoperatórias na mandíbula anterior (NATSIS et al., 2015).

A radiopacidade periférica ao forame, como vista em uma radiografia, é produzida pela parede do canal e não pelos tubérculos geniais, como relatado anteriormente. Embora o forame não seja visto em muitas radiografias da região do incisivo inferior, isso pode ser explicado por uma alteração na orientação do feixe de raios X. Um estudo piloto revelou uma incidência de 49% do forame lingual nas radiografias periapicais da região dos incisivos inferiores em uma população adulta, sendo a incidência relatada anterior de 28%. A radiopacidade que circunda o forame foi relatada nos tubérculos genianos (Figuras 96 a 100).

Os tubérculos genis geralmente são pequenas protuberâncias ósseas no aspecto lingual da sínfise da mandíbula. Esses tubérculos geniais são vistos como um grupo de 4 extensões ósseas que circundam o forame lingual bilateralmente na superfície lingual da mandíbula, situada a meio-caminho entre as bordas superior e inferior da mandíbula (BRITT, 1977; CHRCANOVIC et al., 2011). Eles atuam como a inserção dos músculos gênio-hióideos (tubérculos geniais inferiores) e músculos do genioglosso (tubérculos geniais superiores). A ação desses músculos está relacionada à mobilidade e à deglutição lingual, sendo importante para a fala e a menstruação (Figuras 94 e 95).

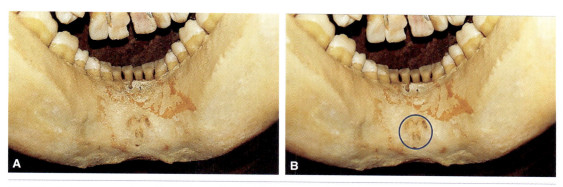

FIGURA 94 Imagens radiográficas da região de MSE, com ausência dos dentes 26 e 27.

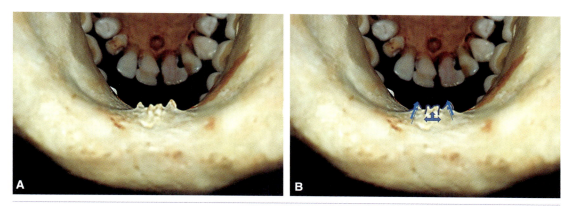

FIGURA 95 Imagens radiográficas da região de MSE, com ausência dos dentes 26 e 27.

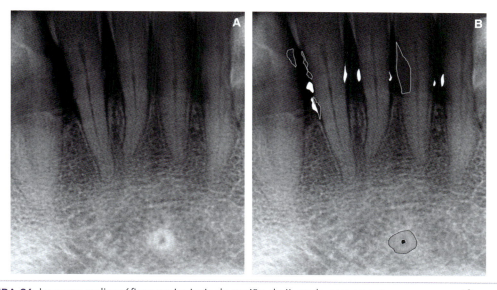

FIGURA 96 Imagens radiográficas periapicais da região de II, onde comumente vemos as **apófises genis (ApG)** (imagem circular, radiopaca) e a **foramina lingual (FLg)**. A FLg é vista como uma imagem radiolúcida, em geral no centro da imagem radiopaca que indica as ApG. Ainda vemos um problema periodontal nos dentes II, repletos de **tártaros** e ainda com possível **cárie de raiz** (dentes 43, 42 e 31). Note que as cristas ósseas alveolares interdentais estão reabsorvidas horizontalmente, evidenciando um processo crônico.

LEGENDA

Apófises genis (ApG)   Foramina lingual (FLg)

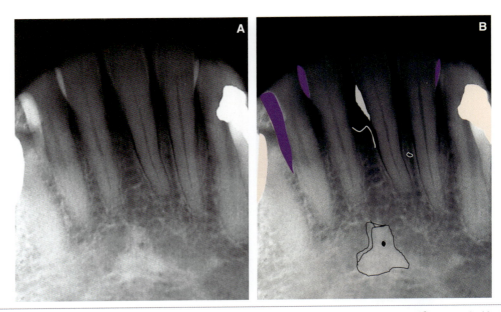

FIGURA 97 Imagens radiográficas periapicais da região de II, onde comumente vemos as **apófises genis (ApG)** como uma imagem radiopaca, nesta imagem, disforme, e a **foramina lingual (FLg)**, como uma pequena imagem radiolúcida, circular, no centro da imagem radiopaca das ApG. Note no espaço interdentário dos dentes 32-31 a presença de um **canal nutrício**. Na mesial do dente 31, cervical, é possível ver um enorme **tártaro**, nem tanto calcificado, que compromete a higidez da crista óssea alveolar interdentária. O diastema ajuda o processo inflamatório nessa região e, também ajuda para o **aumento do ELP** no dente 31. Vemos **sobreposições dentárias** das faces interproximais dos dentes contíguos.

LEGENDA

■ Canal nutrício   ■ Sobreposições dentárias   ■ FL   ■ ApG   ■ Restauração metálica

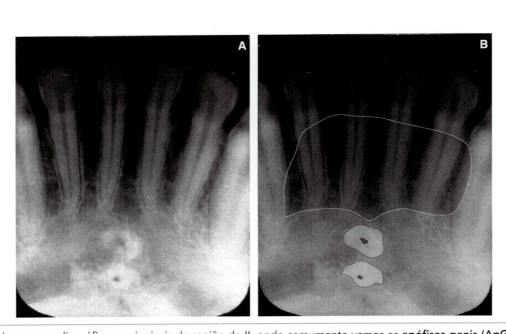

FIGURA 98 Imagens radiográficas periapicais da região de II, onde comumente vemos as **apófises genis (ApG)** como uma imagem circular, radiopaca. Veja que nesta imagem temos uma anomalia anatômica, com a formação de duas **foraminas linguais (FLg)**, radiolúcidas, e duas imagens radiopacas, compatíveis com ApG. Isso é incomum, mas ocorre. Um pouco mais acima, vemos uma imagem radiolúcida, tenuamente circunscrita, compatível com a fossa mentual (FM).

LEGENDA

■ Apófises genis (ApG)   ■ Foraminas linguais (FLg)   ■ FM

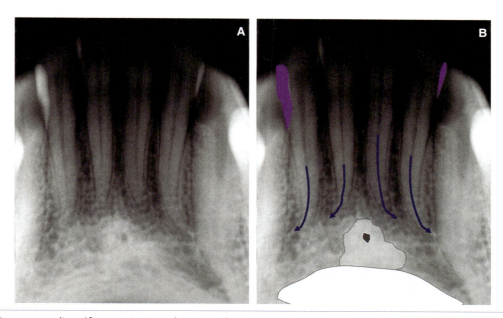

FIGURA 99 Imagens radiográficas periapicais da região de II, com maior angulação vertical (veja que é possível ver a **base da mandíbula** ou a **cortical inferior da mandíbula**). Vemos as **apófises genis (ApG)** como uma imagem disforme, acima da **base da mandíbula**, radiopaca, e a **foramina lingual (FLg)**, como uma pequena imagem radiolúcida, mais ou menos circular, no centro da imagem radiopaca das ApG. Note a suave **curvatura dos ápices dos dentes II**. Isso ocorre devido à direção de onde chegam os suprimentos sanguíneos e nervosos. Vemos **sobreposições dentárias** das faces mesiais dos dentes 33 e 43 com as superfícies distais dos dentes 32 e 42, respectivamente.

LEGENDA

- ApG
- BM na região do mento
- Sobreposições dentárias
- FLg
- Inclinação dos ápices dos dentes II

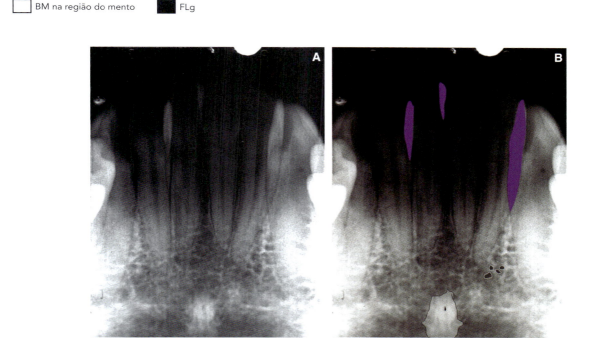

FIGURA 100 Imagens radiográficas periapicais da região de II onde comumente vemos as **apófises genis (ApG)** como uma imagem radiopaca, nesta imagem, disforme, e a **foramina lingual (FLg)**, como uma muito pequena imagem radiolúcida, no centro da imagem radiopaca das **ApG**. Muitas vezes não é possível ver essa imagem radiolúcida no centro da imagem radiopaca. Vemos mais acima, próximo ao ápice do dente 32, 4 **canais nutrícios**. Vemos **sobreposições dentárias** das faces interproximais dos dentes contíguos.

LEGENDA   ApG   CNs   FLg   Sobreposições dentárias

4.1.2.6 Fossa Mentual (FM)

| Fossa mentual (FM) | Região dos dentes II | Radiolúcido |

A fossa mentual (FM) é uma depressão na região vestibular da mandíbula que se estende lateralmente a partir da linha média e acima da protuberância mentual. Devido a esse adelgaçamento ósseo na área, a imagem dessa depressão pode ser similar à da fossa submandibular, ou seja, mostra uma radiolúcida difusa na região, e, assim, pode ser confundida com uma lesão apical, no caso, dos dentes incisivos (Figuras 101 a 106). Essa é a significância clínica dessa estrutura anatômica mandibular, assim como a fossa submandibular.

Aspectos radiográficos da FM nas RPp: em geral, é visto como uma imagem radiolúcida, com maior ou menor intensidade, mas na maior parte das vezes vemos como uma imagem radiolúcida tênue e difusa.

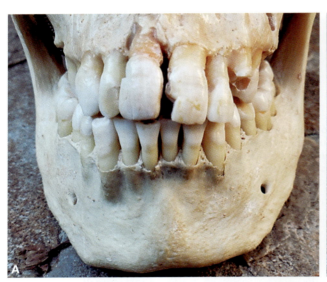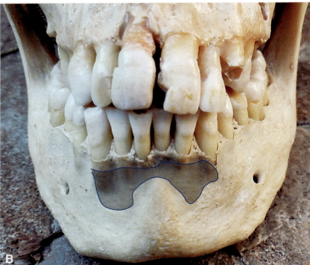

FIGURA 101 Imagens de um crânio macerado da região de II onde vemos uma imagem. côncava, de ambos os lados da sínfise: a Fossa Mentual.

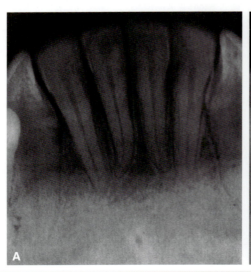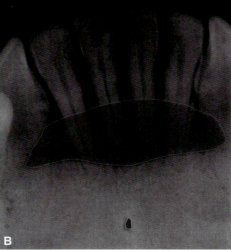

FIGURA 102 Imagens radiográficas periapicais da região de II, onde vemos uma imagem radiolúcida, disforme, difusa, da **FM** sobrepondo as raízes dos dentes II. Logo abaixo vemos a imagem radiolúcida, circunscrita da **FLg**, sem detalhes das **ApG**.

LEGENDA   FLg entre as ApG   FM

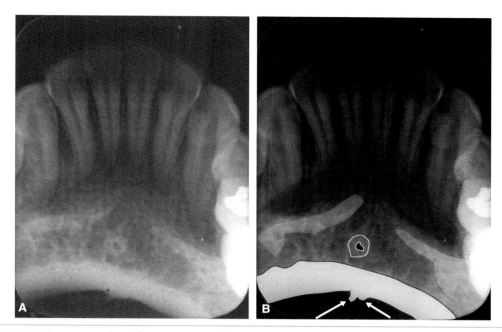

FIGURA 103 Imagens radiográficas periapicais da região de II, onde vemos uma imagem radiolúcida, disforme, difusa, da **FM** sobrepondo as raízes dos dentes II. Veja que logo abaixo há a **PM**. Essa é uma situação de normalidade, já que a **FM** é uma região de adelgaçamento ósseo, e a **PM** uma região anatômica de reforço ósseo. São regiões contíguas. Veja também a **foramina lingual (FLg)** centralizada a ApG. Mais abaixo vemos a **BM** e o destaque para as extremidades das **ApG** (setas brancas).

LEGENDA

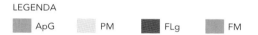
ApG   PM   FLg   FM

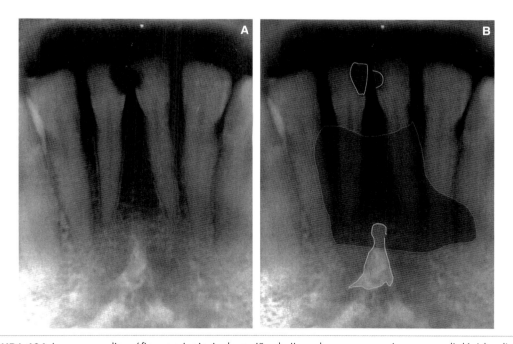

FIGURA 104 Imagens radiográficas periapicais da região de II, onde vemos uma imagem radiolúcida, disforme, difusa, da **FM** sobrepondo as raízes dos dentes 31-41. Veja que esses dentes têm extensa **lesão de cárie** em suas superfícies mesiais. Vemos logo abaixo da área da **FM** as **ApG**.

LEGENDA   ApG   FM   Imagens radiolúcidas nas coroas, compatíveis com cárie

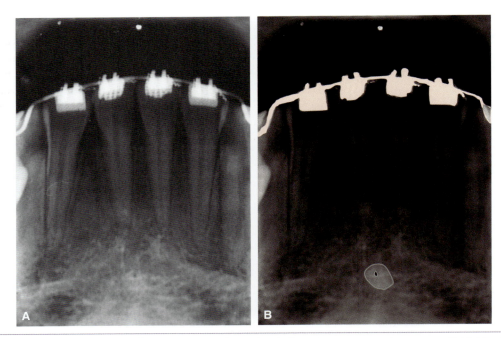

FIGURA 105 Imagens radiográficas periapicais da região de 11, onde vemos uma imagem radiolúcida da **FM** sobrepondo as raízes dos dentes 11, portando **acessório ortodôntico**.

LEGENDA

Acessório ortodôntico   ApG   FM   Foramina lingual

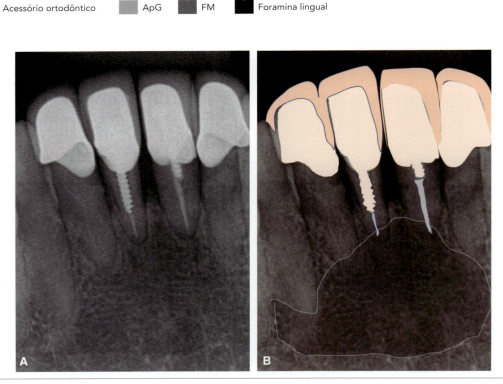

FIGURA 106 Imagens radiográficas periapicais da região de 11, onde vemos uma imagem radiolúcida, difusa, disforme da **FM** sobrepondo as raízes dos dentes 31-41, que possuem tratamento endodôntico e **NMF com rosca**. Os 4 dentes 11 possuem coroas protéticas **metaloplásticas**. Note que os ELP apicais dos dentes 31 e 41 estão preservados, apesar de levemente aumentados

LEGENDA

FM   Metaloplásticas   NMF com rosca   Tratamento endodôntico (material obturador de canal)

4.1.2.7 Forame Mentual (FMt)

| Forame Mentual (FMt) | Região dos dentes CI a MI | Radiolúcido |

O forame mentual é geralmente o limite/abertura anterior do canal alveolar inferior, localizado na cortical vestibular, que é visível nas radiografias periapicais, e dá passagem ao feixe vasculonervoso mentual (Figuras 107 a 113). Sua imagem é bastante variável, e ele pode ser identificado somente na metade das vezes devido ao fato de a abertura do canal ser direcionada superior e posteriormente (Figura 111). Como resultado, a imagem dos pré-molares não é projetada através do longo eixo da abertura do canal. Essa circunstância é responsável pela variedade da aparência do forame mentual. Embora a parede do forame seja uma cortical óssea, a densidade da imagem do forame varia, assim como a forma e definição de suas bordas. Ele pode ser redondo, alongado, em forma de fenda, muito irregular e parcial ou completamente corticalizado.

Na espessura do corpo da mandíbula, além dos acidentes de superfície já citados, devemos citar um dos mais importantes acidentes anatômicos desse osso, o canal mandibular, com seu prolongamento incisivo, onde passam os feixes vasculonervosos mandibulares, que dão suprimento sanguíneo e inervação à mandíbula. Em sua volta, há diferentes distribuições de osso esponjoso e do compacto, na mandíbula. Este se localiza abaixo do nível do forame mentual, e prolonga-se à região incisiva, pelo canal incisivo, dificilmente identificado nas tomadas radiográficas da região pelas técnicas radiográficas intraorais. O forame mentual é, portanto, a abertura de uma ramificação do canal mandibular. Essa ramificação segue uma direção oblíqua, para cima e para trás.

Aspectos radiográficos do FMt nas RPps: o forame mentual apresenta-se, em geral, como uma pequena área radiolúcida ovoide ou arredondada localizada na região periapical dos pré-molares inferiores. Alguns casos podem ser visualizados dois forames. É observada em radiografias periapicais da região de caninos, pré-molares e molares inferiores, e também em radiografias panorâmica e oclusal de mandíbula. Os raios X devem passar diretamente através do longo eixo do canal mental para que a área radiográfica do forame se aproxime das mesmas dimensões do forame anatômico real.

O forame mentual é uma referência importante na superfície externa da mandíbula na região abaixo dos pré-molares, e suas variações de posição têm sido estudadas em diferentes grupos étnicos. Quanto à localização do forame mentual, há considerável variação anatômica nos planos vertical e horizontal. Embora a maioria dos estudos tenha localizado o forame mentual abaixo do segundo pré-molar, as posições podem variar de abaixo do canino a abaixo do primeiro molar (LEE et al., 2015).

O nervo principal associado à mandíbula é o nervo alveolar inferior, que é um ramo da divisão mandibular do nervo trigêmeo. O nervo alveolar inferior entra no forame mandibular e segue anteriormente no canal mandibular, onde envia ramos para os dentes inferiores e proporciona sensação. No forame mentual, o nervo alveolar inferior se ramifica no nervo incisivo e mental. O nervo mental sai do forame mentual e segue superiormente para proporcionar sensação ao lábio inferior. O nervo incisivo corre no canal incisivo e fornece inervação aos pré-molares inferiores, caninos e incisivos laterais e centrais (LEE et al., 2015).

O conhecimento das estruturas anatômicas localizadas na região entre os forames mentuais é de fundamental importância no planejamento pré-operatório. O protocolo de tratamento para implantes dentários requer exame por imagem, antes da colocação do implante dentário. O exame radiográfico é parte importante do planejamento da cirurgia para instalação de implantes, utilizada principalmente para localizar estruturas anatômicas e avaliar a qualidade e quantidade óssea; além disso, é indicado para acompanhamento pós-cirúrgico. Durante o planejamento, é importante determinar pontos anatômicos como o canal mandibular e o forame mentual na mandíbula edêntula posterior, a fim de evitar danos ao nervo ou trauma vascular que podem resultar em dormência no lábio inferior e no queixo.

O forame mentual (FMt) é uma abertura bilateral localizada na superfície anterior da mandíbula. O mais frequente é entre o primeiro e o segundo pré-molares inferiores. O nervo mental (um ramo do nervo alveolar inferior), juntamente com as artérias e veias correspondentes, sai pelo FMt (BOOPATHI et al., 2010; CONCEPCION e RANKOW, 2000; IWANAGA et al., 2016). O nervo alveolar inferior conduz unilateralmente os estímulos sensoriais para o lábio inferior, mucosa labial, canino inferior e pré-molar, enquanto os vasos sanguíneos fornecem tecidos moles da mandíbula (LIPSKI et al., 2013; ROA HENRÍQUEZ e ARRIAGADA, 2015).

Tanto a localização precisa quanto a forma, tamanho e número de FMt bem definidos são cruciais para diferentes procedimentos odontológicos clínicos. É um marco anatômico importante para facilitar procedimentos cirúrgicos, anestésicos locais e outros procedimentos invasivos. Procedimentos odontológicos bem-sucedidos e sem complicações, como curetagem, tratamento do canal radicular, cirurgia periapical, cirurgia ortognática e anestesia eficaz durante bloqueios nervosos, dependem do conhecimento de um operador (FABIAN, 2007). A colocação de implantes em uma área interforaminal está estritamente relacionada à localização da MF, porque determina a posição da maioria dos implantes distais. Muitos estudos indicam que uma distância mínima entre MF e um implante deve chegar a 6 mm (GREENSTEIN e TARNOW, 2006; KUZMANOVIC et al., 2003). Qualquer procedimento invasivo realizado nessa região pode danificar os feixes neurovasculares e causar complicações graves, como parestesia (GONZÁLEZ-MARTÍN, 2010). Até o momento, sabe-se que a posição do MF depende de uma origem étnica dos pacientes (GREEN, 1987). Essas variações na posição, forma e tamanho da FMt e também do forame mentual acessório (FMA) (muitas vezes presente) pode estar relacionado aos hábitos alimentares de diferentes regiões que podem afetar o desenvolvimento das mandíbulas. A variabilidade da posição da FM e do FMA deve alertar os cirurgiões-dentistas durante a cirurgia periodontal ou endodôntica. O FMA é encontrado devido à ramificação do nervo mental antes de passar pelo forame mentual. Assim, a verificação da existência de FMA evitaria lesões nervosas acessórias durante cirurgia periapical.

O FMt, em uma população adulta dentada está localizado, em média, 14 mm acima do osso basal mandibular. A localização mais frequente é abaixo do eixo longitudinal do segundo pré-molar, e, na maioria dos casos, com forma oval e tamanho na faixa de 2-2,99 mm. O FMA é observado em mais da metade dos casos estudados (55,5%). A posição do FM é alterada nas mandíbulas desdentadas em comparação com as dentadas (GONZÁLEZ-MARTÍN, 2010).

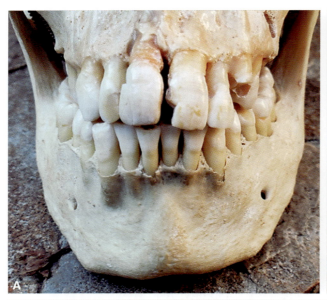 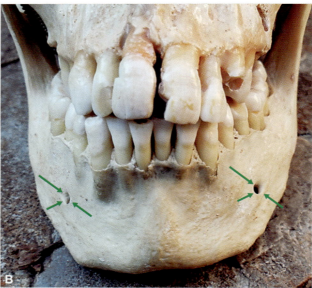

FIGURA 107 Imagens de crânio macerado com o apontamento dos dois **forames mentuais (FMt)** pelas setas verdes. Esse crânio possui ambos FMt.

LEGENDA   ▇ Forames mentuais (FMt)

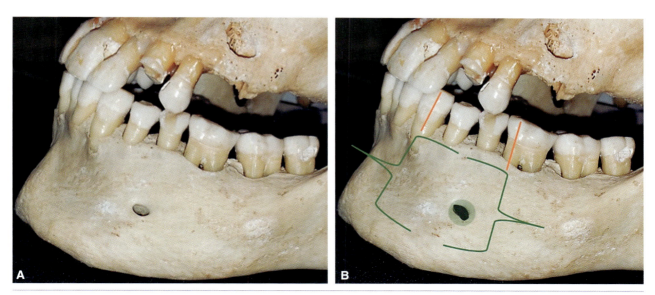

FIGURA 108 Imagens de crânio macerado com o apontamento do **forame mentual E**. Os **colchetes** mostram a **área da possível localização dos FMt**, ou seja, no corpo mandibular, entre a raiz do canino e a raiz mesial do 1º MI.

■ Área da possível localização dos FMt   ■ Área da possível localização dos FMt, visível na boca (dente canino até raiz mesial do dente 1º MI)

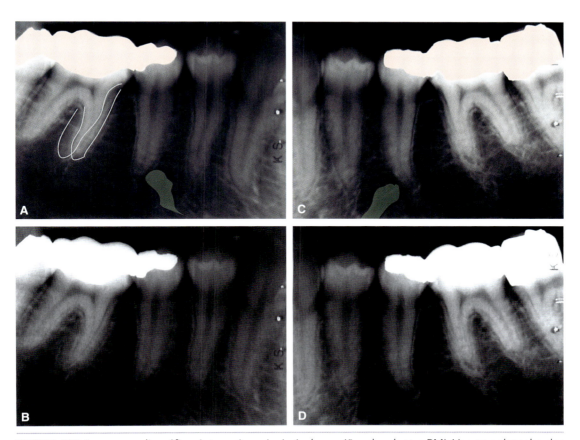

FIGURA 109 Imagens radiográficas intraorais periapicais das regiões dos dentes PMI. Vemos o desenho dos **FMt** de ambos os lados, próximo ao ápice do dente 2º PMI, local mais comum para a localização do **FMt**. Veja também que não há uma forma definida para o **FMt**.

LEGENDA   ☐ Contorno das duas raízes do dente 46 (anomalia de forma)   ■ FMt   ■ Restauração metálica

140 Radiologia Oral – Texto e Atlas

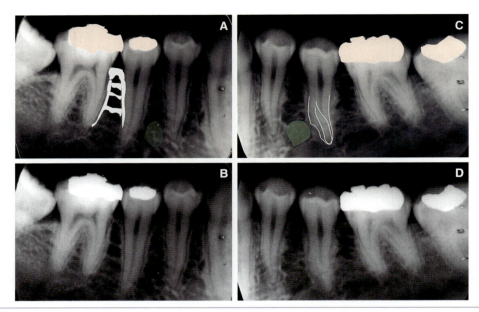

FIGURA 110 Imagens radiográficas intraorais periapicais das regiões dos dentes PMI. Vemos o desenho dos **FMt** de ambos os lados, localizado entre os dentes PMI, localização, também, bastante comum. Note que o 2º PMIE possui **duas raízes**, ou seja, uma **anomalia dentária**. Note também, no septo interdentário, entre os dentes 45-46, a **formação trabecular em "escada"**, formação típica na mandíbula posterior.

LEGENDA
- Restauração metálica
- FMt
- Contorno das duas raízes do dente 35 (anomalia de forma)
- Trabéculas horizontais interdentais

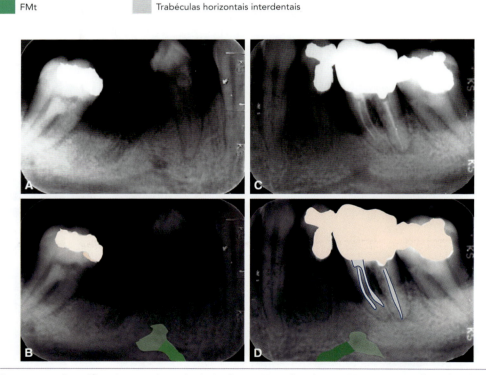

FIGURA 111 Imagens radiográficas intraorais periapicais das regiões dos dentes PM. Vemos o desenho dos **FMt** de ambos os lados, próximo ao ápice da raiz mesial do 1º MI, local-limite para sua localização mais posterior. Note que o 2º PMI está ausente. Veja também que há um canal saindo do FMt, e dirigindo-se para anterior. Seria o **canal mandibular anterior ou canal incisivo**, que leva os ramos incisivos de suprimento sanguíneo e nevo mental. Esta imagem se refere a um canal nutriente que vai suprir a região anterior da mandíbula. Esta visualização é uma exceção.

LEGENDA
- Canal mandibular anterior ou canal incisivo
- FMt
- Material obturador de canal
- Restauração metálica

CAPÍTULO 4 ■ Técnicas radiográficas intraorais 141

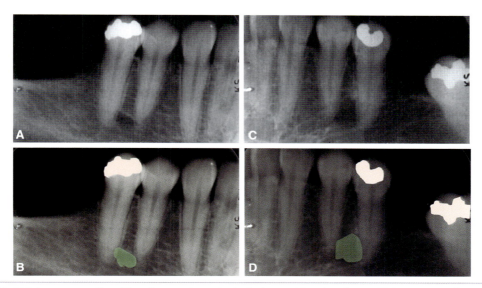

FIGURA 112 Imagens radiográficas intraorais periapicais das regiões dos dentes PMI. Vemos o desenho dos **FMt** de ambos os lados, entre os ápices dentários dos FMI. Veja que são imagens disformes e com tamanhos diferentes. Claro que a incidência dos raios X para a técnica radiográfica periapical também influencia essa imagem, por isso, nas radiografias periapicais, essas imagens são pouco nítidas.

LEGENDA ■ FMt ■ Restauração metálica

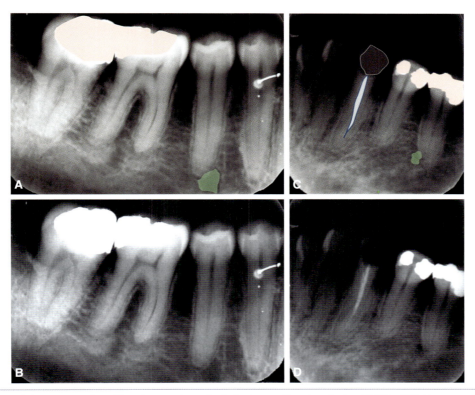

FIGURA 113 Imagens radiográficas intraorais periapicais das regiões dos dentes PMID e CIE. Vemos o desenho dos **FMt** de ambos os lados, próximo ao ápice do dente 2° PMI, local mais comum para a localização do **FMt**. Note que as imagens estão sobrepostas ao ápice dos 2° PMI, e isso poderia ser confundido com lesões periapicais, principalmente no dente 35, que possui extensão **restauração metálica**. Veja que o dente 33 possui **tratamento endodôntico insatisfatório** e extensa **destruição coronária** por cárie ou acesso endodôntico.

LEGENDA

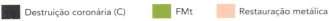

■ Destruição coronária (C)   ■ FMt   ■ Restauração metálica

4.1.2.8 Canal Alveolar Inferior (CAI) ou Canal Mandibular (CM)

Canal alveolar inferior (CAI) ou canal mandibular (CM)	Região dos dentes CI a MI	Radiolúcido

O canal mandibular é um conduto ósseo que tem sua origem no forame mandibular no ramo ascendente da mandíbula, percorrendo seu corpo, e terminando no forame mentual. É através desse conduto que passam o nervo, a artéria e a veia alveolar inferior. Via de regra é possível verificar na imagem radiográfica, como uma imagem radiolúcida, a luz do canal, cercada pelas imagens de duas linhas radiopacas, ou as paredes corticais do canal. O canal mandibular, também conhecido como canal alveolar inferior (CAI), está localizado dentro do aspecto interno da mandíbula (ramo e corpo) e contém o nervo alveolar inferior, artéria e veia. Começa no forame mandibular, no lado lingual do ramo, continua na superfície bucal do corpo da mandíbula e termina no forame mentual, adjacente ao segundo dente pré-molar inferior (Figura 114).

O canal mandibular corre obliquamente para baixo e para a frente no ramo, e depois horizontalmente para a frente no corpo, onde é colocado sob os alvéolos e se comunica com eles por pequenas aberturas. Ao chegar aos dentes incisivos, ele volta a se comunicar com o forame mentual, emitindo dois pequenos canais que correm para as cavidades que contêm os dentes incisivos. Nos dois terços posteriores do osso, o canal está situado mais próximo da superfície interna da mandíbula; e, no terço anterior, mais próximo de sua superfície externa. Ele contém os vasos alveolares inferiores e o nervo, a partir do qual os ramos são distribuídos para os dentes. O nervo alveolar mandibular atravessa o canal mandibular para emergir no forame mentual como o nervo mental (Figura 115).

Aspectos radiográficos do CM nas RPps: o canal mandibular é uma estrutura óssea localizada no corpo e ramo da mandíbula, que se estende desde o forame mandibular até o forame mentual. Apresenta-se radiograficamente como uma linha radiolúcida delimitada por duas finas linhas radiopacas, contendo em seu interior vasos e nervos alveolares inferiores. Ramificações do nervo alveolar inferior são responsáveis por inervar tecidos moles, papila, dentes, periodonto e osso da mandíbula (MADEIRA, 1995) (Figuras 116 a 120).

Os dentes que mais se relacionam com o canal mandibular são o terceiro molar (80%) e o segundo molar (15%). O primeiro molar e os pré-molares apresentam frequência anatômicas bem menor. Na maioria das vezes apresenta-se com um único conduto, no entanto podem estar presentes um segundo ou terceiro canal mandibular conhecidos como canais acessórios, chamados de bífidos e trífidos, podendo ser uni ou bilaterais (ROSSI et al., 2009).

Possíveis danos a essas estruturas vitais geralmente ocorrem devido a erros cirúrgicos dos cirurgiões-dentistas, além de não identificar essas estruturas (KIM et al., 2006). Por isso, é fundamental determinar a localização e a configuração do canal mandibular (MC) e estruturas anatômicas relacionadas, para que esses tipos de danos possam ser minimizados (RUEDA et al., 2006). É interessante enfatizar que o CM se bifurca no plano lateral superior ou medial inferior em cerca de 1% dos pacientes.

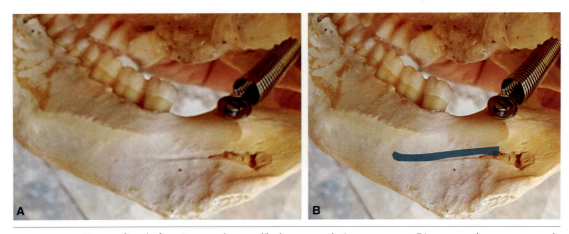

FIGURA 114 Fotografias da face interna de mandíbula macerada (ramo e corpo D) apontando para a entrada do **canal mandibular (CM)** e trajeto desse até a região do dente 48, podendo coincidir com o sulco milo-hióideo.

LEGENDA — Canal mandibular (CM), vista externa do sulco desse

CAPÍTULO 4 ■ Técnicas radiográficas intraorais   143

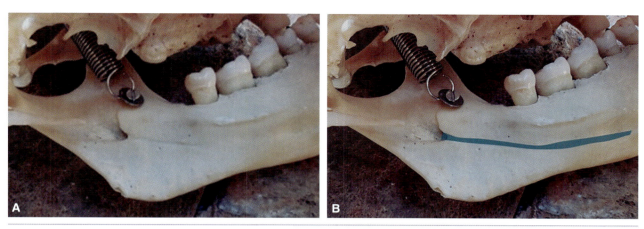

FIGURA 115 Fotografias da face interna de mandíbula macerada (ramo e corpo E) apontando para a entrada do **canal mandibular (CM)** e trajeto desse até a região dos dentes molares inferiores E, coincidindo com o sulco milo-hióideo.

LEGENDA   ■ Canal mandibular (CM)

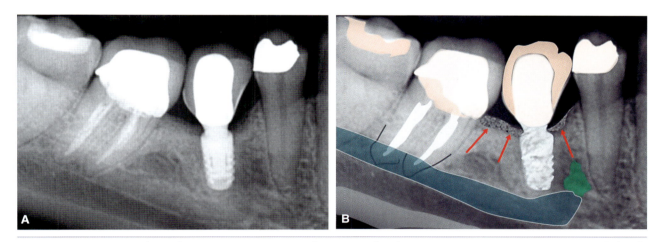

FIGURA 116 Imagens radiográficas intraorais periapicais das regiões dos dentes PMID e MID. Vemos a imagem radiolúcida do **canal mandibular (CM)** até o **FMt**, passando sobre as raízes dos dentes molares presentes (47-48 mesioangulados), sendo que os dentes 46 e 45 estão ausentes. O delineamento das finas corticais radiopacas das paredes superior e inferior facilita a identificação desse. Veja que a LD e o **ELP** do dente 47 estão íntegros, mesmo com o **tratamento endodôntico** (aparentemente correto). O elemento de implante com rosca substitui esses dentes. Note que a mesioangulação dos dentes 47-48 traz algum **problema periodontal** apontado pelas setas vermelhas, com **reabsorção da crista óssea**, assim como o contato entre a **coroa protética** e o dente 44.

LEGENDA

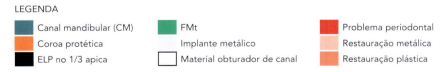

■ Canal mandibular (CM)   ■ FMt   ■ Problema periodontal
■ Coroa protética   □ Implante metálico   ■ Restauração metálica
■ ELP no 1/3 apica   □ Material obturador de canal ■ Restauração plástica

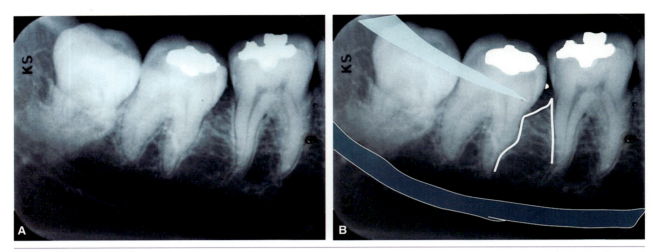

FIGURA 117 Imagens radiográficas intraorais periapicais das regiões dos dentes MID. Vemos a imagem radiolúcida do **canal mandibular (CM)** vindo de posterior para anterior, delineado pelas finas corticais radiopacas das paredes superior e inferior desse, passando apenas sobre as raízes do dente 48. Já passando sobre as coroas dos dentes 48-47 vemos a **LO** (radiopaca). Veja que o teto do **CM** não está bem definido. Note que o ponto de contato entre os dentes 47-46 não é bom, além da presença de **tártaro** na distal do dente 47, e estes são a causa da reabsorção horizontal inicial da **crista óssea interdentária**. Os dentes 46-47 possuem pequenas restaurações metálicas oclusais.

LEGENDA

■ Canal mandibular (CM)   ■ LD com reabsorção angular   ■ LO   □ Tártaro

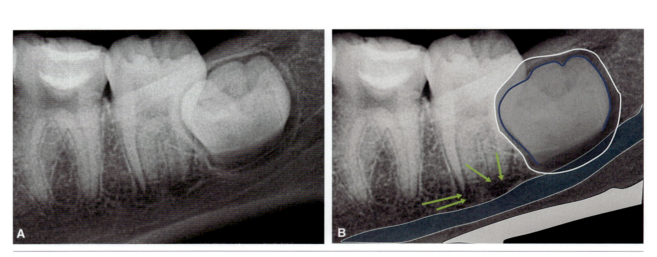

FIGURA 118 Imagens radiográficas intraorais periapicais das regiões dos dentes MIE. Vemos a imagem radiolúcida do **canal mandibular (CM)** vindo de posterior para anterior, delineado pelas finas corticais radiopacas das paredes superior e inferior desse, muito próximo à **base mandibular** (radiopaca), passando muito próximo do saco dentário do **dente 38**, sendo que este está completando a **formação da coroa**. O contorno branco mostra o dente 38 em formação e o contorno azul mostra a coroa em formação. Veja que o dente 37 está com **rizogênese incompleta**, em seu terço apical, mostrado pelas setas.

LEGENDA

■ Canal mandibular (CM)   ■ Germe dentário do dente 38 terminando de formar a coroa   ■ Rizogênese incompleta

CAPÍTULO 4 ■ Técnicas radiográficas intraorais 145

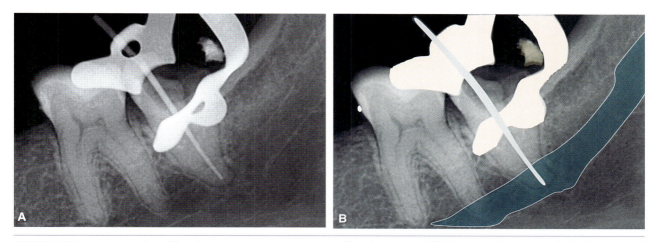

FIGURA 119 Imagens radiográficas intraorais periapicais das regiões dos dentes MIE. Vemos a imagem radiolúcida do **canal mandibular (CM)** vindo de posterior para anterior, e passando sobre os ápices desses dentes, que têm aumento do ELP apical, e inclusive sobre o ápice das raízes fundidas (ou uma única raiz) do dente 38, que tem sua coroa parcialmente destruída, e está em tratamento endodôntico (note o **grampo metálico** para isolamento total, e o cone de **guta-percha**, em prova e/ou travamento). Neste caso são nítidas as paredes superior e inferior do **CM**. Veja que ainda há um **corpo estranho** a distal do dente 38, próximo à LO. Veja também a presença de **tártaro** na mesial do dente 37.

LEGENDA

■ Canal mandibular (CM) ■ Corpo estranho ■ Grampo Metálico □ Tártaro coronário ■ Cone de gutapercha

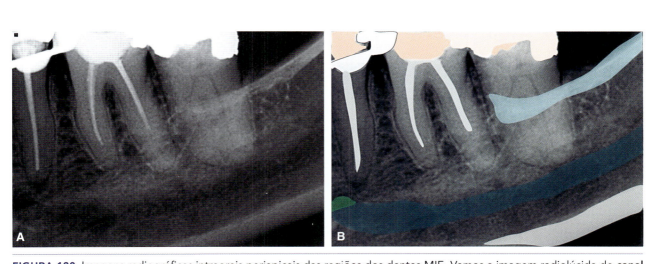

FIGURA 120 Imagens radiográficas intraorais periapicais das regiões dos dentes MIE. Vemos a imagem radiolúcida do **canal mandibular (CM)** vindo de posterior para anterior, chegando ao **FMt** em sua posição mais comum, logo abaixo do ápice do 2º PMI, próximo à **base mandibular** (radiopaca). Note que não vemos as corticais ou paredes superior e inferior do **CM**, o que, é claro, ajuda em seu delineamento. Já passando sobre o terço médio das raízes do dente 37, vemos a **LO** (radiopaca).

LEGENDA

■ Canal mandibular (CM) □ Grampo metálico ■ Material obturador de canal ■ Restauração plástica e/ou base+forramento
■ FMt ■ LO ■ Restauração metálica

4.1.2.9 Linha Oblíqua (Externa) (LO)

Linha oblíqua (externa) (LO)	Região dos dentes MIs	Radiolúcido

A linha oblíqua (externa) é uma continuação da borda anterior do ramo da mandíbula que assume o trajeto anteroinferior, na superfície externa da mandíbula, lateralmente ao processo alveolar obliquamente à região do primeiro molar. Serve como um acessório do músculo bucinador e parece superior à crista mieloide em uma radiografia dentária (Figura 121).

Aspectos radiográficos do LO nas RPp: é observada radiograficamente como uma faixa, relativamente espessa, de forma radiopaca acima da linha milo-hióidea, e muitas vezes passa sobre as raízes dos dentes molares inferiores (Figuras 122 a 127).

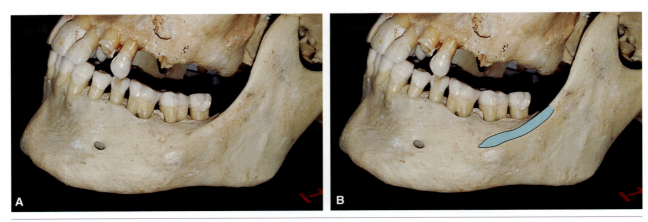

FIGURA 121 Imagens fotográficas de crânio macerado, vista lateral, com apontamento da LO E na superfície externa da mandíbula.

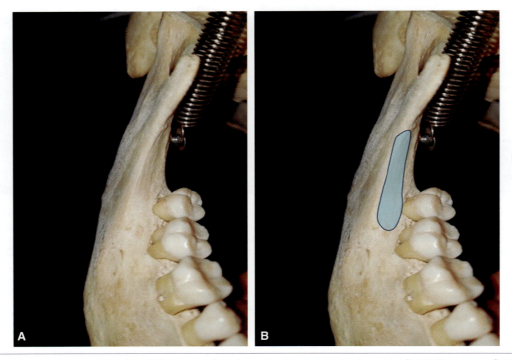

FIGURA 122 Imagens fotográficas de crânio macerado, vista superior, com apontamento da LO D na superfície externa da mandíbula.

LEGENDA ▉ LO D

CAPÍTULO 4 ■ Técnicas radiográficas intraorais 147

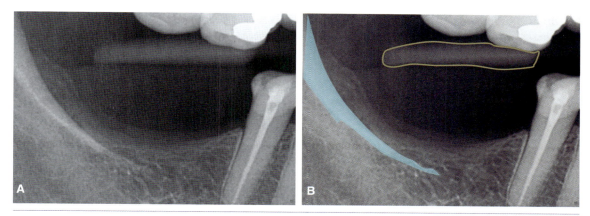

FIGURA 123 Imagens radiográficas intraorais periapicais das regiões dos dentes MID. Vemos a imagem da **LO D** em área desdentada. Veja que essa radiografia foi tomada com posicionador, mesmo o paciente não tendo dentes para a mordedura, sendo que possivelmente foram utilizados roletes de algodão para a fixação do **dispositivo de posicionamento**.

LEGENDA ■ Dispositivo de posicionamento mordedura ■ LO D

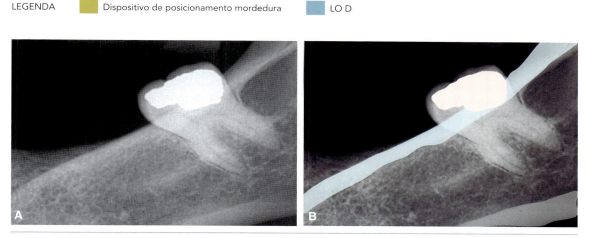

FIGURA 124 Imagens radiográficas intraorais periapicais das regiões dos dentes MIE. Vemos a imagem da **LO E** em área parcialmente desdentada (há apenas o dente 38 em posição de infraoclusão). Veja, na área inferior da imagem, parte da **base mandibular**.

LEGENDA ■ Base mandibular ■ LO E ■ Restauração metálica

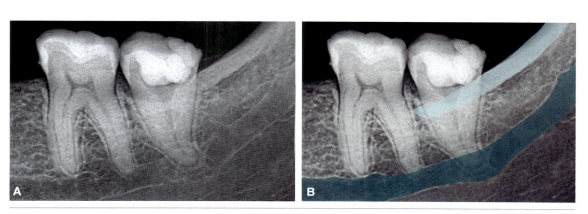

FIGURA 125 Imagens radiográficas intraorais periapicais das regiões dos dentes MIE. Vemos a imagem da **LO E** em área dentada (36 e 37). Assim, a **LO** passa sobre a cervical do dente 37, que aparentemente possui uma restauração provisória. Talvez por isso sua LD apareça espessada. No ápice desse dente ainda temos a passagem do **CM**. Note ainda que o dente 36 possui vários nódulos de calcificação pulpar.

LEGENDA ■ CM ■ LO E

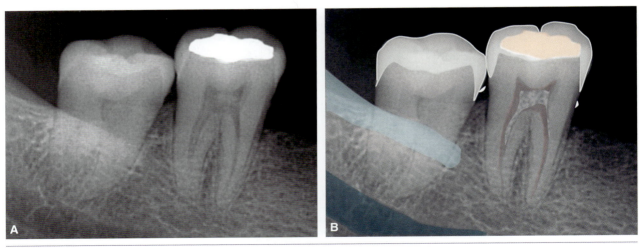

FIGURA 126 Imagens radiográficas intraorais periapicais das regiões dos dentes MID. Vemos a imagem da **LO D** em área dentada, similar à Figura 127. Porém, nesta, a **LO** passa um pouco mais inferiormente sobre as raízes-furca desse elemento (48). Próxima ao ápice desse dente ainda temos a passagem do **CM**. Essa proximidade do **CM** pode atrapalhar a análise do ápice desse dente, apesar de sua integridade. Temos apenas pequeno tártaro coronário cervical no dente 47, que também possui vários **nódulos de calcificação pulpar**. A capa protetora do **esmalte dental** é bem delineada nesses elementos, apesar da **restauração metálica** no dente 47.

LEGENDA

- CM
- Polpa
- LO D
- Restauração metálica
- Tártaro coronário (47) e cervical (46)
- Nódulos de calcificação pulpar
- Contorno das coroas dentais e esmalte

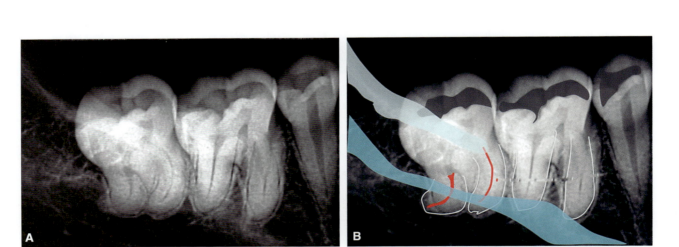

FIGURA 127 Imagens radiográficas intraorais periapicais das regiões dos dentes MIE. Vemos a imagem da **LO D** em área dentada (46 e 47). Esses dentes possuem chamativa **dilacerações radiculares**. Veja que a **LO D** passa sobre a coroa dental do dente 47, que possui **imagem radiolúcida na coroa**, compatível com **cárie**. Já a **linha milo-hióidea** para sobre ambas as raízes, dos dois dentes.

LEGENDA

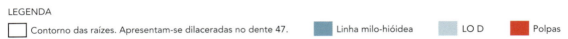

Contorno das raízes. Apresentam-se dilaceradas no dente 47.   Linha milo-hióidea   LO D   Polpas

4.1.2.10 Linha Milo-hióidea (LM)

| Linha milo-hióidea (LM) | Região dos dentes MI e PMI | Radiopaca |

A linha milo-hióidea é observada de forma radiopaca na radiografia, assumindo o trajeto quase paralelo à linha oblíqua, abaixo dos ápices dos dentes molares inferiores. Estendendo-se para cima e para trás em ambos os lados da parte inferior da sínfise. Essa linha milo-hióidea dá origem ao músculo milo-hióideo (é um dos músculos supra-hióideos – supra-*hioideus* –, um grupo de 4 músculos que cursam da mandíbula até o osso hioide. Esses músculos, em conjunto com os infra-hióideos – infra-*hioideus* –, são responsáveis por posicionar o osso hioide), e podem ser chamados de músculos acessórios da mastigação. A parte posterior dessa linha, próxima à margem alveolar, apega-se a uma pequena parte da constrição superior da faringe e à rafe pterigomandibular. Acima da parte anterior dessa linha, há uma área triangular suave contra a qual repousa a glândula sublingual e, abaixo da parte mais côncava, a fossa oval para a glândula submaxilar (Figura 128).

Aspectos radiográficos do LO nas RPps: é observada radiograficamente como uma faixa, relativamente espessa, de forma radiopaca, abaixo da linha milo-hióidea, e muitas vezes passa sobre os ápices radiculares dos dentes molares inferiores (Figuras 129 a 132).

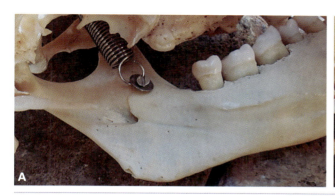 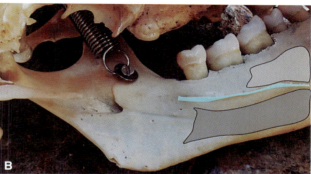

FIGURA 128 Imagens fotográficas de crânio macerado, vista interna do corpo mandibular, com apontamento da **LM** E, e das fóveas das glândulas **sublingual** e **submandibular**.

LEGENDA   Fóvea da glândula sublingua   Fóvea da glandula submandibular   LM

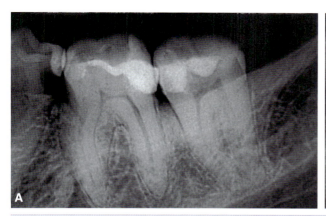 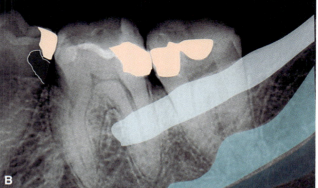

FIGURA 129 Imagens radiográficas intraorais periapicais das regiões dos dentes MIE. Vemos a imagem da **LO** E em área dentada, dentes 36 e 37. A **LO** passa sobre ambos os dentes. Já a faixa radiopaca, mais larga, a **LM** passa sobre a parte apical das raízes do dente 37, um pouco acima do **CM**. Veja também a imagem radiolúcida, compatível com **cárie extensa** sobre o excesso de **restauração plástica** na mesial do dente 35.

LEGENDA   CM   LM   LO E   Restauração plástica

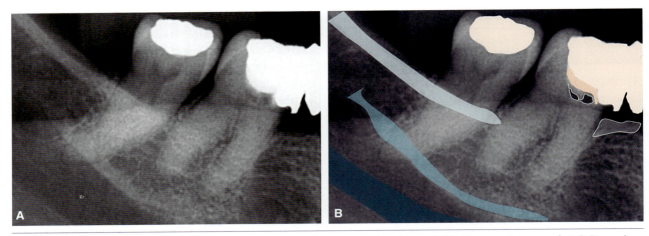

FIGURA 130 Imagens radiográficas intraorais periapicais das regiões dos dentes MID. Vemos a imagem da **LO D** em área dentada, passando sobre as raízes do dente 48. Abaixo a faixa radiopaca, mais larga, a **LM** passa sobre a parte apical desse dente 48. Mais abaixo temos o **CM**. Note que a prótese fixa que tem o dente 47 como pilar possui um enorme excesso da parte metálica e já causa **reabsorção da COA**.

LEGENDA

■ CM	■ Base+forramento	■ LM	■ Reabsorção da COA
■ LO D	■ Restauração metálica		■ Imagem radiolúcida na coroa, compatível com cárie (recidiva)

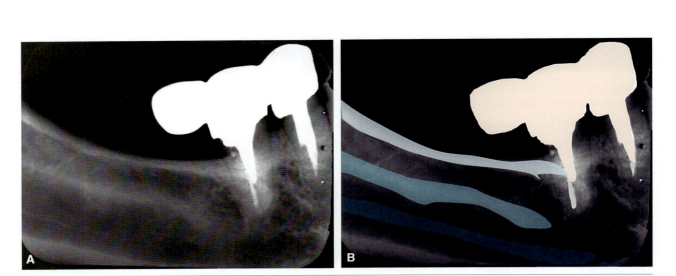

FIGURA 131 Imagens radiográficas intraorais periapicais das regiões dos dentes PMID e MID (estes últimos ausentes). Vemos a imagem da **LO D** em área desdentada que chega até a raiz do dente 45, pilar da prótese fixa de 3 elementos. Abaixo a faixa radiopaca, mais larga, a **LM** chega próximo ao ápice do dente 45. Mais abaixo temos o **CM**.

LEGENDA

■ CM   ■ LM   ■ LO D   ■ Próteses metálica

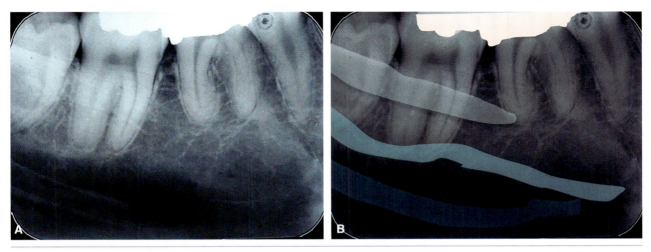

FIGURA 132 Imagens radiográficas intraorais periapicais das regiões dos dentes MID. Vemos a imagem da **LO D** em área dentada, passando sobre as raízes dos dentes MID. Abaixo vemos a faixa radiopaca, mais larga, a **LM** que passa sobre a parte apical dos dentes 48 e 47. E mais abaixo temos o **CM**.

LEGENDA

■ CM ■ LM ■ LO D ■ Restauração metálica

4.1.2.11 Fóvea da Glândula Submandibular (Fossa) (FGS)

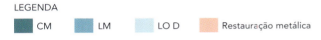

A fossa ou fóvea da glândula submandibular é uma pequena depressão na qual repousa a glândula submandibular, abaixo da parte prejudicial da linha milo-hióidea. Essa depressão óssea está localizada na face lingual da mandíbula, limitada inferiormente pela base da mandíbula, e aloja parte da glândula submandibular (Figura 133).

Aspecto radiográfico da FGS nas RPp: a fóvea da glândula submandibular apresenta-se como uma área radiolúcida ampla, difusa, na região de molares inferiores, e bilateral. É observada em radiografias periapicais das regiões de molares e pré-molares inferiores e, também nas radiografias panorâmicas (Figuras 134 a 138).

A região posterior da mandíbula, devido à presença do nervo alveolar inferior e da fossa submandibular, mostra-se como uma região com elevado risco para as cirurgias de implantes, cálculo salivar e cavidade óssea estática, pelas possíveis injúrias ao feixe vasculonervoso e perfuração da cortical lingual. A morfologia da fossa submandibular, suas dimensões e características, bem como a correta localização do canal mandibular, são informações que devem ser conhecidas na avaliação pré-operatória (OLIVEIRA-SANTOS et al., 2012). Portanto, os dentistas precisam de um entendimento completo da anatomia cirúrgica na área da fossa submandibular para evitar complicações, incluindo hemorragias, lesões nervosas, estenoses ductais e perfuração do osso cortical lingual.

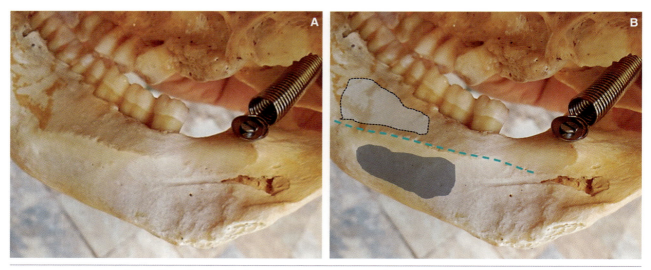

FIGURA 133 Imagens fotográficas de mandíbula macerada, parte interna do corpo mandibular, em osso basal, abaixo da linha milo-hióidea, apresentando uma suave depressão onde se aloja a glândula submandibular, ou a **fóvea da glândula submandibular (FvGS)**. Veja que em posição oblíqua, superior, podemos ver a loja ou **fóvea da glândula sublingual** (esta não é comumente identificada nas imagens radiográficas, pois é uma depressão muito suave e pequena).

LEGENDA

 Fóvea da glândula submandibular   Fóvea da glândula sublingual   LM

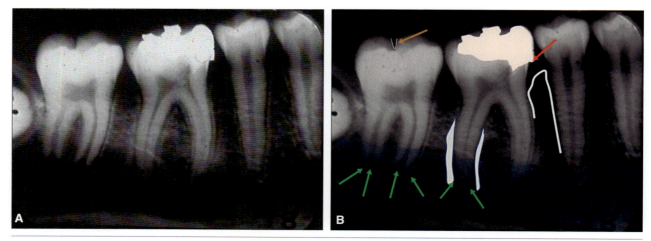

FIGURA 134 Imagens radiográficas intraorais periapicais das regiões dos dentes MID e PMID. Vemos a imagem radiolúcida relativamente circunscrita da **FvGS** sobrepondo os ápices dentários. Note que o dente 47 possui os ápices dentários abertos, ou **rizogênese incompleta**. Veja que esse dente recém-erupcionado possui uma **fissura oclusal V-L profunda (seta vermelha terra)**, muito suscetível a cárie dentária. A **FvGS** também sobrepõe as raízes do dente 46, que possui **extensa restauração metálica MO**, inclusive com **excesso** na caixa proximal, apontado pela **seta vermelha**, que já causa **reabsorção da crista óssea** interdentária. Note as **LD aumentadas** principalmente na raiz distal e com solução de continuidade. Situação que nos deixa em dúvida sobre uma possível lesão apical, ou rizogênese incompleta. A raiz mesial possui **aumento do ELP apical**. Enfim, a sobreposição da **FvGS** não ajuda nessa elucidação de interpretação radiográfica.

LEGENDA

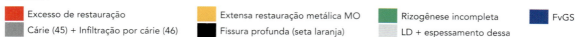

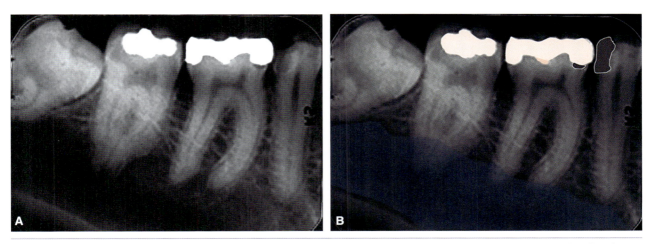

FIGURA 135 Imagens radiográficas intraorais periapicais das regiões dos dentes MID. Vemos a imagem radiolúcida relativamente circunscrita da **FvGS** sobrepondo os ápices dentários dos molares. Note que o dente 45 tem extensa **lesão de cárie DO**, e o dente 46, extensa **restauração metálica** com **infiltração por cárie da mesial**. Note que a raiz mesial do dente 46 já pode ter alguma solução de continuidade na LD apical, ou, até, pode-se confundir essa imagem radiolúcida da **FvGS** com uma lesão extensa na região.

LEGENDA

- Cárie (45) + Infiltração por cárie (46)
- FvGS
- Restauração metálica

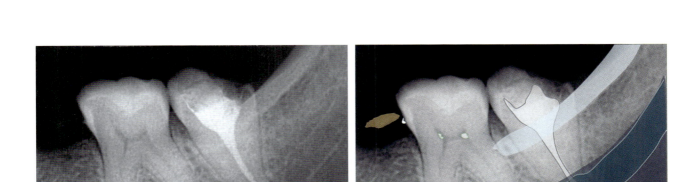

FIGURA 136 Imagens radiográficas intraorais periapicais das regiões dos dentes MIE. Vemos a imagem radiolúcida relativamente circunscrita da **FvGS** sobrepondo os ápices dentários dos molares e o **CM**. Como essa área anatômica da FvGS está contida superiormente pela linha milo-hióidea e inferiormente pela base da mandíbula ou cortical inferior da mandíbula, é fácil defini-la. O dente 38 possui destruição coronária e **tratamento endodôntico**, até o limite apical, estando sua LD íntegra, inclusive o ELP, levemente aumentado. Note também que há alguns **nódulos de calcificação pulpar** na câmara pulpar do dente 37, **tártaro** em sua face mesial, e um **corpo estranho** em tecido mole superficial ao rebordo alveolar. A **LO** também sobrepõe parte do dente 38.

LEGENDA

- LO
- CIM
- CM
- FvGS
- Nódulos de calcificação pulpar
- Material obturador de canal
- Corpo estranho

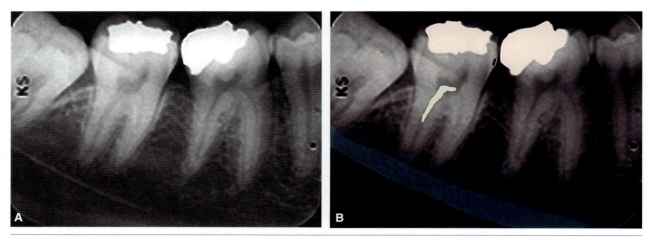

FIGURA 137 Imagens radiográficas intraorais periapicais das regiões dos dentes MID. Vemos a imagem radiolúcida relativamente circunscrita da **FvGS** sobrepondo os ápices dentários dos molares e o **CM**. Note também que há alguns **nódulos de calcificação pulpar** na câmara pulpar e no conduto da raiz distal do dente 47, sendo que este ainda possui uma imagem radiolúcida na coroa, a mesial, compatível com cárie.

LEGENDA

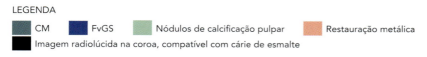

■ CM   ■ FvGS   ■ Nódulos de calcificação pulpar   ■ Restauração metálica
■ Imagem radiolúcida na coroa, compatível com cárie de esmalte

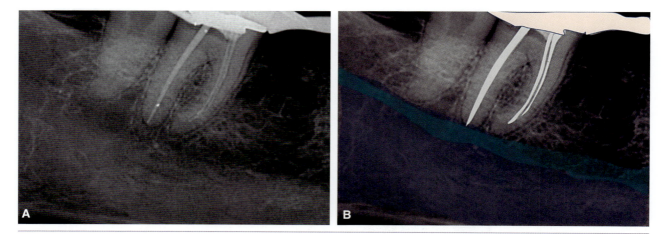

FIGURA 138 Imagens radiográficas intraorais periapicais das regiões dos dentes. Vemos a imagem radiolúcida relativamente circunscrita da **FvGS**, e bem próxima das raízes dos entes molares. Note que o dente 47 possui tratamento endodôntico, atingindo o limite apical na raiz distal, onde há pequeno aumento do ELP apical, e aquém do limite apical na raiz mesial, com dois condutos obturados, na normalidade. A FvGS também sobrepõe o **CM**, que não tem visível as paredes corticais, sendo possível apenas ver a luz desse canal, radiolúcido. Possivelmente essa imagem foi tomada na finalização do **tratamento endodôntico**, pois ainda é possível ver o **grampo metálico** utilizado no isolamento absoluto.

LEGENDA

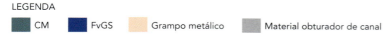

■ CM   ■ FvGS   ■ Grampo metálico   ■ Material obturador de canal

4.1.2.12 Canais Nutrientes (CN)

Canais nutrientes (CN)	Região dos dentes II	Radiolúcido

Também conhecido como forame nutrício, o canal nutriente é referido à abertura no osso, forame, por onde penetram os vasos sanguíneos responsáveis pela vascularização e chegada de nutrientes para o osso (nutrição). Intercomunicantes com os canais de Havers e Volkmann, por onde passarão esses mesmos vasos sanguíneos. Os canais de nutrientes carregam um feixe neurovascular. Os canais de nutrientes mencionados são aqueles que contêm vasos sanguíneos e nervos que suprem os dentes, espaços interdentais e gengivas. O canal de nutriente mais facilmente identificado é o canal mandibular (Figuras 136 a 138). Outros canais de nutrientes, que podem ser vistos mais facilmente, na rotina, são o canal ou sulco que ocupa a artéria alveolar superior posterior (Figuras 139 e 140) e o canal palatino anterior (incisivo) (Figura 3.93). Os CN também foram chamados de canais interdentais, canais circulatórios, canais vasculares ou canais de nutrientes interdentais (HARORLI et al., 2001; GOAZ e WHITE, 1987; STAFNE, 1969).

A incidência da aparência dos canais nutricionais é muito maior nos pacientes hipertensos com perda óssea alveolar (58,33%) do que nos pacientes não hipertensos sem perda óssea alveolar (54%). Em pacientes hipertensos com perda óssea alveolar, os canais de nutrientes são mais frequentes no sexo feminino (59,01%) do que no masculino (57,62%). O número de canais de nutrientes aumenta com a gravidade da perda óssea alveolar (DONTA et al., 1989).

Aspectos radiográficos dos CN nas RPp: aparecem como linhas radiolucentes de largura bastante uniforme. Eles são mais frequentemente vistos nas radiografias periapicais mandibulares, onde correm verticalmente do canal dentário inferior diretamente para o ápice de um dente ou para o espaço interdental entre os incisivos inferiores (Figuras 141 e 144). Também são vistos, orientados perpendicularmente ao córtex e aparece como uma pequena radiolucência redonda simulando uma radiolucência patológica. Eles são visíveis em cerca de 5-40% de todos os pacientes e são mais frequentes em pacientes negros, pacientes do sexo masculino, pacientes mais velhos e pacientes com pressão alta, *diabetes mellitus* ou doença periodontal avançada. Os CN podem ser acentuados em um rebordo alveolar fino. Por serem espaços anatômicos com paredes do osso cortical, suas imagens ocasionalmente apresentam bordas hiperostóticas (Figuras 139 a 145).

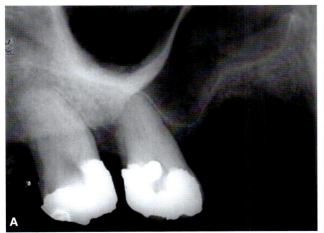
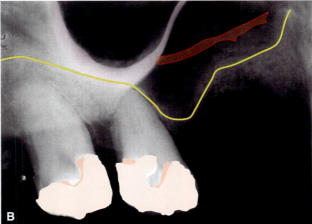

FIGURA 139 Canal nutriente **(CN)** na parede do seio maxilar D, nestas imagens radiográficas periapicais da região dos dentes MSD. Vemos a imagem radiolúcida, formato cilíndrico, aparentemente no interior da imagem do **seio maxilar D**, próxima à **parede laterobasal deste**. Na verdade, esse vaso, a artéria alveolar superior posterior, está transitando na parede do seio maxilar, face externa. A imagem se perde na imagem radiopaca da **apófise zigomática da maxila** que cobre as raízes dos dentes molares, que possuem amplas **restaurações metálicas** com **base e forramento**.

LEGENDA

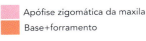
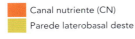
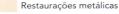

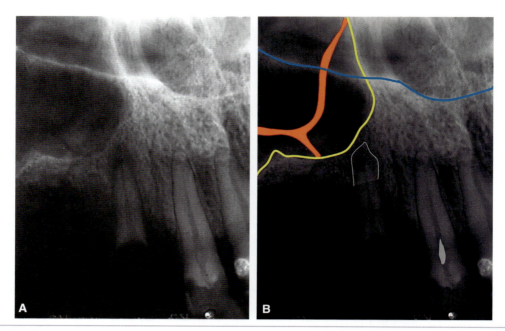

FIGURA 140 **Canal nutriente (CN)** na parede do seio maxilar D, nestas imagens radiográficas periapicais da região do dente CID e PMSD. Vemos a imagem radiolúcida, formato cilíndrico, aparentemente no interior da imagem do **seio maxilar D**, próxima à **parede anterolaterobasal deste**. Na verdade, esse vaso, a artéria alveolar superior anterior, estaria transitando na parede do seio maxilar, face externa. Também vemos a imagem radiopaca da **parede laterobasal da FN** vindo de anterior para posterior, formando o "Y" invertido de Ennis na região, ao cruzar com a parede anterobasal do seio maxilar D. Veja que o dente 15, que tem a coroa destruída, possui uma **lesão radiolúcida, difusa**, compatível com **abscesso crônico**. O dente 13 possui grande **nódulo de calcificação** pulpar no conduto radicular, e lesões radiolúcidas nas coroas compatíveis com cárie.

LEGENDA

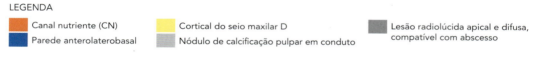

- Canal nutriente (CN)
- Parede anterolaterobasal
- Cortical do seio maxilar D
- Nódulo de calcificação pulpar em conduto
- Lesão radiolúcida apical e difusa, compatível com abscesso

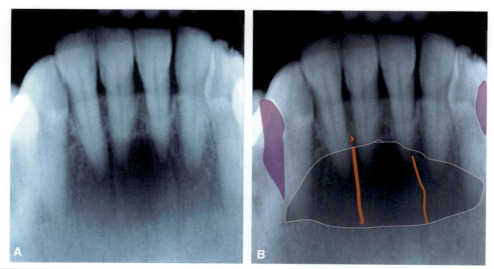

FIGURA 141 Outros **canais nutrientes** agora na região anterior da mandíbula, região dos dentes II. São comumente vistos nessa região porque a espessura óssea alveolar é fina, devido à própria anatomia desse grupo dental. Veja que esses **CN** são longilíneos, e com sentido superoinferior. Entre os dentes 41-42 há a luz de entrada/saída do **CN**. Na região dos ápices dos dentes II vemos uma região mais radiolúcida, difusa, compatível com a **FM**. Vemos **sobreposições de superfícies interproximais** de CI e PMI.

LEGENDA

- Canais nutrientes e seus trajetos
- FM
- Sobreposições de superfícies interproximais

CAPÍTULO 4 ■ Técnicas radiográficas intraorais   157

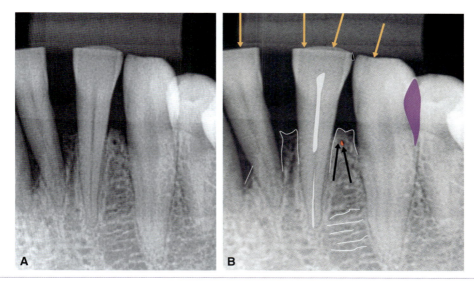

FIGURA 142 **Canal nutriente** visto junto à crista óssea interdentária, radiolúcido, naturalmente circular, apontado pelas setas pretas. Note que as **cristas ósseas interdentárias** encontram-se em processo de **reabsorção**, muito devido ao diastema (32-31, veja que entre os dentes 31-41 a **reabsorção é vertical ou angular**) e, talvez, à **abrasão/atrição** (setas laranjas) nos dentes anteriores, agora na região anterior da mandíbula, região dos dentes II. Veja também a característica do osso alveolar mandibular, com **trabéculas horizontais** no espaço interdentário (33-32). Vemos **sobreposições de superfícies interproximais** de CIE e 1° PMIE.

LEGENDA
- Canais nutrientes (setas pretas)
- COAs com reabsorção
- Sobreposições de superfícies interproximais
- Trabéculas horizontais (escada) entre 32-33

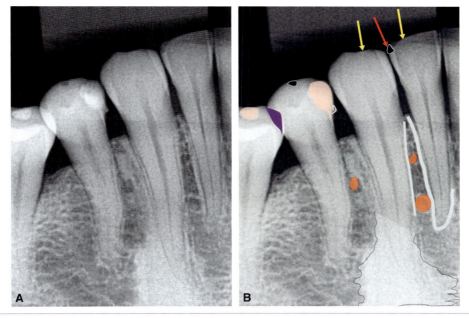

FIGURA 143 **Canais nutrientes** vistos junto aos espaços interdentários (42-44) de diferentes tamanhos, mas circulares, de entrada/saída para feixes vasculonervosos. Note que os dentes 42 e 43 possuem problemas periodontais, como o **aumento do ELP**, no caso do 42 e da **osteíte condensante**, no caso do dente 43. Esses problemas podem ser causados pela **abrasão/atrição** (setas amarelas) nesses dentes. Existem pequenas imagens radiolúcidas, compatíveis com **cárie** nos dentes 42 e 44, seta vermelha (ainda possui **tártaro coronário-face mesial**, sobre a **restauração plástica**). Vemos **sobreposições de superfícies interproximais** de PMID.

LEGENDA
- Abrasão/atrição
- Canais nutrientes
- Fratura estrutura esmalte incidistal
- Sobreposições de superfícies interproximais
- Osteíte condensante no ápice do dente 43
- Restauração plástica
- Tártaro (44)
- LD espessada

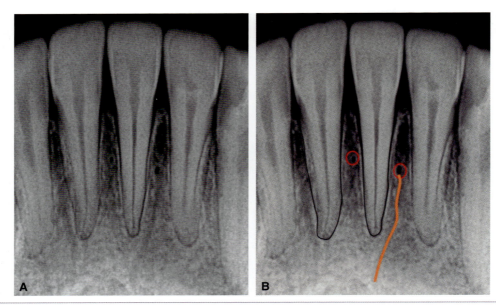

FIGURA 144 Canal nutriente (CN) no espaço interdentário entre os dentes 32-31 como uma fina linha radiolúcida, vindo de encontro à abertura/saída deste, mas com formato circular radiolúcido (círculos vermelhos). Na região entre os dentes 31-41 não é possível ver o trajeto desse **CN**.

LEGENDA ▮ CNs ▮ Trajeto do CN entre 31-32

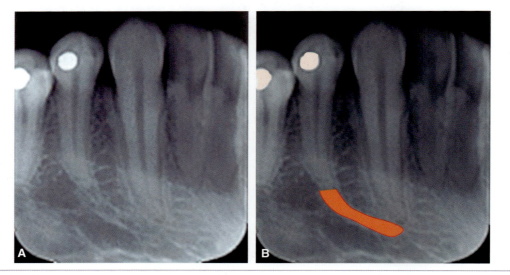

FIGURA 145 Canal nutriente visto junto ao ápice do dente 44 e seu trajeto em sentido anterior. Como é um **CN** de maior calibre, podemos ver as corticais das paredes desse.

LEGENDA ▮ CN ▮ Restauração metálica

4.1.2.13 Cortical Inferior Mandibular (Base da mandíbula) (CIM)

Cortical inferior mandibular (base da mandíbula) (CIM)	Região dos dentes inferiores	Radiopaco

O córtex ósseo inferior da mandíbula é denso, largo e aparece como uma tira de osso muito radiopaca ao longo da borda inferior da mandíbula. O uso de indicadores anatômicos mandibulares na radiografia panorâmica pode ser útil na avaliação da reabsorção óssea em diferentes faixas etárias das mulheres para determinar a existência de osteoporose. Um dos marcos ósseos mais úteis a serem usados como indicador para a análise do metabolismo ósseo é o córtex angular mandibular (LANGLAIS e LANGLAND, 2017; WHITE e PHAROAH, 2000) (Figura 146).

A espessura da borda inferior tende a diminuir em indivíduos com osteoporose, embora alguns estudos não tenham encontrado relação entre o esqueleto e a DMO necessária (BOLLEN et al., 2000; BALCIKONYTE et al., 2004; MOHAJERY e BROOKS, 1992). Se a espessura cortical diminuir devido à redução da densidade mineral do esqueleto, pode ser um parâmetro útil na avaliação da determinação da perda óssea metabólica (WATANABE et al., 2014) (Figura 147).

Recentemente, tem havido um interesse crescente na classificação do córtex inferior da mandíbula (CIM). A medida da CIM, originalmente elaborada por Klemetti et al. (1994), foi determinada pela observação distal da mandíbula do forame mentual de ambos os lados nas radiografias panorâmicas dentárias. Alguns pesquisadores sugeriram que a classificação da CIM pode ser usada para identificar mulheres com risco aumentado de osteoporose (HALLING et al., 2005; TAGUCHI et al., 2006). Outros pesquisadores encontraram associações significativas entre a classificação da CIM e o número de dentes restantes (TAGUCHI et al., 1995; 1999). Anteriormente, temos relatado a associação significativa entre a classificação MIC e a perda óssea. (KISWANJAYA et al., 2010). O estudo mostrou que a classificação MIC pode ser usada na prática odontológica geral para identificar o risco suspeito de osteoporose e encaminhar pacientes a profissionais médicos para realizar avaliações adicionais da osteoporose.

Aspectos radiográficos da BM ou CIM nas RPp: ocasionalmente, a borda inferior da mandíbula é vista nas projeções periapicais (Figuras 148 a 152) como uma imagem caracteristicamente densa, larga e radiopaca.

O *status* do córtex inferior da mandíbula (CIM) foi avaliado distalmente do forame mentual e dividido em um dos três grupos, de acordo com Klemetti et al. (1994), onde C1: a margem cortical endosteal é uniforme e acentuada nos dois lados, córtex normal; C2: a margem endosteal apresenta defeitos semilunares (reabsorção lacunar) ou resíduos corticais endosteais de um ou ambos os lados, erosão leve a moderada do córtex; C3: a camada cortical forma resíduos corticais endosteais pesados e é claramente um córtex poroso e com erosão grave (Figuras 148 a 151).

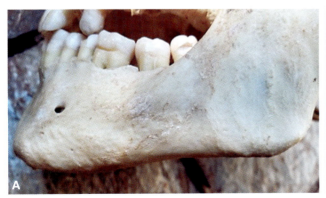
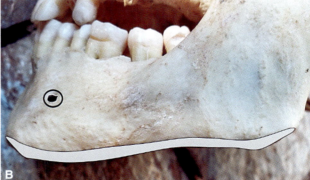

FIGURA 146 Imagem fotográfica de mandíbula macerada com foco em sua face externa, corpo mandibular, onde vemos apontada a **base da mandíbula (BM)** do lado esquerdo, com extensão até o ângulo da mandíbula.

LEGENDA   Base da mandíbula (BM)   Forame mentual

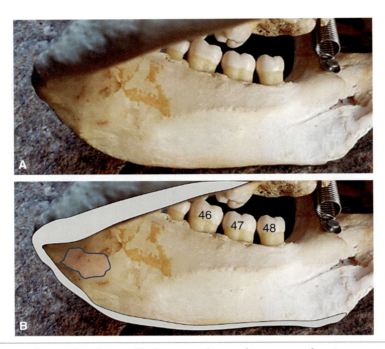

FIGURA 147 Imagem fotográfica de mandíbula macerada com foco em sua face interna, corpo mandibular, onde vemos apontada a **base da mandíbula (BM)** do lado D (note os dentes molares 46, 47 e 48) e parte do lado esquerdo. Vemos a extensão até o ângulo da mandíbula. Ainda é possível vermos a **fossa digástrica** na face interna anterior da mandíbula.

LEGENDA

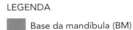
Base da mandíbula (BM)   Fossa digástrica

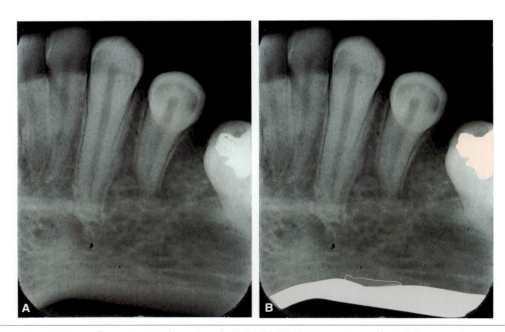

FIGURA 148 Radiografia periapical da região de CIE e PMIE. Está ausente o dente 35. Note a **BM**, radiopaca e relativamente uniforme, na região mais inferior da radiografia, onde podemos ver também algumas **erosões no endósteo da cortical inferior**, podendo indicar alguma perda óssea, inclusive sistêmica.

LEGENDA

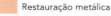
BM   Erosões no endósteo da cortical inferior   Restauração metálica

CAPÍTULO 4 ■ Técnicas radiográficas intraorais   161

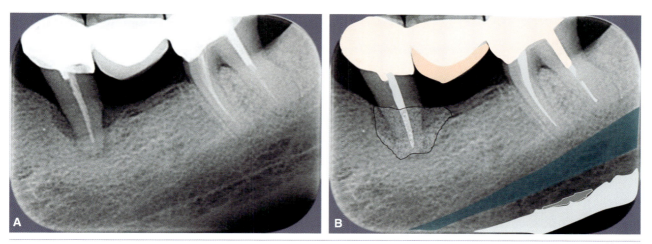

FIGURA 149 Radiografia periapical da região de MIE e PMIE. Estão ausentes os dentes 34 e 36. Vemos uma ponte fixa (PF) com três elementos, aparentemente **metaloplásticos**. Os dentes 35 e 37 estão **tratados endodonticamente**, com obturação no nível apical e NMF (veja que o NMF do dente 35 não está centrado no longo eixo do canal radicular). Porém, vemos lesão extensa no dente 35, possivelmente uma **lesão endo-perio**. Note a **BM**, radiopaca e relativamente uniforme, na região mais inferior da radiografia, onde podemos ver também algumas **erosões no endósteo da cortical inferior**, podendo indicar alguma perda óssea, inclusive sistêmica. Logo acima da **BM** vemos o **CM**.

LEGENDA

▪ CIM + erosão do endósteo   ▪ CM   ▪ Coroas metaloplásticas   ▪ Lesão endo-perio

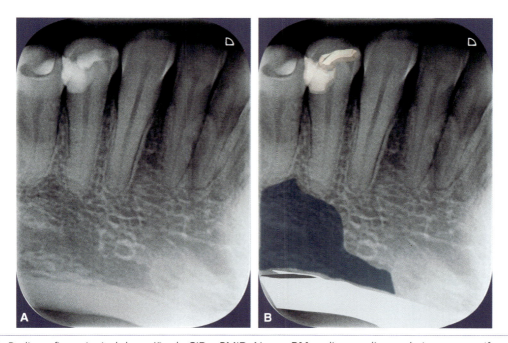

FIGURA 150 Radiografia periapical da região de CID e PMID. Note a **BM**, radiopaca, lisa e relativamente uniforme, na região mais inferior da radiografia, onde podemos ver também algumas **erosões no endósteo da cortical inferior**, podendo indicar alguma perda óssea, inclusive sistêmica. Logo acima vemos a parte mais anterior da **FvSM**, tenuamente radiolúcida e difusa. **Restaurações plásticas são vistas no dente 44**.

LEGENDA

▪ FvSM   ▪ CIM + erosão do endósteo   ▪ Restaurações plásticas

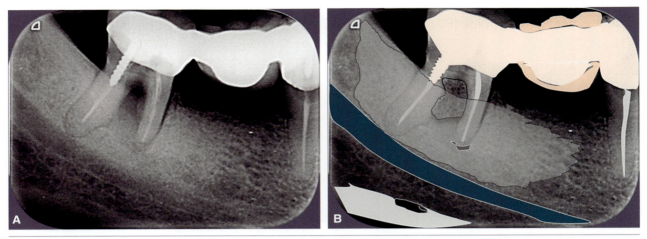

FIGURA 151 Radiografia periapical da região de MID. Estão ausentes os dentes 46 e 47. Há uma ponte fixa (PF) com três elementos **metaloplásticos** para substituir esses elementos. Note que o dente 48 migrou mesialmente e possui um **NMF com rosca** em sua raiz distal. Esse elemento possui também tratamento endodôntico, recomendado a maior parte das vezes que o dente serve como pilar para uma PF. Além disso, o dente possui pequena lesão apical em sua raiz mesial, e, o mais complicado, uma **lesão de furca**. Veja que esse dente possui, na circunvizinhança, **osteíte condensante**, caracterizada por uma densidade óssea aumentada, no caso difusa, mas pode até ser bem definida, cuja esclerose é confinada aos limites do osso. A etiologia provável deve ser o processo infeccioso. Clinicamente é assintomática, mas muito provavelmente o paciente perderá sua PF, devido ao envolvimento de furca. O **tratamento endodôntico** do dente 45 está correto, apesar da falta de material na base da câmara pulpar. Note a **BM**, radiopaca e relativamente uniforme, na região mais inferior da radiografia, onde podemos ver também algumas **erosões no endósteo da cortical inferior**, podendo indicar alguma perda óssea, inclusive sistêmica. O **CM** tramita entre a **BM** e a lesão radiopaca.

LEGENDA

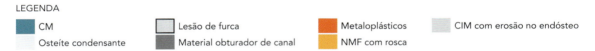

- CM
- Osteíte condensante
- Lesão de furca
- Material obturador de canal
- Metaloplásticos
- NMF com rosca
- CIM com erosão no endósteo

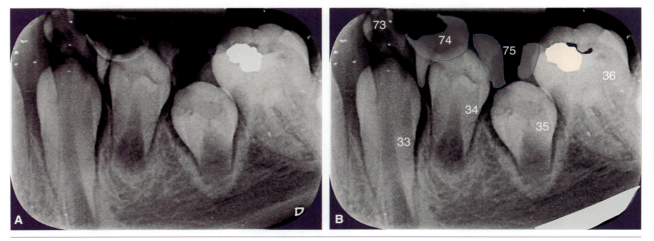

FIGURA 152 Radiografia periapical da região de PMIE, dentição mista. Veja **raízes residuais** dos molares decíduos e parte do dente 73, também em rizólise. Logo abaixo vemos os dentes permanentes (33, 34 e 35) em formação/erupção. O dente 36 já está na cavidade bucal e inclusive possui restauração metálica e **imagem radiolúcida na coroa** (oclusal) compatível com **cárie**. Note a **BM**, radiopaca, na parte inferior da radiografia.

LEGENDA

- Cárie (tipo V) (74) e infiltração por cárie (36)
- Fragmento da raiz (75)
- Restauração metálica
- BM

4.1.2.14 Processo Coronoide (PC)

| Processo coronoide (PC) | Região dos dentes inferiores | Radiopaco |

O processo coronoide da mandíbula é uma eminência anterior do ramo mandibular, achatada, onde se insere o músculo temporal. Sua borda anterior é convexa e contínua abaixo da borda anterior do ramo; sua borda posterior é côncava e forma o limite anterior da incisura mandibular. Esse por sua vez é um músculo da mastigação, coberto por uma fáscia muito densa com suas fibras apresentando três sentidos (anterior, médio e posterior) – em forma de leque. Sua superfície lateral é lisa e permite a inserção no temporal e no masseter (Figuras 153 e 154).

O processo coronoide da mandíbula por vezes pode ser visto nas radiografias intraorais, mas esporadicamente nas radiografias dos dentes molares superiores. Isso frequentemente ocorre quando o paciente necessita abrir a boca, e a mantém aberta para segurar o filme radiográfico em posição, pela técnica radiográfica intraoral (TRI), sem uso de posicionador, e o PC gira, ficando sua extremidade próxima ao túber maxilar. Quando executamos a TRI com uso do posicionador, e o paciente morde o dispositivo de mordida para fixá-lo, é mais difícil ver o PC, pois a cavidade bucal estará semiaberta.

Aspectos radiográficos do PC nas RPp: imagem radiopaca, com formato triangular, com a base para baixo e ápice para cima e anterior, sobreposto na região do terceiro molar (Figura 155). Normalmente, a sombra do processo coronoide é homogênea, embora a trabeculação interna possa ser vista em alguns casos. Sua aparência nas radiografias dos molares superiores resulta do movimento para baixo e para a frente da mandíbula quando a boca está aberta. Consequentemente, se a opacidade reduzir o valor diagnóstico da imagem, a radiografia deve ser refeita e a segunda visualização deve ser obtida com a boca minimamente aberta. Ocasionalmente, especialmente quando sua sombra é densa e homogênea, o processo coronoide pode ser confundido com uma raiz residual.

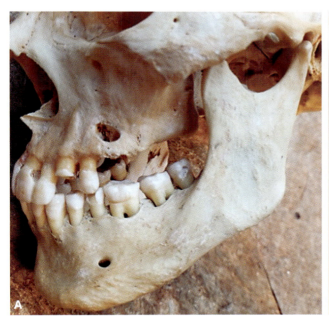
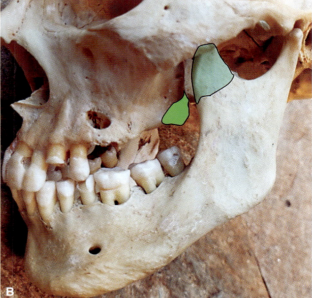

FIGURA 153 Imagem fotográfica de mandíbula macerada em boca fechada. Veja os posicionamentos da extremidade do **processo coronoide (PC)** e da **tuberosidade da maxila E**. Naturalmente, em uma tomada radiográfica da região dos dentes MSE, dificilmente veríamos o PC (ou apófise coronoide).

LEGENDA

■ Processo coronoide (PC)   ■ Tuberosidade da maxila E

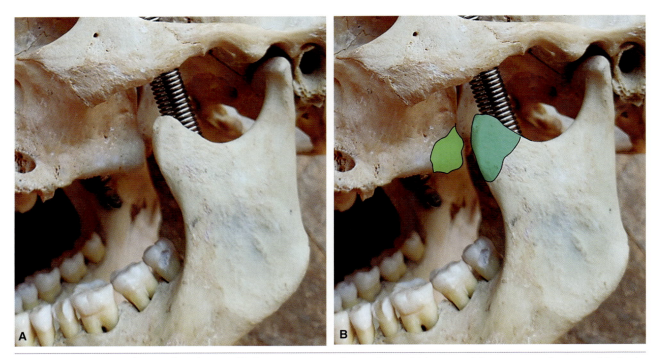

FIGURA 154 Imagem fotográfica de mandíbula macerada em boca aberta. Veja os posicionamentos da extremidade do **processo coronoide (PC)** e da **tuberosidade da maxila E**. Naturalmente, em uma tomada radiográfica da região dos dentes MSE, agora seria possível de vermos o PC (ou apófise coronoide) sobreposto à tuberosidade da maxila.

LEGENDA

- Processo coronoide (PC)
- Tuberosidade da maxila E

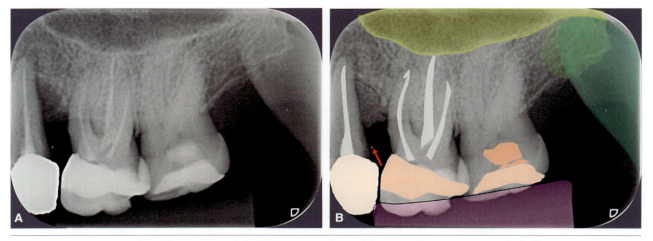

FIGURA 155 Imagem radiográfica periapical de MSE com uso de **posicionador**. Vemos a extremidade do **processo coronoide (PC)** sobreposto à **tuberosidade da maxila E**. Mais acima ainda temos a parte posterior do **seio maxilar E**. Naturalmente, em uma tomada radiográfica da região dos dentes MSE, dificilmente veríamos o PC (ou apófise coronoide). Há extensas **restaurações plásticas** nos dentes 26 e 27, com **base+forramento** no dente 27. O dente 25 possui uma coroa metaloplástica e **tratamento endodôntico** até o limite apical. Veja que falta contato entre os dentes 25-26 e há reabsorção vertical da crista óssea alveolar. O **tratamento endodôntico** do dente 26 também é correto, mas pode haver comprometimento da furca, devido ao processo de reabsorção na mesial. A seta vermelha indica um corpo estranho na imagem.

LEGENDA

- Base+forramento
- Material obturador de canal
- Posicionador
- Processo coronoide (PC)
- Restauração plástica
- Seio maxilar E
- Tuberosidade da maxila E

4.1.2.15 Materiais Restauradores (MR)

| Materiais restauradores (MR) | Região dos dentes inferiores | Radiopaco |

Materiais restauradores radiopacos: os materiais restauradores que são claramente radiopacos incluem amálgama, ouro fundido, ouro coesivo, ligas não preciosas e a porção de metal de uma coroa de porcelana fundida ao metal (Figuras 147 a 158). Muitas vezes, apenas pela sua densidade não conseguiremos, perfeitamente, definir algum tipo de material, mais via de regra conseguiremos definir se é metálico ou plástico. Os pinos de retenção são usados de várias maneiras e com vários materiais para aumentar a retenção onde a estrutura natural do dente não está disponível. As coroas temporárias de aço inoxidável e alumínio podem ser radiopacas, dependendo da espessura do material. Uma restauração de amálgama, oclusal, classe 1, por exemplo, terá apresentação radiográfica radiopaca. Já o mesmo tipo de restauração, mas plástica, também será radiopaco, mas será totalmente discernível da restauração metálica de amálgama (Quadro 1)

Materiais restauradores radiolúcidos: podemos ver imagens radiográficas de alguns materiais restauradores mais radiolúcidos devido à falta de cargas ou densidade. Esses materiais incluem coroas e/ou pontes temporárias de materiais acrílicos ou de cor de dente de plástico, como resinas e porcelanas. Veja no Quadro 1 as características radiográficas dos vários materiais dentários.

Aspectos radiográficos dos MR nas RPp: radiograficamente, uma variedade de materiais dentários é semelhante à estrutura natural do dente, e outros são bem diferentes. Os materiais restauradores variam em sua aparência radiográfica, dependendo principalmente de seu número atômico e, também influenciados por sua espessura e densidade da restauração. Uma variedade de materiais restauradores pode ser reconhecida em radiografias e tomografias computadorizadas. Alguns materiais dentários são radiolúcidos e podem não são visíveis na radiografia, como se não estivessem lá. Tais materiais transmitem quase que totalmente o feixe primário de radiação, para que não sejam claramente distinguíveis na radiografia (Quadro 1).

Os tecidos moles não são densos (compactos e duros) e não atenuam muito o feixe de raios X (o feixe passa quase intacto). Os tecidos moles aparecem pretos ou escuros na radiografia processada e são chamados de radiolúcidos. Portanto, os tecidos moles geralmente não são visíveis na radiografia.

- O amálgama de prata é completamente radiopaco (Figuras 156 e 157; 159 a 161).
- O ouro é igualmente opaco aos raios X, fundido como uma coroa ou condensado como uma folha de ouro.
- Os pinos de aço inoxidável e as coroas de aço inoxidável parecem altamente radiopacos.
- Uma base de hidróxido de cálcio é colocada em uma cavidade profunda para proteger a polpa. Esse material de base é tipicamente composto para ser radiopaco (Figuras 156 e 166), de modo que o desenvolvimento de cárie recorrente (radiolucente) possa ser identificado.
- O guta-percha, uma substância semelhante à borracha usada para preencher os canais pulpares durante a terapia endodôntica, também é radiopaco, mas com radiodensidade menor que o amálgama (Figura 159).
- Os pontos de prata, usados anteriormente para obliterar os canais pulpares durante a terapia endodôntica, são altamente radiopacos.
- As restaurações compostas geralmente são parcialmente radiopacas, assim como as restaurações de porcelana, que geralmente são fundidas a um *coping* metálico (Figura 158).
- Aparelhos ortodônticos ao redor dos dentes (Figura 162) são relativamente radiopacos, embora menores que as coroas de aço inoxidável.

QUADRO 1 Aparência radiográfica dos tecidos dentários e materiais dentários

Tecidos e materiais	Esmalte	Dentina	Polpa	Cemento	Amálgama	Resinas	Cementos	Acessórios ortodônticos	Implantes	Guta-percha	Ionômeros	Porcelanas	Selantes	Ouro fundido
Radiopaco	■	■		■	■	■	■	■	■	■	■	■	■	
Radiolúcido	■		■		■								■	

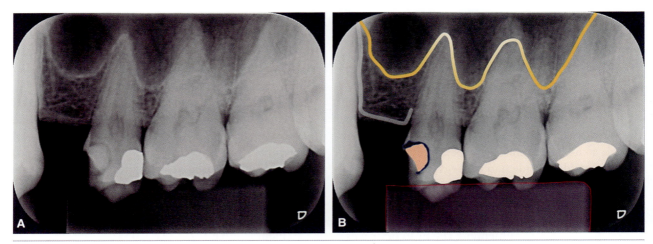

FIGURA 156 Imagens radiográficas intraorais periapicais da região de MSE com o uso de **posicionador**. Vemos duas diferentes restaurações, uma **metálica (provavelmente amálgama)** e uma **restauração provisória** (queremos acreditar) no dente mesial do 25. Veja que a **crista óssea alveolar** na região do dente 24, ausente, está espessada. Também chama a atenção a pneumatização do seio maxilar evidenciada por sua **cortical inferior ou parede laterobasal do seio**.

LEGENDA

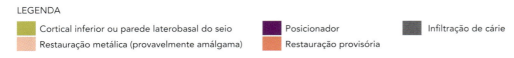

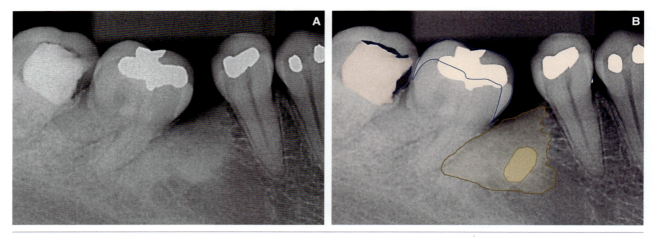

FIGURA 157 Imagens radiográficas intraorais periapicais da região de MID com o uso de **posicionador**. O dente 46 está ausente. Vemos duas diferentes restaurações, uma **metálica (provavelmente amálgama) nos dentes 44, 45 e 47**, e uma **restauração provisória** (queremos acreditar) no dente 48. Veja que a restauração está mal adaptada e há **infiltração e/ou áreas vazias** em boa parte do entorno mesial. No espaço alveolar deixado pelo elemento 46 há uma forte **osteíte condensante**, e, se explorarmos os fatores de brilho e contraste da imagem, veremos um **fragmento de raiz** desse dente. Há **tártaro** cervical na face mesial do 45. A linha azul demarca o contorno do esmalte dental.

LEGENDA

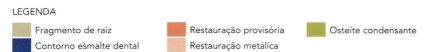

CAPÍTULO 4 ■ Técnicas radiográficas intraorais 167

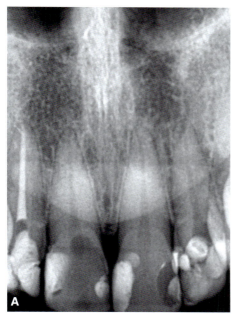 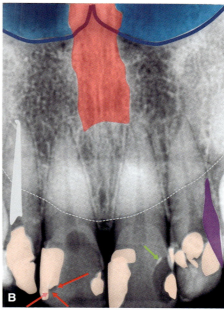

FIGURA 158 Imagens radiográficas intraorais periapicais da região de ICS. Vemos várias **restaurações plásticas** em com péssimo acabamento, tipicamente utilizadas nos dentes anteriores. Veja que essas restaurações nas faces dos dentes 21 (M) e 11 (distal – veja que essa restauração apresenta uma imagem **radiolúcida sob a restauração plástica, na área incisocentral**, apontada pelas setas vermelhas, condizente com **infiltração por cárie e/ou falta de adaptação da restauração**) têm excesso de material e/ou falta de contorno adequado para o ponto de contato. A seta verde aponta no dente 21 (D) uma imagem radiopaca ao fundo da cavidade radiolúcida proximal, que pode referir-se ao **material hidróxido de cálcio**, protetor pulpar, rotineiramente utilizado no fundo de cavidades de restaurações plásticas mais profundas. Com cavidades tão extensas é natural o **tratamento endodôntico** que vemos no dente 12, bem executado. A área mais radiopaca na distal do dente 22 consiste em **sobreposição das faces interproximais** 22-23. Acima vemos as **FN** e o **septo nasal**.

LEGENDA
- FN + corticais anterobasal da FN
- Material hidróxido de cálcio (seta)
- Restaurações plásticas
- Sobreposição das faces interproximais
- Septo nasal
- TMN

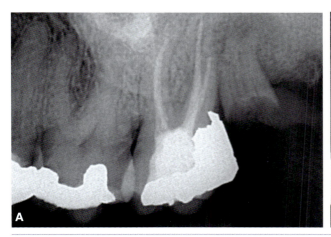 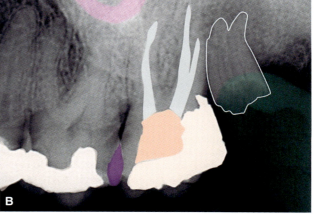

FIGURA 159 Imagens radiográficas intraorais periapicais da região de MSE. Vemos **restaurações metálicas** nos MSE. No dente 27 além da enorme restauração metálica DO, sem contorno adequado na face D, o dente está **tratado endodonticamente**, com obturação até o limite apical. Veja que há as raízes do **dente 28** à D, inclusive com a sobreposição do **PC da mandíbula**. Possivelmente, esse enorme excesso de restauração do dente 27 foi a causa da destruição coronária do dente 28 (especulação "pés no chão"). Há **restauração metálica**, também, nos dentes 26 e 25. Provável erro na angulação horizontal causa o **apinhamento/sobreposição** das faces proximais dos dentes MSE.

LEGENDA
- Apinhamento/sobreposição
- ApZM
- Base+forramento
- PC da mandíbula
- Raiz residual dente 28
- Restauração metálica

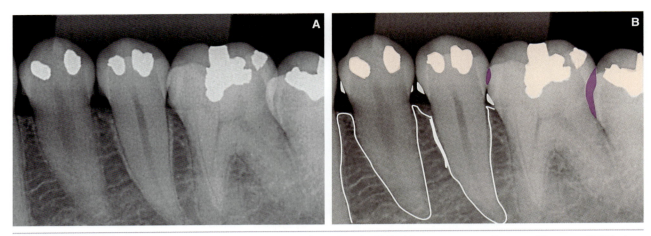

FIGURA 160 Imagens radiográficas intraorais periapicais da região de PMIE. Vemos **restaurações metálicas** nos PMIE, duas em cada dente e, também nos dentes MIE. Essas restaurações oclusais nas duas fóssulas dos PMI são frequentes, mas com certeza poderiam ser prevenidas com correto selamento ao entrar na cavidade oral. Nota-se que o paciente possui restaurações relativamente pequenas, mas há presença de vários **tártaros** coronários que já prejudicam as cristas ósseas alveolares. O **apinhamento** entre os MIE ocorre devido ao fato de os raios X centrais estarem direcionados para os PMIE.

LEGENDA

▪ Apinhamento ▫ LDs + espessamento dessa (mesial dente 35) ▪ Restaurações metálicas ▪ Tártaro coronário

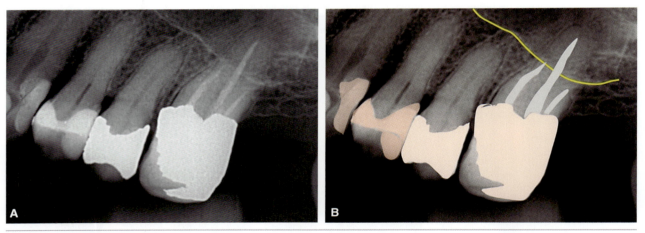

FIGURA 161 Imagens radiográficas intraorais periapicais com o uso de posicionador da região de PMSE e dente 26. Vemos **restaurações metálicas** nos dentes 25 e 26, extensas e sem contorno adequado, e, é claro, sem ponto de contato entre os dentes 25-26. O dente está **tratado endodonticamente**, com obturação até o limite apical, que tem sua raiz palatina sobreposta ao seio maxilar E (veja a **parede laterobasal do seio E** cruzando sobre as raízes do 26), e não dentro dele, já que há integridade da LD e ELP. Os dentes 23 e 24 possuem **restaurações plásticas**.

LEGENDA

▪ Material obturador de canal ▪ Parede laterobasal do seio E ▪ Restaurações metálicas ▪ Restaurações plásticas

CAPÍTULO 4 ■ Técnicas radiográficas intraorais 169

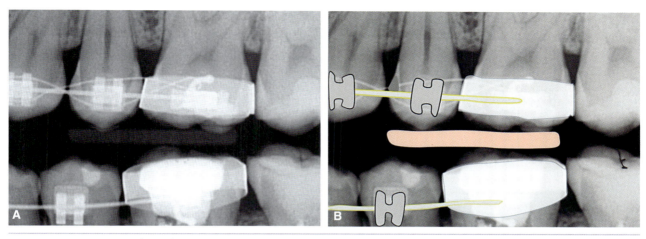

FIGURA 162 Imagens radiográficas intraorais interproximais de PM e M com o uso de **posicionador**. Note que o paciente possui acessórios de movimentação ortodôntica, **bráquetes**, **bandas** (M) e **fios metálicos**.

LEGENDA   ☐ Bandas ortodônticas metálicas   ■ Bráquetes   ■ Fios metálicos   ■ Posicionador

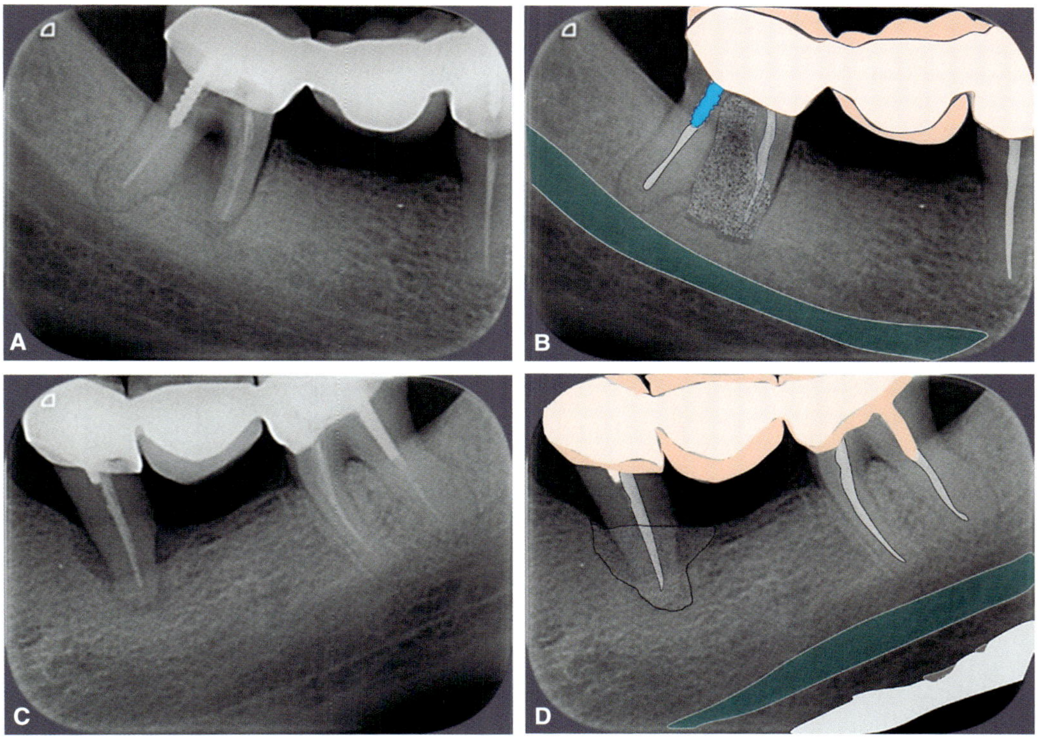

FIGURA 163 Imagens radiográficas intraorais periapicais da região de MI de ambos os lados e dente 35 lados E (C-D). Trata-se de duas próteses fixa de três elementos (**metaloplástica** e/ou **metalocerâmica**), com dois pilares e um elemento suspenso no mesmo paciente. Os pilares estão **tratados endodonticamente**, com **obturação até o limite apical**, de ambos os lados. Veja que o dente 35 possui reabsorção vertical no nível apical, comprometendo sobremaneira a prótese. O dente 37 possui um **núcleo não metálico** na raiz distal, diferentemente do dente 35, que possui um pequeno núcleo **metálico**. Na parte inferior da imagem do lado E vemos o **CM** e a **BM** com **erosão no endósteo da cortical**. Note também que o dente 48 possui um **pino com rosca** na raiz distal para suportar o núcleo da prótese. Veja que há comprometimento da furca desse dente, com **lesão radiolúcida na furca**, o que compromete definitivamente essa prótese. A linha preta mostra a lesão endo-perio no dente 35 (C-D) e 48 (A-B), neste caso envolvendo furca.

LEGENDA   ■ CM   ■ Núcleo metálico   ■ CIM. Note as bolhas no endósteo (cinza)
           ■ Pino com rosca ■ Núcleo não metálico

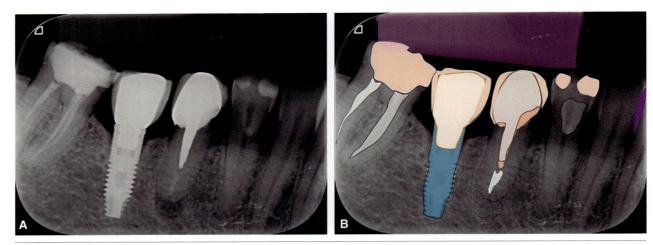

FIGURA 164 Imagens radiográficas intraorais periapicais de MID e PMID com uso de **posicionador**. A prótese sobre **implante** substitui o dente 46. O dente 45 possui tratamento endodôntico até o limite apical, onde possui uma **lesão radiolúcida**, circunscrita, unilocular, possivelmente em reparação (veja que a radiolucidez é tênue), reagindo ao **tratamento endodôntico**, além do um **NMF**. Veja que na ponta desse **NMF** há um restinho de **cimento** utilizado para a cimentação do **NMF**. Há uma prótese **metalocerâmica** sobre o **pino com rosca do implante**. Note também que não há radiolucidez ao redor do implante, e é possível ver as roscas do pino. Quando vemos as roscas do pino é um sinal de que a angulação vertical do feixe de raios X foi em torno de 10° ao longo eixo do implante. Via de regra recomenda-se a angulação de –5° para essa região mandibular. O dente 47 também está tratado endodonticamente, e possui uma **restauração provisória (cimento) ou plástica**. Veja que a radiopacidade dessa restauração é similar às **restaurações plásticas** do dente 44. A imagem radiopaca, V/L, no dente 44 deve tratar-se de **tártaro dentário**.

LEGENDA

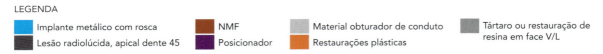

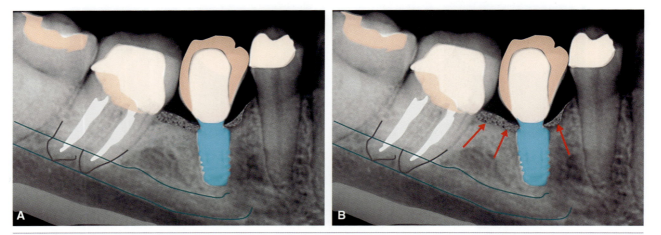

FIGURA 165 Imagens radiográficas intraorais periapicais de PMID, e 47. Vejam que estão ausentes os dentes 45 e 46. A prótese implantossuportada (**metaloplástica**), com pino com rosca, substitui esses elementos. Veja que há **reabsorção cervical inicial** (apontada pelas setas vermelhas) ao redor do implante (saucerização), que muitos profissionais consideram normal. O dente 47 também possui uma prótese **metaloplástica**. Abaixo da parte metálica da prótese vemos o material utilizado para a **cimentação**. Vemos também que as raízes do dente 47 estão localizadas sobre a imagem do **CM**. O dente 48 possui **restauração plástica** oclusal.

LEGENDA

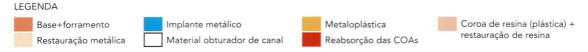

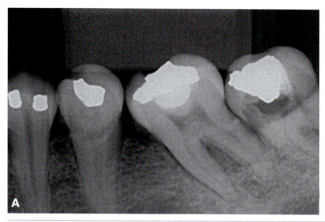
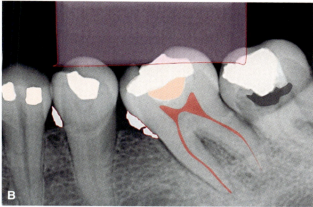

FIGURA 166 Imagens radiográficas intraorais periapicais de PMIE e MIE com o uso de **posicionador**. Vemos **tártaros** enormes nas faces mesiais de 35 e 37. O dente 36 está ausente, sendo que os dentes 37 e 38 estão mesioangulados. Note que há reabsorção angular entre 35-37, não somente relativa à mesioangulação, mas com certeza também devido à presença de **tártaro**. Todos os dentes desta imagem possuem **restauração plástica**. Por ser mais extensa, a restauração do dente 37 possui **base+forramento** como proteção à polpa. Já a restauração plástica do dente 38 possui imagem radiolúcida sob essa, **compatível com cárie** ou ionômero de vidro. A radiopacidade dos materiais restauradores é um pré-requisito fundamental para os materiais utilizados como base e forramento das restaurações, pois possibilita que o profissional identifique a presença do material, permitindo a diferenciação com a estrutura dental adjacente, principalmente da dentina.

LEGENDA

- Restauração metálica
- Base+forramento
- Polpa
- Imagem radiolúcida na coroa sob restauração, compatível com cárie residual
- Posicionador mordedor
- Tártaro – coronário+cervical

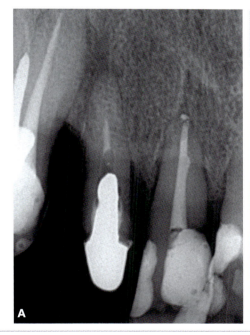
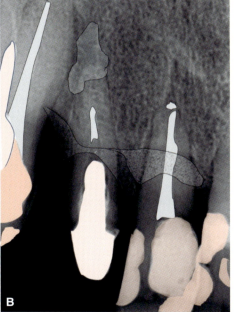

FIGURA 167 Imagens radiográficas intraorais periapicais de CSD. Vemos que o dente 12 possui **tratamento endodôntico** mal finalizado, com falta de material, e **lesão apical radiolúcida, difusa**, no ápice de dente. Também, há clara perda óssea do rebordo alveolar, em terço médio, angular. Não é possível afirmar se há prótese, plástica, sobre o **NMF** que possui falta de cimento na cimentação no conduto radicular. Já os dentes 11-21 possui extensas **restaurações plásticas**, com excesso. O **tratamento endodôntico** do dente 11 ultrapassa os limites apicais, gerando **extravasamento de material** obturador do conduto radicular. Vemos também parte do dente 13, com **tratamento endodôntico** até o limite apical, e **restauração plástica**.

LEGENDA

- Restaurações plásticas
- NMF
- Imagem radiolúcida e difusa, compatível com abscesso
- Material obturador de conduto com extravasamento apical (11)

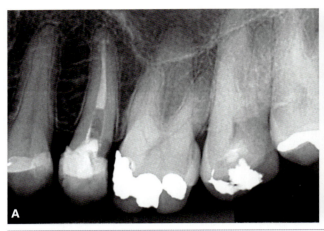
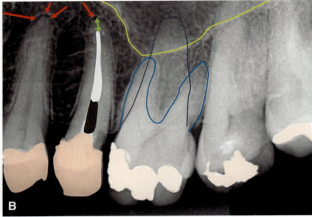

FIGURA 168 Imagens radiográficas intraorais periapicais de MSE até PMSE com o uso de **posicionador**. Vemos restaurações plásticas nos dentes **PMSE** e **metálicas** nos dentes MSE. Note que há aumento do **ELP dos dentes 24-25** (setas vermelhas). O dente 25 possui **tratamento endodôntico** até o limite apical (a seta verde dimensiona o **espaço apical** entre o final do material obturador e o final do ápice. Essa é uma dimensão compatível com normalidade para um dente com polpa viva, quando do início do **tratamento endodôntico**). O **espaço entre o início do material obturador e a restauração** não deveria existir. Veja que a **raiz palatina** do dente 26 parece estar dentro do **seio maxilar**, mas como vemos a integridade do ELP e da LD, há apenas a sobreposição de imagens.

LEGENDA

- ELP dos dentes 24-25, aumentado
- Parede laterobasal do seio maxilar
- Raiz palatina
- Raízes vestibulares
- Espaço apical em relação ao final do material obturador

4.2 RADIOGRAFIA INTRAORAL PERIAPICAL DE BOCA TODA

Os exames radiográficos intraorais de boca toda (BT) são importantes ferramentas de diagnóstico, principalmente nos locais onde não há viabilidade de realizar os exames radiográficos panorâmicos. Isso geralmente ocorre nas pequenas cidades, ou em cidades com menos de 20 mil habitantes. Dessa maneira, utilizando seus equipamentos de raios X odontológicos, o cirurgião-dentista, em seu consultório, consegue um ótimo e seguro exame radiográfico que possibilita a análise de toda a arcada dentária do paciente, e rebordos alveolares da maxila e mandíbula. Claro que, sempre utilizando o princípio da justificação, considerando exames anteriores, e após cuidadosa anamnese e história clínica, além de considerar fatos como idade, risco de cárie, qual visita (primeira consulta, retorno, semestral etc.) e sinais e sintomas (ADA, 2012).

Na atualidade esses exames radiográficos de BT também são indicados para as avaliações periodontais, principalmente se há viabilidade do tratamento imediato. Dessa maneira, esse exame de BT deveria ser realizado pela técnica radiográfica do paralelismo e por meio de radiologia digital, ou, no mínimo, filmes radiográficos mais velozes do tipo E/F de sensibilidade.

O exame radiográfico de BT pode incluir as seguintes modalidades/número de radiografias, ademais de qualquer outra fórmula/número que mostra todas as regiões dentárias para imagens periapicais, podendo ou não incluir as imagens interproximais:

- 14 radiografias periapicais.
- 14 radiografias periapicais + 4 radiografias interproximais.
- 17 radiografias periapicais.
- 17 radiografias periapicais + 4 radiografias interproximais.
- 17 radiografias periapicais + 2 radiografias interproximais estendidas (filme/sensor tamanho n. 3).
- 14 radiografias periapicais + 2 radiografias interproximais estendidas (filme/sensor tamanho n. 3).

CAPÍTULO 4 ■ Técnicas radiográficas intraorais 173

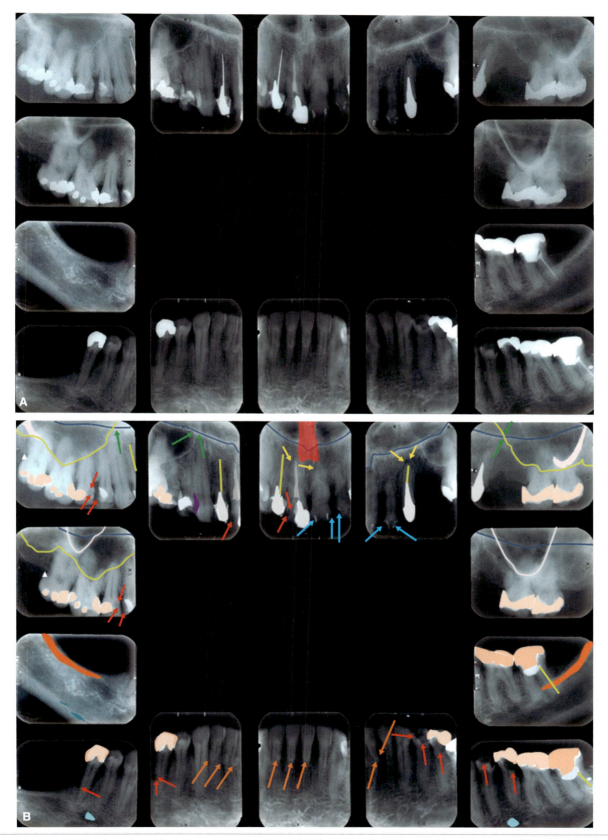

FIGURA 169 (A) Exame radiográfico de boca toda, original **(B)** Exame radiográfico de boca toda, com identificação de estruturas. Paciente do sexo feminino, 57 anos.

QUADRO 2

Identificação das setas da Figura 169

- 🟦 Imagens radiolúcidas nas coroas, compatíveis com restaurações plásticas, pois há base/forramento nas bases dessas cavidades.
- 🟥 Imagens radiolúcidas nas coroas, compatíveis com cárie (classe 2) em esmalte + dentina. No dente 35, trata-se de cárie com exposição pulpar. No dente 45 a imagem radiolúcida é na raiz, compatível com cárie de raiz.
- 🟩 Estas setas (cheias) apontam em diferentes tomadas radiográficas o "Y invertido" de Ennis.
- 🟨 Aumento do espaço ocupado pelo ligamento periodontal apical (ELPA), em diferentes situações. No dente 23, o LPA está bem aumentado, enquanto nos dentes 11 e 21 está pouco aumentado.
- 🟧 Imagens compatíveis com tártaro cervical, lingual nos dentes 31, 41 e 42.

Interpretação radiográfica da Figura 169

- Estão ausentes os dentes: 18, 24, 25, 28, 38, 46-48.
- Em **amarelo** vemos as corticais do seio maxilar, mais propriamente a parede laterobasal dos seios, já que, devido à incidência do feixe de raios X nessas técnicas radiográficas intraorais, seria difícil visualizar apenas o soalho dos seios maxilares.
- Em **lilás claro**, vemos a apófise zigomática das maxilas, que, via de regra nessas técnicas radiográficas intraorais convencionais pela bissetriz, dificultam a visualização das raízes dos dentes molares superiores. Uma maneira de corrigir esse artefato de técnica seria utilizar a técnica radiográfica de Le Master, que diminui a angulação vertical do feixe de raios X, "evitando" que os raios centrais passem pela apófise zigomática da maxila, sobrepondo sua sombra nas raízes dos dentes molares superiores.
- Em **azul-escuro** podemos ver as corticais da fossa nasal, ou as paredes laterobasais dessas cavidades, que partem da espinha nasal anterior, em **vermelho**, junto ao septo nasal, e dirigem-se à posterior.
- Em **branco**, à distal da coroa do dente 17, na cervical, identificamos tártaro. Essa é uma região de difícil higienização, e, assim, propícia ao acúmulo de placa dentária. Muitas vezes essas estruturas, que são placas dentárias calcificadas, são mascaradas pelos feixes de raios X mais penetrantes, "queimando" essas estruturas, "apagando-as" aos olhos do examinador. Em geral, imagens radiográficas mais claras, ou menos densas, são mais propícias às avaliações periodontais, facilitando a visualização de cálculos e cristas ósseas. Já imagens mais densas facilitam a visualização de cáries e lesões apicais ou outras que causam destruição óssea.
- Em **cinza claro** podemos ver alguns núcleos metálicos fundidos (NMF) nos dentes 11, 12 e 23, dentro dos condutos radiculares. Esses elementos metálicos substituem as coroas dentárias destruídas para fixação de coroas protéticas, e devem, em geral, ocupar 2/3 do comprimento da raiz.
- Em **laranja escuro**, vemos de ambos os lados da mandíbula posterior as linhas oblíquas. Estruturas anatômicas de reforço, que se iniciam no ramo ascendente, passam pelo trígono retromolar e vêm ao vestibular do corpo mandibular, passando, na imagem, sobre as raízes dos dentes molares inferiores.
- Em **verde-claro**, é possível ver, bilateralmente, os forames mentuais, que em geral ocuparam o espaço entre o osso alveolar e osso basal, variando o posicionamento entre as raízes mesial do 1º MI e CI (canino inferior). Via de regra, sua imagem é radiolúcida (já que é um forame) e seu formato na imagem é circular/ovalado, mas pode ser disforme.
- Há excesso de restaurações nos dentes 26, 17 e 35.
- Falta de material restaurador: 45. Provavelmente isso propiciou uma infiltração por cárie na face distal do dente;
- Imagem radiolúcida na coroa: 21, 22, compatível com restauração plástica. Note que há material radiopaco no fundo dessas cavidades, em direção à polpa, que deveria ser material protetor da polpa. De qualquer maneira, fica fácil verificar clinicamente a existência desses materiais plásticos, restaurações plásticas clinicamente. O mesmo ocorre com o dente 12, que deve ter uma prótese fixa de material plástico sobre o NMF.
- Imagem radiolúcida na coroa: 15, 14, 13, 11, 34, 35 e 44, compatível com cárie (**setas vermelhas**). No caso, no dente 35 há infiltração por cárie da restauração MOD (mesio-oclusodistal), com exposição pulpar. Note que há espessamento da lâmina dura, e um leve aumento do ELPA.
- Falta de contorno: 16-17, 15-16, 11-21, 26-27, 36-35.
- Tratamento endodôntico até limite apical: 37 (em amarelo).
- Tratamento endodôntico aquém do limite apical: 23 (em amarelo), além da falta de preenchimento da largura do canal. Veja que há aumento do ELPA.
- Tratamento endodôntico além do limite apical: 12 (em amarelo). Note que há pequena curvatura apical para distal desse elemento, o que é relativamente normal, devido à direção do feixe vasculonervoso. Com isso há solução de continuidade da lâmina dura (LD) no local, apesar de ainda não haver lesão apical evidente, ademais da interrupção da LD.
- Reabsorção generalizada das cristas ósseas do rebordo alveolar, no nível cervical. A exceção fica entre os dentes 45-44, onde a reabsorção é angular, terço médio. A reabsorção à distal do dente 45 é chamada de fisiológica, pois não há dentes a distal desse elemento, mas que não alivia a situação de possível perda dentária. Note a imagem radiolúcida na raiz desse dente, em seu terço médio para apical, compatível com cárie de raiz.
- Há também, na região do dente 24, pequena irregularidade no rebordo alveolar e/ou processo de reparação alveolar do dente 24. Assim, deve-se verificar quando esse elemento foi extraído/perdido. Note também a grande quantidade de tártaro na região de incisivos inferiores (II) e outros menores, cervicais, generalizados. Assim, há doença periodontal, e seu grau deve ser avaliado clinicamente.
- Em **verde azulado**, na região dos dentes molares inferiores direitos (região desdentada), é possível identificar algumas erosões na cortical inferior mandibular (CIM), mais precisamente em seu endósteo, que leva à suspeita de perda óssea, também, sistêmica desse paciente. Assim, devemos examinar na radiografia panorâmica, a CIM como um todo, de ambos os lados, além de outros sinais radiográficos compatíveis com perda de qualidade óssea, como aspecto de *frame* das vértebras cervicais, espessura diminuída da CIM, inclusive no ângulo mandibular, rarefação óssea (aparentemente, no exame radiográfico de bota-toda, não há rarefação óssea generalizada), ausência/interrupções das corticais do canal mandibular etc. Quanto às erosões na CIM, Klemetti classificou-as da seguinte maneira: considera qualitativamente a margem endosteal da cortical mandibular, classificando-a como C1 (normal) quando esta é lisa e afilada, C2 (osteopenia) quando apresenta defeitos semilunares e C3 (osteoporose) quando é porosa e a espessura da cortical se encontra reduzida (WATANABE, 2009).
- Núcleos metálicos fundidos (NMF) nos dentes: 11, 12, 23. Nos dentes 11 e 12 está até o terço cervical. No dente 23 seu comprimento chega ao limite entre os terços médio e apical, o que seria teoricamente mais correto. Também, podemos notar falta de material/adaptação desse NMF, a distal;
- Infiltração por cárie: 36(D)-37(M), 35(MD) e 45(D).
- Apontado em **roxo**, vemos uma radiopacidade nas coroas dos dentes, que nada mais é que a sobreposição das superfícies proximais desses dentes contíguos.
- Vemos também, em **laranja claro**, as várias restaurações metálicas nos dentes posteriores, provavelmente de amálgama, material restaurador mais comumente utilizado para restaurar os dentes posteriores, até os anos 1990.
- Note que, logo abaixo dessas restaurações metálicas, vemos, em **cinza claro**, material restaurador utilizado como base/forramento dessas restaurações mais profundas, que tem a finalidade maior de proteger a polpa.
- Demais estruturas ósseas e dentais apresentam aspectos de normalidade.

CAPÍTULO 4 ■ Técnicas radiográficas intraorais 175

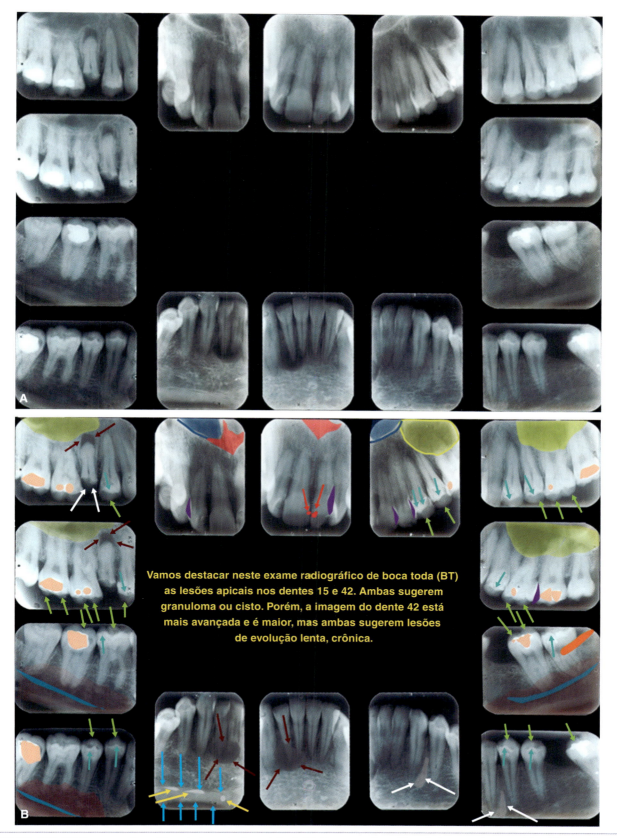

FIGURA 170 (A) Exame radiográfico de boca toda, original. (B) Exame radiográfico de boca toda, com identificação de estruturas. Paciente do sexo feminino, 47 anos.

QUADRO 3

Identificação das setas da Figura 170

☐ Estas setas apontam para uma osteíte condensante, no espaço inter-radicular dos dentes 34-35, relativamente comum, associada à possibilidade de o paciente ter feito tratamento ortodôntico. Outra hipótese diagnóstica é a possível presença de fragmento de raiz de dente decíduo, mais junto ao ápice do dente 33, e o organismo está depositando substâncias calcificadas ao redor para englobar esse corpo estranho.

🟥 Imagens radiolúcidas nas coroas, no ponto de contato dos dentes 11-21, compatíveis com cárie (classe 2 na mesial do 21, e classe 1 na mesial do 11).

🟩 Estas setas apontam para as cúspides linguais ou palatinas, no caso dos dentes com mais de uma cúspide. Como esses dentes têm faces vestibular (V)/lingual (L) ou palatina (P), na técnica radiográfica intraoral de rotina os filmes radiográficos/sensores digitais estarão apoiados, ou mais próximos das superfícies L ou P dos dentes, propiciando maior nitidez dessas em relação às cúspides V, e, consequentemente, certo desfoque das cúspides V (setas verde claro).

🟦 Estas setas apontam para as cúspides lingual (L) ou palatina (P), no caso dos dentes com mais de uma cúspide. Como na técnica radiográfica intraoral de rotina os filmes radiográficos/sensores digitais estarão apoiados, ou mais próximos dessas superfícies, esse fato propicia maior nitidez dessas em relação às cúspides V.

🟨 Erosões no endósteo da CIM, vistos na região de CID. Não é tão comum visualizar a CIM nas radiografias intraorais. Dessa maneira, não é devido atribuir a classificação de Klemetti, que delineia a qualidade óssea mandibular, correlacionando com os aspectos sistêmicas da perda óssea.

🟥 Imagens radiolúcidas, circunscritas, uniloculares. No dente 15 a imagem evidencia melhor tratar-se de lesão periapical, compatível com granuloma ou cisto, resultado da destruição coronária desse elemento. Note que a lâmina dura mostra espessura aumentada e ainda envolve toda a lesão, demonstrando tratar-se de uma periapicopatia crônica. Já a imagem do dente 42 também é radiolúcida, circunscrita, unilocular, possui tamanho maior e localização mais superior ao ápice do dente. Na radiografia de II fica mais fácil atribuir a lesão ao dente 42, pois vemos a solução de continuidade da lâmina dura, e a descontinuidade do ELPA. Já o dente 41 possui evidente ELPA, visualizado nessa mesma imagem de II. Isso é o que pode diferenciar a imagem, de, por exemplo, tratar-se de uma displasia fibrosa. Também é possível suspeitar desse dente, pois está com sua superfície incisal destruída. Ainda poderíamos pensar no cisto ósseo traumático, por isso será importante realizar os testes clínicos de sensibilidade.

Interpretação radiográfica da Figura 170

- Está ausente o dente 36.
- Em **amarelo** vemos as corticais do seio maxilar, mais propriamente a parede laterobasal dos seios, já que, devido à incidência do feixe de raios X nessas técnicas radiográficas intraorais, seria difícil visualizar apenas o soalho dos seios maxilares. Ainda em **amarelo** com transparência, é possível ver o preenchimento de parte da luz do seio maxilar visto em cada região.
- Em **azul-escuro** podemos ver as corticais da fossa nasal, ou as paredes laterobasais dessas cavidades, que partem da espinha nasal anterior, além do preenchimento de parte da luz das fossas nasais visto em cada região.
- Em **vermelho**, junto ao septo nasal, e dirigindo-se à posterior, vamos parte inferior/anterior do septo nasal, principalmente formado pelo osso Vômer e cartilagens.
- Em **vermelho**, sem transparência, podemos ver duas imagens radiolúcidas nas coroas dos dentes 11(M) e 21(M), compatíveis com cárie (classe 1-11 e classe 2-21).
- Em **laranja escuro**, vemos do lado esquerdo da mandíbula posterior a linha oblíqua. Estrutura anatômica de reforço, que se inicia no ramo ascendente, passa pelo trígono retromolar e vem a vestibular do corpo mandibular, passando na imagem, sobre as raízes dos dentes molares inferiores;
- Em **azul-claro**, na mandíbula é possível ver, bilateralmente, uma imagem radiolúcida, em formato de canal, vindo de posterior para anterior. São os canais mandibulares, que via de regra passam abaixo dos ápices dos dentes molares e pré-molares, até encontrar o forame mentual, um pouco mais acima. Em pacientes jovens e saudáveis, esqueleticamente, é possível via de regra observar esse canal radiolúcido, contido entre duas corticais ósseas, as paredes superior e inferior do canal mandibular. A ausência dessas paredes corticais, ou sua interrupção, pode significar alguma perda óssea e, consequentemente, má perda óssea. Essa observação das paredes corticais é mais precisa ao serem consideradas no ramo ascendente da mandíbula.
- Em **vermelho terra**, região apical de molares inferiores, é normal ver-se uma imagem algumas vezes tenuamente radiolúcida, parcialmente circunscrita, que se refere à fóvea da glândula submandibular. Outras vezes, como variação anatômica, pode ser mais radiolúcida, devido ao fato de a fóvea ser mais profunda e, consequentemente, conter menos osso, favorecendo a passagem dos raios X. Isso, inclusive, gera dúvidas quanto à possibilidade de ser uma lesão.
- Vemos também, em **laranja claro**, as várias restaurações metálicas nos dentes posteriores, provavelmente de amálgama, material restaurador mais comumente utilizado para restaurar os dentes posteriores até os anos 1990. Esse paciente possui poucas restaurações, e todas oclusais, o que favorece a condição geral da cavidade oral. Há restaurações mais extensas nos dentes 17 e 47. Neste último, inclusive há imagem radiolúcida na coroa, compatível com infiltração por cárie, na oclusal.
- Falta de material restaurador: 45. Provavelmente isso propiciou uma infiltração por cárie na face distal do dente;
- Em **lilás claro**, na radiografia dos II é possível ver uma imagem radiopaca, circunscrita, com aspecto circular, possuindo uma pequena imagem também circular no meio, que consiste nas apófises genis (são duas superiores e duas inferiores), com a forâmina lingual em seu interior.
- Na radiografia de CIE, no dente 33, há imagem radiolúcida, difusa, na cervical distal, compatível com cárie. Porém, é possível notar na imagem de PMIE a ausência dessa mesma imagem, que nos leva a confirmar a hipótese de *burnout*, comumente encontrada nas radiografias periapicais.
- Em **cinza escuro**, vemos imagem radiolúcida, circunscrita, unilocular, ligada ao ápice do dente 15, compatível com granuloma ou cisto. Lesão crônica. Já no dente 42, também vemos imagem radiolúcida, circunscrita, unilocular, ligada ao ápice do dente 42, mas não há "halo" radiopaco circundando a lesão, que é maior que a lesão apical do dente 15, mas possui, também, aspecto compatível com lesão cística, e ainda há a possibilidade de o organismo vir a formar o "halo" radiopaco ao redor da periapicopatia.
- Em **cinza claro**, na região do dente CID, é possível identificar algumas erosões na cortical inferior mandibular (CIM), mais precisamente em seu endósteo, que leva à suspeita de perda óssea, também, sistêmica desse paciente.
- Em **vermelho claro**, a imagem radiopaca, interdentária (33-34), parcialmente circunscrita, é compatível com fragmento de raiz de dente decíduo e osteíte condensante.
- – Apontadas em **roxo**, vemos alguma radiopacidade nas coroas dos dentes, que nada mais é que a sobreposição das superfícies proximais desses dentes contíguos.
- Demais estruturas ósseas e dentais apresentam aspectos de normalidade.

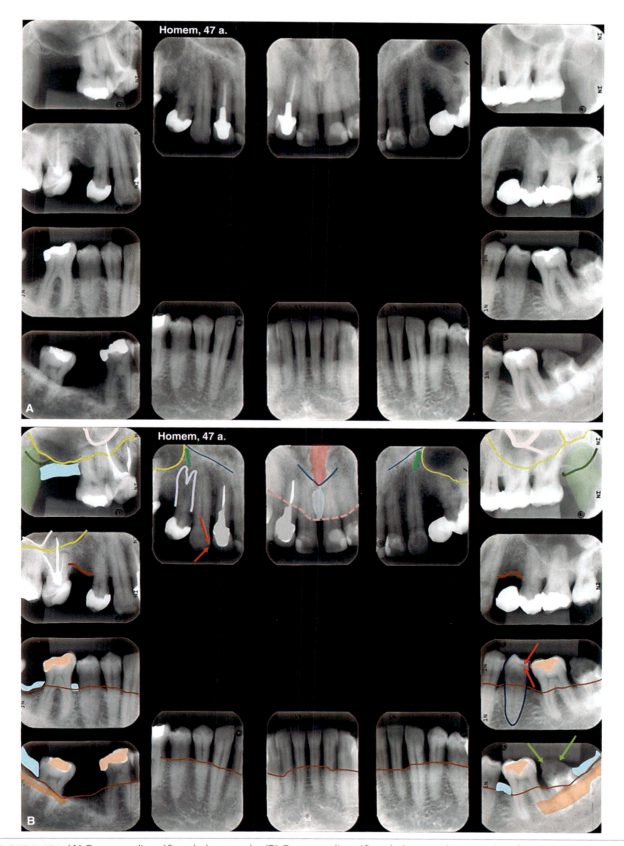

FIGURA 171 (**A**) Exame radiográfico de boca toda. (**B**) Exame radiográfico de boca toda, com identificação de estruturas. Paciente do sexo masculino, 47 anos.

QUADRO 4

Identificação das setas da Figura 171

🟥 As setas vermelhas apontam imagens radiolúcidas nas coroas, na superfície mesial do dente 12, no ponto de contato com o dente 11, compatível com cárie de esmalte (classe 1). O tratamento para esse tipo de cárie seria a aplicação tópica de flúor, conforme indicações da área de saúde coletiva, evitando, assim, a abertura de cavidade proximal, e a colocação de material restaurador plástico. Já no dente 35, a imagem radiolúcida na coroa, em sua superfície oclusal, é compatível com cárie oclusal, ou cárie de fissura (classe 2, pois já está em dentina). Em geral, quando os dentes permanentes vêm à boca é realizado o procedimento de selamento em massa das fissuras oclusais, com material restaurador plástico, justamente para evitar o processo de cárie dessas superfícies, que via de regra apresentam fóssulas/fissuras profundas.

🟩 Estas setas verdes preenchidas apontam o encontro a estrutura radiográfica "Y" invertido de Ennis, ou a borda anterior (anteromedial) da cortical do seio maxilar quando esta cruza, na imagem, com o soalho da fossa nasal (parede laterobasal). Ambas são apontadas nas radiografias de caninos superiores (CS).

🟩 Estas setas verdes-claras apontam para a destruição coronária do dente 37 ou 38. Apesar de podermos ver apenas 2 molares, fica impossível precisar se esse dente é o 37 ou 38. Note que há algum espaço entre o 2° PMIE e o dente molar contíguo, que poderia evidenciar um deslocamento desse dente que poderia ser o 37, e, assim, o dente com destruição coronária deveria ser o 38. O importante nessa análise seria ter a certeza de que não há nenhum outro molar mais a distal, incluso, por exemplo. Vemos que essa destruição coronária provavelmente levou ao tratamento endodôntico por comprometimento pulpar.

Interpretação radiográfica da Figura 171

- Estão ausentes os dentes 15, 18, 24, 28, 36 ou 38 e 47.
- Em **amarelo** vemos as corticais do seio maxilar, mais propriamente a parede laterobasal dos seios, já que, devido à incidência do feixe de raios X nessas técnicas radiográficas intraorais, seria difícil visualizar apenas o soalho dos seios maxilares;
- Em **azul-escuro** podemos ver as corticais da fossa nasal, ou as paredes laterobasais dessas cavidades, que partem da espinha nasal anterior (ENA), além do preenchimento de parte da luz das fossas nasais visto em cada região.
- Em **roxo claro**, vemos a apófise zigomática das maxilas, que, via de regra, nessas técnicas radiográficas intraorais convencionais pela bissetriz, dificulta a visualização das raízes dos dentes molares superiores. Uma maneira de corrigir esse artefato de técnica seria utilizar a técnica radiográfica de Le Master, que diminui a angulação vertical do feixe de raios X, "evitando" que os raios centrais passem pela apófise zigomática da maxila, sobrepondo sua sombra nas raízes dos dentes molares superiores.
- Em **verde-claro**, nas radiografias de MS é possível vermos as apófises coronoides da mandíbula, que, por várias situações, sobrepõe a região do túber da maxila, devido à técnica radiográfica, na qual o paciente precisa ficar com a boca semiaberta durante a exposição radiográfica.
- Já em **verde-escuro**, apontamos o túber da maxila, de ambos os lados. Essa é uma região óssea fraca, e, muitas vezes, nas extrações dos terceiros molares (3MS), são extraídas juntamente com as raízes desses dentes.
- Em **vermelho transparente**, vemos o septo nasal, que mais anteriormente vem culminar na ENA. O septo nasal visto nas imagens radiográficas dos dentes incisivos é composto principalmente pelo osso Vômer e por cartilagens.
- As setas em **vermelho**, apontam imagens radiolúcidas nas coroas, dentes 12 e 35, compatíveis com cárie (classe 1-12 e classe 2-35).
- Em **laranja claro, cheio**, vemos imagens radiopacas, superpostas às coroas dentárias, compatíveis com material restaurador metálico, provavelmente amálgama, pouco utilizado nos dias atuais. Já em **laranja transparente** de ambos os lados da mandíbula posterior vemos a linha oblíqua. Estrutura anatômica de reforço, que se inicia no ramo ascendente, passa pelo trígono retromolar e vem a vestibular do corpo mandibular, passando, na imagem, sobre as raízes dos dentes molares inferiores.
- Em **verde azulado claro sem transparência**, nas regiões dentárias posterior, superficial ao rebordo alveolar, vemos tênue radiopacidade, compatível com tecido mole da mucosa, logo acima das cristas ósseas. A possibilidade de observação dessas imagens de tecido mole confere qualidade radiográfica à imagem. Essa visualização somente é possível devido à escolha certa dos fatores de exposição radiográfica, como tempo de exposição, kVp (quilovoltagem pico) e mA (miliamperagem).
- Já em **verde azulado claro com transparência** podemos ver a fossa incisiva, de onde partem os forames incisivos que adentram as fossas nasais.
- A imagem em cinza mais escuro aponta para um elemento protético, ou uma prótese fixa apoiada unicamente em um dente (na oclusal do dente 25), substituindo o dente 24.
- Em **vermelho terra** podemos observar as cristas ósseas alveolares, do rebordo alveolar, e sua altura em relação às junções cemento-esmalte dos dentes. Essa observação é relativa a sinais radiográficos sobre doença periodontal. Assim, passando uma linha imaginária pelas junções cemento-esmalte de dentes contíguos, e outra linha sobre a crista óssea alveolar, poderemos verificar o paralelismo, ou formação de ângulo entre essas. Se as linhas estiverem paralelas, a avaliação será em reabsorção horizontal, ou seja, mais lenta, mais crônica. Já se há a formação de ângulo entre essas linhas, avaliamos como reabsorção mais rápida ou aguda, o que pode condizer com doença periodontal avançada.
- Em cinza claro vemos dois tratamentos endodônticos, nos dentes 12 e 16, onde o preenchimento está no limite apical, ou seja, está correto, inclusive quanto ao preenchimento não possuir bolhas.
- Em **roxo claro**, na radiografia dos II é possível ver uma imagem radiopaca, circunscrita, com aspecto circular, possuindo uma pequena imagem também circular no meio, que consiste nas apófises genis (são duas superiores, onde se inserem os músculos genioglossos, e duas inferiores, onde se inserem os músculos gênio-híoideos), e, na região central, a imagem radiolúcida, circular, refere-se à foramina lingual em seu interior.
- Em **roxo**, apontamos para o contorno das raízes do dente 14, que, como podemos ver, é geralmente, ou normalmente, birradicular. Isso ocorreu devido à incidência para região de CS, ou dente 13; pudemos dissociar as raízes, mas note que, na imagem radiográfica da região de PMS, vemos como se houvesse apenas uma raiz. Mas a própria indefinição do conduto radicular nessa imagem do dente 14 sugere que há outra raiz sobreposta.
- Já o contorno em **azul-escuro** do dente 35 foi para mostrar a giroversão desse dente, e talvez por isso foi possível visualizar a imagem radiolúcida na coroa, compatível com cárie. A giroversão é uma anomalia de pouca significância radiograficamente, via de regra, pois clinicamente é facilmente percebida.
- Já a linha **pink tracejada** aponta para a sombra do tecido mole do nariz, que fica sobre os dentes anteriores, devido à direção de incidência do feixe de raios X na técnica radiográfica intraoral, bissetriz.
- Demais estruturas ósseas e dentais apresentam aspectos de normalidade.

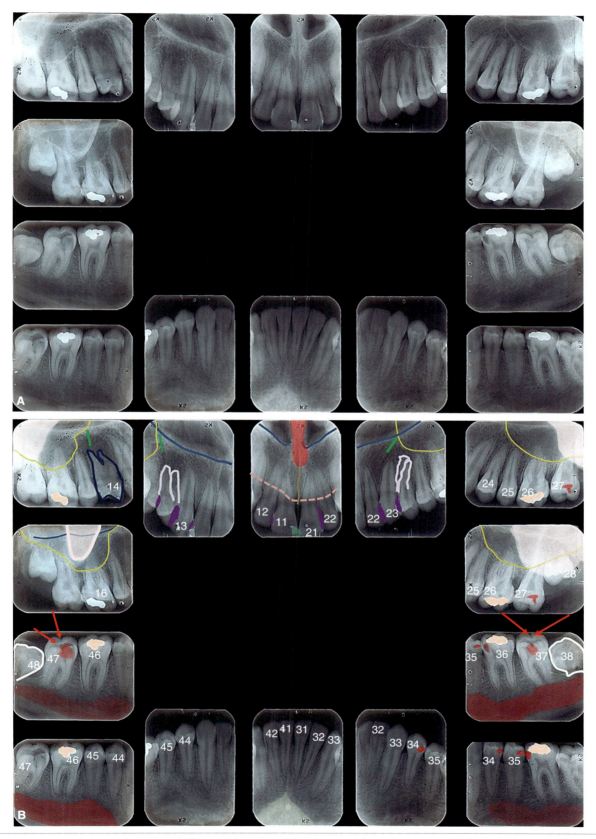

FIGURA 172 (A) Exame radiográfico de boca toda, original. **(B)** Exame radiográfico de boca toda, com identificação de estruturas. Paciente do sexo masculino, 17 anos.

QUADRO 5

Identificação das setas da Figura 172

■ Estas setas verdes preenchidas apontam o encontro a estrutura radiográfica "Y" invertido de Ennis, ou a borda anterior (anteromedial) da cortical do seio maxilar quando esta cruza, na imagem, com o soalho da fossa nasal (parede laterobasal). Ambas são apontadas nas radiografias de caninos superiores (CS).

■ As setas vermelhas apontam imagens radiolúcidas nas coroas, na superfície oclusal dos dentes 37 e 47. Note que a fóssula/fissura central V/L é profunda nos dois dentes, e provavelmente ajudou na progressão/instalação da lesão por cárie, já que fica praticamente impossível o paciente higienizar. Por isso, na rotina clínica de prevenção, as superfícies oclusais dos dentes M e PM são seladas com material plástico. Note também que a progressão da cárie já é avançada em ambos os 2° MI, e provavelmente já há comunicação pulpar, e o tratamento endodôntico será inevitável.

Interpretação radiográfica da Figura 172

- Não há dentes ausentes neste paciente jovem. Note que a numeração dos dentes está evidente, em branco, sobre cada elemento.
- Em **amarelo** vemos as corticais do seio maxilar, mais propriamente a parede laterobasal dos seios, já que, devido à incidência do feixe de raios X nessas técnicas radiográficas intraorais, seria difícil visualizar apenas o soalho dos seios maxilares.
- Em **azul-escuro** podemos ver as corticais da fossa nasal, ou as paredes laterobasais dessas cavidades, que partem da espinha nasal anterior (ENA), além do preenchimento de parte da luz das fossas nasais visto em cada região.
- Em **rosa**, vemos a apófise zigomática das maxilas, que, via de regra, nessas técnicas radiográficas intraorais convencionais pela bissetriz, dificultam a visualização das raízes dos dentes molares superiores (neste caso, dificulta a visualização das raízes dos 2° MS). Veja que, ainda, **em rosa preenchido e transparente**, mostramos boa parte do osso malar ou zigomático na radiografia de MSE e parte dos PMS.
- Em **vermelho**, vemos o septo nasal, que mais anteriormente vem culminar na ENA. O septo nasal visto nas imagens radiográficas dos dentes incisivos é composto principalmente pelo osso Vomer e por cartilagens.
- As setas em **vermelho** apontam imagens radiolúcidas nas coroas, dentes 27, 37 e 45, compatíveis com cárie severas, principalmente nos molares inferiores.
- Em **laranja claro, cheio**, vemos imagens radiopacas, superpostas às coroas dentárias, compatíveis com material restaurador metálico, provavelmente amálgama, pouco utilizado nos dias atuais.
- Apontado em **roxo escuro**, vemos alguma radiopacidade nas coroas dos dentes, que nada mais é que a sobreposição das superfícies proximais desses dentes contíguos.
- A fina linha **mostarda escuro** se refere à sutura palatina mediana, em geral vista como fina linha radiolúcida, entre os incisivos centrais, passando sobre a fossa incisiva, ENA e parte do septo nasal.
- Em **verde transparente**, nos pontos de contato entre 11-21, vemos restaurações plásticas, pequenas.
- Em **vermelho terra** sobre as coroas dos dentes 27, 37, 36, 35, 34 e 47, podemos observar parte das imagens radiolúcidas relativas à destruição de tecido dentário (esmalte e dentina) por cárie. Nos dentes M a cárie é severa e provavelmente já atinge a polpa. Nos outros elementos a cárie é moderada.
- Em **palha claro**, vemos os dentes 3M em formação, tanto na maxila quanto na mandíbula. Note que apenas na maxila esses dentes têm 1/3 de raiz formada.
- Em **cinza claro**, na radiografia dos II é possível ver uma imagem radiolúcida, circunscrita, com aspecto circular, no centro de imagens radiopacas, que consiste na foramina lingual, envolvida pelas apófises genis.
- Em **roxo claro** apontamos para o contorno das raízes dos dentes 14 e 24, que, como podemos ver, é geralmente, ou normalmente, birradicular. Isso ocorreu devido à incidência para região de CS, ou dente 13 e 23; pudemos dissociar as raízes, mas note que, na imagem radiográfica da região de PMS, vemos como se houvesse apenas uma raiz. Mas a própria indefinição do conduto radicular nessas imagens dos dentes 14 e 24 sugere que há outra raiz sobreposta.
- Já o contorno em **azul-escuro** do dente 14 foi para mostrar a giroversão desse dente. A giroversão é uma anomalia de pouca significância radiograficamente, via de regra, pois clinicamente é facilmente percebida.
- Em **vermelho terra**, região apical de molares inferiores, é normal ver-se uma imagem algumas vezes tenuemente radiolúcida, parcialmente circunscrita, que se refere à fóvea da glândula submandibular. Outras vezes, como variação anatômica, pode ser mais radiolúcida, devido ao fato de a fóvea ser mais profunda e, consequentemente, conter menos osso, favorecendo a passagem dos raios X. Isso, inclusive, gera dúvidas quanto à possibilidade de ser uma lesão.
- Em **verde-claro** vemos uma radiopacidade, difusa na região abaixo dos ápices dos dentes II, sobre a foramina lingual e apófises genias, que é a região da protuberância mentual.
- Já a linha **pink tracejada** aponta para a sombra do tecido mole do nariz, que fica sobre os dentes anteriores, devido à direção de incidência do feixe de raios X na técnica radiográfica intraoral, bissetriz.
- Demais estruturas ósseas e dentais apresentam aspectos de normalidade.

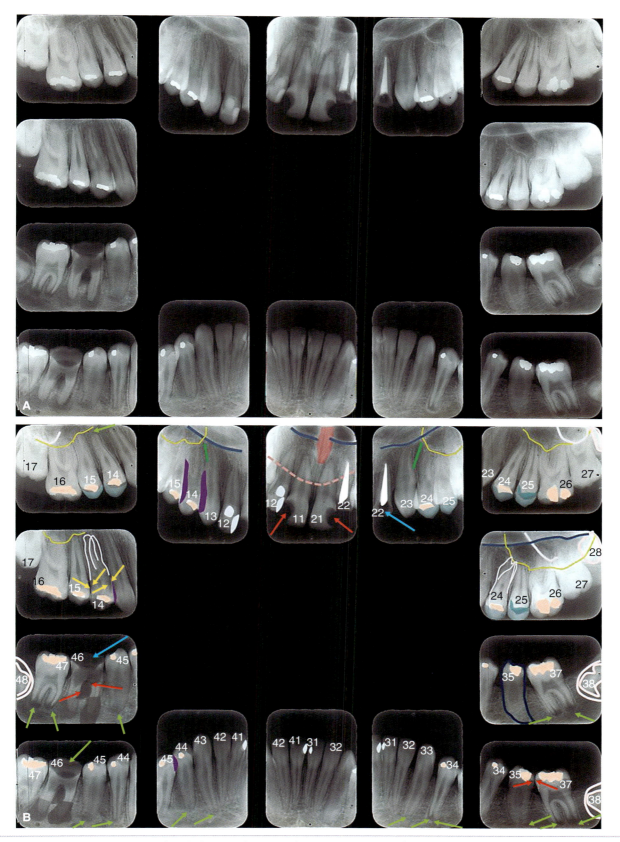

FIGURA 173 (A) Exame radiográfico de boca toda, original. **(B)** Exame radiográfico de boca toda, com identificação de estruturas. Paciente do sexo feminino, 16 anos.

QUADRO 6

Identificação das setas da Figura 173

 Estas setas verdes preenchidas apontam o encontro da estrutura radiográfica "Y" invertido de Ennis, ou a borda anterior (anteromedial) da cortical do seio maxilar quando esta cruza, na imagem, com o soalho da fossa nasal (parede laterobasal). Ambas são apontadas nas radiografias de caninos superiores (CS).

 As setas vermelhas apontam imagens radiolúcidas nas coroas, nos dentes 11 e 21, em suas respectivas faces distais. Pelo tamanho da cavidade e formato, podemos pensar em cavidades preenchidas por material plástico, que, devido à sua constituição, é radiotransparente, pois não haveria substâncias radiopacas. Igualmente, poderíamos ter cavidade de cárie, que, claro, também seriam radiotransparentes devido à descalcificação.
Não há material restaurador radiopaco em proteção ao fundo da cavidade, que seria indicado, devido à profundidade desta. Como se trata de dentes ICS, e de fácil observação clínica, essa dúvida poderá ser esclarecida clinicamente.
Já nos dentes 35 e 37, no ponto de contato (dente 36 ausente) as setas apontam para imagens radiolúcidas na coroa, compatíveis com cárie de esmalte (tipo 1).
Estas poderão ser tratadas simplesmente com a aplicação de flúor tópico, segundo orientações prescritas.
As setas vermelhas no dente 46 apontam para uma lesão de furca, provavelmente advinda da extensa lesão de cárie, com exposição pulpar. Assim, muito provavelmente esse elemento está perdido, ademais da lesão apical na raiz mesial.

 Estas setas verde-claro apontam para as regiões apicais de vários dentes inferiores, onde podemos verificar a rizogênese incompleta, apontada nos dentes. Ou seja, os ápices ainda se encontram abertos.

 Estas setas azuis apontam para amplas cavidades nas coroas dentais. O dente 46 tem uma ampla cavidade em sua coroa, provavelmente relativa à evolução de cárie dentária, que inclusive expôs a polpa dentária, e até atingiu a bifurcação.
Já o apontamento no dente 22 é para a região de entrada no canal radicular, em dente tratado endodonticamente. Radiograficamente não é possível afirmar se há coroa plástica protética nesse elemento, mas é bem provável que não haja, pois não existe núcleo protético (NMF).
É comum que essa área seja preenchida com um NMF ou com material restaurador próprio base de restauração.

 As setas amarelas na cervical do dente 14 apontam para áreas radiolúcidas, compatíveis com *burnout* ou apagamento na região cervical, com formato triangular.
É na verdade um artefato que simula uma lesão cariosa, em superfície proximal, junto à área da junção amelocementária (JEC) do dente, reconhecidamente superfície de risco à cárie.
É comum ocorrer em dentes multirradiculares ou birradiculares, como este 1° PMS.

Interpretação radiográfica da Figura 173

- Está ausente o dente: 36. O dente 18 não é visto em nenhuma imagem.
- Em **amarelo** vemos as corticais do seio maxilar, mais propriamente a parede laterobasal dos seios, já que, devido à incidência do feixe de raios X nessas técnicas radiográficas intraorais, seria difícil visualizar apenas o soalho dos seios maxilares.
- Já a linha **pink tracejada** aponta para a sombra do tecido mole do nariz, que fica sobre os dentes anteriores, devido à direção de incidência do feixe de raios X na técnica radiográfica intraoral, bissetriz.
- Em **rosa claro**, vemos a apófise zigomática das maxilas, que, via de regra, nessas técnicas radiográficas intraorais convencionais pela bissetriz, dificulta a visualização das raízes dos dentes molares superiores. Uma maneira de corrigir esse artefato de técnica seria utilizar a técnica radiográfica de Le Master, que diminui a angulação vertical do feixe de raios X, "evitando" que os raios centrais passem pela apófise zigomática da maxila, sobrepondo sua sombra nas raízes dos dentes molares superiores. Ainda em **rosa claro**, apontamos para o contorno das raízes dos dentes 14 e 24, que, como podemos ver, é geralmente, ou normalmente biradicular.
- Em **azul-escuro** podemos ver as corticais da fossa nasal, ou as paredes laterobasais dessas cavidades, que partem da espinha nasal anterior, em **vermelho**, junto ao septo nasal, e dirigem-se a posterior.
- Em **branco**, no dente 22, vemos o tratamento endodôntico até o limite apical. Veja que o material restaurador preenche completamente o canal radicular e a entrada do conduto. Não há bolhas no preenchimento do material restaurador, que é radiopaco.
- Imagens radiolúcidas na coroa, 11, 21, 22, 35, 37 e 46, compatíveis com cárie, foram apontadas pelas setas.
- Em **azul-claro**, nos dentes 12(M e P), 31(M) e 41(M), vemos restaurações plásticas, muito provavelmente de resina composta fotopolimerizável.
- Em **verde azulado escuro transparente** vemos a cúspide palatina do dente 25. Devido à técnica radiográfica, na projeção dos raios X de fora para dentro da cavidade oral, essa cúspide ficará mais nítida, e menos projetada, em relação à cúspide vestibular, já que, via de regra, está mais próxima do filme/sensor, ou até mesmo em íntimo contato. Já em **verde azulado claro transparente** vemos as cúspides vestibulares, mais projetadas, e menos nítidas que as palatinas, justamente pelo contrário, ou seja, por estarem mais distantes do filme/sensor radiográfico.
- Apontada em **roxo**, vemos uma radiopacidade nas coroas dos dentes, que nada mais é que a sobreposição das superfícies proximais desses dentes contíguos;
- Vemos também, em **laranja claro**, as várias restaurações metálicas nos dentes posteriores, provavelmente de amálgama, material restaurador mais comumente utilizado para restaurar os dentes posteriores até os anos 1990.
- Já o contorno em **azul-escuro** do dente 35 foi para mostrar a giroversão desse dente. A giroversão é uma anomalia de pouca significância radiograficamente, via de regra, pois clinicamente é percebida com facilidade.
- Em **rosa** podemos ver os germes dentários dos dentes 28, 38, e 48 (o dente 18 não pode ser visto neste exame de boca toda).
- Em **cinza-escuro transparente** vemos lesões radiolúcidas de diferentes graus, em ambas as raízes do dente 46, resultado, claro, da extensa lesão cariosa desse dente. Note que a lesão da raiz mesial é mais radiolúcida, ou seja, possui maior reabsorção do tecido ósseo em relação à lesão na raiz distal, que é menos radiolúcida. Ainda é possível ver o envolvimento de furca, demonstrando o avanço da lesão de cárie pelo soalho da cavidade pulpar.
- Demais estruturas ósseas e dentais apresentam aspectos de normalidade.

4.3 RADIOGRAFIA INTRAORAL INTERPROXIMAL OU *BITEWING*

Coroas dentárias (CD)	Dentes Superiores-inferiores	Radiopaco Radiolúcido
Cristas ósseas alveolares (COA)	Região alveolar Superior-inferior	Radiopaco

A radiografia *bitewing* (BW) ou inteproximal é uma das técnicas radiográficas intraorais que mostram as coroas maxilar e mandibular dos dentes, fornecendo uma imagem clara das superfícies interproximais dos dentes e permitindo a detecção de cárie interproximal. Simultaneamente, as cristas alveolares superior e mandibular são visualizadas, permitindo a avaliação de seus níveis, contribuindo para a avaliação do *status* periodontal. É importante relembrar que a doença cárie e a doença periodontal ainda são os principais problemas de saúde bucal no mundo. Assim, essa técnica radiográfica torna-se essencial na rotina dos profissionais da odontologia (Figura 174).

As radiografias com asas mordidas recebem seu nome da técnica original, que exigia que o paciente mordesse uma pequena aleta, presa em um invólucro de filme intraoral (veja a Figura 174). Apesar de ainda ser possível realizar a técnica radiográfica interproximal dessa forma, a legislação tem exigido o uso dos posicionadores de filmes/suportes para qualquer técnica radiográfica intraoral (Portaria n. 453, MS-Anvisa), como visto na imagem B da Figura 174.

O filme intraoral usado para a produção de BW tem a mais alta resolução espacial, crucial para a detecção de mudanças sutis que ocorrem em doenças dentárias. As BW podem ser tiradas com o filme orientado com o eixo longo posicionado horizontal ou verticalmente. A orientação horizontal é padrão; no entanto, quando há perda óssea periodontal significativa, é necessário o posicionamento vertical para visualizar o osso da crista. Os sensores radiográficos digitais também são utilizados para produzir BW.

Indicações

- Detecção inflamação/infecção.
- Trauma-dentes e osso alveolar.
- Presença e posição de dentes não erupcionados.
- Avaliação da morfologia da raiz antes de exodontia.
- Avaliação de patologias na porção alveolar do osso.
- Avaliação após implantes.
- Alterações do órgão dental.

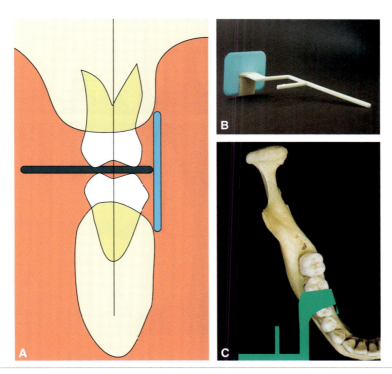

FIGURA 174 Em (**A**) vemos um desenho esquemático da técnica radiográfica intraoral interproximal (TRII), com o **posicionador** em posição sendo mordido pelo paciente. Já em (**B**) vemos o **posicionador** com **filme** inserido no dispositivo. Em (**C**) vemos o posicionador munido de filme colocado em posição para radiografar a região dos dentes Ms, em uma mandíbula macerada.

4.3.1 Critérios para avaliação de radiografia interproximal

1. Não deve haver superposição das faces interproximais.
2. As coroas dos dentes superiores e inferiores devem estar centralizadas no filme.
3. O plano oclusal deve estar o mais horizontal possível.
4. As cúspides dos dentes superiores e inferiores não devem estar muito separadas.
5. As cristas alveolares devem ser visíveis sem superposição das coroas do dente adjacente.

Sondagem, inspeção visual, filme intraoral e sensores digitais são vários tipos de métodos usados atualmente para a detecção de cárie; no entanto, 25-42% das lesões cariosas permanecem sem serem detectadas (SENEL et al., 2010). As superfícies proximais dos dentes, via de regra, não são visualizadas diretamente, portanto a cárie nessas superfícies é frequentemente diagnosticada com o auxílio de radiografias (QU et al., 2011). A radiografia por mordida é a técnica clínica mais utilizada para detecção de cárie. Hoje, inclusive, é possível fazer uma panorâmica interproximal ou *bitewing* (MEHRDAD et al., 2015). Nas Figuras 175 e 177-178 vemos os posicionamentos dos filmes/sensores radiográficos nas posições de M e PM. Veja que a Figura 176 mostra um posicionador de filmes radiográficos na boca, modelo *Rinn Co.*, desmontável e de excelente qualidade.

Nas Figuras 179 a 184 vemos a importância da entrada correta do feixe central de raios X, tangenciando os espaços interproximais dos dentes da região em foco.

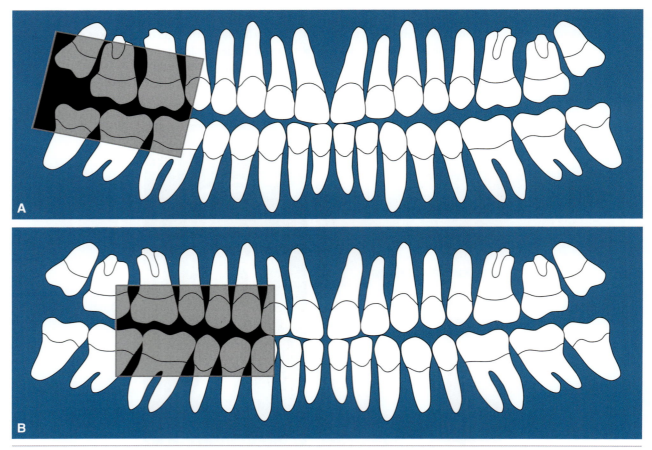

FIGURA 175 Em (**A**) vemos um desenho esquemático da técnica radiográfica intraoral interproximal (TRII), com o filme radiográfico/sensor para a posição dos MD. Já em (**B**) vemos o posicionamento do filme radiográfico/sensor para a posição dos PMD.

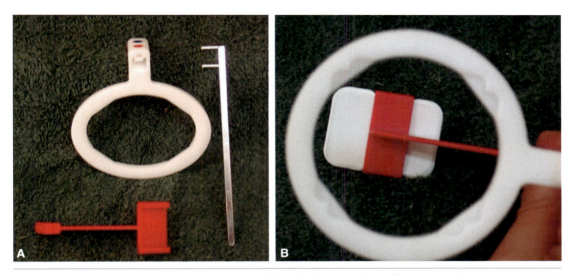

FIGURA 176 Em **(A)** vemos um desenho esquemático da técnica radiográfica intraoral interproximal (TRII), com o **posicionador** em posição sendo mordido pelo paciente. Já em **(B)**, vemos o **posicionador** com **filme** inserido no dispositivo

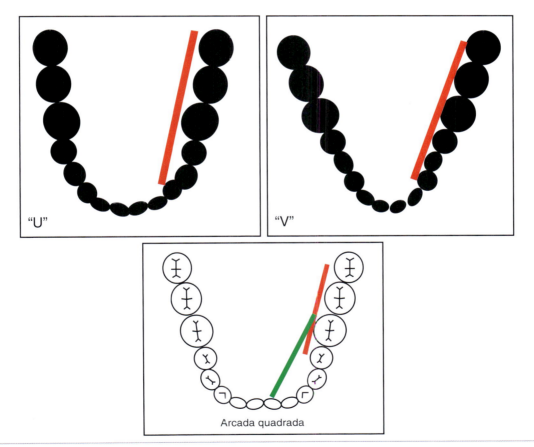

FIGURA 177 Vemos na figura o desenho de três diferentes formatos de arcadas dentárias. Veja que nas "arcadas quadradas" a melhor hipótese para radiografias interproximais seria utilizar dois filmes/sensores padrões (tamanho n. 2), sendo um para M (filme vermelho) e outro para PM (filme verde). Já para outros formatos de arcadas em "U" e "V" seria possível utilizar os filmes/sensores tamanho n. 3, mais comprido e com um pouco menos altura para as duas regiões.

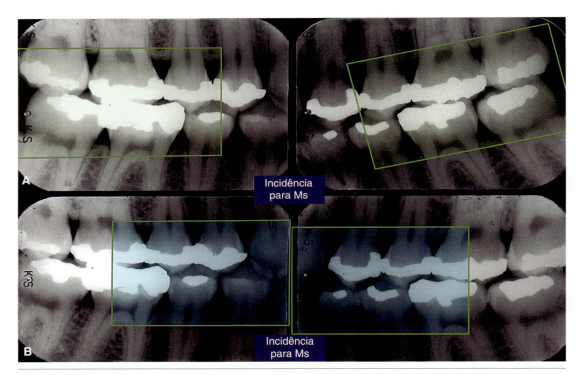

FIGURA 178 Nestas imagens radiográficas intraorais interproximais, vemos, na parte superior, a incidência para as regiões dos dentes Ms (retângulos esverdeados) e, na parte inferior, para as regiões dos dentes PMs (retângulos azuis).

LEGENDA

▇ Posição dos filmes/sensores e as áreas de foco nas imagens

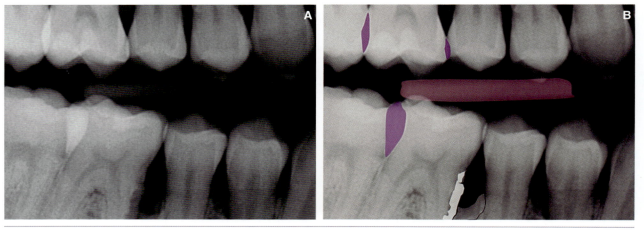

FIGURA 179 Imagens radiográficas intraorais interproximais com **posicionador** (é possível ver a região onde o paciente morde nesse dispositivo), TRII da região de PM. O foco da incidência dos raios X é o ponto de contato entre os dentes PM ou na face vestibular do 2º PMI. Veja que, assim, há **sobreposição** das faces dos dentes M, afastados do ponto de incidência central. Há **severa perda da crista óssea do rebordo alveolar** entre 46-45, e amplo **tártaro** na superfície mesial da raiz do dente 46.

LEGENDA

▇ Posicionador　　▇ Sobreposição　　▇ Severa perda óssea da COA　　▇ Tártaro grosseiro

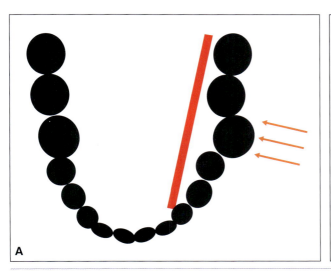
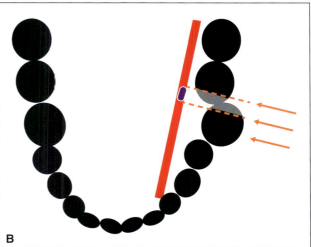

FIGURA 180 Desenhos esquemáticos mostrando a **sobreposição de faces interproximais** quando o paciente não tem todos os dentes alinhados nas arcadas. Dessa forma, fica impossível tangenciar ambas as faces interproximais do contato dentário, e a imagem radiográfica produzida terá a imagem mais radiopaca no ponto de contato.

LEGENDA
- Sobreposição de faces interproximais
- Resultado da imagem com sobreposição das superfícies interproximais dos dentes 1°MI e 2°MI

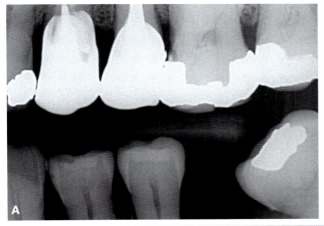
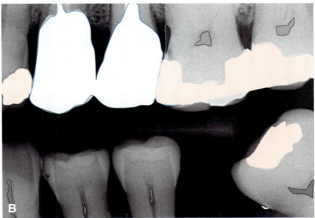

FIGURA 181 Imagens radiográficas intraorais interproximais com **posicionador** (é possível ver a região onde o paciente morde nesse dispositivo), TRII da região de PM. Note que todos os dentes que estão na imagem, e ainda possuem câmara pulpar, possuem **nódulos de calcificação**, ocupando praticamente toda a cavidade pulpar, inclusive condutos radiculares. Esse fato pode significar um problema sistêmico, e deve ser explorado. O dente 26, em sua face mesial, possui **desmineralização compatível com cárie de raiz**. Veja que o contato com a **coroa metálica** do dente 25 está incorreto, pois há uma face de contato, e não um ponto de contato. Note também que os dentes PMIE estão com desgaste acentuado em suas cúspides, muito provavelmente devido à oclusão com as **coroas metálicas** dos PMSE.

LEGENDA
- Restaurações metálicas
- Coroas metálicas
- Nódulos de calcificação pulpar
- Tártaro

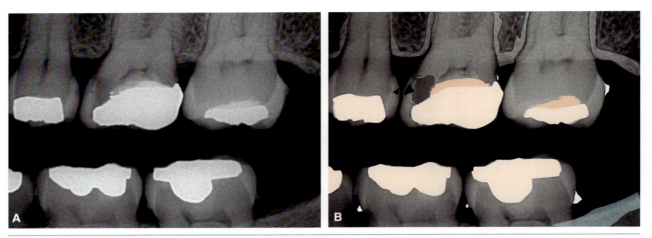

FIGURA 182 Imagens radiográficas intraorais interproximais com **posicionador** (é possível ver a região onde o paciente morde nesse dispositivo), TRII da região de ME. Observe as **restaurações metálicas oclusais**, inclusive com **base/forramento** nos dentes MS. Note que há vários **tártaros coronários e cervicais**. Também chama a atenção a **imagem radiolúcida na coroa** do dente 26, compatível com **cárie**, que provavelmente já atinge a polpa. Veja sua extensão no esmalte, em forma triangular e sua extensão na dentina, ampla, sem forma. O dente 25 também tem **imagem radiolúcida na coroa**, em sua face distal, compatível com **cárie**, mas inicial, somente em esmalte. Veja que por algum motivo as **cristas ósseas alveolares** estão bem espessadas na maxila. A distal do dente 37 vemos parte da LO.

LEGENDA

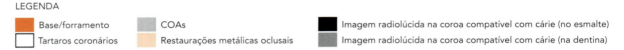

- Base/forramento
- Tartaros coronários
- COAs
- Restaurações metálicas oclusais
- Imagem radiolúcida na coroa compatível com cárie (no esmalte)
- Imagem radiolúcida na coroa compatível com cárie (na dentina)

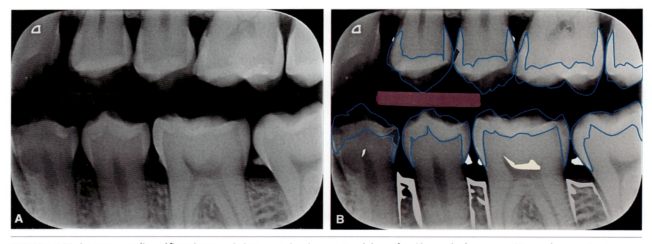

FIGURA 183 Imagens radiográficas intraorais interproximais com **posicionador** (é possível ver a região onde o paciente morde nesse dispositivo), TRII da região de PME e ME. Vemos nas proximais vários **tártaros**, de pequenos a enormes (mesial 37). Veja que as **cristas ósseas alveolares inferiores** já têm reabsorção inicial. Note a dentina secundária no teto da câmara pulpar do dente 36. Há **imagens radiolúcidas na coroa**, dentes 25(M) e 34(D), compatíveis com cárie. Não há restauração visível em nenhum elemento, e são apontadas as estruturas de **esmalte dental** desses dentes.

LEGENDA

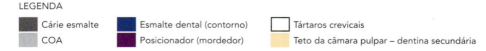

- Cárie esmalte
- COA
- Esmalte dental (contorno)
- Posicionador (mordedor)
- Tártaros crevicais
- Teto da câmara pulpar – dentina secundária

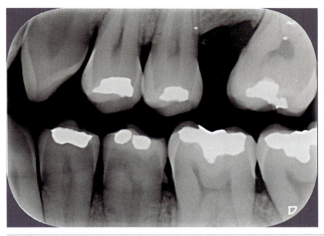
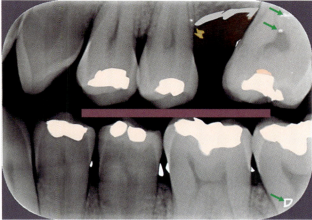

FIGURA 184 Imagens radiográficas intraorais interproximais com **posicionador** (é possível ver a região onde o paciente morde nesse dispositivo), TRII da região de PME e ME. Veja as **restaurações metálicas oclusais** desses dentes. Note que na região do dente 26, ausente, vemos o tecido mole da mucosa alveolar, inclusive com um **corpo estranho** próximo à distal do dente 25. As setas verdes indicam corpos estranhos na imagem. Note também que a **crista óssea alveolar** se encontra irregular. Ver essa imagem de tecido nas imagens radiográficas, e os outros elementos, é claro, é um sinal de boa qualidade radiográfica. Vemos nas proximais vários **tártaros**, cervicais.

LEGENDA

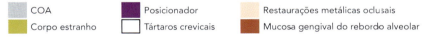

- COA
- Corpo estranho
- Posicionador
- Tártaros crevicais
- Restaurações metálicas oclusais
- Mucosa gengival do rebordo alveolar

4.4 TÉCNICA RADIOGRÁFICA INTRAORAL OCLUSAL (TRIO)

Após introduzir o filme com seu longo eixo perpendicular ao plano sagital mediano, tanto quanto possível, ao fundo da boca, deve-se mantê-lo na posição mordendo, levemente com os dentes.

O paciente também pode segurar o filme com os dedos das mãos, usando os polegares para a maxila e os indicadores para a mandíbula.

A pressão dos dedos deve ser feita sobre a crista óssea do rebordo alveolar (WATANABE e ARITA, 2019).

Essa é a técnica radiográfica oclusal padrão, que utiliza o tamanho de filme n. 4 ou placa de fósforo digital – 5,7 × 7,6 cm, sendo esse filme/sensor colocado paralelo ao plano oclusal do paciente (Quadro 2 e 3) e (Figuras 189 a 199).

Indicações

As principais indicações clínicas incluem:

- Avaliação periapical dos dentes anteriores superiores, especialmente em crianças, mas também em adultos incapazes de tolerar a técnica intraoral periapical.
- Detecção da presença de caninos, supranumerários e odontomas não irrompidos.
- Como vista da linha média, ao usar o método de localização (paralaxe) para determinar a posição buco/palatina de caninos não irrompidos.
- Avaliação do tamanho e extensão de lesões como cistos ou tumores na maxila anterior.
- Avaliação de fraturas dos dentes anteriores e osso alveolar.
- Avaliação do tamanho, extensão e expansão V/L de lesões como cistos ou tumores na maxila anterior.

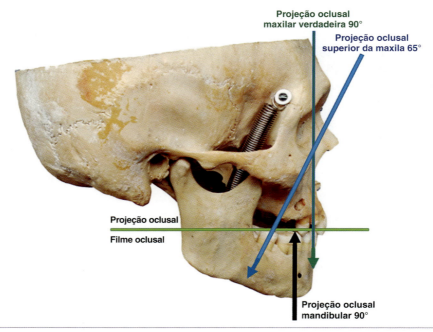

FIGURA 185 Incidências do feixe de raios X em crânio macerado para as TRIO superior e inferior.

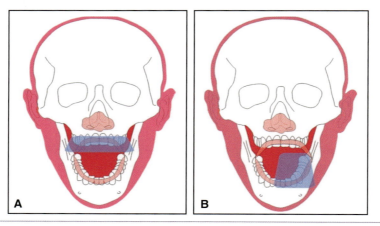

FIGURA 186 Desenhos esquemáticos da colocação dos filmes oclusais. Em (**A**), vemos a colocação para radiografias maxilares totais. Em (**B**), vemos a colocação do filme oclusal na mandíbula E.

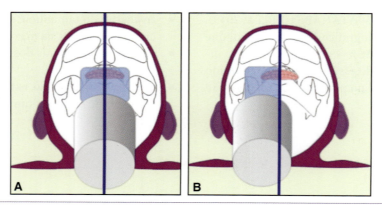

FIGURA 187 Desenhos esquemáticos da colocação dos filmes oclusais em mandíbula, e incidência do feixe de raios X. Em (**A**), incidência para radiografia oclusal total de mandíbula. Em (**B**), vemos a incidência para radiografia oclusal parcial D da mandíbula.

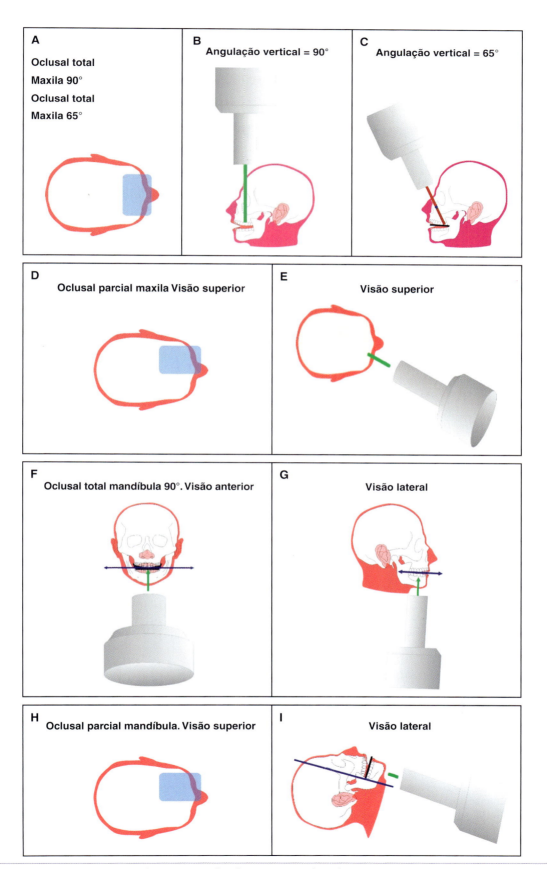

FIGURA 188 Resumo das técnicas oclusais mais utilizadas na rotina odontológica.

4.4.1 Maxila

| Maxila | Dentes superiores | Radiopaco Radiolúcido |

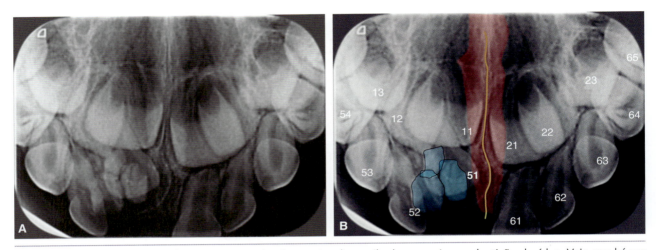

FIGURA 189 Imagens radiográficas intraorais oclusais anterior da maxila de uma criança, dentição decídua. Veja que há um (alguns) **corpo(s) estranho(s)** (pode ser um odontoma ou alguns dentes supranumerários) que impediu a erupção do dente 51, que permanece no osso alveolar. Ainda vemos o **SN** e a **sutura palatina mediana**.

LEGENDA — Corpo estranho — SN — Sutura palatina mediana

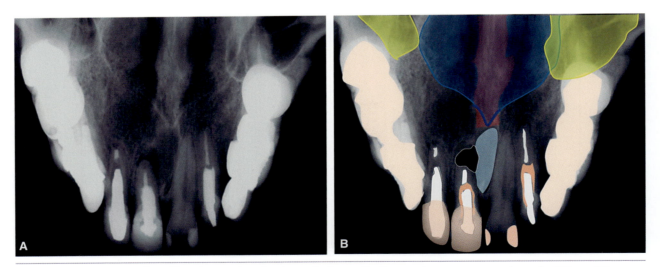

FIGURA 190 Imagens radiográficas intraorais oclusais totais de maxila. Em geral veremos as sombras das FN e o SN nessas imagens em 90° ou em 65°. Os seios maxilares também podem ser visualizados mais a posterior, próximo às coroas dentárias dos dentes molares. Veja que as **restaurações metálicas**, geralmente amálgama, são vistas nos dentes posteriores (M e PM). Nos dentes anteriores, em geral vemos **restaurações plásticas**, **coroas plásticas ou de cerâmica**. Note que as coroas totais têm **NMF** (11 e 12), e se têm **NMF** têm **tratamento endodôntico** (ou pelo menos deveriam sempre ter). Observe que os dentes 22 e 11 têm também cimento ao redor do **NMF**. No dente 12 falta esse cimento, e é visível um espaço indevido entre o **NMF** e o **tratamento endodôntico**. Vemos também, bem definida, a fossa incisiva e uma **lesão radiolúcida**, bem definida na região apical do 11, possivelmente em reparação, apesar do **tratamento endodôntico estar aquém do ápice**.

LEGENDA
- FI
- ENA e FN
- Seios maxilares
- Material obturador de canal
- Restaurações plásticas
- Restaurações metálicas
- Lesão radiolúcida circunscrita apical (11)

CAPÍTULO 4 ■ Técnicas radiográficas intraorais   193

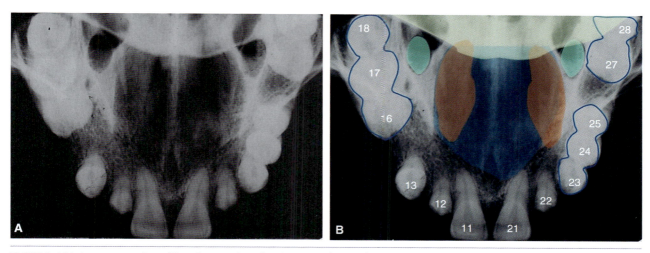

FIGURA 191 Imagens radiográficas intraorais oclusais totais de maxila, em 90°, onde vemos a imagem radiopaca do **osso frontal**, mais acima, próxima aos **canais nasolacrimais** e seios maxilares. Muitas vezes essa imagem radiopaca mascara algumas estruturas de interesse nas radiografias oclusais tomadas em 90°. Isso ocorre devido à angulação de 90° com ponto de entrada na glabela, que logicamente fará os raios X passarem pelo **osso frontal** para incidir nas maxilas. Ainda vemos, naturalmente, as imagens da **FN**, dos **cornetos nasais inferiores** e de todos os dentes presentes. A linha azul mostra o contorno dos dentes 23-25 e 16-18.

LEGENDA

- Canais nasolacrimais
- Cornetos nasais inferiores
- FN
- Osso frontal
- Contorno dos dentes posteriores

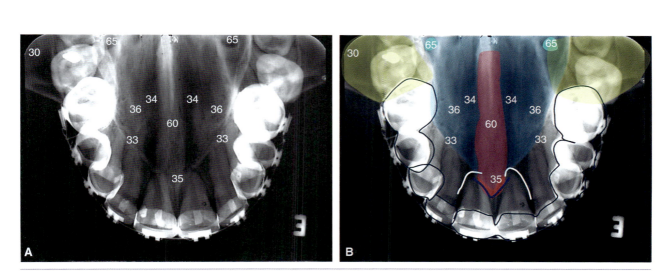

FIGURA 192 Imagens radiográficas intraorais oclusais totais de maxila (65°). Note que o paciente possui acessórios de tratamento ortodôntico de 16-26, com banda metálica, fios e bráquetes. Naturalmente vemos as imagens das **FN**, do **SN** e dos **seios maxilares** posteriormente nas laterais. Note que os dentes ICS têm suas **LD** aumentadas/espessadas. Mais posterior, vemos os **canais nasolacrimais**. Essas estruturas são vistas nas radiografias oclusais devido à angulação aplicada, e é claro à anatomia do paciente. A linha preta mostra o contorno dos dentes superiores.

LEGENDA

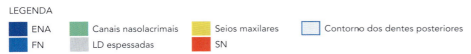

- ENA
- FN
- Canais nasolacrimais
- LD espessadas
- Seios maxilares
- SN
- Contorno dos dentes posteriores

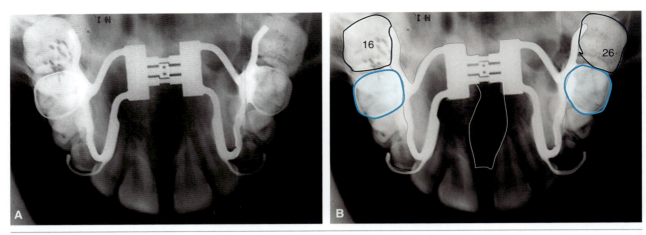

FIGURA 193 Imagens radiográficas intraorais oclusais totais de maxila, dentição mista, já que os dentes **molares decíduos** estão ainda na arcada e **recém bandas metálicas**, além dos dentes **16 e 26**. Vemos um **dispositivo metálico chamado expansor**, que é ativado via parafuso na parte central, região do palato. Veja a **área radiolúcida na rafe palatina mediana**, como está aumentada, ou seja, onde foi aberta a maxila, provavelmente para ampliação da maxila, que deveria estar atrésica, cruzando a mordida. Veja que os dentes 53 e 63 recebem um gancho metálico do expansor que auxilia na fixação do dispositivo.

LEGENDA

- Aparelho metálico expansor
- Área radiolúcida na rafe palatina mediana
- Dentes 1º MSs
- Molares decíduos com bandas metálicas

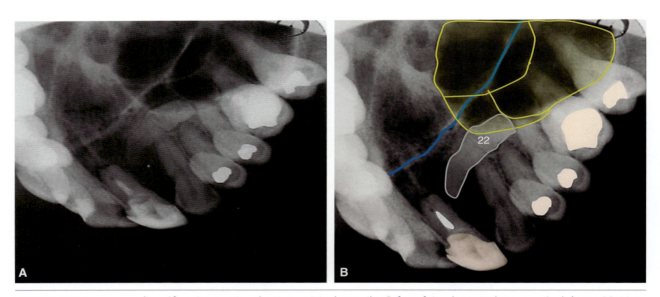

FIGURA 194 Imagens radiográficas intraorais oclusais parciais de maxila. O foco foi o dente incluso, provável **dente 22**. Note o espaço entre os dentes 21 e 23. O dente 21 apresenta **tratamento endodôntico** aquém do limite apical, aumento do ELP apical, com possível reabsorção externa. Há extensa **restauração/coroa plástica**, e vemos também a complexa área onde a **parede laterobasal da FN** se sobrepõe ao **seio maxilar lado E**, e seus septos ósseos.

LEGENDA

- Dente 22 incluso
- Tratamento endodôntico
- Seio maxilar lado E e septos ósseos intracavidade
- Parede laterobasal da FN
- Restauração/coroa plástica
- Restauração metálica

4.4.2 Mandíbula

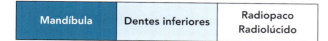

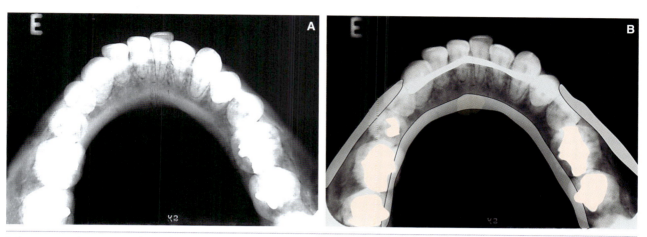

FIGURA 195 Imagens radiográficas intraorais oclusais totais de mandíbula. Além das **apófises genis** e da **protuberância mentual**, vemos as **corticais lingual** e **BM**. Veja que as **restaurações metálicas**, geralmente amálgama, são vistas nos dentes posteriores (M e PM).

LEGENDA Apófises genis   Corticais V, inclui protuberância mentual   Restaurações metálicas

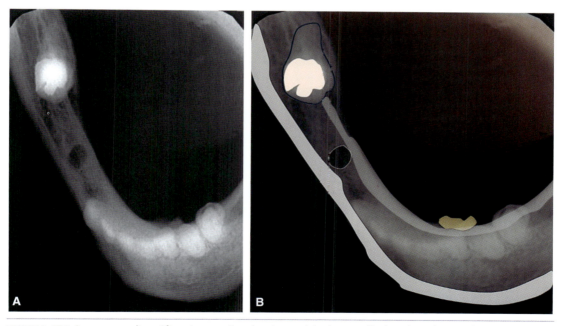

FIGURA 196 Imagens radiográficas intraorais oclusais parciais de mandíbula. Além das **apófises genis** e das **corticais lingual** e **BM**, mais posteriormente, vemos o dente 48, com restauração metálica, e, um pouco mais à frente no corpo mandibular, uma área radiolúcida, circunscrita, compatível com uma possível **lesão** ou, ainda, um **alvéolo com extração recente**. A **sombra da língua** é vista em grande área.

LEGENDA

Apófises genis   BM   Restauração metálica
Alvéolo de extração recente   Corticais V, inclui BM   Sombra da língua

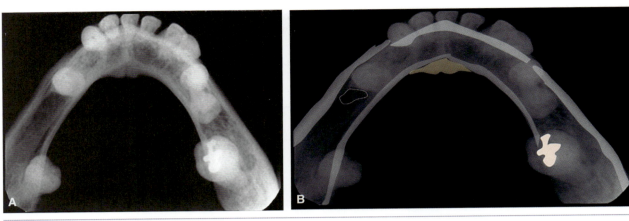

FIGURA 197 Imagens radiográficas intraorais oclusais totais de mandíbula. Além das **apófises genis** e da **protuberância mental**, vemos as **corticais lingual** e **BM**. Note os dentes 3º M mais a posterior, sendo que o dente 38 possui **restauração metálica**. A imagem radiolúcida, circunscrita à direita no corpo mandibular, provavelmente é o **forame mentual (FM)**.

LEGENDA

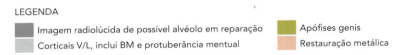

- Imagem radiolúcida de possível alvéolo em reparação
- Corticais V/L, inclui BM e protuberância mental
- Apófises genis
- Restauração metálica

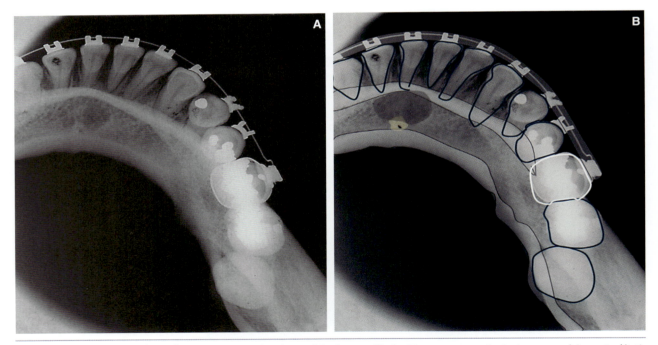

FIGURA 198 Imagens radiográficas intraorais oclusais parciais de mandíbula. Note que o paciente tem acessórios ortodônticos fixados nos dentes, até o dente 36 bandado. Além das **apófises genis** e das **corticais lingual** e **BM**, veja que essa cortical lingual possui, na altura do dente 36, um abaulamento a ser investigado. Vemos também a foramina lingual central às **ApG** e a **protuberância mental** sobrepondo as raízes dos dentes anteriores. Veja que nessa mesma região há imagem radiolúcida, relativamente circunscrita, compatível com a **fossa mentual**.

LEGENDA

- Apófises genis (ApG) + FL
- Protuberância mental
- Cortical L, inclui Protuberância mental
- Contorno da banda metálica do dente 36
- Contorno dos dentes inferiores (exceto dente 36)

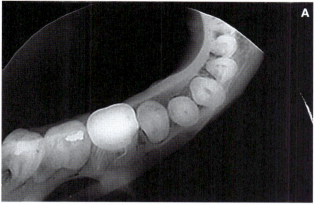 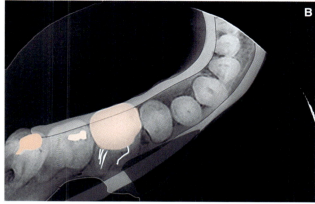

FIGURA 199 Imagens radiográficas intraorais oclusais parciais lado E. Vemos as **corticais lingual** e **BM**. Note que a tábua vestibular na posterior possui expansão acentuada da cortical, a ser investigada, compatível com lesão radiolúcida circunscrita com extensão desde o dente 34 até o dente 38. Nessa região o dente 36 apresenta **tratamento endodôntico**, e **coroa total plástica**.

LEGENDA
▪ Lesão radiolúcida ▪ Restauração metálica ▪ Corticais V/L, inclui BM
▪ Coroa total plástica ▪ Restauração plástica □ Material obturador de canal (Tratamento endodôntico)

REFERÊNCIAS BIBLIOGRÁFICAS

Adult oral health and dental visiting in Australia. Results from the National Dental Telephone Interview Survey 2010. Dental Statistics And Research Series, number 65.

American Dental Association-ADA (Council on Scientific Affairs). Dental Radiographic Examinations: Recommendations For Patient Selection And Limiting Radiation Exposure. Revised: 2012.

Allard RHB, van der Kwast WA, van der Waal I. Nasopalatine duct cyst: review of the literature and report of 22 cases. Int J Oral Surg. 1981;10:447-61.

Alves N, Cândido PL. Anatomia para o curso de odontologia geral e específica. 4ª Ed. Gen-Santos, São Paulo 2016.

Arnett GW, Jelic JS, Kim J, Cummings DR, Beress A, Worley CM Jr et al. Soft tissue cephalometric analysis: diagnosis and treatment planning of dentofacial deformity. Am J Orthod Dentofacial Orthop. 1999; 116:239-53.

Balcikonyte E, Balciuniene I, Alekna V. Panoramic radio-graphs in assessment of the bone mineral density.Stomatologija. Baltic Dent Maxillofac J 2004:6:17-9.

Batista KBSL, Paiva JB, Rinoneto J, Queiroz GV, Bozzini MF, Farias B. Avaliações tegumentares, esqueléticas e dentárias do perfil facial. Rev Clin Ortodon Dental Press. 2007; 5:95-105.

Bell G.W., Joshi B.B., Macleod R. I. Maxillary sinus disease: diagnosis and treatment. British dental journal v. 210, no. 3, feb. 2011.

Barreto F.G., Biocionário: A compreensão de cada termo da Biologia desde a origem etimológica até sua função biológica. Produção independente. Rio de Janeiro, 2007.

Bollen AM, Taguchi A, Hujoel PP, Hollender LG. Case-control study on self-reported fractures and mandibular corticalbone. Oral surg Oral Med Oral Radiol Endod 2000;90:518-24.

Boopathi S, Chakravarthy Marx S, Dhalapathy S, and Anupa S, "Anthropometric analysis of the infraorbital foramen in a south indian population," Singapore Medical Journal, vol. 51, no. 9, pp. 730–735, 2010.

Britt GN. A study of human mandibular nutrient canals. Oral Surg Oral Med Oral Pathol, 1977, 44: 635–645.

Chrcanovic BR, Abreu MH, Custodio AL (2011) Morphological variation in dentate and edentulous human mandibles. Surg Radiol Anat, 33:203-213.

Concepcion M. and Rankow H.J., "Accessory branch of the mental nerve," Journal of Endodontics, vol. 26, no. 10, Article ID 6C896, pp. 619-620, 2000.

Daley TD, Wysocki GP, Pringle GA. Relative incidence of odontogenic tumors and oral and jaw cysts in a Canadian population. Oral Surg Oral Med Oral Pathol. 1994;77:276-80.

Deana N.F.; Navarro P.; Alves N. Morphometric study of lingual foramina in macerated mandibles to assist in implant placement in the anterior mandibular region. Folia Morphol. 2018, vol. 77, n. 2, pp. 310-322.

Donta C.N.,Pierrakou E.D., Patsakas A. J. Incidence of Nutrient Canals in Hypertensive Patients With Alveolar Bone Loss. A Radiographic Study. Modern Greek, 1989 Sep;4(3):149-52. The maxillary sinus: medical and surgical management. New York: Thieme Medical Publishers; 2011.

Ennis LRM (1937) Roentgenographic variation of the maxillary sinus and the nutrient canals of the maxilla and the mandible. Int J Orthod Oral Surg, 23:173-193.

Fabian F. M., "Position, shape and direction of opening of the mental foramen in dry mandibles of Tanzanian adult black males," Italian Journal of Anatomy and Embryology, vol. 112, no. 3, pp. 169–177, 2007.

Flanagan D. Important arterial supply of the mandible, control of an arterial hemorrhage, and report of a hemorrhagic incident. J Oral Implantol. 2003; 29(4): 165-173.

Goaz PW, White SC: Normal radiographicanatomy. In: Oral Radiology (Goaz PW, White SC, eds), 2nd edn. St Louis: CV Mosby-Company, 1987; pp. 174-199.

González-Martín M., Torres-Lagares D., Gutiérrez-Pérez J. L., and Segura-Egea J. J., "Inferior alveolar nerve paresthesia after overfilling of endodontic sealer into the mandibular canal," Journal of Endodontics, vol. 36, no. 8, pp. 1419–1421, 2010.

Green R. M., "The position of the mental foramen: a comparison between the southern (Hong Kong) Chinese and other ethnic and racial groups," Oral Surgery, Oral Medicine, Oral Pathology, Oral Radiology, and Endodontology, vol. 63, no. 3, pp. 287–290, 1987.

Greenstein G. and Tarnow D., "The mental foramen and nerve: clinical and anatomical factors related to dental implant placement: a literature review," Journal of Periodontology, vol. 77, no. 12, pp. 1933–1943, 2006.

Gupta M., Iyer N, Das D, Nagaraj J. Analysis of different treatment protocols for fractures of condylar process of mandible. J. Oral Maxillofac. Surg. 2012 Jan;70(1):83-91.

Halling A, Persson GR, Berglund J, Johansson O, Renvert S. Comparison between the Klemetti index and heel DXA BMD measurements in the diagnosis of reduced skeletal bone mineral density in the elderly. Osteoporosis Int 2005; 16: 999–1003.

Harorli A, Yılmaz AB, Akgül HM: Interpretationof radiography. In: Fundamentals of Radiologyand Radiodiagnostics in Dentistry (Harorli A,Yılmaz AB, Akgül HM, eds), 1st edn. Erzurum:Atatürk University, 2001; pp217 - 246.

Iwanaga J., Watanabe K., Saga T. et al., "Accessory mental foramina and nerves: Application to periodontal, periapical, and implant surgery," Clinical Anatomy, vol. 29, no. 4, pp. 493–501, 2016.

Kim J, Ellis GL. Dental follicle tissue: Misinterpretation as odontogenic tumors. J Oral Maxillofac Surg. 1993; 51:762-767.

Kim IS, Kim SG, Kim YK, Kim JD. Position of the mental foramen in a Korean population: a clinical and radiographic study. Implant Dent. 2006 Dec;15(4):404-11.

Kiswanjaya B, Yoshihara A, Deguchi T, Hanada N, Miyazaki H. Relationship between the mandibular inferior cortex and bone stiffness in elderly Japanese people. Osteoporosis Int 2010; 21: 433–8.

Klemetti E, Kolmakov S, Kröger H. Pantomography in assessment of the osteoporosis risk group. Scand J Dent Res. 1994;102:68-72.

Kuzmanovic D.V., Payne A.G.T., Kieser J.A., and Dias G.J., "Anterior loop of the mental nerve: A morphological and radiographic study," Clinical Oral Implants Research, vol. 14, no. 4, pp. 464–471, 2003.

Langlais, RP., and Miller, C.S. Exercises in oral radiology and interpretation, 5ª Edition, Elsevier, St Louis 2017.

Ladani P, Sailer HF, Sabnis R. Tessier 30 symphyseal mandibular cleft: early simultaneous soft and hard tissue correction – a case report. J Craniomaxillofac Surg. 2013 Dec;41(8):735-9.

Lang J. Clinical anatomy of the nose, nasal cavity, and paranasal sinuses. New York: Thieme Medical Publishers; 1989.

Langland OE, Sippy FH. Anatomic structures as visualized on the orthopantomogram. Oral Surg Oral Med Oral Pathol. 1968;26:475-84.

Mehra P, Jeong D . Maxillary sinusitis of odontogenic origin. Curr Allergy Asthma Rep 2009; 9: 238–243.

Lee MH, Kim HJ, Kim DK, Yu SK. Histologic features and fascicular arrangement of the inferior alveolar nerve. Arch. Oral Biol. 2015 Dec;60(12):1736-41.

Lipski M., Tomaszewska I. M., Lipska W., Lis G. J., and Tomaszewski K. A.. "The mandible and its foramen: Anatomy, anthropology, embryology and resulting clinical implications," Folia Morphologica (Poland), vol. 72, no. 4, pp. 285–292, 2013.

Madeira MC. Anatomia da face. São Paulo: Sarvier; 1995.

McDonnell D, Reza Nouri M, Todd ME The mandibular lingual foramen: a consistent arterial foramen in the middle of the mandible. J Anat 1994, 184:363–369.

Mehrdad Abdinian, 1 Sayed Mohammad Razavi, 2 Reyhaneh Faghihian, 3 Amir Abbas Samety, 4 and Elham Faghihian. Accuracy of Digital Bitewing Radiography versus Different Views of Digital Panoramic Radiography for Detection of Proximal Caries. J Dent (Tehran). 2015 Apr; 12(4): 290–297.

Misch CE. Contemporary Implant Dentistry. 2 nd ed. St. Louis: Mosby; 1999.

Mohajery M, Brooks SL. Oral radiographs in the detectionof early sighs of osteoporosis. Oral Surg Oral Med OralPathol 1992; 73:112-7.

Morrow BT, Samson TD, Schubert W, Mackay DR. Evidence-based medicine: Mandible fractures. Plast. Reconstr. Surg. 2014 Dec; 134(6):1381-90.

Munhoz, L.; Choi, I. G. G.; Miura, D. K ; Arita, E. S.; Watanabe, P.C.A. Bone Mineral Density and Mandibular Osteoporotic Alterations in Panoramic Radiographs: Correlation by Peripheral Bone Densitometry in Men. Indian Journal of Dental Research, v. 1, p. 1-8, 2019.

Natsis K, Repousi E, Asouhidou I, Siskos C, Ioannidi A, Piagkou M. Foramina of the anterior mandible in dentate and edentulous mandibles. Folia Morphologica · september 2015.

Norton MR, Gamble C. Bone classification: an objective scale of bone density using the computerized tomography scan. Clin Oral Implants Res. 2001; 12:79–84.

Oliveira-Santos C ; WATANABE, P. C. A. ; Monteiro, S. A. C.; FARMAN, A. ; NOFFKE, C. E. . Uso seguro da tomografia computadorizada de feixe cônico: recomendações direcionadas à prática odontológica brasileira. Revista Paulista de Odontologia, v. 34, p. 32-34, 2012.

Oliveira-Santos C, Souza PHC, Berti-Couto SA, Stinkens L, Moyaert K, Rubira-Bellen IRF, Jacobs R. Assesment of variations of the mandibular canal through cone beam computed tomography. Clin Oral Invest. 2012; 16(2):387-93.

Pereira K, Wang B. Congenital nasal pyriform aperture stenosis. Operative te chniques in Otolaryngology. 2005;16:194–197. doi: 10.1016/j.otot.2005.08.002.

Roa Henríquez I. and Arriagada O., "Anatomical variations of Mandibular canal with clinical significance. Case Report," International Journal of Morphology, vol. 33, no. 3, pp. 971–974, 2015.

Rosano G, Taschieri S, Gaudy JF, et al. Anatomic assessment of the anterior mandible and relative hemorrhage risk in implant dentistry: a cadaveric study. Clin Oral Implants Res. 2009; 20(8): 791–795.

Rossi PM, Brücker MR, Rockenbach MIB. Canais mandibulares bifurcados: análise em radiografias panorâmicas. Rev Ciênc Méd. 2009; 18(2):99-104.

Rueda S, Gil JA, Pichery R, Alcañiz M. Automatic segmentation of jaw tissues in CT using active appearance models and semi-automatic landmarking. Med Image Comput Comput Assist Interv. 2006;9(Pt 1):167-74.

Scavone H, Zahn-Silva W, do Valle-Corotti KM, Nahás AC. Soft tissue profile in white Brazilian adults with normal occlusions and well-balanced faces. Angle Orthod. 2008;78:58-63.

Schimming R, Feller KU, Herzmann K, Eckelt U. Surgical and orthodontic rapid palatal expansion in adults using Glassman's technique: retrospective study. Br J Oral Maxillofac Surg. 2000;38(1): 66-9.

Senel B, Kamburoglu K, Ucok O, Yuksel SP, Ozen T, Avsever H. Diagnostic accuracy of different imaging modalities in detection of proximal caries. Dentomaxillofac Radiol. 2010. December; 39(8): 501– 11.

Shetty V, Caridad JM, Caputo AA, Chaconas SJ. Biochemical rationale for surgical-orthodontic expansion of the adult maxilla. J Oral Maxillofac Surg. 1994;52(7):742-9.

Stafne EC: Anatomic landmarks. In:OralRoentgenographic Diagnosis(Stafne EC, ed), 3rdedn. Philadelphia: WB Saunders Company,1969; pp1-15.

Standring S. Gray's anatomy: the anatomical basis of clinical practice. 41st ed. London: Elsevier Health Sciences; 2015.

Taguchi A, Tsuda M, Ohtsuka M, Kodama I, Sanada M, Nakamoto T, et al. . Use of dental panoramic radiographs in identifying younger postmenopausal women with osteoporosis. Osteoporosis Int 2006; 17: 387–94.

Taguchi A, Tanimoto K, Suei Y, Wada T. Tooth loss and mandibular osteopenia. Oral Surg Oral Med Oral Pathol Oral Radiol Endod 1995; 79: 127–32.

Taguchi A, Suei Y, Ohtsuka M, Otani K, Tanimoto K, Hollender LG. Relationship between bone mineral density and tooth loss in elderly Japanese women. Dentomaxillofacial Radiol 1999; 28: 219–23.

Watanabe, P. C. A.; Alonso, Maria Beatriz C. ; Haiter-Neto, Francisco ; Louzada, j. Q. ; Silva, A. I. V. Bone mineral density evaluation in rats submitted to daily diet of coffee and soft drinks. Osteoporosis International, v. 25, p. 352, 2014.

White, S.C.; Pharoah, M.J. Oral radiology – principies and interpretation. 8ª. ed. New York: Mosby, 2019.

Links para consulta

https://www.britannica.com/science/cancellous-bone
https://www.nature.com/articles/sj.bdj.2011.47
https://www.youtube.com/watch?v=BUwiKZwDhGo

Capítulo 5

Técnicas radiográficas extraorais (TRE)

5.1 RADIOGRAFIA EXTRAORAL: PANORÂMICA (PAN)

A radiografia panorâmica (PAN) é uma técnica radiográfica tomográfica de plano curvo usada para representar o complexo dentomaxilomandibular em uma única imagem. Sua conveniência, rapidez e facilidade tornaram esse tipo de radiografia uma técnica popular na avaliação odontológica, principalmente do paciente inicial no consultório. Essa imagem extraoral é uma das mais usadas pelos dentistas. É uma versão avançada da técnica tomográfica convencional, na qual a fonte de raios X e o filme são colocados opostos a cada outro e se movem em direções opostas ao redor da cabeça o paciente. A técnica utiliza colimadores de chumbo para criar uma calha focal estreita na forma de uma fenda situada no raio X fonte e no filme. Isso gera uma visão clara da mandíbula, maxila, dentes e ATM, enquanto as estruturas adjacentes são borradas. Os fabricantes têm especificações ligeiramente diferentes para suas unidades radiográficas panorâmicas (Figura 1, Capítulo 4).

A radiologia panorâmica (PAN) evoluiu de maneira significativa nos últimos 15 anos. Esse processo evolutivo mudou a tecnologia de sistemas baseados em filmes capazes de produzir uma imagem panorâmica padrão com ou sem conexão cefalométrica (ceph) para máquinas capazes de tomar radiografias panorâmicas interproximais, e também, tomografia computadorizada de feixe cônico (CBCT), além de outras funções. Essas funções, como panorâmicas *bitewings* (interproximais) e imagens periapicais panorâmicas, agora são passíveis de realizar em um único equipamento de raios X (LANGLAIS e MILLER, 2017).

Os equipamentos de raios X panorâmicos têm um eixo de rotação no qual o cabeçote com o tubo de raios X e o conjunto de cassete ou sensor de filme ou PSP giram em torno de um centro de rotação, móvel, durante a exposição. O caminho do centro de rotação coloca a camada em foco (camada focal) dentro das estruturas a serem visualizadas. Isso em geral acontece com as arcadas dentárias, principal foco da técnica PAN, mas inclui, além dos dentes, as partes inferiores do nariz e seios nasais, e partes da coluna cervical, vias aéreas e osso hioide.

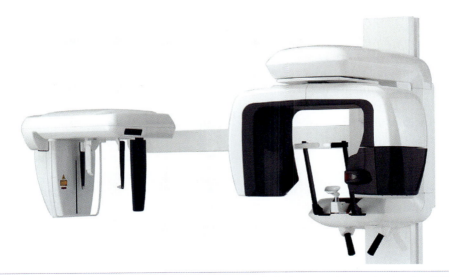

FIGURA 1 Equipamento de raios X panorâmico, que na verdade é um equipamento de raios X 2 em 1, pois também faz radiografias utilizando o cefalostato, à esquerda da imagem. Hoje em dia há também equipamentos 3 em 1, ou seja, além de radiografias panorâmicas e cefalométricas, também faz tomografias tipo *cone beam*.

A radiografia panorâmica odontológica foi desenvolvida por Paatero em 1945 e permanece em uso generalizado para diagnósticos dentários (MUNHOZ et al., 2019). A Food and Drug Administration publicou em 2012 para exames radiológicos em odontologia (ADA, 2012). Dada a conveniência de baixas doses de irradiação dentária, a radiografia panorâmica é adequada para exames orais gerais, para as várias especialidades odontológicas, incluindo, é claro, os clínicos gerais. A resolução espacial atual das radiografias panorâmicas melhorou significativamente, tornando-as eficazes na detecção de várias doenças dentárias, como periodontite, cárie dentária e distúrbio da articulação temporomandibular (LANGLAIS e MILLER, 2017; WHITE e PHAROAH, 2019; WATANABE e ARITA, 2019). Agora é recomendado que radiografias panorâmicas sejam obtidas a cada 18-36 meses em pacientes que visitam clínicas dentárias para exames regulares (HINTZE, 1993).

- Conceito 1: camada "tomográfica" panorâmica e canal focal.
- Conceito 2: o ângulo de projeção do feixe panorâmico é para cima ("–" ou negativo).
- Conceito 3: relacionamentos verticais na mandíbula e na maxila.
- Conceito 4: formação de imagens duplas.
- Conceito 5: formação de imagens fantasmas.

5.1.1 Limitando a exposição à radiação

As radiografias dentárias representam aproximadamente 2,5% da dose efetiva recebida das radiografias médicas e fluoroscopias (NATIONAL COUNCIL ON RADIATION PROTECTION AND MEASUREMENTS, 2009). Embora a exposição à radiação das radiografias dentárias seja baixa, uma vez tomada a decisão de obter as radiografias, é responsabilidade do dentista seguir o **princípio ALARA** (tão baixo quanto razoavelmente possível) para minimizar a exposição do paciente. Hoje é mais utilizado o **princípio ALADA** (tão baixo quanto diagnosticavelmente possível). Exemplos de boas práticas radiológicas incluem:

- uso do receptor de imagem mais rápido compatível com a tarefa de diagnóstico (filme em velocidade de F ou digital);
- colimação do feixe ao tamanho do receptor, sempre que possível;
- técnicas apropriadas de exposição e processamento de filmes;
- uso de aventais protetores e colares de tireoide, quando apropriado; e
- limitação do número de imagens obtidas ao mínimo necessário para obter informações essenciais de diagnóstico.

A PAN é utilizada em todas as áreas clínicas da odontologia e/ou especialidades odontológicas para avaliação geral das condições bucais:

- Acupuntura
- Cirurgia e traumatologia bucomaxilofaciais
- Dentística
- Disfunção temporomandibular e dor orofacial
- Endodontia
- Estomatologia
- Homeopatia
- Implantodontia
- Odontogeriatria
- Odontologia do esporte
- Odontologia do trabalho
- Odontologia legal
- Odontologia para pacientes com necessidades especiais
- Odontopediatria
- Ortodontia
- Ortopedia funcional dos maxilares
- Patologia oral e maxilofacial
- Periodontia
- Prótese bucomaxilofacial
- Prótese dentária
- Radiologia odontológica e imaginologia
- Saúde coletiva.

É claro que cada uma dessas especialidades terá um foco diferente de análise e importância, mas, uma vez obtida essa imagem "panorâmica", passa a ser responsabilidade do profissional sua inteira análise.

Vantagens

- Visão panorâmica estendida do complexo dentomaxilomandibular.
- Alta resolução (porém inferior à periapical).
- Baixa dose de radiação.
- Ótima viabilidade de equipamentos.
- Rápida e fácil execução da técnica radiográfica.
- Conveniência e modificação de imagem via recurso de software digital (viabilidade de todas as modalidades digitais).

Limitações (desvantagens)

- Ampliação/distorção: todas as radiografias panorâmicas sofrem ampliação vertical e horizontal, juntamente com uma espessura de seção tomográfica que varia de acordo com a posição anatômica. Como a fonte de raios X expõe a maxila-mandíbula utilizando uma angulação negativa (~ 8-10°) para evitar a sobreposição do osso/base occipital do crânio sobre a região dental anterior, a ampliação variável sempre estará presente nas radiografias panorâmicas (Figura 2). O aumento da ampliação decorre de variações no posicionamento do paciente, distância do objeto focal e localização relativa do centro de rotação do sistema de raios X e variações na forma e tamanho anatômicos normais de um paciente para o próximo. Zarch et al. mostraram que 83% das medições panorâmicas estão subestimadas, com a maior ampliação presente na região anterior (ZARCH et al., 2011).
- Na rotina, tem de ser feita em clinicas de radiologia.
- Imagens de resolução mais baixa, que não fornecem os detalhes finos fornecidos pelas radiografias intraorais.
- As imagens são sobreposições de imagens reais, duplas e fantasmas e requerem visualização cuidadosa para decifrar detalhes anatômicos e patológicos.
- É técnico-dependente, ou seja, requer posicionamento preciso do paciente para evitar erros e artefatos de posicionamento.

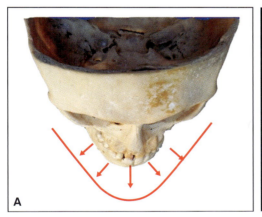
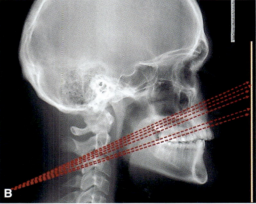

FIGURA 2 Uma radiografia panorâmica apresenta simultaneamente vistas de ambos os lados da face do paciente, além de fornecer uma perspectiva frontal, ou seja, uma visão panorâmica do complexo dentomaxilomandibular.

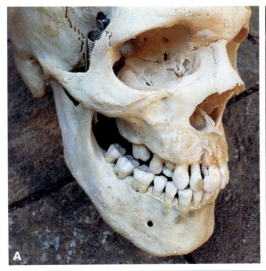
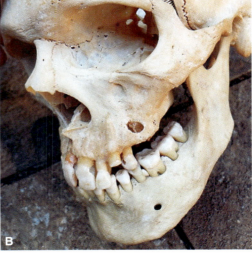

FIGURA 3 Fotografias de crânio macerado mostrando ambos os lados da face do crânio, como visto nas imagens radiográficas panorâmicas: (**A**) lado direito; (**B**) lado esquerdo.

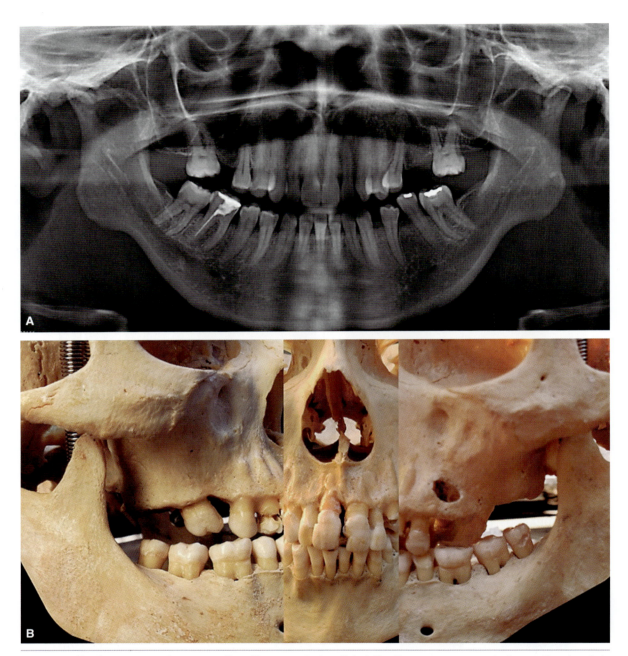

FIGURA 4 Em **A** vemos uma imagem radiográfica panorâmica digital. Em **B**, uma montagem de fotografias de crânio macerado, exemplificando a técnica radiográfica panorâmica.

CAPÍTULO 5 ■ Técnicas radiográficas extraorais (TRE) 203

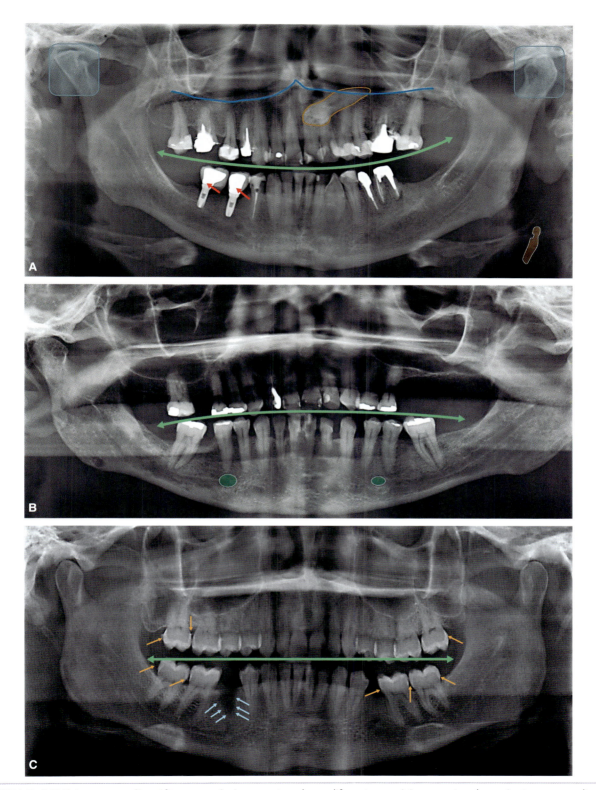

FIGURA 5 A-B-C Imagens radiográficas panorâmicas mostrando os diferentes posicionamentos do paciente, que resulta em diferentes tipos de imagens radiográficas. A imagem **A** seria o típico posicionamento correto do paciente no equipamento de raios X, com o plano de Frankfurt paralelo ao solo, e o longo eixo da coluna levemente inclinada para trás. Isso resulta em uma leve "**curva do sorriso**", curva para baixo. Na imagem **B** vemos essa curva invertida. Na imagem **C**, a curva está reta por causa da posição levemente inclinada para cima do plano de Frankfurt.

LEGENDA ▇ Curva do sorriso ▇ Cálculos dentários ou tártaros ▇ Dente canino incluso ▇ Alvéolo em reparação

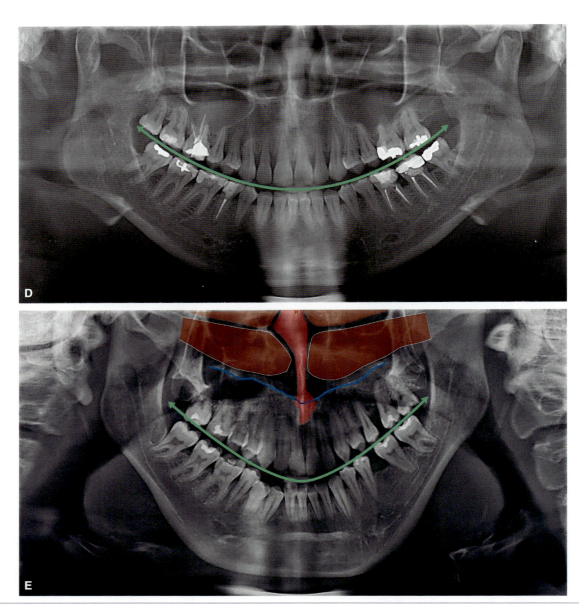

FIGURA 5 D-E (*Continuação*). A imagem **D** mostra a curva bem convexa para a mandíbula, pois o paciente estava com a cabeça muito baixa, ou o plano de Frankfurt inclinado para baixo. Já na imagem **E** há um exagero de inclinação da cabeça para baixo, com o queixo do paciente provavelmente quase encostado em seu peito, o faz com que a "**curva do sorriso**" fique exageradamente curva.

LEGENDA ▬ Curva do sorriso ▬ Cornetos nasais inferiores e médios ▬ Septo nasal ▬ Soalho FN

5.1.2 Indicações das radiografias panorâmicas

Uma das principais associações de odontologia do mundo, a American Dental Association (ADA), reuniu um painel de especialistas para elaborar um Guia de prescrição radiográfica em odontologia, *Guidelines for the selection of patients for dental radiographic examinations*, elaborado em 2004 e revisto em 2012. Nesse Guia o exame radiográfico panorâmico, junto com radiografias interproximais, é indicado para todo paciente inicial que necessite de avaliação do estado geral dos dentes e da boca, e que não tenha essas imagens feitas em período próximo. Assim, as principais indicações seriam:

- avaliação geral da dentição;
- análise de patologias intraósseas, como cistos, tumores ou infecções;
- avaliação geral das articulações temporomandibulares;
- avaliação da posição dos dentes impactados;
- avaliação da erupção da dentição permanente;
- trauma dentomaxilofacial; e
- distúrbios de desenvolvimento do esqueleto maxilofacial.

Essas diretrizes não são substitutas do exame clínico e anamnese iniciais. Devemos também considerar a vulnerabilidade do paciente aos fatores ambientais que possam afetar sua saúde oral. O painel de especialistas realça que o exame radiográfico panorâmico tem como principais vantagens reduzir a dose de exposição à radiação, o custo menor, exame relativamente simples, e, ainda, abrange uma área muito maior do que o exame radiográfico periapical (Figura 191, Capítulo 4). Além dessas principais indicações, as radiografias panorâmicas serão indicadas normalmente nas situações em que haja:

- Uma suspeita real, baseada em um exame clínico, de patologia extensa e/ou ativa fora do osso alveolar.
- Problemas com terceiros molares sintomáticos, para os quais o provável tratamento será seguido.
- Avaliação para colocação de implantes dentários.
- Trauma envolvendo mais de um dente ou com suspeita de danos ósseos subjacentes.
- Envolvimento periodontal que apresente "bolsa" generalizada com mais de 5 mm, em que a informação diagnóstica equivalente necessitaria de mais de 3 radiografias intraorais.
- Extrações múltiplas, para as quais a informação diagnóstica equivalente necessitaria de mais de 3 radiografias intraorais.
- Avaliação do crescimento e desenvolvimento do complexo maxilomandibular para ortodontia/ortopedia e cirurgia ortognática.

Segundo Langlais e Miller (2017), existem 6 razões para utilizar as radiografias panorâmicas interproximais:

1. São mais cômodas para o paciente.
2. A técnica é de mais fácil execução.
3. São mais rápidas.
4. Melhor possibilidade diagnóstica.
5. Menos radiação para o paciente.
6. Melhor para o controle de infecção.

Vantagens comparadas com um exame intraoral

- Ampla cobertura do complexo dentomaxilomandibular.
- Baixa dose de radiação.
- Facilidade de técnica radiográfica panorâmica.
- Pode ser usada em pacientes com trismo ou que não toleram radiografia intraoral.
- Técnica radiográfica conveniente e rápida para o paciente.
- Técnica radiográfica de relativo baixo custo.
- Auxílio visual útil na educação do paciente e na apresentação de caso.

Desvantagens comparadas com um exame intraoral

- Imagens com baixa resolução em relação aos detalhes dados pelas radiografias intraorais.
- A ampliação através da imagem é desigual, tornando as medidas lineares não confiáveis.
- A imagem é a sobreposição das imagens reais, duplas e fantasmas, e requer uma visualização cuidadosa para decifrar detalhes patológicos e anatômicos.
- Não é realizada em consultório odontológico (no Brasil, apenas em clínicas de radiologia).
- Difícil capturar imagens dos dois maxilares quando o paciente tem sérias discrepâncias maxilomandibulares.

5.1.2.1 Espaço aéreo

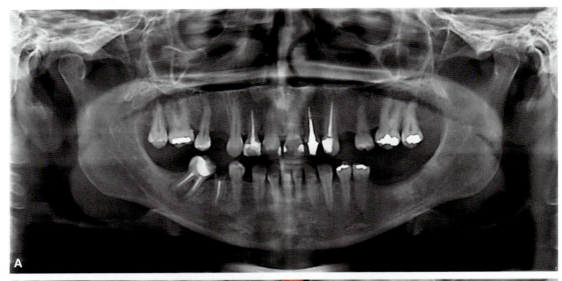
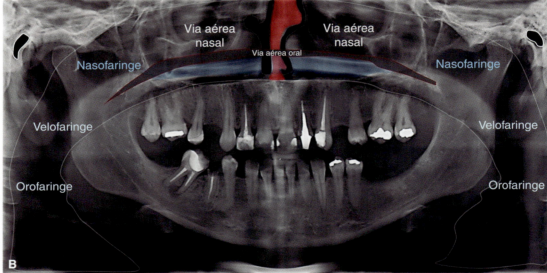

FIGURA 6 Imagens radiográficas panorâmicas evidenciando, no desenho da imagem **B**, o espaço aéreo em diferentes níveis: **nasal, nasofaringe, velofaringe e orofaringe**. Veja também que o espaço aéreo das narinas na cavidade nasal é diferente, provavelmente devido à hipertrofia do CNIE, que limita o espaço aéreo desse lado E. Há imagens **fantasmas do palato** logo abaixo da imagem da via aérea oral.

LEGENDA

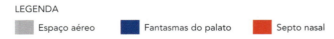

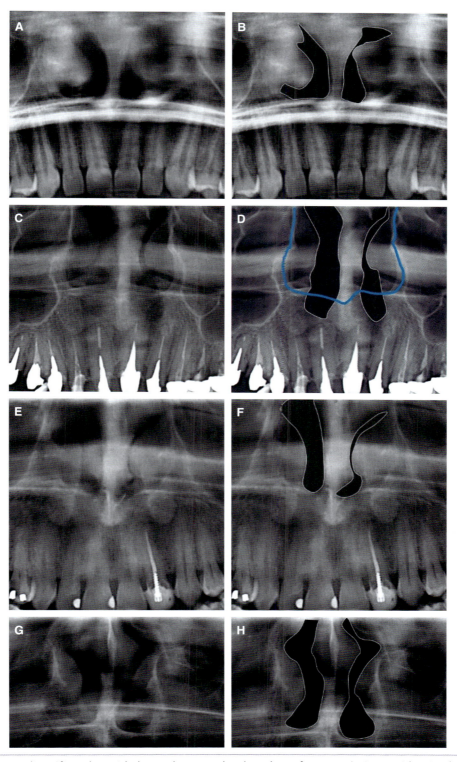

FIGURA 7 Imagens radiográficas da cavidade nasal, recortadas de radiografias panorâmicas, evidenciando o **espaço aéreo das cavidades nasais D e E**. Esses espaços de entrada de ar podem ser homogêneos ou heterogêneos. Se forem heterogêneos, podem ser alterados por desvio de septo ou por hipertrofia dos cornetos nasais, principalmente dos inferiores, como é o caso das imagens A-G. Na imagem D vemos o **contorno da cavidade nasal**.

LEGENDA

■ Contorno da cavidade nasal ■ Espaço aéreo das cavidades nasais D e E

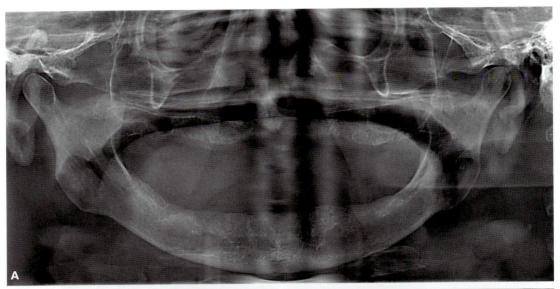

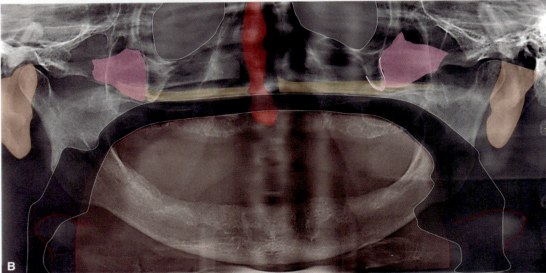

FIGURA 8 Imagens radiográficas panorâmicas de paciente totalmente desdentado. Veja que a técnica radiográfica precisa ser cuidadosa, principalmente devido à sobreposição da coluna cervical na região anterior maxilomandibular. Muitas vezes isso ocorre devido à pouca flexibilidade da coluna cervical dos pacientes mais idosos, à pouca altura do pescoço e à sua própria anatomia e postura. Veja também a **imagem fantasma do palato duro**, logo acima da imagem do **espaço aéreo oral**. Nas laterais é possível ver também **tecido mole e cartilagem das orelhas**. Note o **septo nasal** levemente deslocado à D. Veja os **ossos malares D e E**.

LEGENDA

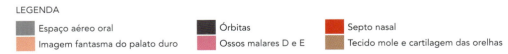

Espaço aéreo oral
Imagem fantasma do palato duro
Órbitas
Ossos malares D e E
Septo nasal
Tecido mole e cartilagem das orelhas

5.1.2.2 Tecidos moles

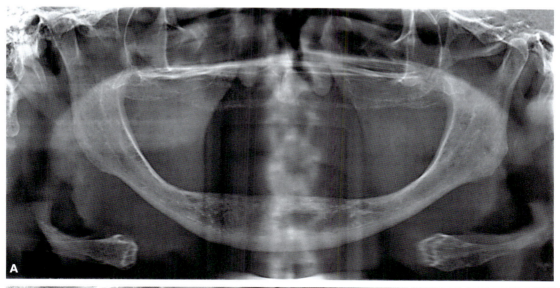

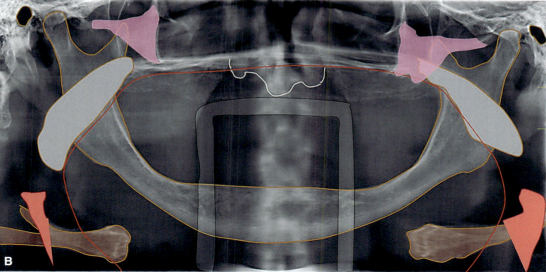

FIGURA 9 Imagens radiográficas panorâmicas de paciente totalmente desdentado. Veja que a técnica radiográfica precisa ser cuidadosa, principalmente devido à sobreposição da coluna cervical na região anterior maxilomandibular. Note que, para os pacientes desdentados totais, é utilizado um **dispositivo especial, em forma de "U" invertido**, para apoiar a região anterior da boca, na região subnasal, acima do lábio superior. Mesmo assim, há a sombra fantasma da coluna projetada na região anterior maxilomandibular. Na região da pré-maxila ainda podemos ver a **sombra do tecido mole do nariz**. Veja que há considerável reabsorção dos rebordos alveolares. Sobre os ramos ascendentes da mandíbula é bem visível a imagem do **palato mole**. Muitas vezes sobre as imagens duplas do **osso hioide** é possível ver, em sua parte mais posterior, a sombra dupla **da epiglote**. Veja os **ossos malares D e E**, partindo das ApZ em direção aos arcos zigomáticos.

LEGENDA

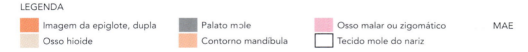

5.1.2.3 Coluna

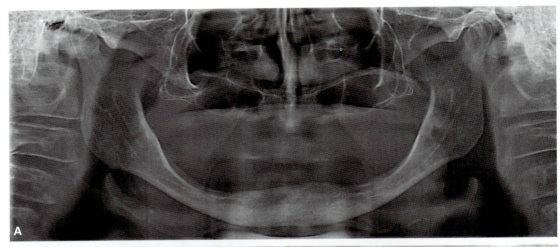

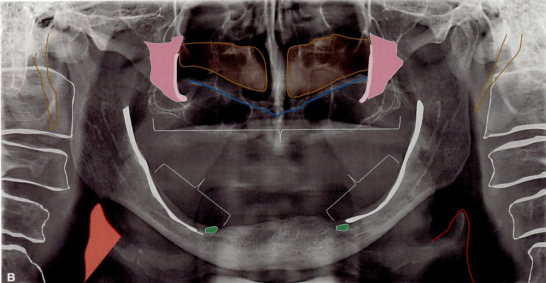

FIGURA 10 Imagens radiográficas panorâmicas de paciente totalmente desdentado e com avançada **reabsorção das COA**. Veja que a técnica radiográfica precisa ser cuidadosa, principalmente devido à sobreposição da coluna cervical na região anterior maxilomandibular, e, assim, o apoio frontal do paciente foi na região da sínfise, abaixo do lábio inferior. Note que o plano de Frankfurt do paciente está inclinado para baixo, e isso favorece o aparecimento na imagem das vértebras cervicais, lateralmente. Inclusive vemos que essas vértebras apresentam "**aspecto de *frame***", e isso implica perda óssea, principalmente trabecular (no interior dessas vértebras), que, assim, salienta as corticais externas. Note também o contraste da **LO** de ambos os lados, que contribui para a visão da perda óssea sistêmica. Há bons detalhes dos **cornetos nasais inferiores**, inclusive do lado E, hipertrofiado, o que diminui sobremaneira a respiração nasal do paciente, propiciando a respiração bucal, que traz prejuízos também para os dentes, secando os dentes anteriores. Logo abaixo vemos o **soalho da FN**. Veja que há considerável reabsorção dos rebordos alveolares, inclusive superficializando o **FMt D**, e o **assoalho dos seios maxilares** de ambos os lados. É possível ver a **imagem da epiglote, dupla**, sobre as imagens duplas do osso hioide. Veja os **ossos malares D e E**, partindo das **ApZ da maxila** em direção aos arcos zigomáticos.

LEGENDA

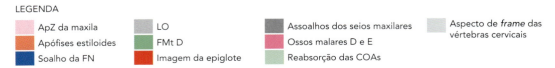

CAPÍTULO 5 ■ Técnicas radiográficas extraorais (TRE) 211

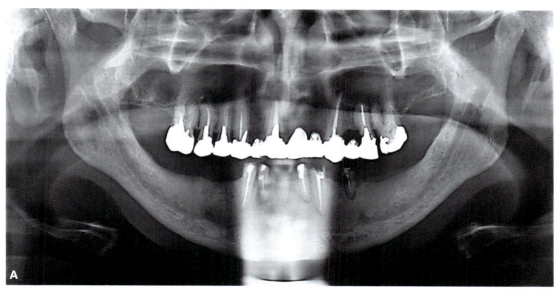

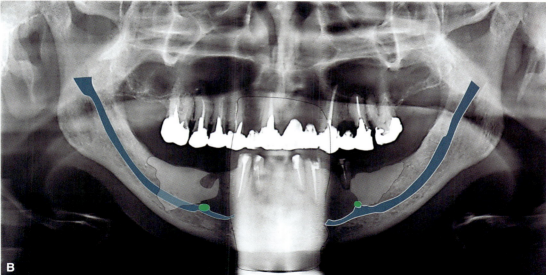

FIGURA 11 Imagens radiográficas panorâmicas de paciente parcialmente desdentado. Veja que a técnica radiográfica, apesar de cuidadosa, não impediu a sobreposição da **coluna cervical do paciente** (destacada com contorno preto na imagem) sobre as regiões anteriores maxilomandibulares, filtrando demasiadamente o feixe de raios X e formando **densa imagem radiopaca**, impedindo a visualização dos dentes anteriores. Além disso, por não colocar a língua atrás dos dentes superiores anteriores, não foi filtrado o feixe de raios X, e, assim, é possível ver uma imagem radiolúcida sobre os ápices dos dentes superiores, o que, com certeza, atrapalhará a análise dessa região. Esse paciente está em hospital e faz uso de bisfosfonado (medicação anti-reabsorção). Note as **densas imagens radiopacas** nos corpos mandibulares de ambos os lados, em rebordo alveolar, assim, acima dos **canais mandibulares**, que também devido à alteração do trabeculado ósseo mandibular, são bem nítidos. A osteonecrose deve ser questionada nesse exame.

LEGENDA

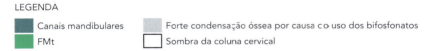

Canais mandibulares
FMt
Forte condensação óssea por causa do uso dos bifosfonatos
Sombra da coluna cervical

5.1.2.4 Sombras fantasmas

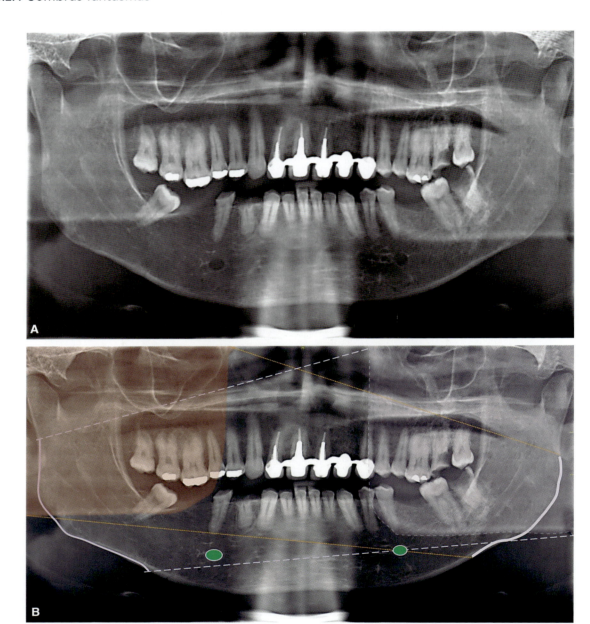

FIGURA 12 Imagens radiográficas panorâmicas evidenciando as imagens fantasmas, dos ângulos e ramos ascendentes dos lados contrários. Projetada sobre o lado D, vemos a **sombra radiopaca do ângulo-ramo do lado E**. Já à E vemos a **sombra radiopaca do ângulo-ramo do lado D**.

LEGENDA

- 🟢 FMt de ambos os lados
- 🟪 Sombra radiopaca do ângulo-ramo do lado D
- 🟧 Sombra radiopaca do ângulo-ramo do lado E

CAPÍTULO 5 ■ Técnicas radiográficas extraorais (TRE) 213

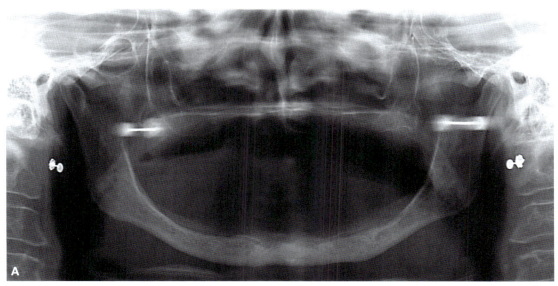

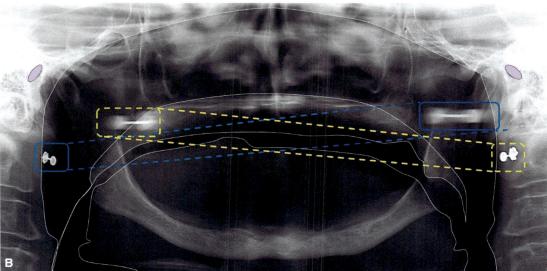

FIGURA 13 Imagens radiográficas panorâmicas de paciente totalmente desdentado, em que a(o) paciente não tirou os brincos das orelhas de ambos os lados. Assim, vemos imagens fantasmas dos brincos **D** e **E** sobre os ramos ascendentes de ambos os lados. Veja também o apontamento do **espaço aéreo**.

LEGENDA

■ Brinco D, e sua imagem fantasma   ■ Brinco E, e sua imagem fantasma

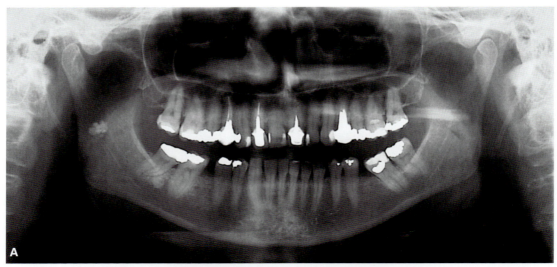

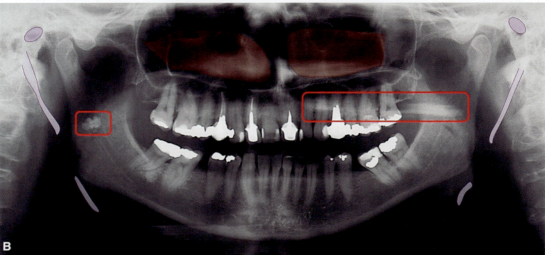

FIGURA 14 Imagens radiográficas panorâmicas de paciente parcialmente desdentado, e a **imagem fantasma da lesão radiopaca**, localizada sobre o ramo mandibular D. Essa imagem borrada, radiopaca, é projetada sobre os dentes MS do lado contrário, e "esparramada" até o ramo ascendente contralateral. Note também a **calcificação segmentada do complexo estilo-hioide** de ambos os lados. Na maxila vemos as imagens projetadas dos **cornetos nasais inferiores** de ambos os lados. Note ainda a **calcificação da cadeia estilo-hióidea**, de ambos os lados.

LEGENDA

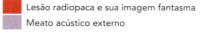

Calcificação segmentada do complexo estilo-hioide
Cornetos nasais inferiores
Lesão radiopaca e sua imagem fantasma
Meato acústico externo

QUADRO 1 Estruturas anatômicas frequentemente vistas nas radiografias panorâmicas

CI (RP/RL)	Estrutura	CI (RP/RL)	Estrutura	CI (RP/RL)	Estrutura
MANDÍBULA		**MANDÍBULA**		**MANDÍBULA**	
	Ramo da mandíbula		Corpo da mandíbula		Ângulo da mandíbula
	Canal da mandíbula		Sínfise mentual		Foraminal lingual (central)
	Linha milo-hióidea		Apófises genis (4 estruturas cinza)		Linha oblíqua
	Cabeça da mandíbula		Apófise coronoide		Cortical inferior da mandíbula ou base da mandíbula
	Forame mentual		Crista óssea alveolar mandibular		Canal incisivo da mandíbula
	Forame da mandíbula		Chanfradura sigmoide		Fóvea submandibular
MAXILA		**MAXILA**		**MAXILA**	
	Apófise zigomática maxila		Concha nasal inferior		Seio maxilar
	Palato duro ou soalho da fossa nasal		Cortical do soalho órbita		Fossa nasal
	Cortical do soalho do seio maxilar		Espinha nasal anterior		Septo nasal
	Fossa incisiva		Espaço aéreo na fossa nasal		Sutura palatina mediana (ossos palatinos)
	Canal/forame infraorbital		Túber da maxila		Pré-maxila
ESTRUTURAS ANEXAS		**ESTRUTURAS ANEXAS**		**ESTRUTURAS ANEXAS**	
	Arco zigomático		Órbita		Língua
	Vértebras cervicais		Osso malar ou zigomático		Osso maxilar (pré-maxila)
	Hâmulo pterigóideo		Apófise pterigoidea do esfenoide		Lâmina perpendicular etmoide
	Apófise estiloide		Apófise mastoide		Osso hioide
	Meato acústico externo		Artéria alveolar anterossuperior		Tecido mole nariz
	Lóbulo da orelha		Palato mole		Fossa mandibular
	Dobra/sulco nasolabial		Epiglote		Sutura zigomático-temporal
	Parede lateral da cavidade nasal		Fissura pterigomaxilar		Soalho da órbita
	Calcificação cadeia EH				Palato duro

Continua

QUADRO 1 Estruturas anatômicas frequentemente vistas nas radiografias panorâmicas (*Continuação*)

CI		Estrutura	CI		Estrutura	CI		Estrutura
RP	RL	OUTRAS IMAGENS	RP	RL	OUTRAS IMAGENS	RP	RL	OUTRAS IMAGENS
▢	▢	Imagem fantasma do ramo da mandíbula	▢	▢	Imagem fantasma da coluna vertebral	▢	▢	Cartilagens cricóidea/tireóidea
▢	▢	Dente do áxis	▢	▢	Contorno do dente	▢	▢	Sombra fantasma do palato
▢	▢	Cartilagem tireioidea	▢	▢	Seio frontal			

Devido ao recurso de transparência, aplicado a algumas imagens para melhor evidenciar a estrutura, a cor do desenho na imagem radiográfica pode apresentar pequena discrepância de tonalidade.

CI: canal incisivo; RP: radiopaco; RL: radiolúcido.

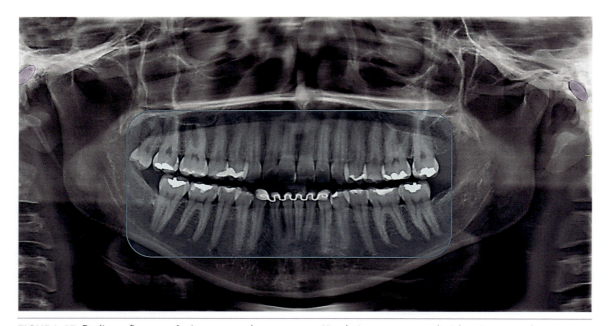

FIGURA 15 Radiografia panorâmica com realce para a região de interesse, arcadas dentárias. Lembramos que ainda hoje o número de dentes dos seres humanos, na normalidade, seria de 36 dentes permanentes e 20 dentes decíduos. Porém, há uma tendência natural ao desaparecimento dos dentes 3º M e/ou 2º PM, principalmente devido à modificação, evolucionária da raça humana e sua alimentação, não sendo mais necessários esses dentes, ou número de dentes. Existem estudos, originários da Austrália, privilegiando uma boa saúde bucal com o número de 21 dentes ou mais.

LEGENDA

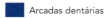 Arcadas dentárias

CAPÍTULO 5 ■ Técnicas radiográficas extraorais (TRE) 217

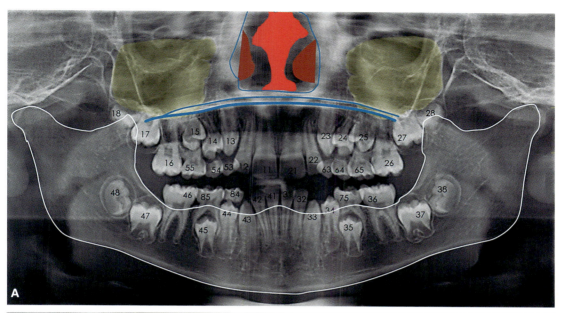

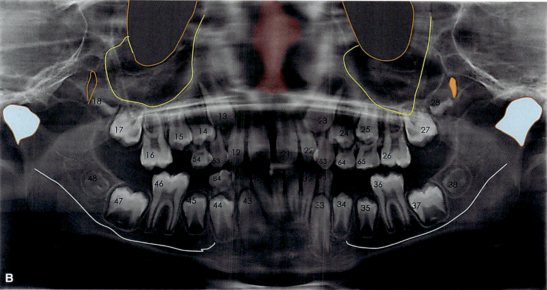

FIGURA 16 A-B Radiografias panorâmicas de crianças/adolescentes mostrando dentições mistas, ou seja, com dentes decíduos e permanentes na cavidade bucal. Assim, os dentes são identificados por seus respectivos números. Em pacientes nessa condição de dentição mista, veremos os dentes permanentes na boca, em erupção e/ou formação dentária. A numeração de cada elemento dentário, decíduo e/ou permanente, é apontada. Veja que há a acomodação do **canal mandibular** e dos dentes permanentes em erupção/formação, sem prejuízo a ambos (em **B**, p. ex.).

LEGENDA

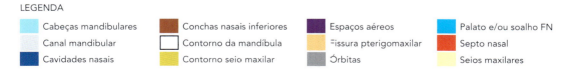

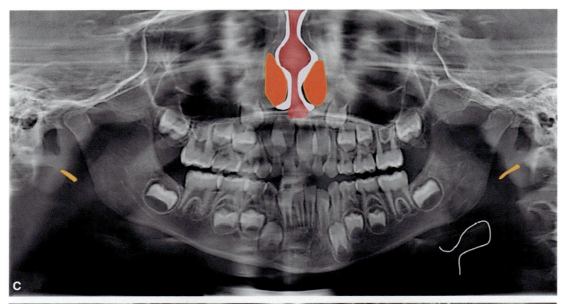

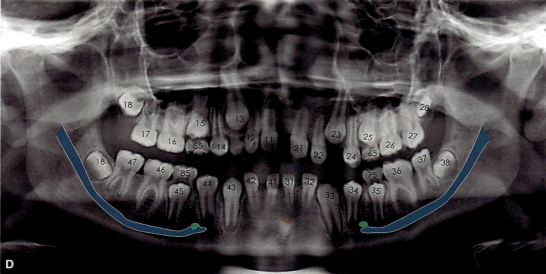

FIGURA 16 C-D (*Continuação*). Veja na imagem **C** que já há a **calcificação do ligamento estilo-hióideo** de ambos os lados. Não há idade para essa ocorrência, que tem sido relatada na literatura como, principalmente, uma reação à cirurgia de amidalectomia, quando esse ligamento é manipulado como consequência do procedimento cirúrgico. Na radiografia **C** não vemos os dentes 3º M, pois o paciente está em uma idade muito precoce, 6-7 anos. Note também as diferenças nos **espaços aéreos** das **cavidades nasais**, delimitados pelo **septo nasal** e **conchas nasais inferiores**, ainda em desenvolvimento, mas que podem permanecer assim até a idade adulta. Na imagem **A** os **espaços aéreos** nasais são bem maiores. É muito preocupante o diastema entre os dentes 11-21 no paciente da imagem **D**.

LEGENDA

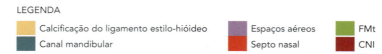

CAPÍTULO 5 ■ Técnicas radiográficas extraorais (TRE) 219

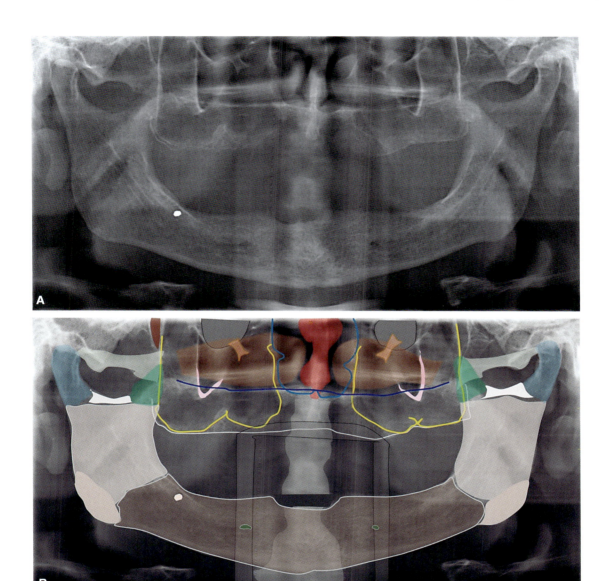

FIGURA 17 Imagens radiográficas panorâmicas de paciente totalmente desdentado. São evidenciadas diferentes partes da mandíbula: **cabeça mandibular, apófise coronoide, chanfradura sigmoide** (Incisura da mandíbula), **ramo mandibular**, ângulo da mandíbula e corpo da mandíbula, com destaque para os **forames mentuais**. Vemos também importantes estruturas maxilares como: **septo nasal, cornetos nasais inferiores, apófise zigomática da maxila, corticais dos seios maxilares D e E, fissura pterigomaxilar D, arcos zigomáticos** e os **canais infraorbitários**. Ainda é possível, via de regra, ver parte das **cavidades orbitárias ou órbitas**. Na região anterior maxilomandibular há a sobreposição da **coluna**, refletindo a imagem radiopaca que dificulta a visualização dos rebordos alveolares. Note o **suporte para apoio**, aplicado à técnica radiográfica para desdentados.

LEGENDA

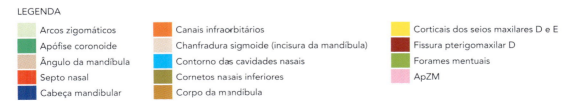

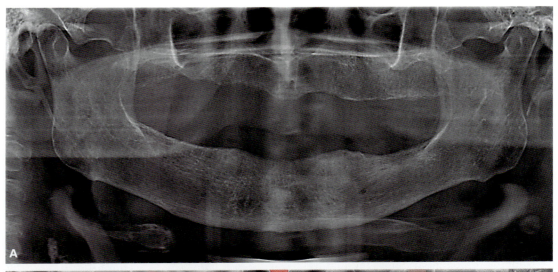
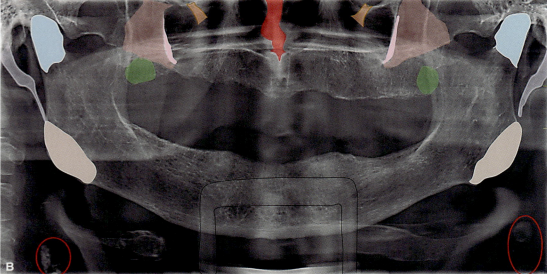

FIGURA 18 Imagens radiográficas panorâmicas de paciente totalmente desdentado. Destaque é salientado nas formas ovaladas, apontando imagens radiopacas, compatíveis com placas ateromatosas, próximo às vértebras cervicais e abaixo do osso hioide. Ainda, podemos pensar, como hipótese, em cartilagem tireóidea, principalmente à D. Ainda é apontado: **cabeça mandibular**, **ângulo da mandíbula**. Vemos também importantes estruturas maxilares como: **septo nasal**, **apófise zigomática da maxila** e **osso malar**, além do túber das maxilas, e os **canais infraorbitários**. Lateralmente vemos as **apófises estiloides** ao lado dos ramos mandibulares.

LEGENDA

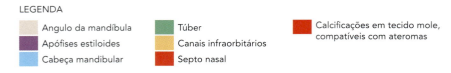

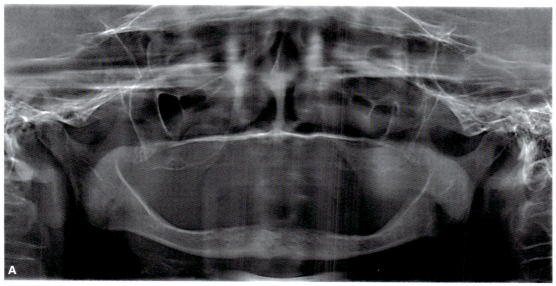
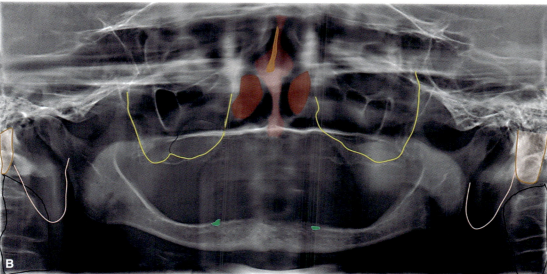

FIGURA 19 Imagens radiográficas panorâmicas de paciente totalmente desdentado e \, que ainda possibilita a visualização de parte das vértebras cervicais lateralmente (demonstradas na figura **B** em contorno preto). Note a extrema reabsorção dos rebordos alveolares, o que levou a superficializar os **FMt** e o **assoalho dos seios maxilares**. Veja que no seio maxilar D há imagem radiopaca tênue em seu interior, com base no assolho desse, com formato circular, compatível com **cisto de retenção mucoso**. Na cavidade nasal vemos os **CNI**, **septo nasal**, e nessa mesma imagem do septo é possível ver ao fundo a **lâmina perpendicular do osso etmoide**, levemente desviada à D. Nas laterais da imagem radiográfica panorâmica vemos parte dos **processos mastoides do temporal** acima/sobreposto à parte das vértebras cervicais (estas possuem "aspecto de *frame*"), e próximo ao **lóbulo das orelhas**. Logo ao lado dos ramos da mandíbula vemos uma imagem radiopaca tênue dos **lóbulos das orelhas**. Note as **vértebras cervicais da coluna**, lateralmente, na parte inferior da imagem.

LEGENDA

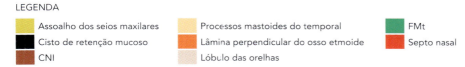

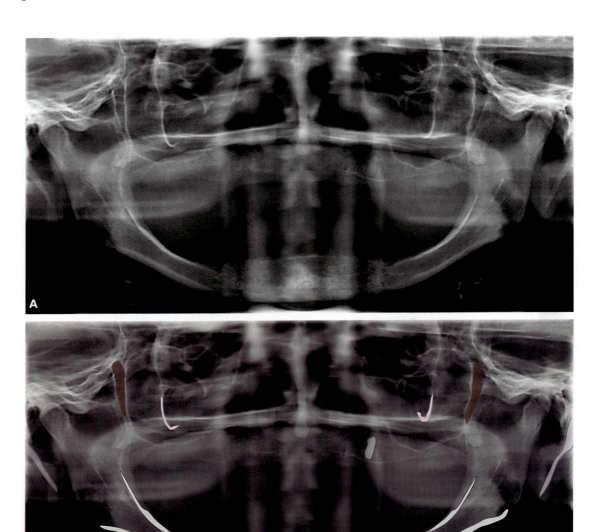

FIGURA 20 Imagens radiográficas panorâmicas de paciente totalmente desdentado e plano reto, que ainda possibilita a visualização de parte das vértebras cervicais lateralmente. Note a extrema reabsorção dos rebordos alveolares, o que levou a superficializar os FMt. No rebordo alveolar maxilar podemos ver na região de CSE uma imagem radiopaca, circunscrita, em formato cilíndrico, compatível com **raiz residual**. Qualquer imagem nos rebordos alveolares, com essas características, e na qual não existem dentes, teria seu diagnóstico provável de **raiz residual**. Podemos notar também as longas formas de gota alongada e invertida das **fissuras pterigomaxilares**. Na mandíbula salientamos a cortical inferior mandibular ou base da mandíbula, que na normalidade possui espessura (ou altura, para alguns profissionais) em torno de 2,70-3 mm. Abaixo dessa medida podemos suspeitar de perda óssea, mandibular e/ou sistêmica. Também é aparente o contraste acentuado das **LO** de ambos os lados, o que pode levar à suspeita de perda óssea trabecular, mandibular e/ou sistêmica. Lateralmente vemos as **apófises estiloides** ao lado dos ramos mandibulares. Nas maxilas destacamos a **apófise zigomática da maxila**. Lateralmente é possível identificar as apófises estiloides.

LEGENDA

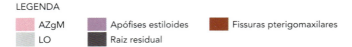

AZgM · Apófises estiloides · Fissuras pterigomaxilares
LO · Raiz residual

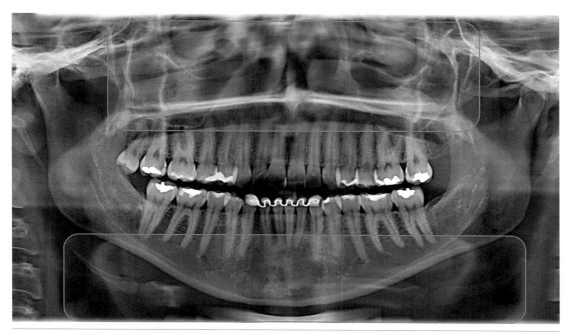

FIGURA 21 Radiografia panorâmica com realce para a região de interesse, terço médio da face e inferior, onde estão principalmente o corpo mandibular e osso hioide.

O palato duro separa as cavidades oral e nasal, limitando a cavidade oral superiormente e formando o teto da boca e o assoalho da cavidade nasal, inferiormente. Essa estrutura óssea é constituída de três ossos do crânio, a maxila e o par de ossos palatinos. O processo (apófise) palatino da maxila situa-se anteriormente, cobrindo a área entre os dois lados da arcada dentária maxilar (superior), até que posteriormente se encontre com os dois processos (apófises) palatinos horizontais, que se fundem ao longo da linha média, como as duas prateleiras palatinas embriológicas da maxila.

A maioria dos autores a descreve como duas imagens radiográficas distintas, sendo uma linha ou faixa radiopaca única inferior e uma linha superior menos uniforme, aparecendo algumas vezes como múltiplas linhas ou faixas paralelas (KATAYAMA et al., 1974). A imagem superior foi considerada por muitos autores como imagem fantasma do palato do lado oposto (DAMANTE et al., 1998). Outros autores a consideram como a imagem do assoalho da fossa nasal, enquanto a imagem inferior seria correspondente ao palato duro (BERRY, 1982; FROMMER, 1982; PERRELET e GARCIA, 1972).

De acordo com Reijnen e Sanderink (1987), imagem única é o achado mais frequente e pode representar a sobreposição de várias estruturas anatômicas, sendo esta classificada por grande parte dos autores como a imagem do palato duro/assoalho da fossa nasal (PERRELET e GARCIA, 1972; KATAYAMA et al., 1974).

Dessa forma, pode-se perceber que a imagem superior é formada pela sobreposição das imagens fantasmas, formadas pelas estruturas localizadas na região posterior da área de palato duro/assoalho de fossa nasal, e a imagem inferior é formada pela sobreposição das imagens reais únicas e duplas do palato duro/assoalho de fossa nasal.

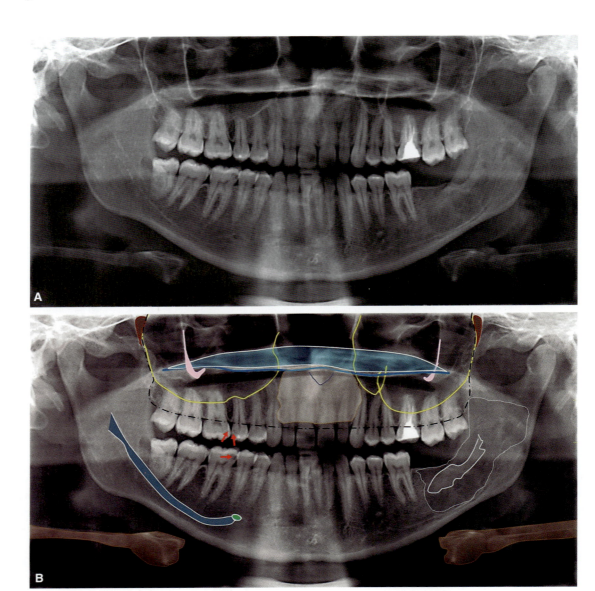

FIGURA 22 Imagens radiográficas panorâmicas de paciente com quase todos os dentes permanentes. Estão ausentes os dentes 37 e 38, sendo que nessa região vemos o contorno radiolúcido de possível **lesão em reparação** e uma imagem radiopaca na região do trigonorretromolar, compatível com **fragmento ósseo, ou enxerto ósseo**. Veja contralateralmente o **CM D**. Na maxila é apontado o contorno total das maxilas (em linha preta tracejada), abrangendo, é claro, parte dos ossos malares ou zigomáticos (apontada a **apófise zigomática**), septo nasal etc. É apontada também a pré-maxila, ou região anterior maxilar, onde também vemos a **ENA**. Note o **palato (ou assoalho da FN)** e sua **imagem fantasma** acima. Diferentemente da Figura 10, vemos também as pequenas formas de gota das **fissuras pterigomaxilares**. Na parte inferior da imagem, abaixo da mandíbula, são apontadas as imagens duplas do **osso hioide**. Diferentemente do que muitas bibliografias afirmam, é possível ver/detectar **lesões cariosas** nas radiografias panorâmicas, pequenas ou grandes, ainda mais sendo imagens digitais, como apontado nesta imagem (ponto de contato entre 16-15, e também no ponto de contato entre 46-45).

LEGENDA

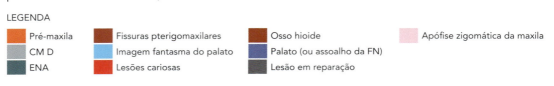

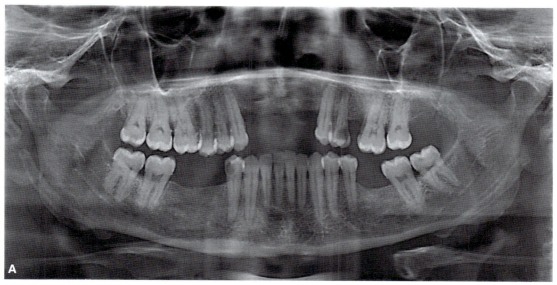

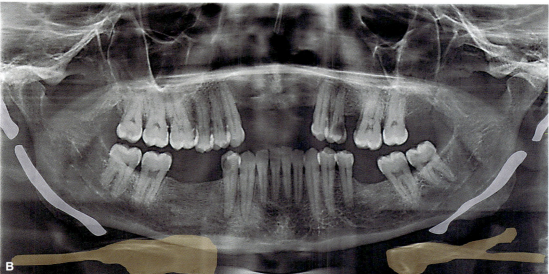

FIGURA 23 Imagens radiográficas panorâmicas de paciente parcialmente desdentado. O paciente possui 23 dentes, segundo Brennan e Singh 2011. Uma medida amplamente utilizada de incapacidade oral resultante de perda dentária é a dentição inadequada. Definida como menos de 21 dentes, a dentição inadequada significa que é improvável que uma pessoa tenha dentes suficientes com um parceiro na mandíbula oposta (superior *versus* inferior) para poder mastigar adequadamente. Pesquisas descobriram que adultos australianos com dentição inadequada têm até 5 vezes mais chances de apresentar problemas de mastigação do que aqueles com dentição adequada (BRENNAN e SINGH 2011). Lateralmente vemos as **apófises estiloides** ao lado dos ramos mandibulares e a calcificação do ligamento estilomandibular quase completa, ou seja, chegando ao **osso hioide**. Há uma cárie enorme, com exposição pulpar, no dente 25 (ADULT ORAL HEALTH AND DENTAL VISITING IN AUSTRALIA, 2010; BRENNAN e SINGH, 2011).

LEGENDA

■ Apófises estiloides e calcificação do ligamento estiloide   ■ Osso hioide

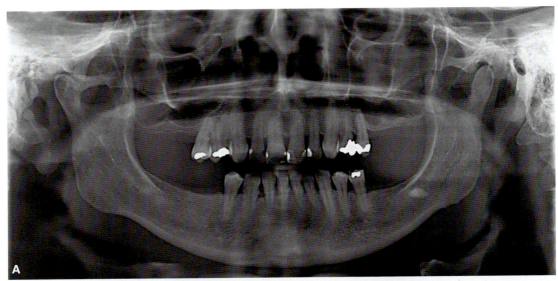

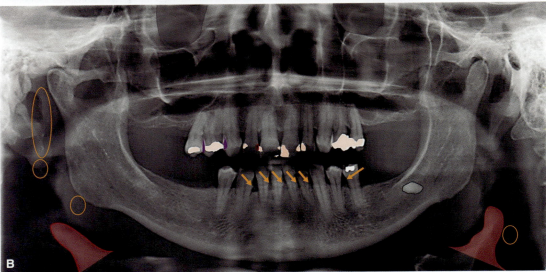

FIGURA 24 Imagens radiográficas panorâmicas de paciente parcialmente desdentado. Veja no corpo mandibular E, região do 38, que há imagem radiopaca, circunscrita, unilocular, cilíndrica, compatível com **raiz residual**. Inclusive, podemos ver uma fina imagem radiolúcida, ao redor da imagem radiopaca, provavelmente do **ELP** dessa raiz, que ficou retida. As **setas** apontam nos dentes anteriores, inferiores, imagens de **tártaro cervical**. Nos dentes superiores existem várias **restaurações plásticas** nos dentes anteriores e **metálicas** nos dentes posteriores, e na face mesial do dente 12 vemos imagem radiolúcida compatível com **cárie** ou **restauração plástica** radiolúcida. Na parte inferior da imagem radiográfica panorâmica é possível ver a sombra **dupla da epiglote**, sobre as imagens duplas do osso hioide. Também vemos pequena imagem radiopaca, cilíndrica, próxima ao osso hioide E e vértebras cervicais compatível com ateroma, ou tonsilólito. Do lado D também é possível ver várias dessas imagens, mais acima, e também sobrepostas ao espaço aéreo da oro e velofaringe.

LEGENDA

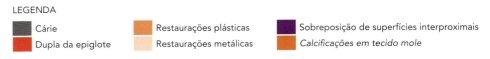

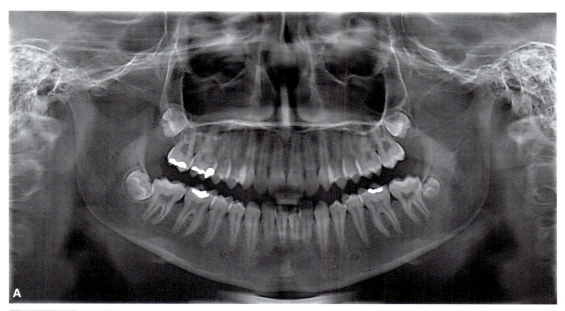

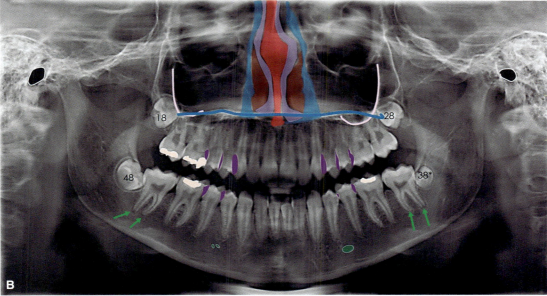

FIGURA 25 Imagens radiográficas panorâmicas de paciente totalmente dentado, sendo que os 3º M estão em formação, indicando que se trata de paciente jovem, possivelmente entre 15-18 anos, já que também temos os ápices abertos dos 2º M (**rizogênese incompleta**). Note também que o dente 38 é menor em relação a seus congêneres, uma anomalia de forma, tratando-se de um microdente. Veja que os **FMt** são heteromorfos. Nos dentes há várias sobreposições de faces interproximais, na região dos PM, o que é comum nas imagens radiográficas panorâmicas, ainda mais quando o plano de Frankfurt está relativamente inclinado para baixo (queixo para baixo). Na maxila vemos os desenhos da **FN** bem delineada e homogênea para os **CNI** e **espaço aéreo nasal**, assim como na centralização do **septo nasal**. A **linha do palato/soalho FN** é única e passa posteriormente sobre a **apófise zigomática da maxila**. Próximo às cabeças mandibulares vemos os **meatos acústicos externos**.

LEGENDA

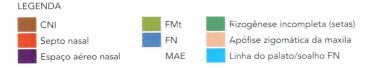

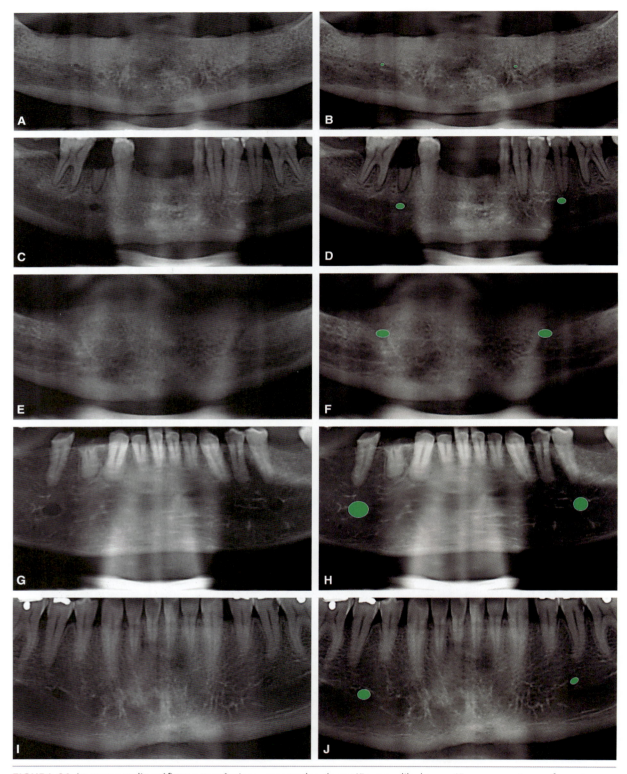

FIGURA 26 Imagens radiográficas panorâmicas, recortadas da região mandibular, região que mostra os formatos e a localização dos **FMt**. Via de regra a localização dessas estruturas é entre a raiz mesial do 1º MI ao ápice do dente CI. Veja que podemos não ver essas estruturas, vê-las em formato minúsculo (**A-B**), bem definidos (**C-D**), mal definidos (**E-F**) ou ainda vê-las em tamanho avantajado, como é o caso das imagens **G-H**. Em geral as imagens são homogêneas bilateralmente, mas podem não ser, como é o caso das imagens **I-J**.

LEGENDA ■ FMt

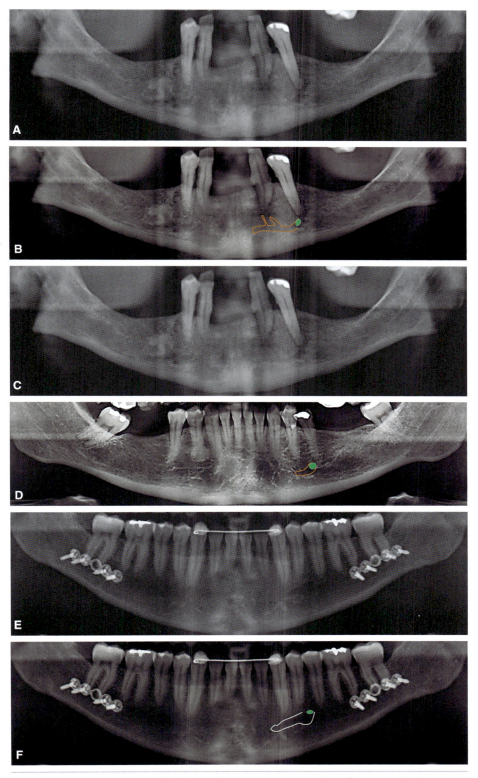

FIGURA 27 Ainda nesse terço inferior da face, nas imagens radiográficas panorâmicas, recortadas da região mandibular, podemos ver uma variação anatômica que mostra o **canal incisivo** (**CI**), uma continuidade do **FMt**, que leva feixes vasculonervosos aos dentes anteriores.

LEGENDA

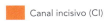 Canal incisivo (CI)   FMt

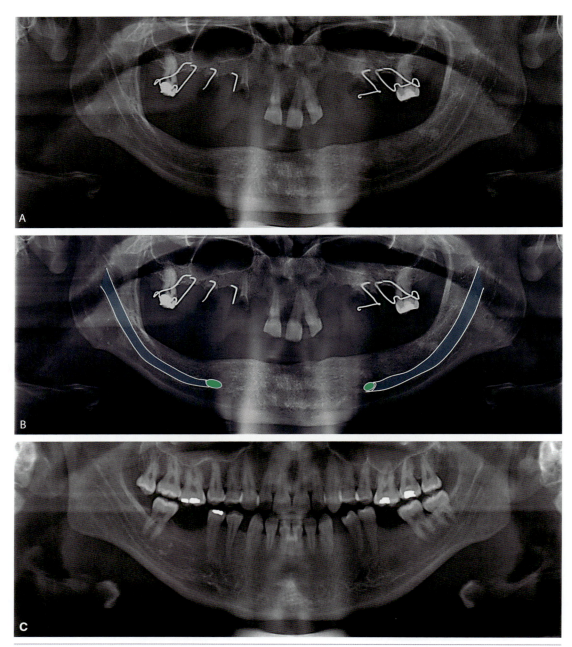

FIGURA 28 Nas imagens radiográficas panorâmicas recortadas acima, vemos diferentes aspectos do canal mandibular, que em geral tem sua morfologia simétrica. Vemos nas imagens **A-B** que o CM é bem desenhado, principalmente porque possui as corticais das paredes superior e inferior em quase toda a sua extensão, assim como bom desenho dos **FMt**. O mesmo acontece nas imagens **C-D**, porém com um formato mais curvo para cima, junto à finalização nos **FMt**.

LEGENDA

CM   FMt

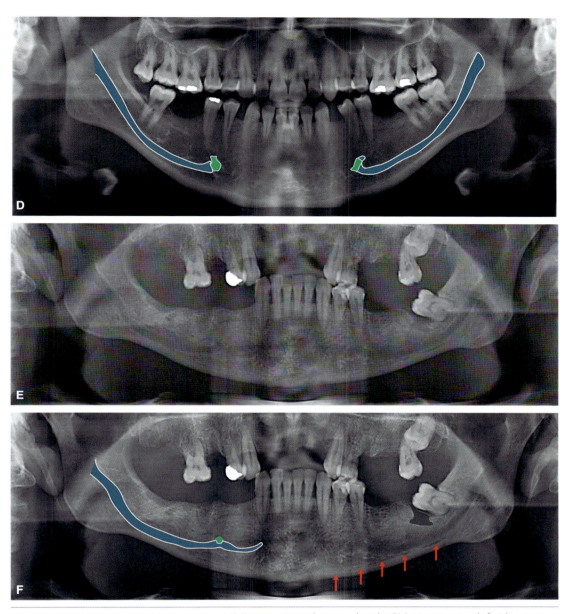

FIGURA 28 (*Continuação*). Já nas imagens **E-F** as corticais das paredes do **CM** não são tão definidas, apesar de o desenho radiolúcido do **CM** ser otimamente aparente, devido ao seu calibre. Veja que na CIM há **erosões no endósteo** dessa cortical, o que significa perda óssea mandibular e/ou sistêmica e pode explicar a falta das corticais definidas no **CM**.

LEGENDA

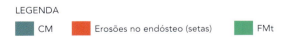

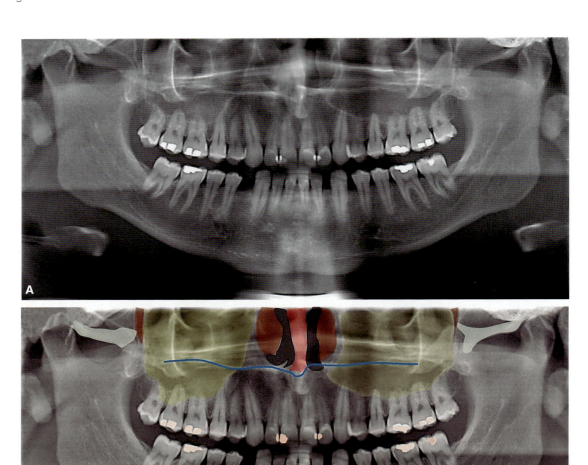

FIGURA 29 Imagens radiográficas panorâmicas apontando algumas estruturas na maxila: vemos os amplos **seios maxilares** de ambos os lados, onde em sua parede posterior se forma a **fissura pterigomaxilar**, junto com a apófise pterigóidea do esfenoide, e mais atrás o **arco zigomático**. Mais central à imagem vemos a fossa nasal, e os **espaços aéreos nas cavidades nasais D e E**. Note que esse espaço aéreo do lado E está viável, e do lado D mais obstruído, provavelmente devido à hipertrofia dos **cornetos nasais inferiores**. Ainda vemos o **soalho da cavidade nasal ou palato**.

LEGENDA

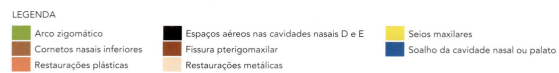

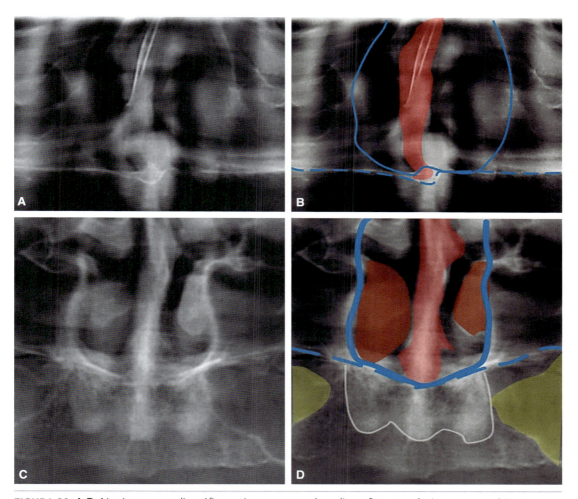

FIGURA 30 A-D Nas imagens radiográficas acima, recortes de radiografias panorâmicas, vemos várias imagens da **cavidade nasal** (contorno azul), em geral radiolúcidas. Nessa área maxilar, sempre a partir de boas imagens radiográficas, com correto posicionamento do paciente, podemos ver desvio de **septo nasal** (note também a imagem da **lâmina perpendicular do etmoide** superiormente no septo nasal), hipertrofia dos **CNI** (imagem C-D e I-J, hipertrofia do CNID), imagens A-D e G-L.

LEGENDA

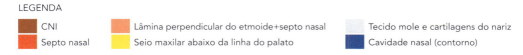

- CNI
- Septo nasal
- Lâmina perpendicular do etmoide+septo nasal
- Seio maxilar abaixo da linha do palato
- Tecido mole e cartilagens do nariz
- Cavidade nasal (contorno)

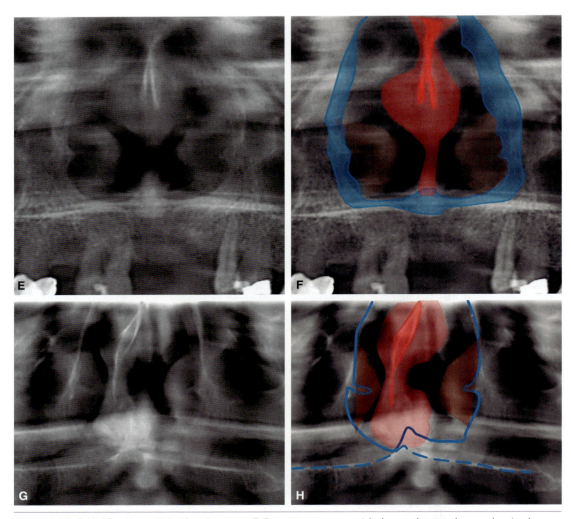

FIGURA 30 E-H (*Continuação*). Já as imagens E-F mostram uma cavidade nasal normal, sem desvio de septo e também sem hipertrofia dos **CNI**. Em todas as imagens vemos o **palato duro ou assoalho da cavidade nasal**, A-L, sendo que nas imagens K-L vemos a **imagem fantasma dessa estrutura**. Ainda, nas imagens C-D é possível ver a imagem radiopaca do **tecido mole e cartilagens do nariz**.

LEGENDA

- CNI
- Cavidade nasal (contorno)
- Lâmina perpendicular do etmoide+septo nasal
- Palato duro ou assoalho da cavidade nasal (tracejado)

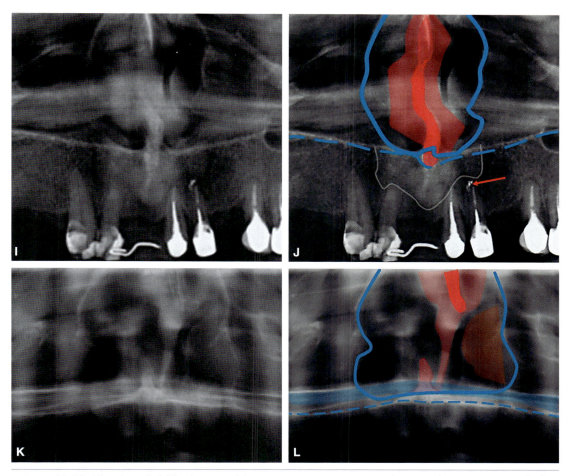

FIGURA 30 I-L (*Continuação*). Nas imagens I-J vemos um extravasamento de pasta do tratamento endodôntico do dente 22, próximo à imagem do **tecido mole e cartilagens do nariz**, que, devido a ser radiopaco (tênue), pode influenciar a análise dessa "lesão" no ápice do dente 22. A seta vermelha indica o extravazamento de material obturador de canal junto à lesão apical.

LEGENDA ▬ TMN (J) ▬ Imagem fantasma do palato

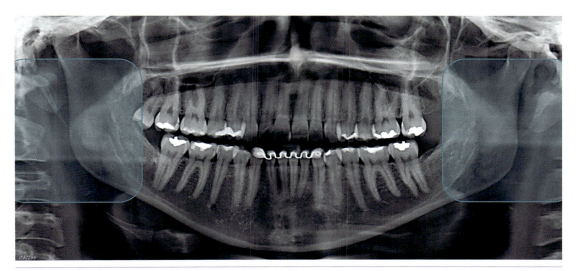

FIGURA 31 Radiografia panorâmica com realce para a região de interesse, de ramo ascendente mandibular e posterior a este, como coluna ou vértebras, principalmente atlas, áxis e 3ª e 4ª vértebras cervicais, apófise estiloide (ApE) do osso temporal.

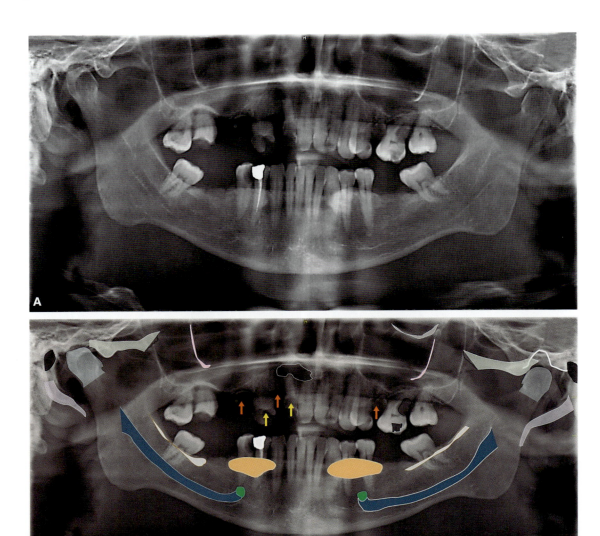

FIGURA 32 Imagens radiográficas panorâmicas, onde podemos ver os diferentes aspectos morfológicos dos **processos estiloides**, posteriormente ao ramo mandibular. O tamanho normal dessa estrutura seria em torno de 30 mm, e sua forma, conoide direcionada para baixo, de maneira retilínea, passando próximo ao ângulo mandibular. Na mandíbula, região cervical dos dentes PMI, vemos imagem radiopaca, circunscrita, ovoide, compatível com *torus* **mandibular**. Note também que os **CM** não têm bem definidas as paredes corticais superior e inferior, apesar de seu desenho bem delineado. Veja que passa sobre os dentes 38 e 48 uma imagem radiopaca das LO. Na maxila podemos ver dentes com **destruição coronária extensa** e **raízes residuais**, que são o futuro dessas destruições coronárias extensas. Inclusive há uma lesão radiolúcida, parcialmente difusa, apical ao dente 12, próxima ao tecido mole do nariz (narina D), que ajuda a delinear essa imagem. Veja que o paciente está com a cabeça um pouco inclinada, e, assim, não é possível ver a cortical inferior da órbita D; apenas do lado E vemos essa **base da órbita**. Veja que há uma **lesão radiolúcida, grande, em raiz**, além da **cárie oclusal do dente 26**. Em relação às cabeças mandibulares, note que ambas estão extruídas da cavidade mandibular, devido ao fato de o paciente ter de morder o guia para fixação da cabeça do paciente no equipamento de raios X panorâmico, o que faz com que as cabeças da mandíbula fiquem mais ou menos fora da fossa/cavidade mandibular (visto do lado E).

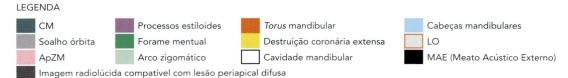

CAPÍTULO 5 ■ Técnicas radiográficas extraorais (TRE) 237

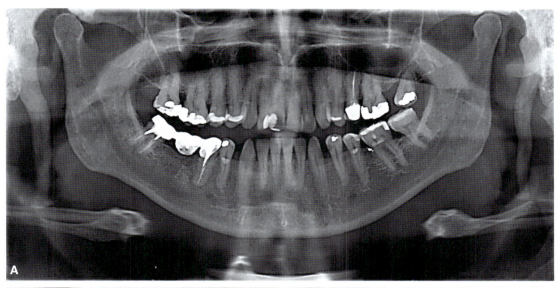

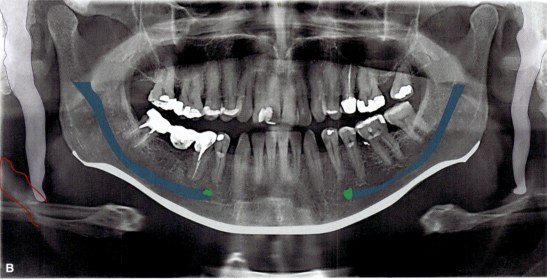

FIGURA 33 Imagens radiográficas panorâmicas com evidência para os **processos estiloides**, escandalosamente **alongados e espessados**. Muito provavelmente o paciente demonstrará sintomas da síndrome de Eagle, dor ao deglutir e/ou sensação de espinha de peixe na garganta, pois, ao deglutir e com a movimentação do palato mole, este contata a ponta dessa calcificação da **ApE**, que está praticamente finalizando no osso hioide. Note também a imagem da **epiglote do lado D**, sobre a imagem dupla do osso hioide. Na mandíbula vemos bem definidos a base mandibular, os **CM** e **FMt**. Veja que a **BM** é lisa, homogênea, sem erosões, sendo, então, classificada como classe 1 de Klemetti.

LEGENDA

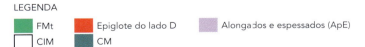

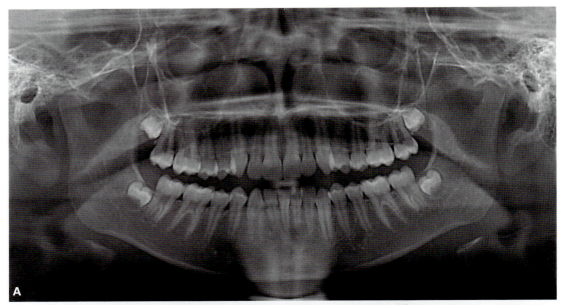

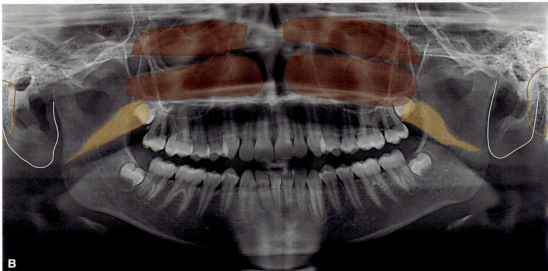

FIGURA 34 Imagens radiográficas panorâmicas com evidência para as imagens radiopacas, tênues, do palato mole, sobre os ramos mandibulares e 3º MS. Note também na cavidade nasal e sobre as maxilas as imagens dos **CNI e CNM (médios)**. Logo atrás dos ramos mandibulares vemos o **contorno das orelhas ou lóbulos das orelhas** e ainda parte das **apófises mastoides** com suas células aéreas. Veja que as ApE estão sobrepostas a essas imagens da orelha. A imagem normal das **mastoides** é dessa forma, ou seja, cheia de espaços aéreos. O velamento parcial das células mastóideas pode causar náuseas, dores no ouvido e mal-estar.

LEGENDA

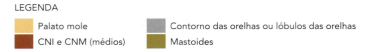

Palato mole
CNI e CNM (médios)
Contorno das orelhas ou lóbulos das orelhas
Mastoides

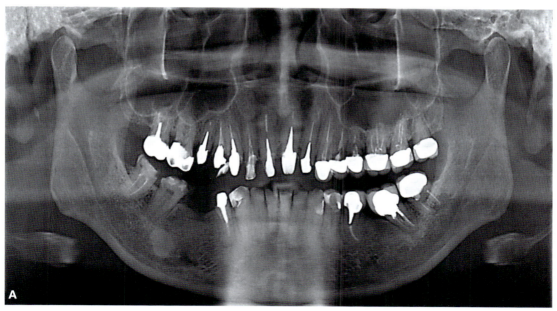

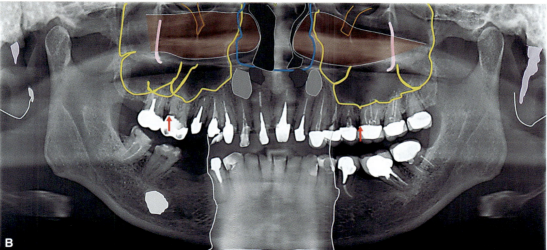

FIGURA 35 Imagens radiográficas panorâmicas com evidência para as **imagens radiopacas, tênues das orelhas**, sobrepostas às **ApE**, que possuem morfologias muito diferentes. Essa calcificação do complexo estilo-hioide poderá causar modificações nas funções de abertura e fechamento da mandíbula, na fala e na deglutição. Note também os **septos ósseos** no interior dos seios maxilares de ambos os lados das maxilas (há o apontamento de todo o **contorno dos seios maxilares, ou das corticais**). Na pré-maxila é possível ver as **sombras radiolúcidas das narinas**, abaixo dos ápices dos dentes ICS, e as **sombras radiopacas das asas do nariz**, sobre os ápices dos dentes ILS. Veja que na cavidade nasal há a hipertrofia do **CNIE**, que diminui sobremaneira a entrada de ar pela cavidade nasal E (**espaço aéreo nasal**). Esse fenômeno muitas vezes faz com que o paciente passe a respirar pela boca, o que leva à secura dos dentes incisivos, principalmente os superiores. Vemos ainda, sobre essas imagens, as sombras dos **canais infraorbitários** em comunicação com as órbitas. Ainda nas maxilas, aparentemente sobre os seios maxilares, vemos as imagens das **AZg** das maxilas, que no caso da técnica radiográfica panorâmica não têm qualquer influência sobre as raízes dos dentes molares superiores, como ocorre nas técnicas radiográficas intraorais.

LEGENDA

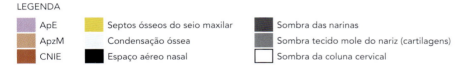

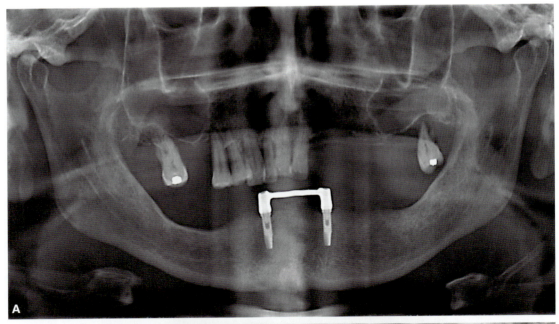

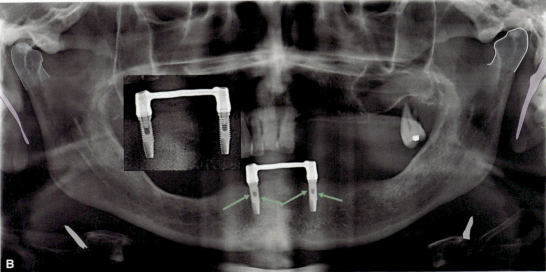

FIGURA 36 Imagens radiográficas panorâmicas com evidência para as imagens alongadas das **ApE**, sobrepostas às imagens radiopacas, tênues, das orelhas. Também é possível vermos que há **calcificação do ligamento estilo-hioide** próximo ao osso hioide. É difícil encontrarmos uma lógica clara sobre esse processo de calcificação. Observe que as **cabeças mandibulares** têm pequenos **osteófitos**. Veja que o paciente possui dentes apenas nas maxilas, e na mandíbula dois implantes com rosca e uma barra de ancoragem para prótese, no detalhe. É muito importante que a técnica radiográfica mostre com evidência as **roscas** desses elementos de implantes para verificarmos a qualidade da osteointegração. Note que há avançada reabsorção das cristas ósseas alveolares superiores, o que induz a séria avaliação de extração de todos os dentes para colocação, por exemplo, de uma prótese total ou mesmo reabilitação por implantes e prótese sobre esses.

LEGENDA

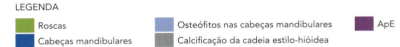

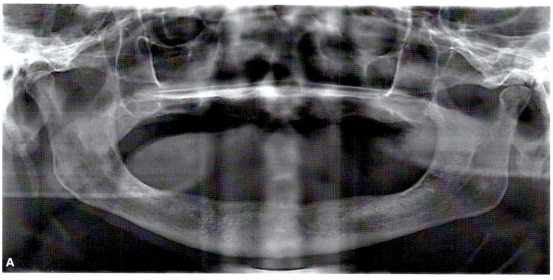
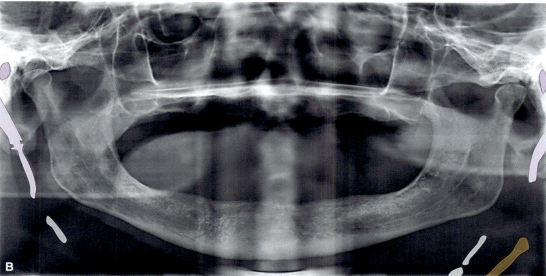

FIGURA 37 Imagens radiográficas panorâmicas com evidência para as imagens alongadas das **ApE**, sobrepostas às imagens radiopacas, tênues, das orelhas. Também é possível vermos que há **calcificação do ligamento estilo-hioide** próximo ao **osso hioide**, segmentada do lado E, mostrando que a calcificação é heteromorfa. Próximo às cabeças mandibulares vemos os **meatos acústicos externos**.

LEGENDA

- ApE
- Calcificação da cadeia estilo-hióidea
- Meatos acústicos externos
- Osso hioide

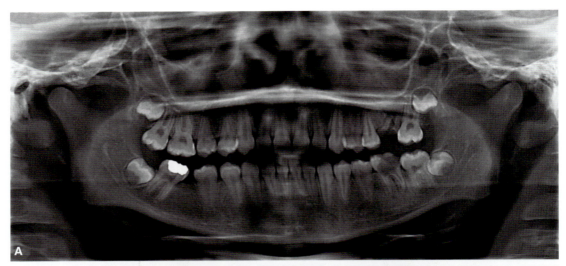

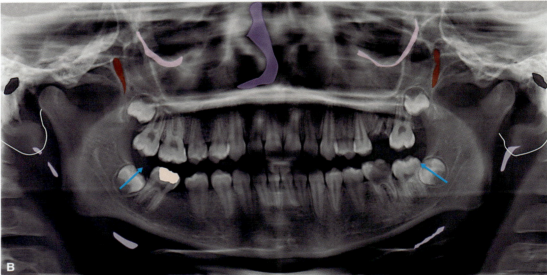

FIGURA 38 Imagens radiográficas panorâmicas com evidência para as imagens das **ApE** sobrepostas às **imagens radiopacas, tênues, das orelhas**, em **processo de calcificação, segmentada de ambos os lados, mas ainda heteromorfas**. Note que há obstrução da narina E, devido à hipertrofia do CNIE. Na **narina D o espaço aéreo é normal**. Veja que o **eixo de erupção dos dentes 3° MI** não favorece a erupção, pois há pouco espaço nessa região do trígono retromolar. Note ainda a **ApZ** e a **FPtM**. Próximo às cabeças mandibulares vemos os **meatos acústicos externos**.

LEGENDA

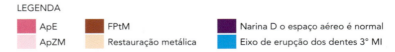

CAPÍTULO 5 ■ Técnicas radiográficas extraorais (TRE) 243

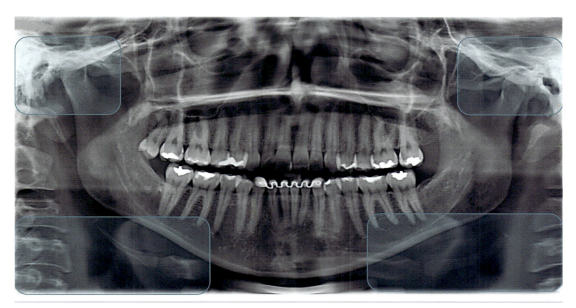

FIGURA 39 Radiografia panorâmica com realce para as regiões de interesse, parte posterior, superior e inferior, que englobam estruturas como cabeça mandibular, meato acústico externo, parte da coluna vertebral, osso hioide etc.

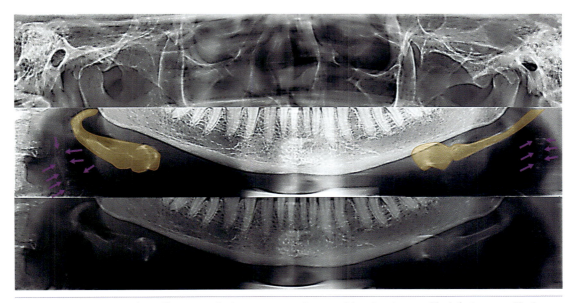

FIGURA 40 Imagem radiográfica panorâmica, e recorte desta, evidenciando a região inferior mandibular e a região abaixo do **osso hioide (imagem dupla)**. As setas roxas apontam para imagens de ambos os lados, com formato cilíndrico, tenuamente radiopacas, possivelmente a imagem da **cartilagem tritícea (CT)** calcificando ou pouco calcificada, podendo ainda ser as cartilagens tireoide ou cricóidea.

LEGENDA

■ Osso hioide (imagem dupla)

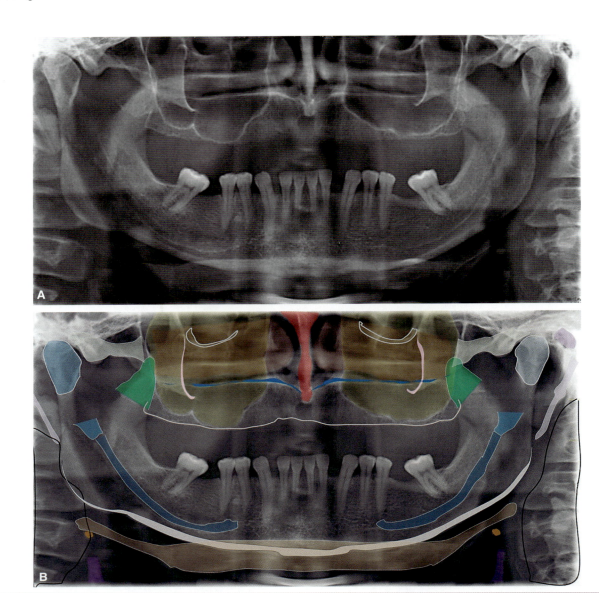

FIGURA 41 Imagens radiográficas panorâmicas de paciente desdentado superior, onde vemos **avançada reabsorção do rebordo alveolar**, superficializando o assoalho dos **seios maxilares**. Estes são amplos, praticamente ocupando ¾ da área maxilar. Note que há alguma hipertrofia do **CNIE**, diminuindo a passagem aérea dessa narina, delimitada também pelo **septo nasal**. Ainda, vemos nas maxilas, superiormente, as imagens radiopacas das **bases das órbitas**, a **ApZ** e o **arco zigomático**. Abaixo do ângulo mandibular e do osso hioide vemos imagem radiopaca, circunscrita, de forma cilíndrica, compatível com a **cartilagem tritícea (CT)** calcificada. A cartilagem tritícea calcificada é uma hipótese de diagnóstico diferencial do ateroma, uma vez que essas duas estruturas fornecem imagens semelhantes na radiografia panorâmica. Porém, nesta imagem a probabilidade de estarmos vendo a cartilagem tritícea é infinitamente maior. Também podem aparecer nessas imagens e localização partes das cartilagens tireóidea e cricóidea, todas da laringe, logo após a faringe. As imagens também radiopacas, uniloculares, circunscritas, em tecido mole, abaixo do **osso hioide** são compatíveis com **ateromas**, ou imagens fantasmas do corno maior da cartilagem tireoide, ou ainda CT. Um exame de ultrassonografia, *doppler color*, seria indicado para o diagnóstico final. Note que não vemos a imagem dupla do **osso hioide**, e sim uma única imagem que ocupa toda a porção inferior da imagem radiográfica panorâmica sobrepondo a **base da mandíbula**. Na verdade trata-se um "artefato de técnica radiográfica", talvez pelo movimento mais rápido do equipamento de raios X, programa de alguns equipamentos para diminuir a possibilidade de movimentação do paciente. Atrás dos ramos mandibulares vemos as **ApE**. As imagens dos **CM** são nítidas, inclusive da entrada desse, o **forame mandibular**.

LEGENDA

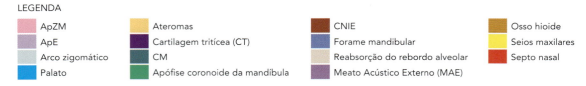

CAPÍTULO 5 ■ Técnicas radiográficas extraorais (TRE) 245

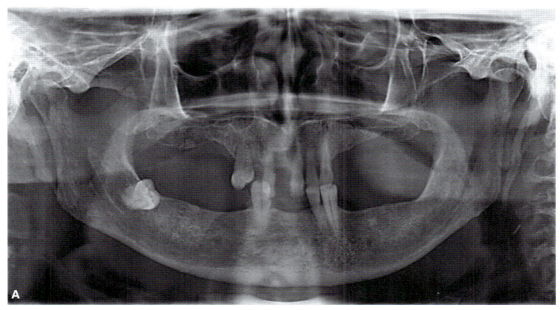

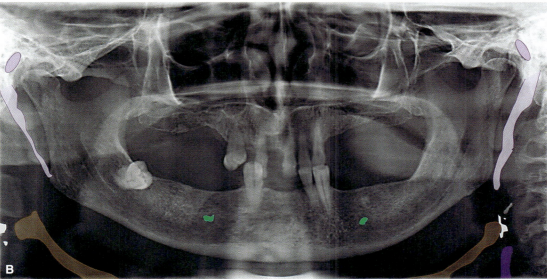

FIGURA 42 Imagens radiográficas panorâmicas de paciente parcialmente desdentado, com o dente 48 semi--incluso, ou seja, parcialmente dentro do osso. Atrás dos ramos mandibulares, partindo da região imediatamente abaixo dos **meatos acústicos externos**, vemos as **ApE**, bastante alongadas (mais de 30 mm). Abaixo do ângulo mandibular e do **osso hioide**, vemos imagem radiopaca, circunscrita, disforme, de ambos os lados, muito próximo ou entre as vértebras cervicais, imagens compatíveis com **placas ateromatosas**, em geral na bifurcação das artérias carótidas. Mais abaixo, com formato cilíndrico, lado E, radiopaca, vemos possivelmente uma imagem com a **cartilagem tritícea (CT)** calcificada, podendo ainda ser as **cartilagens tireoide ou cricóidea**. Note que o dente 48 está semi-incluso.

LEGENDA

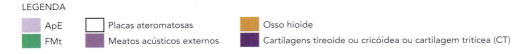

| ApE | Placas ateromatosas | Osso hioide |
| FMt | Meatos acústicos externos | Cartilagens tireoide ou cricóidea ou cartilagem tritícea (CT) |

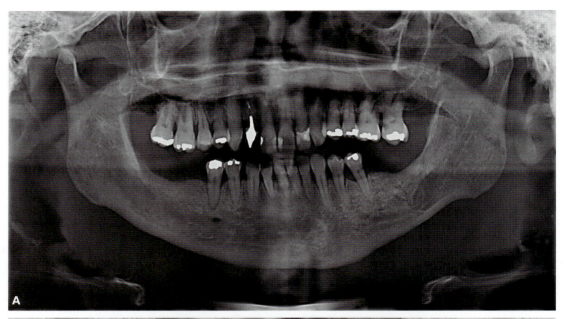
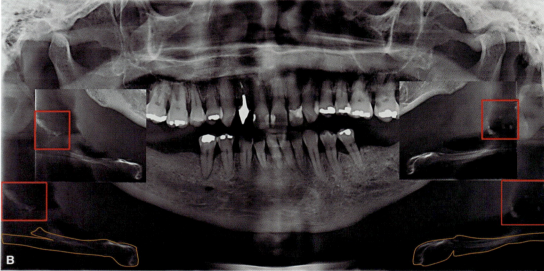

FIGURA 43 Imagem radiográfica panorâmica com recortes das regiões inferiores, radiopacas, acima do **osso hioide**, unilocular do lado D, e multilocular do lado E, todas próximas às vertebras cervicais. Todas as imagens são calcificações em tecido mole e estão sobrepostas às imagens duplas do espaço aéreo, no nível da laringe/faringe. Assim, podem ser **tosilólitos, e/ou ateromas na bifurcação das carótidas**.

LEGENDA

▬ Osso hioide   ▬ Tosilólitos, e/ou ateromas na bifurcação das carótidas

CAPÍTULO 5 ■ Técnicas radiográficas extraorais (TRE) 247

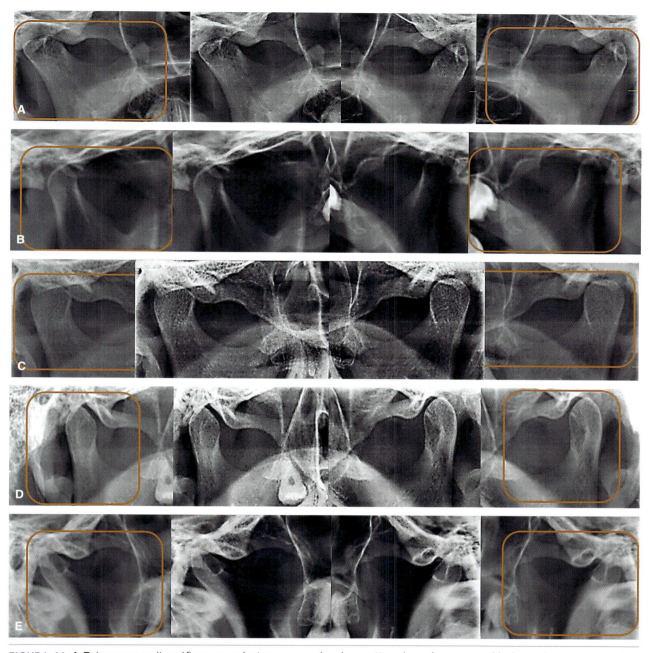

FIGURA 44 A-E Imagens radiográficas panorâmicas recortadas das regiões das **cabeças mandibulares** de ambos os lados. Podemos ver, nessas imagens, cabeças mais curtas (**A**, **B** e **J**), mais longas (**F** e **G**), homogêneas (**A**, **B**, **C** e **E**), heteromorfas (**J**), com osteófito (**E** e **G** de ambos os lados) e sem (**F**, **I** e **J à esquerda**), além de algum aplainamento nas vertentes anteriores (**E**).

LEGENDA

▬ Cabeças mandibulares

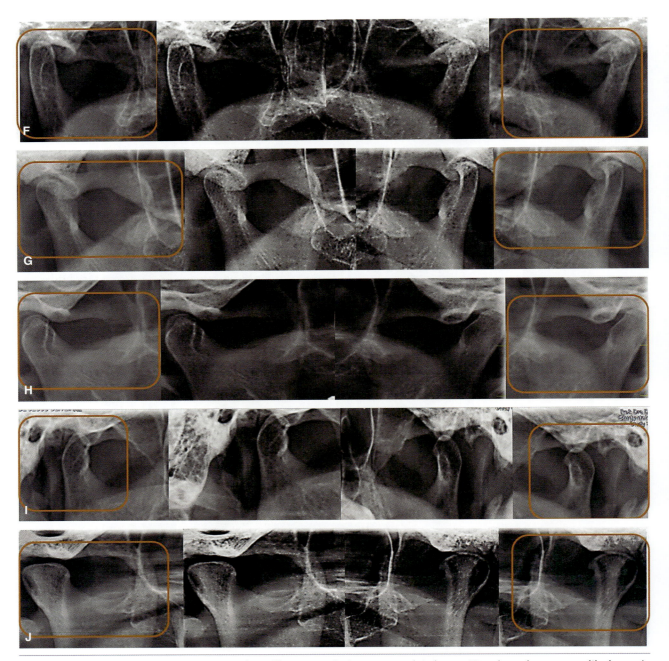

FIGURA 44 F-J (*Continuação*). Imagens radiográficas panorâmicas recortadas das regiões das **cabeças mandibulares** de ambos os lados. Podemos ver, nessas imagens, cabeças mais curtas (**A**, **B** e **J**), mais longas (**F** e **G**), homogêneas (**A**, **B**, **C** e **E**), heteromorfas (**J**), com osteófito (**E** e **G** de ambos os lados) e sem (**F**, **I** e **J** à esquerda), além de algum aplainamento nas vertentes anteriores (**E**).

LEGENDA

▬ Cabeças mandibulares

TÉCNICAS RADIOGRÁFICAS EXTRAORAIS

Principais indicações

- Exame de extensas áreas da região maxilomandibular e do crânio.
- Estudo do crescimento e desenvolvimento de ossos e dentes.
- Exame de fraturas e avaliação de traumas.
- Exame de lesões e doenças ósseas da região maxilomandibular e do crânio.
- Exame de dentes inclusos/impactados.
- Pesquisa de anomalias dentomaxilofaciais.
- Exame das desordens da articulação temporomandibular (ATM).

5.2 RADIOGRAFIA EXTRAORAL: ARTICULAÇÃO TEMPOROMANDIBULAR (ATM)

5.2.1 Junta temporomandibular

As disfunções temporomandibulares (DTM) são condições que afetam a articulação temporomandibular (ATM) e as estruturas circunvizinhas, por exemplo, o ouvido. Em média 50-60% da população apresenta algum sinal ou sintoma de disfunção da articulação temporomandibular (DTM), uma doença relacionada ao estresse e que, consequentemente, afeta o funcionamento do sistema estomatognático, trazendo dores musculares, articulares, de ouvido, de cabeça, entre outras (OKESON, 2000). Segundo a Academia Americana de Desordens Temporomandibulares, a DTM é um termo coletivo que abrange vários problemas clínicos envolvendo a musculatura da mastigação, a própria ATM, é claro, e suas estruturas associadas, sendo um subgrupo distinto das desordens musculoesqueléticas e reumatológicas da região orofacial; e dor orofacial, por sua vez, é o item 11 na classificação geral de cefaleias, de acordo com a classificação da Sociedade Internacional de Cefaleia (MCNEIL, 1993).

A parte estrutural da cabeça humana que articula a mandíbula e o crânio é denominada ATM. A mandíbula é suspensa abaixo do crânio com o apoio dos músculos e ligamentos circundantes. A ATM é composta de côndilo mandibular (na cabeça da mandíbula), osso temporal do crânio e disco articular. O côndilo mandibular é a extremidade superior redonda e convexa da mandíbula de ambos os lados que se articula contra o osso temporal do crânio (cabeça da mandíbula). As duas cabeças mandibulares de ambos os lados funcionam juntas durante o movimento da mandíbula. A extremidade superior da cabeça mandibular articula-se contra o crânio através da fossa côncava do osso temporal, chamada fossa glenoide (fossa mandibular ou fossa articular) do crânio. A fossa glenoide é delimitada anteriormente por uma estrutura óssea convexa chamada eminência articular (Figuras 45 e 46) (OKESON, 2013).

O melhor diagnóstico das doenças da articulação temporomandibular está intimamente ligado à compreensão etiológica dos distúrbios, assim como minuciosas avaliações dessa região. Existem várias técnicas de imagem, desde radiografia panorâmica, laterais oblíquas, as transcranianas, que podem ser obtidas para rastreamento inicial de problemas, assim como as tomografias computadorizadas, mais empregadas atualmente para avaliação de anatomia óssea e lesões, principalmente as CBCT. A ressonância magnética é o método de primeira escolha para o diagnóstico das anormalidades da ATM devido à alta acurácia na determinação dos componentes estruturais, atualmente considerado padrão ouro para os exames de articulação temporomandibular. Porém, nada substitui a avaliação clínica da DTM.

5.2.1.1 Indicações radiográficas para avaliar a ATM

A radiografia feita em oclusão habitual fornece as estruturas da ATM em uma projeção transcranial oblíqua, que, em função das características anatômicas individuais, deve ser interpretada com cuidado. Se, no entanto, não existe qualquer outro método de diagnóstico por imagem à disposição, sendo executada com os mais elevados padrões de qualidade e interpretada com a correspondente experiência diagnóstica, poderá fornecer muitas informações úteis, mas que deverão limitar-se a perturbações da função e grandes alterações dos tecidos duros e nas relações da articulação.

5.2.1.2 Radiografia de ATM, transcraniana

Indicações

- Avaliação de alterações morfológicas dos componentes ósseos da ATM, como a cabeça mandibular, fossa mandibular e tubérculo articular.

- Avaliação de alterações patológicas e fraturas/traumas dos componentes ósseos que compõem a ATM.
- Avaliação dinâmica, em diferentes posicionamentos, como abertura, fechamento, máxima intercuspidação, cêntrica, repouso.

As técnicas radiográficas mais utilizadas na rotina de tratamento das DTM são: panorâmica, planigrafia e transcraniana (FERRAZ JUNIOR et al., 2012; HUNTER e KALATHINGAL, 2013; LEWIS et al., 2008).

A imagem da ATM pode ser necessária para complementar as informações obtidas no exame clínico. Os objetivos da imagiologia da ATM são avaliar a integridade e as relações dos tecidos moles e duros, confirmar a extensão ou o estágio da progressão da doença e avaliar os efeitos do tratamento (WHITE e PHAROAH, 2019). O diagnóstico por imagem deve ser considerado quando houver:

- suspeita de anormalidade ou infecção óssea em pacientes com histórico de trauma;
- disfunção significativa;
- alteração na amplitude de movimento;
- anormalidades sensoriais ou motoras; ou
- alterações significativas na oclusão.

A ressonância magnética tem sido o método de escolha para estudar os processos de doenças que envolvem os tecidos moles da ATM, como disco articular, ligamentos, tecidos retrodiscais, conteúdo sinovial intracapsular, músculos mastigatórios adjacentes, bem como integridade cortical e medular do osso (FERREIRA et al., 2016). A técnica permite a análise tridimensional nos planos axial, coronal e sagital. É considerado padrão ouro para avaliação da posição do disco e é altamente sensível a alterações degenerativas intra-articulares.

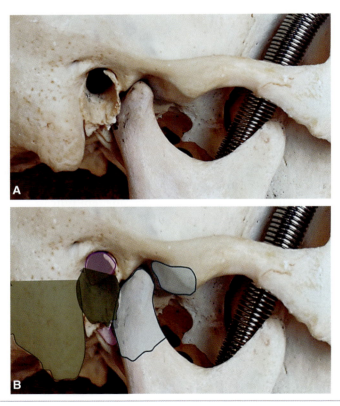

FIGURA 45 Imagens fotográficas de crânio macerado com destaque para a articulação temporomandibular (ATM), lado D. São apontados o **meato acústico externo (MAE)**, a **cabeça mandibular (côndilo)** e a eminência articular, ou o **tubérculo articular** do osso temporal. A eminência articular é uma saliência óssea constituída pela raiz transversa do arco zigomático, à frente da fossa mandibular. Logo abaixo do MAE vemos a **placa timpânica**, e mais atrás a base da **ApE**. Mais posteriormente vemos a **apófise mastoide**.

LEGENDA
- ApE
- Apófise mastoide
- Cabeça mandibular (côndilo)
- Meato acústico externo (MAE)
- Placa timpânica
- Tubérculo articular

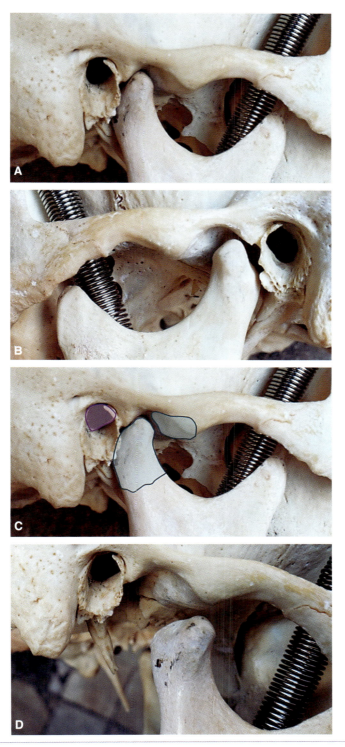

FIGURA 46 Imagens fotográficas de crânio macerado com destaque para a articulação temporomandibular (ATM). Em **A** temos a ATMD, em **B** a ATMB, do mesmo crânio. Em **C** e **D** vemos a ATMD em boca-fechada e boca-aberta. Veja que, quando da abertura da boca, a cabeça mandibular se desloca para baixo e para frente. Na normalidade esse movimento não deve fazer a **cabeça mandibular** ultrapassar o **tubérculo articular**. Em boca-fechada a cabeça mandibular deverá estar instruída na fossa mandibular de maneira homogênea. Veja o **meato acústico externo**, logo atrás da cabeça mandibular na imagem **C** em destaque.

LEGENDA

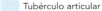

Cabeça mandibular   Meato acústico externo   Tubérculo articular

252 Radiologia Oral – Texto e Atlas

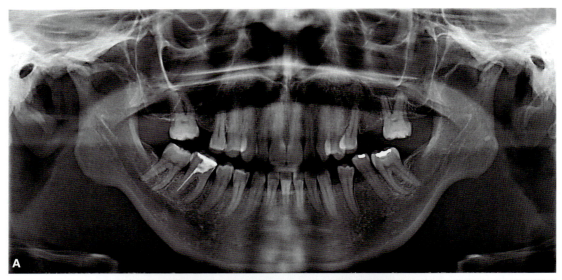
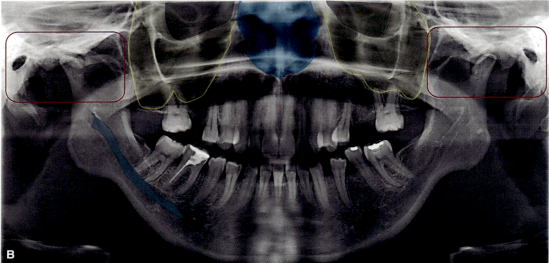

FIGURA 47 Imagem radiográfica panorâmica. Nessa técnica radiográfica podemos, em geral, ver as cabeças mandibulares de ambos os lados, e, assim, ter noção de sua anatomia, homogeneidade, presença de osteófitos, aplainamento etc., enfim, alguma contribuição para a avaliação da **ATM**, junto à oclusão, ainda mais se for tomada com os dentes ocluídos. Veja a simetria da **cavidade nasal** e dos **seios maxilares**. É apontado também o **CM** no corpo mandibular E.

LEGENDA
- ATM
- Cavidade nasal
- CM
- Seios maxilares

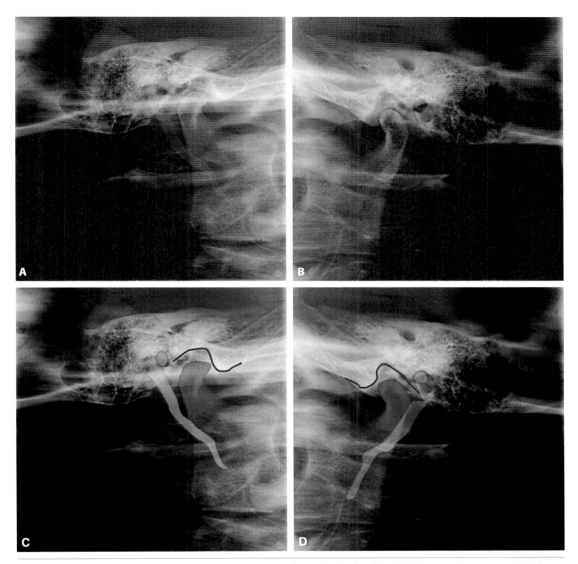

FIGURA 48 Imagens radiográficas transcranianas, em boca-fechada, da ATM. Vemos a **fossa mandibular, e eminência articular**, as **cabeças mandibulares**, além dos **meatos acústicos externos**, e as **ApE alongadas**, lados D e E.

LEGENDA

- ApE alongadas
- Cabeças mandibulares
- Fossa mandibular, e eminência articular
- Meatos acústicos externos

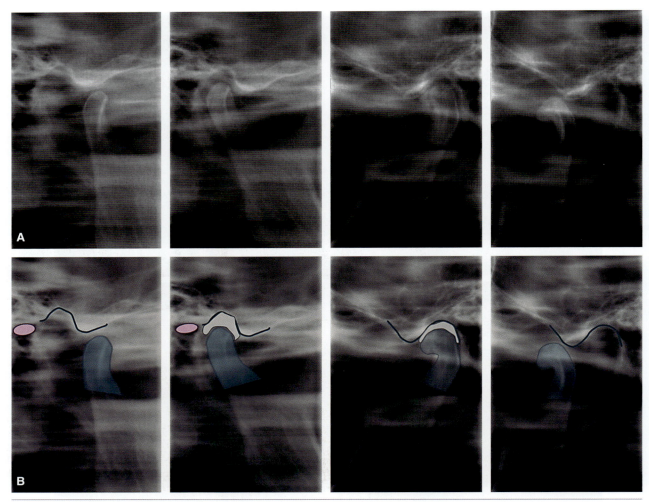

FIGURA 49 Imagens radiográficas transcranianas, em boca-fechada e abertura-máxima da ATM. Note que mesmo em boca-fechada os **espaços articulares** são diferentes, ou seja, a posição das **cabeças mandibulares** na **fossa mandibular** é diferente, o que, com certeza, causará desequilíbrio nessa articulação. Em abertura máxima, imagens mais externas, veja que as **cabeças mandibulares** ultrapassam, em muito, o **tubérculo articular**, causando luxação no movimento e efetiva luxação da ATM, que ocorre quando a **cabeça mandibular** se desloca para fora da **fossa mandibular** e não é capaz de retornar. Essa ocorrência, a luxação da **cabeça mandibular**, é uma disfunção temporomandibular (DTM).

LEGENDA

■ MAE   ■ Fossa mandibular   ■ Cabeça mandibular   ■ Espaço intra-articular

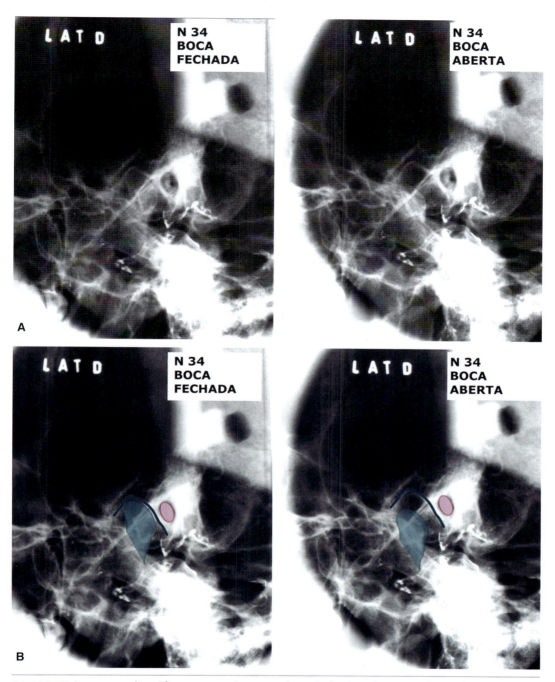

FIGURA 50 Imagens radiográficas transcranianas, em boca-fechada e abertura-máxima da ATM do lado D, em dispositivo diferente do utilizado nas Figuras 40 e 42. Note que em boca-aberta há alguma restrição na movimentação da **cabeça mandibular**. Na prática esse paciente não consegue ter uma abertura bucal suficiente, ou seja, a **cabeça mandibular** não sai o suficiente da **fossa mandibular**. **Meato acústico externo** posicionado logo atrás da **fossa mandibular**.

LEGENDA

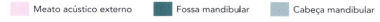

Meato acústico externo   Fossa mandibular   Cabeça mandibular

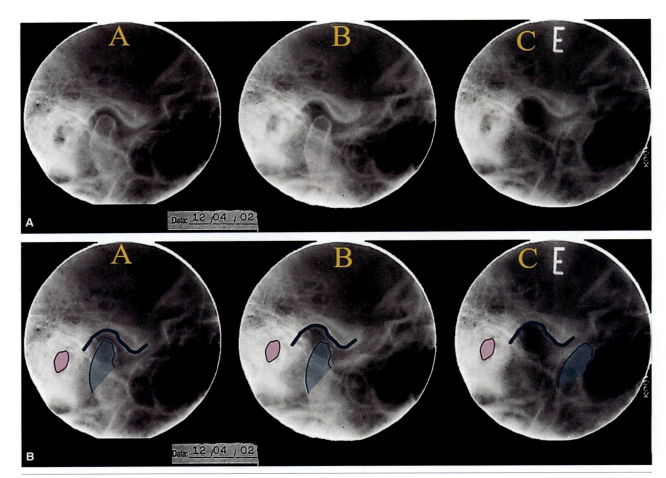

FIGURA 51 Imagens radiográficas transcranianas, de uma seriografia, lado E, onde foram tomadas radiografias em um dispositivo que permite vermos em um mesmo filme/sensor três posicionamentos da ATM: em boca-fechada cêntrica, em boca-fechada repouso e abertura-máxima. Assim, vemos a **cabeça mandibular** totalmente inserida na **fossa mandibular** na imagem A, levemente extruída na imagem B e totalmente fora na imagem C, inclusive ultrapassando em muito a **eminência articular**. **Meato acústico externo** posicionado logo atrás da fossa mandibular.

LEGENDA

▪ Meato acústico externo   ▪ Fossa mandibular   ▪ Cabeça mandibular

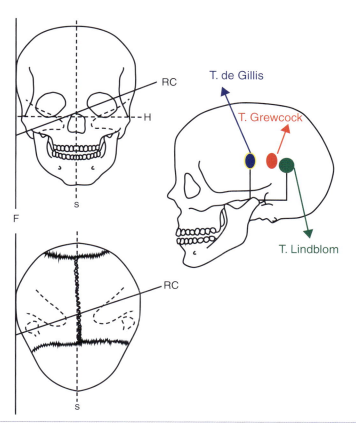

FIGURA 52 A técnica radiográfica transcraniana lateral oblíqua é uma das mais utilizadas para a observação das estruturas ósseas que compõem essa articulação e do posicionamento do côndilo em relação à fossa. Neste desenho esquemático são vistos os pontos de entrada para cada técnica radiográfica transcraniana.

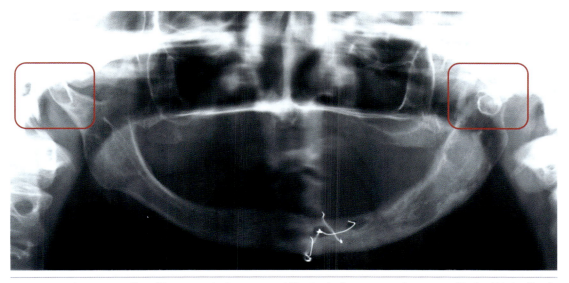

FIGURA 53 Imagem radiográfica panorâmica, com evidência de fratura na cabeça mandibular E (côndilo da mandíbula). Veja que no corpo mandibular também há evidência de **trauma, fratura**, onde vemos um fio de amarria para fixação, na região do dente 33.

LEGENDA   ■ Trauma, fratura da cabeça mandibular E

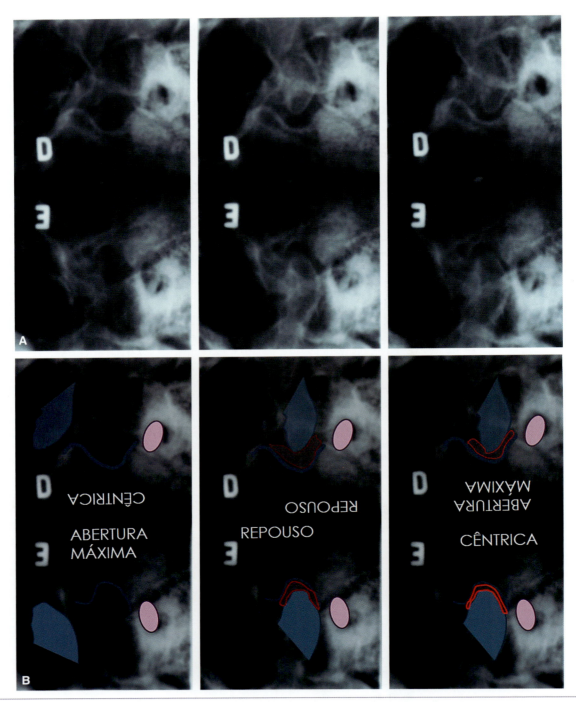

FIGURA 54 Imagens radiográficas transcranianas, de uma seriografia, de ambos os lados, onde foram tomadas radiografias em um dispositivo que permite vermos em um mesmo filme/sensor três posicionamentos da ATM de ambos os lados: em boca-fechada cêntrica, em boca-fechada repouso e abertura-máxima, de cada lado, mostrando seis posicionamentos. Assim, é possível comparar os **espaços articulares** de ambos os lados e o posicionamento das **cabeças mandibulares** em relação à **fossa mandibular**. Veja que neste caso houve luxação de ambos os lados, em movimentos mais ou menos homogêneos.

LEGENDA

■ Meato acústico externo   ■ Espaços articulares   ■ Fossa mandibular   ■ Cabeças mandibulares

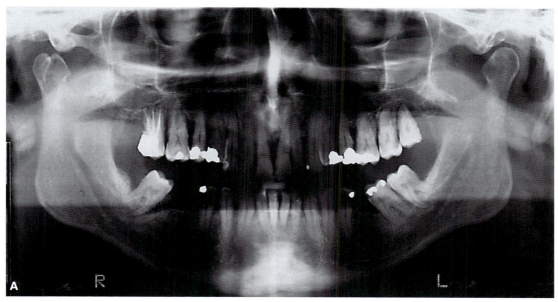
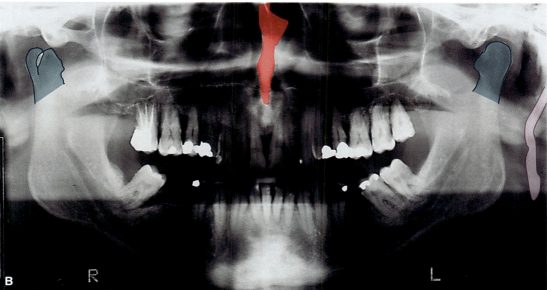

FIGURA 55 Imagens radiográficas panorâmicas, com pelo menos duas anomalias. Veja que a **cabeça mandibular D é bífida**, ou seja, está dividida em duas cabeças, total ou parcialmente. Essa confirmação necessitaria ser feita por exame tomográfico. No lado E, atrás do ramo ascendente vemos uma **ApE** alongada, com mais de 30 mm e direção de alongamento não compatível com a normalidade.

LEGENDA

■ ApE. Esquerda alongada   ■ Cabeça mandibular D bífida. Esquerda normal   ■ Espaços articulares

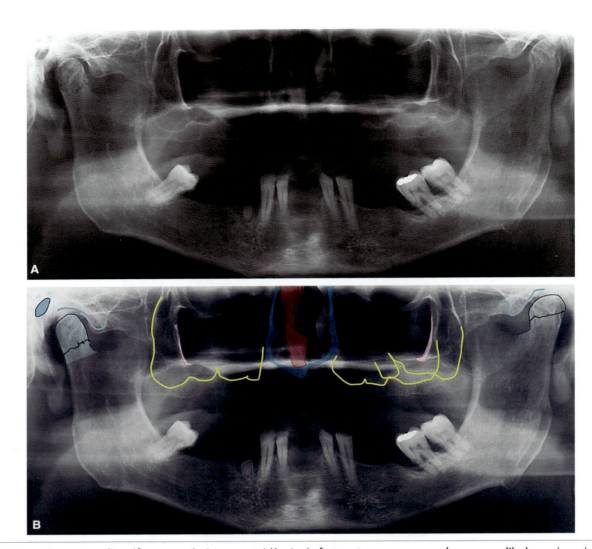

FIGURA 56 Imagens radiográficas panorâmica, com evidência de **fratura transversa** nas **cabeças mandibulares** de ambos os lados. Aparentemente não há deslocamento desses fragmentos, e vemos também as **fossas mandibulares** e **eminências articulares íntegras**. Do lado D há uma solução de continuidade ou **linha de fratura** na altura do colo da cabeça mandibular. Já do lado E essa linha de fratura ocorre mais superiormente, na linha de maior diâmetro. Note que o paciente também perdeu dois dentes anteriores, o que provavelmente faz parte do trauma que levou às **fraturas condilares**. Ainda é possível ver uma raiz residual, provavelmente do dente 44. Nas maxilas não há nada perceptível inerente ao possível trauma. Vemos os **contornos dos seios maxilares**, onde do lado E existem alguns **septos ósseos** no seu interior. Na cavidade nasal, o lado D apresenta hipertrofia do CNI, que obstrui a entrada de espaço aéreo desse lado, quando diminui o espaço entre si e o **septo nasal**. Veja o **espaço aéreo do lado E** delimitado na **FN**.

LEGENDA

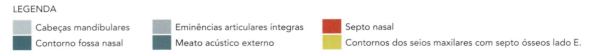

- Cabeças mandibulares
- Contorno fossa nasal
- Eminências articulares íntegras
- Meato acústico externo
- Septo nasal
- Contornos dos seios maxilares com septo ósseos lado E.

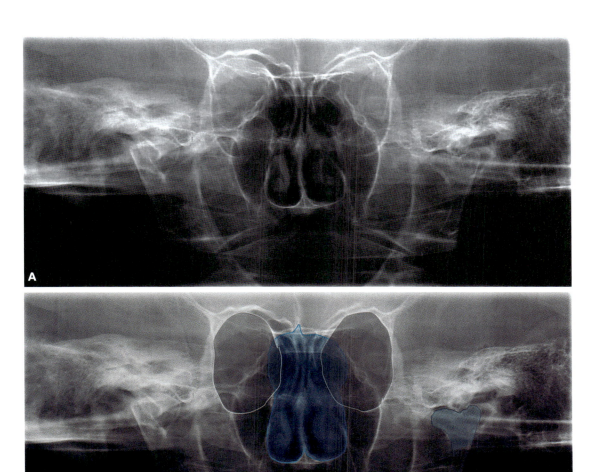

FIGURA 57 Imagens radiográficas obtidas em equipamento de raios X panorâmico, com técnica diferenciada para seios maxilares e **cavidade nasal e seios etmoidais**. Porém, vemos no mesmo plano de corte as cabeças mandibulares. Note a **cabeça mandibular bífida** do lado E.

LEGENDA

◼ Cabeça mandibular bífida   ◼ Cavidade nasal e seios etmoidais   ◼ *Órbitas*

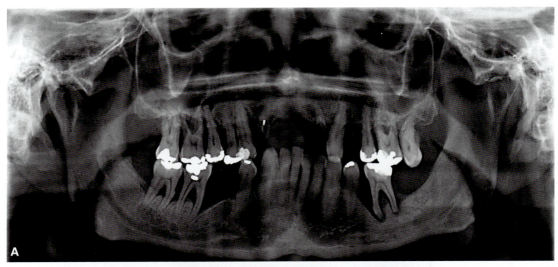

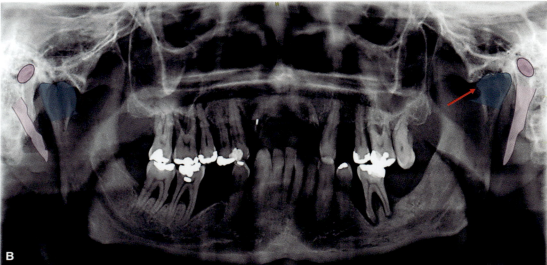

FIGURA 58 Imagens radiográficas panorâmicas, com evidência para a **cabeça mandibular bífida** do lado D. Note que do lado E a **cabeça mandibular** possui um **osteófito** (seta vermelha) em seu polo mais anterolateral. Atrás das **cabeças mandibulares** vemos um pouco acima os meatos acústicos externos, e logo abaixo desses as **ApE**.

LEGENDA

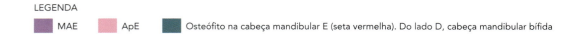

MAE   ApE   Osteófito na cabeça mandibular E (seta vermelha). Do lado D, cabeça mandibular bífida

CAPÍTULO 5 ■ Técnicas radiográficas extraorais (TRE) 263

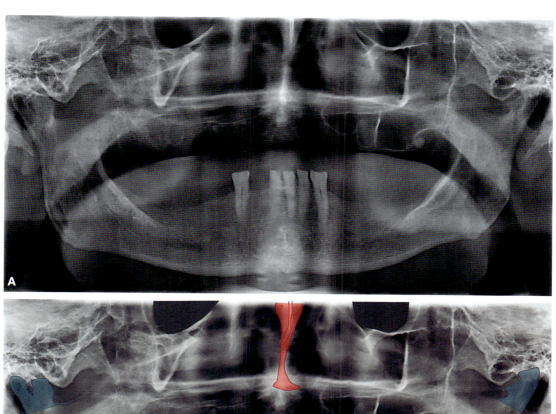

FIGURA 59 Imagens radiográficas panorâmicas, com evidência para a morfologia das cabeças mandibulares, bastante heteromorfas. Do lado D vemos uma **cabeça mandibular bífida**, com divisão bem clara. Já do lado E vemos um **degrau ou um platô**, no polo mais anterior, compatível com um distúrbio da ATM que causou aplainamento da vertente anterior. As **setas vermelhas** apontam para **abrasão/atrição** dos dentes inferiores anteriores.

LEGENDA

■ Abrasão/atrição   ■ SN   ■ Degrau ou um platô na cabeça mandibular E. Do lado D, cabeça mandibular bífida

5.3 RADIOGRAFIA EXTRAORAL: CEFALOMÉTRICA OU TELERRADIOGRAFIA (TELE)

A radiografia cefalométrica tem sido empregada como meio de análise de dados antropométricos desde a década de 1930. É muito utilizada em ortodontia, no estudo do padrão de crescimento facial do ser humano, no diagnóstico e planejamento do tratamento das deformidades dentofaciais, no estudo dos efeitos imediatos e em longo prazo desses tratamentos e, mais recentemente, tem sido fundamental na evolução da cirurgia ortognática e plástica. São inúmeros os benefícios que esse método de estudo trouxe à investigação científica e ao desenvolvimento da ortodontia como atividade profissional. Em passado recente, decisões de extrações de dentes permanentes eram tomadas basicamente, e às vezes exclusivamente, com base em dados numéricos advindos dos traçados cefalométricos. O uso da cefalometria no estudo do crescimento teve grande impacto em outras especialidades além da ortodontia. Em cirurgia bucomaxilofacial e em cirurgia plástica, frequentemente é necessário fazer o acompanhamento radiográfico de pacientes durante determinado tratamento ou período de tempo para saber o momento correto dos procedimentos cirúrgicos.

A cefalometria é o conjunto de medidas, angulares e lineares, desenvolvidas para o traçado de radiografias laterais e frontais obtidas em cefalostato, assim conhecidas como radiografias cefalométricas. Essas imagens auxiliam no estudo das dimensões das estruturas anatômicas do crânio e da face. A finalidade é verificar a relação entre os principais componentes do esqueleto craniofacial. Em uma visão bidimensional, elas avaliam linear ou angularmente a posição relativa de dentes, ossos da face e crânio, fornecendo um "mapa" do indivíduo. O cefalostato é um dispositivo para segurar/fixar a cabeça introduzido em 1931 por Holly Broadbent nos EUA, para obter imagens craniofaciais padronizadas e comparáveis para os estudos cefalométricos, no decorrer do desenvolvimento dos pacientes e, é claro, do tratamento.

Indicações
- Traumatismo
- Patologias e/ou doenças sistêmicas
- Desenvolvimento de anormalidades de crescimento
- Tecidos moles da nasofaringe e perfil facial.

Como tais, radiografias cefalométricas laterais devem primeiramente ser analisadas em busca de possíveis patologias e variações anatômicas que possam simular doenças, antes da análise cefalométrica. Limitar a interpretação à análise cefalométrica não é suficiente. Para garantir que todas as estruturas anatômicas sejam avaliadas, deve-se seguir uma exploração visual sistemática de radiografias laterais cefalométricas. Essa abordagem é apresentada na Figura 54 (MUNHOZ et al., 2019):

- Avaliar a base do crânio e calota craniana. Avaliar os sulcos, verificando possíveis calcificações intracranianas.
- Identificar as células aéreas da mastoide, clivos, processos clinoides, sela túrcica, seio esfenoidal e teto da órbita.
- Avaliar a face média e superior. Identificar as órbitas, seios (frontal, etmoidal e maxilar), fissura pterigomaxilar, processo pterigóideo, processo zigomático da maxila, espinha nasal anterior e palato duro (assoalho do nariz).
- Avaliar o tecido mole das partes superior e média da face, cavidade nasal (conchas), palato mole e dorso da língua.
- Avaliar a face inferior. Seguir a linha externa da mandíbula: a partir dos processos condilar e coronoide; ao ramo, ângulo e corpo; e finalmente para a região anterior da mandíbula.
- Avaliar o tecido mole da parte inferior da face.
- Avaliar a coluna cervical, espaços aéreos e área do pescoço.
- Identificar cada vértebra individualmente, confirmar que as articulações do crânio C1 e C1-C2 estão normais e avaliar o alinhamento vertebral.
- Avaliar os tecidos moles do pescoço, osso hioide e espaços aéreos.

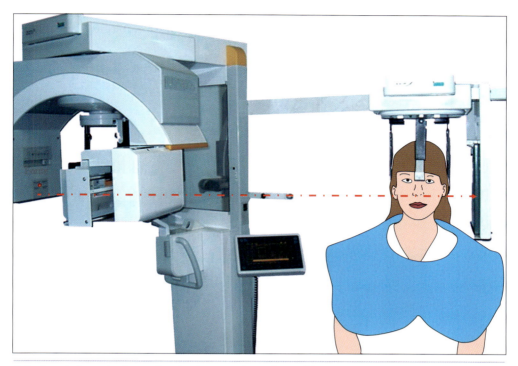

FIGURA 60 Desenho ilustrativo da técnica radiográfica cefalométrica ou telerradiografia. Veja que a distância foco-filme/sensor é de pouco mais de 1,52 cm. Além disso, o diferencial dessa técnica lateral é o uso do cefalostato, que permite posicionar a cabeça do paciente paralela ao filme/sensor e, ainda, repetir essa tomada radiográfica em períodos futuros, com os mesmos padrões geométricos.

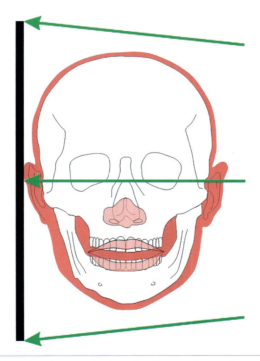

FIGURA 61 Desenho ilustrativo da entrada dos raios X centrais na cabeça do paciente, posicionada paralelamente ao filme/sensor radiográfico.

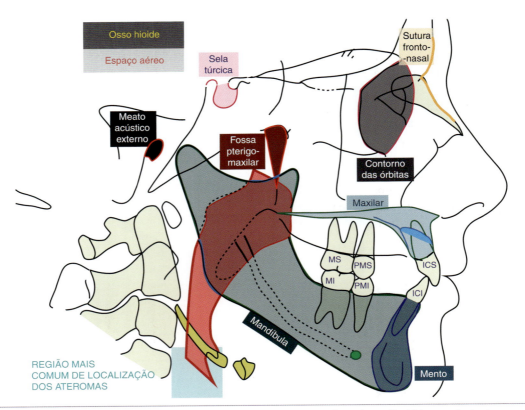

FIGURA 62 Desenho ilustrativo do traçado cefalométrico sobre a telerradiografia. Veja as principais estruturas do desenho que darão suporte para a análise cefalométrica: **vértebras cervicais**, dentes **ICS e ICI**, dentes **MS e MI**, **meato acústico externo**, **fossa pterigomaxilar**, **mandíbula**, **mento**, **contorno das órbitas**, **espaço aéreo**, **osso hioide**, **tecido mole da face**, **sutura frontonasal** e **maxila**.

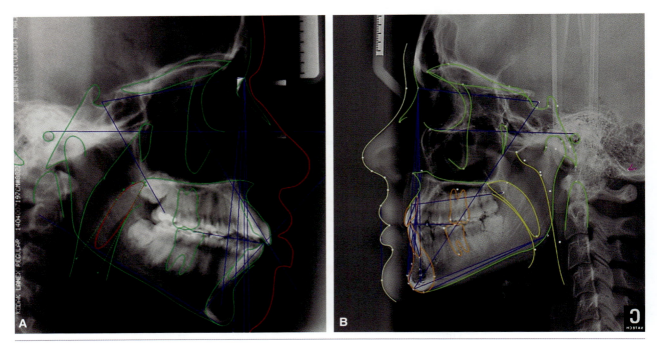

FIGURA 63 Traçados cefalométricos feitos em *software* disponível no mercado. Na atualidade os traçados cefalométricos são realizados em programas computacionais, pois trazem muita agilidade e confiabilidade ao traçado e à análise realizada.

5.3.1 Técnica radiográfica cefalométrica

A técnica utilizada na radiologia cefalométrica foi padronizada para permitir a comparação de filmes iniciais e subsequentes para o mesmo paciente, a fim de que o crescimento/desenvolvimento do paciente possa ser avaliado e o progresso do tratamento, monitorado. Essa padronização exige que o equipamento inclua um suporte de cabeça (cefalostato) e um tubo de raios X posicionado à distância de 1,54 m do plano mediossagital do paciente ao ponto focal do equipamento de raios X, e que a distância do plano mediossagital do paciente ao filme/sensor seja a menor possível (Figuras 52 e 53).

O cefalostato mantém uma relação espacial reproduzível em relação à posição da cabeça do paciente, ao filme e à fonte de raios X. O paciente é posicionado no cefalostato por meio de hastes auriculares ajustadas lateralmente e de uma peça nasal ajustada verticalmente (Figuras 52 e 53). O apoio nasal permite colocar/orientar a cabeça do paciente, de modo que o plano horizontal de Frankfurt (um plano que se estende do trago da orelha até a borda inferior da borda orbital) fique paralelo ao solo. Assim, são inseridos os pinos auriculares (olivas), alinhados centralmente à fonte de radiação, e fechado, aproximados o máximo possível ao crânio do paciente, com cuidado e parcimônia.

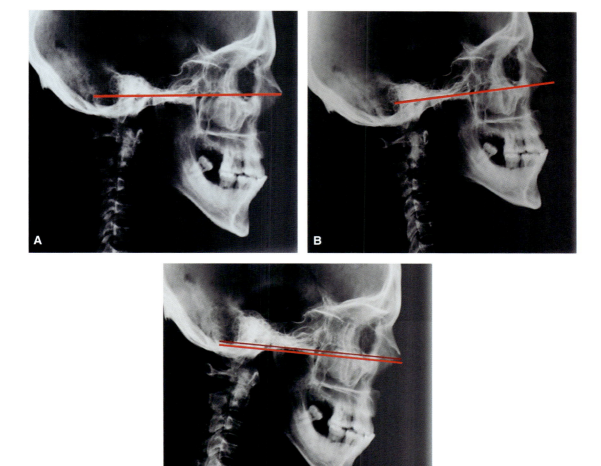

FIGURA 64 Telerradiografias laterais de crânio macerado para ilustrar o posicionamento da cabeça do paciente. Esse plano de Frankfurt é fundamental para o melhor resultado da técnica radiográfica, vislumbrando que novas tomadas como essa serão realizadas no futuro e necessitam estar padronizadas. Dessa maneira, o plano de Frankfurt tem sido utilizado para posicionar a cabeça do paciente, embasando os traçados cefalométricos. Este deverá estar paralelo ao solo, conforme ilustra a imagem **A**. Em **B** vemos um plano elevado, e em **C** um plano inclinado para baixo.

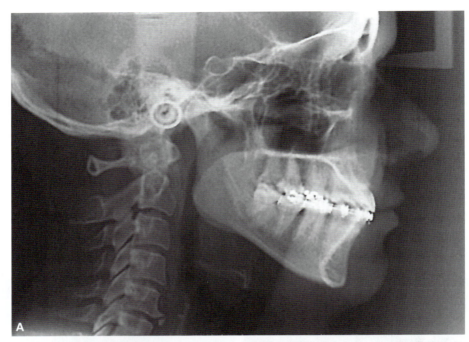
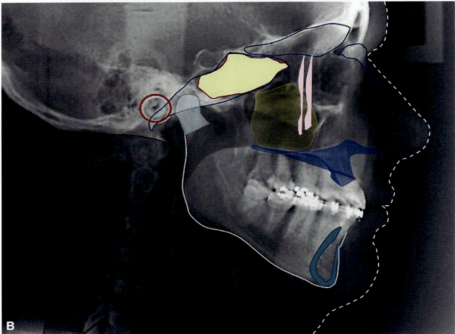

FIGURA 65 Imagens de telerradiografias laterais, com desenho das seguintes estruturas: **vértebras cervicais, oliva metálica, cabeça mandibular, mandíbula, mento, contorno das órbitas, espaço aéreo, seio maxilar, seio esfenoide, apófises zigomáticas das maxilas (2), tecido mole da face, osso nasal** e **maxila**.

LEGENDA

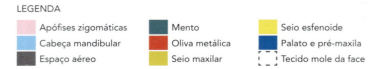

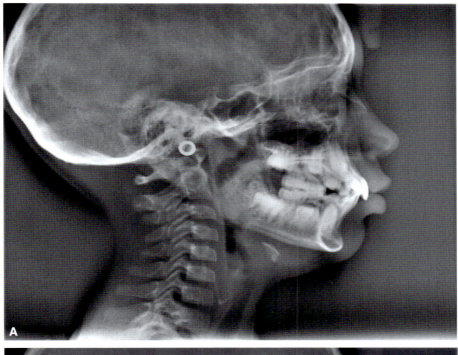
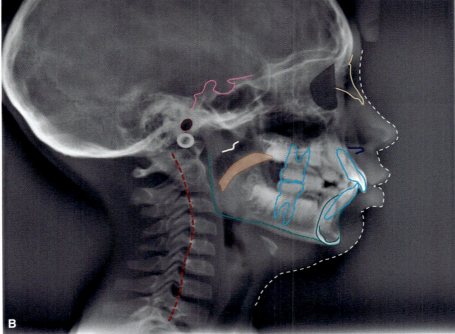

FIGURA 66 Imagens de telerradiografias laterais de criança, com desenho das seguintes estruturas: **sela túrcica, coluna vertebral (inclinada), palato mole, tecido mole da face, dentes IS, II, MS, e MI, sutura fronto nasal, ENA, mandíbula e mento ou sínfise, adenoides**. Veja que a coluna inclinada é um posicionamento errado para a técnica, mas quando realizada em crianças é difícil conseguir deixá-la ereta.

LEGENDA

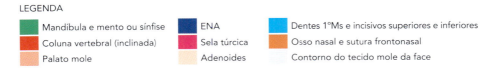

- Mandíbula e mento ou sínfise
- Coluna vertebral (inclinada)
- Palato mole
- ENA
- Sela túrcica
- Adenoides
- Dentes 1°Ms e incisivos superiores e inferiores
- Osso nasal e sutura frontonasal
- Contorno do tecido mole da face

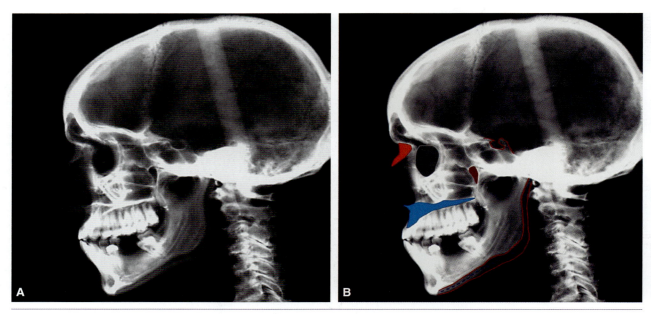

FIGURA 67 Imagens de telerradiografias laterais de crânio macerado evidenciando a realidade das imagens duplas nessa técnica radiográfica. No caso, vemos as **duas bases mandibulares, cortical inferior mandibular do corpo mandibular D e E**. Na rotina esse evento é normal, pois, em geral, o lado E do paciente está posicionado mais próximo ao filme/sensor, enquanto o lado D estará afastado do filme/sensor. Assim, é natural haver maior ampliação do lado mais afastado, no caso o lado D. Para realizar o desenho cefalométrico, nesses casos de imagens duplas, utilizamos a **média dos desenhos**. Isso também pode acontecer com outras estruturas como a **fissura pterigomaxilar**, órbita, apófise zigomática da maxila etc. Não é normal ocorrer com o **osso nasal**, **maxila** e **sela túrcica**.

LEGENDA

- Maxila e palato
- Fissura pterigomaxilar
- Osso nasal
- Sela túrcica
- Contorno de ambos os lados da mandíbula
- Média dos desenhos de ambos os lados da BM

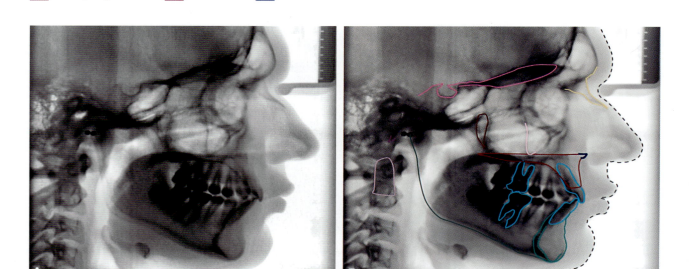

FIGURA 68 Imagens de telerradiografias laterais digitais, com inversão de brilho, ou negativas. Essa manipulação digital da imagem muitas vezes propicia melhor visualização de certas estruturas, para melhor desenhar. Veja: **sela túrcica, processo odontoide ou dente da vértebra áxis, tecido mole da face, dentes IS, II, MS, e MI, sutura frontonasal, ENA, mandíbula e mento ou sínfise, apófise zigomática da maxila** e **maxila**.

LEGENDA

- ENA
- Maxila
- Processo odontoide
- Mandíbula e mento ou sínfise
- Apófise zigomática da maxila
- Dentes IS, II, MS, e MI
- Sela túrcica e base anterior do crânio
- Sutura frontonasal

5.3.1.1 Radiografia extraoral: telerradiografia 45° (Tele 45°)

É uma variação da Tele, pois o cefalostato permite que giremos a cabeça do paciente, no eixo axial, e consigamos medir esse giro em um goniômetro dos equipamentos de raios X modernos, indicando, assim, a angulação no sentido horizontal.

Indicações
- Utilizada principalmente para avaliar a região de corpo da mandíbula, podendo-se medir, por exemplo, o diâmetro dos dentes permanentes que ainda não irromperam (ortodontia).
- Trauma no corpo mandibular.
- Patologias no corpo mandibular.

5.3.1.2 Radiografia extraoral: radiografia lateral de mandíbula (LM) – corpo, ramo, ângulo e sínfise

Projeção lateral de mandíbula (PLM), ou lateral oblíqua da mandíbula

Indicações
- Exame da região posterior da mandíbula (corpo, ângulo e ramo).
- Muito utilizada em crianças e idosos que não suportam os filmes dentro da cavidade bucal.
- Pacientes com fraturas ou inchaço.
- Para avaliar as condições ósseas e localizar dentes inclusos/impactados, e também lesões extensas.

Projeção lateral de corpo da mandíbula

Indicações
- Exame da região posterior da mandíbula.
- Muito utilizada em crianças e idosos que não suportam os filmes dentro da cavidade bucal.
- Pacientes com fraturas ou inchaço.
- Para avaliar as condições ósseas e localizar dentes inclusos/impactados, e também lesões extensas.

Projeção lateral de ramo/ângulo de mandíbula (PLM), ou lateral oblíqua da mandíbula

Indicações
- Exame da região posterior da mandíbula.
- Muito utilizada em crianças e idosos que não suportam os filmes dentro da cavidade bucal.
- Pacientes com fraturas ou inchaço.
- Para avaliar as condições ósseas e localizar dentes inclusos/impactados, e também lesões extensas.

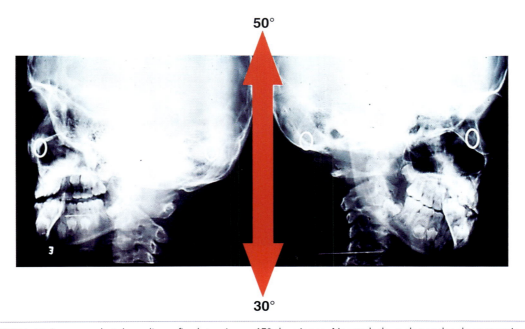

FIGURA 69 Imagens de telerradiografias laterais em 45° de criança. Na verdade, a depender da anatomia do paciente, essa angulação pode variar entre 30-50°. O posicionamento ideal seria colocar o corpo mandibular mais próximo ao filme/sensor, e paralelo a este. Vejam que é necessário realizar duas tomadas radiográficas, uma de cada lado, para uma completa avaliação. É indicada quando da necessidade de realizar medidas, por exemplo, medir os diâmetros dos dentes permanentes, PM em formação/erupção.

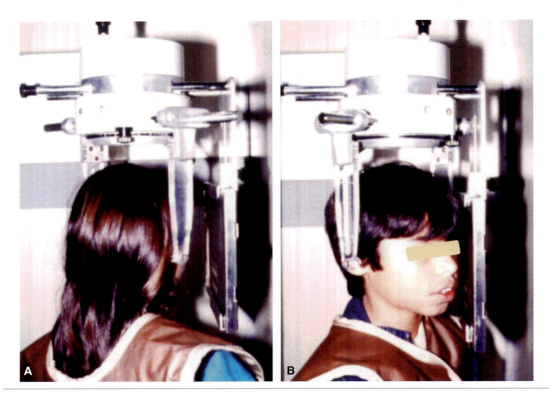

FIGURA 70 Imagens de telerradiografias laterais em 45° de crianças. Na imagem **A** o foco é o lado **D** da menina, e na imagem **B** o lado **E** do menino. O ângulo do cefalostato será 45° ou 135°, a depender do lado radiografado.

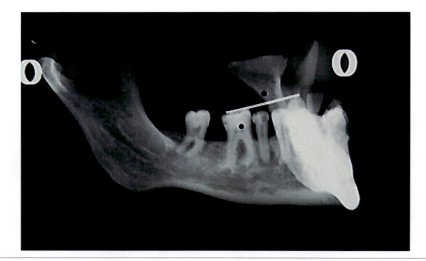

FIGURA 71 Imagem de telerradiografia lateral em 45° de mandíbula macerada. Veja como o corpo mandibular E fica "limpo", enquanto o corpo mandibular D fica sobre o ramo ascendente do mesmo lado. As imagens ovais, como anéis, são as olivas do cefalostato.

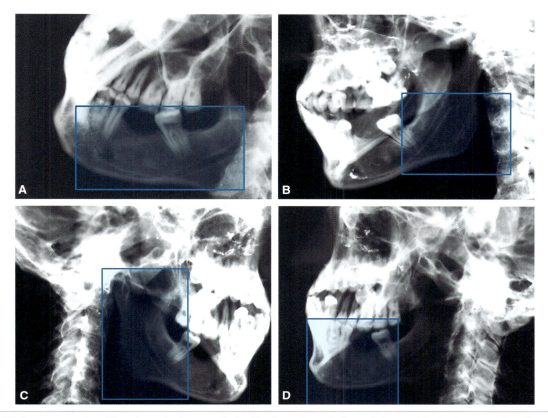

FIGURA 72 Imagens radiográficas laterais de mandíbula. Em **A**, radiografia lateral de mandíbula de **corpo**. Em **B**, radiografia lateral de mandíbula de **ângulo**. Em **C**, radiografia lateral de mandíbula de **ramo**. Em **D**, radiografia **lateral de mandíbula de canino**. Com aumento do giro anterior, faríamos parassínfise.

5.4 RADIOGRAFIA EXTRAORAL: RADIOGRAFIA POSTEROANTERIOR (P.A. OU PA)

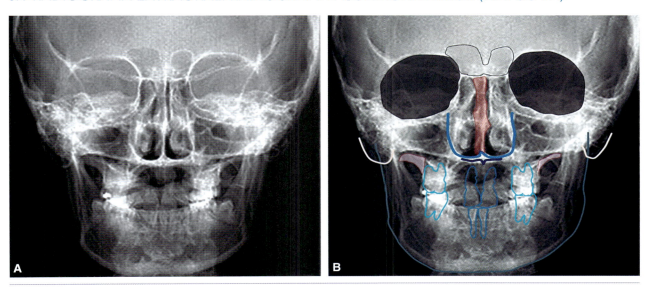

FIGURA 73 Imagens de telerradiografias posteroanteriores (PA). Essas imagens também são utilizadas nas avaliações ortodônticas e ortopédicas, assim como em cirurgias ortognáticas e avaliações de traumas. Veja algumas estruturas evidenciadas: **seio frontal, septo nasal, apófises mastoides**, dentes **IC** e **1º M, ENA, cavidade nasal** e **apófise zigomática da maxila**.

LEGENDA — ENA — Septo nasal — Contorno da mandíbula — Apófise zigomática da maxila
Contorno FN — Cavidade nasal — Apófises mastoides

274 Radiologia Oral – Texto e Atlas

QUADRO 2 Aspectos técnicos das projeções radiográficas extraorais cefalométricas e imagens resultantes

	Telerradiografia lateral	Submentovertex	PA-Waters	Telerradiografia PA	Towne reversa
Feixe de raios X	Perpendicular ao filme/sensor	Perpendicular ao filme/sensor	Perpendicular ao filme/sensor	Perpendicular ao filme/sensor	Perpendicular ao filme/sensor
Ponto de entrada					
Vista em crânio					
Resultado da técnica radiográfica					

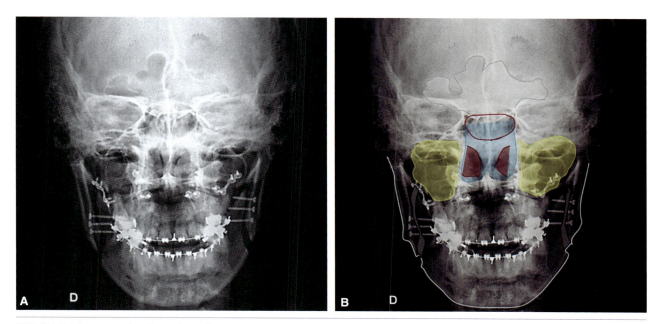

FIGURA 74 Imagens de telerradiografias posteroanteriores (PA). A indicação dessa tomada radiográfica foi para avaliação de **fratura mandibular após a fixação com parafusos**. Veja que também podemos ter uma boa visão dos seios da face, **seio frontal**, **cavidade nasal** e **CNI**, e **seios maxilares**, além da sombra do **seio esfenoide** mais internamente.

LEGENDA Cavidade nasal   CNI   Seios maxilares   Seio esfenoide   Seio frontal

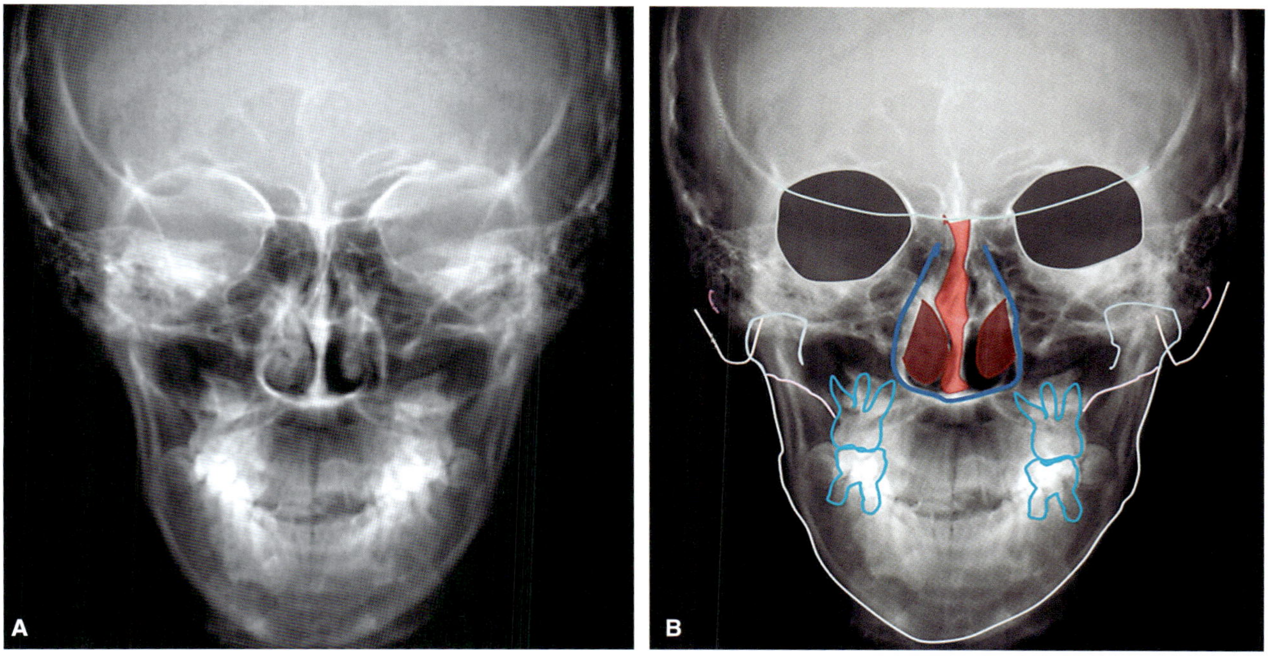

FIGURA 75 Imagens de telerradiografias posteroanteriores (PA). Podemos ver o **septo nasal**, na **cavidade nasal**, os **CNI**, sendo que do lado D há hipertrofia do **CNID**, os dentes 1º M ocluídos, as **cabeças mandibulares** de ambos os lados (essa imagem também é difícil de definir, devido às sobreposições), as **apófises zigomáticas das maxilas, apófises mastoides** e os extremos do **osso zigomático**. As órbitas são estruturas bem visíveis nessa radiografia. Observe ainda que no interior das **órbitas** é possível ver o plano maior do **osso esfenoide em sua asa maior**.

LEGENDA   Zigoma   Cavidade nasal   CNI   Cabeças mandibulares
          Mastoide Dentes molares   SN   Osso zigomático ou malar

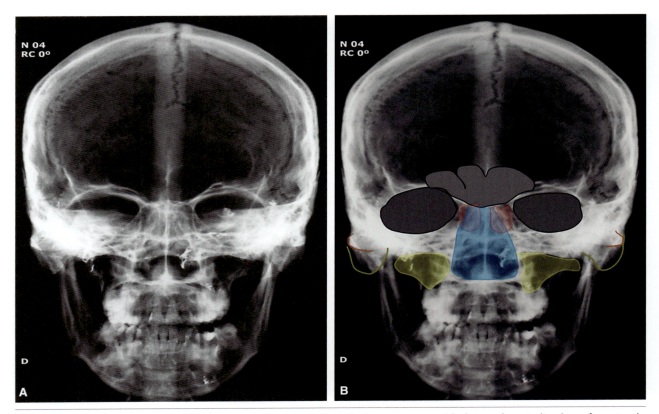

FIGURA 76 Imagens de telerradiografias posteroanteriores (PA). Podemos ver a **cavidade nasal** centralizada na face, tendo ao fundo, superiormente, e nas laterais, os seios etmoidais. Inferiormente à cavidade nasal vemos os **seios maxilares** de ambos os lados, e nessa mesma altura, mais posteriormente, vemos as apófises **mastoides**, e os extremos do **osso zigomático**. As **órbitas** são estruturas bem visíveis nessa radiografia, assim como o **seio frontal**.

LEGENDA

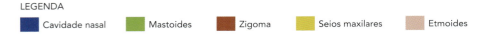

Cavidade nasal — Mastoides — Zigoma — Seios maxilares — Etmoides

5.4.1 Interpretação de medições

Os objetivos da interpretação cefalométrica são resumidos da seguinte forma:

1. Definir os tipos esquelético e facial.
2. Avaliar a relação entre os ossos basais maxilar e mandibulares.
3. Avaliar as relações dentárias (as relações espaciais entre os dentes, maxila, mandíbula e base craniana).
4. Localizar a maloclusão no complexo dentofacial e analisar sua origem (esquelética ou dentoalveolar).
5. Estudar os contornos dos tecidos moles da face em relação à causa da maloclusão.
6. Considerar o impacto das várias opções para corrigir a maloclusão nos contornos faciais e nos componentes esqueléticos e dentários.
7. Facilitar a seleção de um plano de tratamento.
8. Avaliar os resultados de vários procedimentos cirúrgicos de tecidos moles.

QUADRO 3 Pontos de referência para o traçado lateral

Sela túrcica (S ou sela)	Ponto B (supramental ou B)	Glabela e ossos nasais
Orbital (O)	Articular (Ar)	Espinha nasal anterior (SNA)
Pogônio (Pg)	Pório (Po)	Ponto A ponto (subespinal ou A)
Condílio (Cd)	Meato acústico externo	Fissura pterigomaxilar (Ptm)
Násio (N)	Básio (Ba)	Espinha nasal posterior (SNP)
Mento (Me)	Pt (Pt)	CF (centro da face)
Gnátio (Gn)	Perfil tegumentar	Mandíbula
Gônio (Go)	Maxila	Dentes (IS e II e 1º M e 2º M)

Fonte: disponível em: https://www.youtube.com/watch?v=BUwiKZwDhGo.

QUADRO 4 Estruturas anatômicas frequentemente vistas nas radiografias panorâmicas (PAN)

Pontos de referência para o traçado lateral		
Espinha nasal anterior ENA	Seio frontal	Concha nasal inferior
Cavidade nasal	Soalho da cavidade nasal	Forame magno
Seio maxilar	Corticais do seio maxilar	Arco zigomático
Mentossínfise mentoniana	Alvéolo	Sombra do lábio
Processo zigomático da maxila	Túber da maxila	Dente do áxis
Osso zigomático	Arco anterior da vértebra atlas	Epiglote
Processo coronoide da mandíbula	Processo mastoide do temporal	Margem infraorbital
Palato duro	Forame mentual	Canal da mandíbula
Superfície articular do côndilo	Corticais do canal da mandíbula	Tubérculo articular do temporal
Dorso da língua (língua)	Órbita	Palato mole
Osso nasal	Meato acústico externo	Processo estiloide
Seio esfenoidal	Fissura pterigomaxilar	Coluna cervical
Base da mandíbula	Adenoides	Nasofaringe
Básio	Incisura da mandíbula	Cabeça da mandíbula
Corpo da mandíbula	Ramo da mandíbula	Ângulo da mandíbula
Apófises mastoides	Osso hioide	Sela túrcica
Arco zigomático	Forame magno	Seio etmoide

5.4.2 Técnica de projeção no sentido occipital-frontal: projeção posteroanterior (PA) (há várias modificações dessa técnica)

Indicações
- Avaliar o crescimento e o desenvolvimento facial.
- Traumas.
- Patologias.
- Anormalidades de crescimento (análise de Ricketts).
- Análise do seio frontal, etmoidal.
- Análise das órbitas e da cavidade nasal.
- Avaliar a simetria entre os lados direito e esquerdo.

5.5 RADIOGRAFIA EXTRAORAL: RADIOGRAFIA AXIAL (HIRTZ)

5.5.1 Projeção submentovertex (PSMV)

Indicações
- Avaliar a base do crânio, a posição e a orientação das cabeças da mandíbula, o processo coronoide, o seio esfenoide, a curvatura da mandíbula (espessura mediolateral da porção posterior da mandíbula), a parede lateral/posterior dos seios maxilares e o deslocamento de possível fratura do arco zigomático.
- Base do crânio.
- Lesões destrutivo-expansivas afetando o palato.

5.5.2 Técnicas de projeção radiográfica da articulação temporomandibular (radiografia da ATM)

QUADRO 5 Técnicas radiográficas extraorais e respectivas áreas de interesse

Área de interesse	Pan	Cef. lat.	PA-Waters	SMV-axial	Cef. PA	PA Towne	Lat. mand. Corpo	Lat. mand. Ramo
Mand. Anterior	Bom	Bom	—	Bom	Bom	—	—	Ruim
Corpo mand.	Ótimo	Ruim	Ruim	—	Bom	—	Ótimo	Ruim
Ramo	Ótimo	Ruim	—	—	Bom	—	Bom	Ótimo
Ângulo	Ótimo	Ruim	—	—	Bom	—	Bom	Bom
Cabeça mand.	Ruim	Ruim	—	Bom	Ruim	Ótimo	—	Bom
Cabeça mand.-colo	Bom	Ruim	Ruim	—	Ruim	Ótimo	—	—
Pré-maxila	Bom	Bom	Ruim	—	Ruim	—	—	—
Maxila posterior	Ótimo	Ruim	Ruim	Bom	Bom	—	Bom	Bom
Osso nasal	—	Ótimo	Bom	—	—	—	—	—
Malar	Bom	Ruim	Ótimo	Ruim	Ruim	—	—	—
Órbitas	—	Bom	Ótimo	Ruim	Ótimo	—	—	—
Arco zigomático	Ruim	—	Bom	Ótimo	—	—	—	—
Cavidade nasal	Ruim	Ruim	Bom	Ruim	Ótimo	Bom	—	—
Seio frontal	—	Ótimo	Bom	Ruim	Ótimo	—	—	—
Seio etmoidal	—	Ruim	Bom	Bom	—	—	—	—
Seio maxilar	Bom	—	Ótimo	Ruim	Ruim	—	—	—
Seio esfenoidal	—	Ótimo	Ruim	Ótimo	—	—	—	—

Ótimo (verde) — Bom (azul) — Ruim (vermelho)

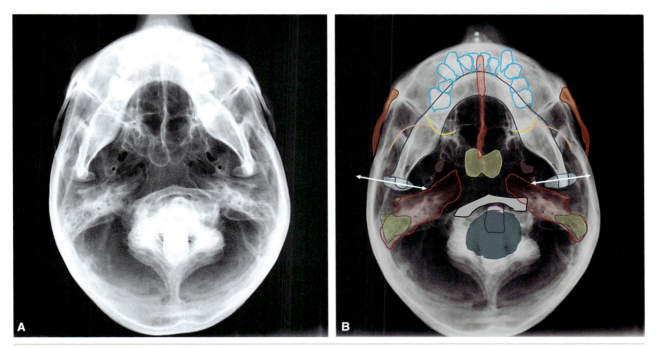

FIGURA 77 Imagens de telerradiografias inferossuperiores, conhecidas como axial de Hirtz. Essa técnica radiográfica é muito utilizada no caso de suspeitas de fraturas do arco zigomático e para definir o ângulo do maior eixo das cabeças mandibulares e a posição destas. Também podemos ver os seios esfenoide e etmoidal.

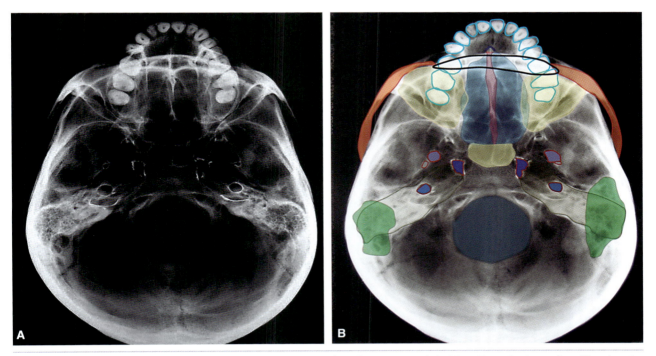

FIGURA 78 Imagens de telerradiografias inferossuperiores, conhecidas como axial de Hirtz. Essa técnica radiográfica é muito utilizada no caso de suspeitas de fraturas do arco zigomático e para definir o ângulo do maior eixo das cabeças mandibulares e a posição destas. Também podemos ver os seios esfenoide e etmoidal.

5.5.3 PA mandíbula Towne

Indicações
- Visão radiográfica das cabeças da mandíbula e parte média da face.
- Avaliação do osso occipital para examinar fraturas da cabeça da mandíbula e ramo.

A projeção reversa de Towne ajuda na identificação de fraturas envolvendo o pescoço condilar (ou da cabeça mandibular) e a área do ramo.

5.5.4 Técnica de projeção no sentido PA (projeção Waters ou projeção apoio Mentonaso)

Indicações
- Avaliar seios maxilares (comparativamente entre os lados), frontal e etmoide, as órbitas, a sutura frontozigomática e a cavidade nasal. É muito utilizada na avaliação de sinusite, principalmente nos seios maxilares.

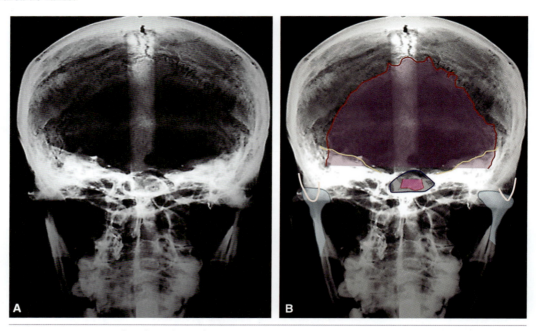

FIGURA 79 Imagens de telerradiografias PA Towne e de Waters, também conhecidas como projeção para os seios paranasais. Assim, essa técnica radiográfica é importante para avaliação de sinusite, e fraturas dos ossos da face, como as margens das órbitas, Le Fort II e III.

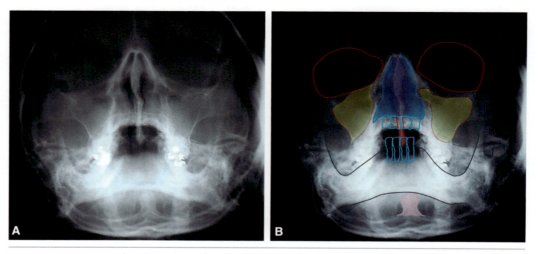

FIGURA 80 Imagens de telerradiografias PA de Waters, também conhecidas como projeção para os seios paranasais. Assim, essa técnica radiográfica é importante para avaliação de sinusite, e fraturas dos osso da face, como as margens das órbitas, Le Fort II e III.

QUADRO 6 Exames radiográficos dentários: recomendações para a seleção de pacientes e limitando a exposição à radiação (revisado – 2012)

Tipo de visita ao dentista	Idade do paciente e fase de desenvolvimento dental			
	Criança com dentição decídua (antes da erupção do primeiro dente permanente).	Criança com dentição de transição (após erupção do primeiro dente permanente).	Adolescente com dentição permanente (antes da erupção dos terceiro molares).	Adulto dentado ou parcialmente edêntulo.	Adulto, desdentado.
Novo paciente* sendo avaliado quanto a doenças bucais.	Exame radiográfico individualizado que consiste em radiografias periapicais/oclusais selecionadas e/ou bitewings posteriores se as superfícies proximais não puderem ser visualizadas ou sondadas. Pacientes sem evidência de doença e com contatos proximais abertos podem não precisar de exame radiográfico no momento.	Exame radiográfico individualizado composto por *bitewings* posteriores + exame panorâmico ou *bitewings* posteriores + imagens periapicais selecionadas.	Exame radiográfico individualizado composto por *bitewings* posteriores + exame panorâmico ou *bitewings* posteriores + imagens periapicais selecionadas. Um exame radiográfico intraoral de boca toda é preferido quando o paciente tem evidência clínica de doença bucal generalizada ou histórico de tratamento odontológico extenso.	Exame radiográfico individualizado, baseado em sinais e sintomas clínicos.
Retorno do paciente* com cárie clínica ou com risco aumentado de cárie.	Exame *bitewing* posterior em intervalos de 6 a 12 meses, se as superfícies proximais não puderem ser examinadas visualmente ou com uma sonda.	Exame *bitewing* posterior em intervalos de 6 a 12 meses, se as superfícies proximais não puderem ser examinadas visualmente ou com uma sonda.	Exame *bitewing* posterior em intervalos de 6 a 18 meses.	Não aplicável.
Retorno do paciente* sem cárie clínica ou sem risco aumentado de cárie.	Exame de mordida posterior em intervalos de 12 a 24 meses, se as superfícies proximais não puderem ser examinadas visualmente ou com uma sonda.	Exame *bitewing* posterior em intervalos de 18 a 36 meses.	Exame *bitewing* posterior em intervalos de 24 a 36 meses.	Não aplicável.
Retorno de paciente* com doença periodontal.	Julgamento clínico quanto à necessidade e ao tipo de imagens radiográficas para avaliação da doença periodontal. A imagem pode consistir em, mas não se limita a, imagens *bitewing* e/ou periapicais selecionadas de áreas onde a doença periodontal (que não seja a gengivite inespecífica) pode ser demonstrada clinicamente.			Não aplicável.
Paciente (Novo e Retorno) para monitoramento do crescimento e desenvolvimento dentofacial e/ou avaliação das relações dentárias e esqueléticas.	Julgamento clínico quanto à necessidade e/ou monitoramento do crescimento dentofacial e desenvolvimento ou avaliação das relações dentárias e esqueléticas.	Julgamento clínico quanto à necessidade e tipo de imagens radiográficas para avaliação e/ou monitoramento do crescimento e desenvolvimento dentofacial, ou avaliação das relações dentárias e esqueléticas. Exame panorâmico ou periapical para avaliar o desenvolvimento de terceiros molares.	Geralmente não indicado para monitoramento do crescimento e desenvolvimento. Julgamento clínico quanto à necessidade e tipo de imagem radiográfica para avaliação das relações dentárias e esqueléticas.	
Paciente com outras circunstâncias, incluindo implantes propostos ou existentes, outras patologias dentais e craniofaciais, necessidades restauradoras/endodônticas, doença periodontal tratada e remineralização de cárie, entre outras.	Julgamento clínico quanto à necessidade e tipo de imagens radiográficas para avaliação e/ou monitoramento dessas condições.			

*As situações clínicas para as quais as radiografias podem ser indicadas incluem, entre outras: A. CONSTATAÇÕES HISTÓRICAS POSITIVAS: 1. Tratamento periodontal ou endodôntico anterior; 2. História de dor ou trauma; 3. História familiar de anomalias dentárias; 4. Avaliação pós-operatória da cicatrização; 5. Monitoramento da mineralização; 6. Presença de implantes, patologia anterior relacionada ao implante ou avaliação para colocação do implante. B. SINAIS/SINTOMAS CLÍNICOS POSITIVOS: 1. Evidência clínica de doença periodontal; 2. Restaurações grandes ou profundas; 3. Lesões profundas; 4. Dentes impactados ou com mau posicionamento clínico; 5. Inchaço; 6. Evidência de trauma dental/facial; 7. Mobilidade dos dentes; 8. Trato sinusal ("fístula"); 9. Suspeita clínica de patologia sinusal; 10. Anormalidades do crescimento; 11. Envolvimento oral em doença sistêmica conhecida ou suspeita; 12. Achados neurológicos positivos na cabeça e no pescoço; 13. Evidência de corpos estranhos; 14. Dor e/ou disfunção da articulação temporomandibular; 15. Assimetria facial; 16. Dentes de implante para prótese parcial fixa ou removível; 17. Sangramento inexplicável; 18. Falta de sensibilidade inexplicada dos dentes; 19. Erupção incomum, espaçamento ou migração dos dentes; 20. Morfologia, calcificação ou cor incomum do dente; 21. Ausência inexplicada de dentes; 22. Erosão dentária clínica; 23. Peri-implantite.

Fonte: ADA – Council on Scientific Affairs. U.S. Department of Health and Human Services – FDA.

5.6 TOMOGRAFIA COMPUTADORIZADA (TC) OU TOMOGRAFIA AXIAL COMPUTADORIZADA (TAC)

Indicações principais
- Doenças tumorais, inflamatórias e císticas no seio maxilar e osso maxilar.
- Doenças das glândulas salivares e da articulação temporomandibular.
- Avaliação dos rebordos alveolares para implantes, traumas etc.

5.7 TOMOGRAFIA COMPUTADORIZADA TIPO *CONE BEAM* (TC) OU TOMOGRAFIA AXIAL COMPUTADORIZADA (TAC)

A imagem da tomografia computadorizada de feixe cônico (TCFC) é o avanço tecnológico mais significativo para a odontologia nas imagens do complexo dentomaxilofacial desde a introdução da radiografia panorâmica. A TCFC é uma modalidade avançada de geração de imagens que proporciona uma excelente visualização tridimensional dos tecidos dentários duros e estruturas ósseas. As imagens da TCFC foram inicialmente desenvolvidas comercialmente para angiografia no início dos anos 1980. Ela usa uma fonte em forma de cone ou de pirâmide divergente de radiação ionizante e um detector de área bidimensional fixado em um pórtico rotativo para fornecer várias imagens sequenciais de transmissão que são integradas diretamente, formando informações volumétricas (Figura 74). No início dos anos 1990, quatro desenvolvimentos tecnológicos vieram a facilitar a construção de unidades de TCFC acessíveis, com porte menor e suficiente para serem usadas em consultórios odontológicos:

- Introdução de detectores de raios X capazes de promover a aquisição rápida de imagens de bases múltiplas.
- Desenvolvimento de geradores de raios X mais potentes e efetivos.
- Evolução da aquisição de imagem, mais adequada e com integração de algoritmos.
- Evolução dos computadores, mais acessíveis e eficazes, o suficiente para processar a enorme quantidade de dados da imagem adquirida.

Existem três componentes principais para a imagem de TCFC:

1. Produção de imagem.
2. Visualização.
3. Interpretação.

Os exames de TCFC têm sido aplicados em diversas áreas da odontologia, e, seguindo uma tendência mundial, essa modalidade tem sido cada vez mais utilizada pelos cirurgiões-dentistas brasileiros nas diversas áreas, com mais frequência no campo da implantodontia e da cirurgia bucomaxilofacial. Os cirurgiões-dentistas que solicitam a TCFC devem ser competentes no reconhecimento de manifestações radiográficas de doenças no volume analisado. Assim como em imagens bidimensionais, a identificação radiográfica de anormalidades requer um conhecimento profundo da aparência radiográfica das estruturas anatômicas. Dessa maneira, é crucial a avaliação do volume examinado de forma sistemática, nos planos axial, coronal e sagital (Figuras 75 a 78). As estruturas anatômicas devem ser identificadas, e, quando aplicável, devem ser avaliadas a simetria e a continuidade do contorno ósseo.

As imagens de TCFC são mostradas como reconstruções multiplanares das estruturas examinadas nesses três planos ortogonais (Figura 72).

Muitos dos *softwares* usados para a visualização de imagens da TCFC permitem reorientação de todos os três planos. É útil reorientar o plano axial para facilitar a visualização de estruturas específicas – por exemplo, paralelo ao plano Frankfurt ao examinar a base do crânio, ou paralelo ao plano oclusal ao examinar os arcos dentoalveolares. Para entender a morfologia completa da região examinada, é crucial observar todo o volume examinado em todos os três planos ortogonais.

A tomografia computadorizada de feixe cônico (TCFC), também conhecida como tomografia computadorizada *cone beam* ou tomografia volumétrica digital, é o maior avanço em tecnologia de diagnóstico por imagem da região maxilofacial dos últimos anos. Assim como os exames radiográficos bidimensionais convencionais (2D), a TCFC utiliza radiação ionizante. Por esse motivo, há uma preocupação com a utilização indiscriminada da TCFC. Na Portaria n. 453 da Agência Nacional de Vigilância Sanitária (Anvisa), órgão do Ministério da Saúde, de 1998, essa modalidade de exame não foi citada, porém seria natural incluí-la na modalidade de exames tomográficos computadorizados, citados no Capítulo 4 (Requisitos específicos para radiodiagnóstico médico) dessa portaria. Compreender os princípios da TCFC, seus benefícios e suas limitações é fundamental para que o profissional possa decidir quanto à necessidade de realização do exame, bem como utilizar essa tecnologia da forma mais eficiente possível ao empregar protocolos adequados a cada caso e interpretar corretamente as imagens resultantes (OLIVEIRA-SANTOS et al., 2012).

As reconstruções primárias são feitas em três planos: sagital, axial e coronal. Por meio de processamentos computadorizados avançados dos dados adquiridos é possível processar, criar sequências de imagens em diferentes planos (Figura 73):

- Reconstruções multiplanares.
- Reconstruções panorâmicas (reconstruções curvas).
- Parassagitais (reconstruções sequenciais de secções a partir das reconstruções panorâmicas – *cross-sections*), e, ainda, reconstruções volumétricas (terceira dimensão – 3D).

Uma unidade de raios X de CBCT gera um feixe de raios X na forma de um cone, e, assim, centenas de imagens de raios X individuais são rapidamente expostas durante a varredura do paciente. Um algoritmo de computador combina os dados para produzir imagens tomográficas multiplanares. A descrição literal é o termo tecnológico "tomografia computadorizada de feixe cônico". O clínico pode visualizar seletivamente as imagens nos planos axial, sagital e coronal.

Os seguintes aplicativos serão discutidos aqui:

1. Implantes dentários.
2. Patologia óssea.
3. Articulação temporomandibular.
4. Impacções.
5. Ortodontia.
6. Endodontia.

A tomografia computadorizada (TC) é uma técnica de imagem na qual a estrutura interna de um sujeito é deduzida pela maneira como os raios X penetram no sujeito a partir de diferentes posições da fonte. Nos termos mais gerais, um sistema de TC consiste em um pórtico que move uma fonte de raios X para diferentes posições ao redor do sujeito e dispara um feixe de raios X de alguma forma através do sujeito, em direção a um conjunto de células detectoras. Essas células detectoras medem a quantidade de radiação de raios X que penetra no sujeito ao longo de diferentes linhas de resposta que emanam da fonte. Esse processo é chamado de aquisição das medições de raios X. Depois que as medições de raios X são obtidas, elas são transferidas para um computador, onde são processadas para obter um volume de imagem de TC. Esse processo é chamado de reconstrução de imagem. Após a reconstrução da imagem, os componentes do computador do sistema disponibilizam o volume da imagem do CT para exibição em algum tipo de *software* de visualização de imagens.

Antes da introdução da CBCT, era comum os sistemas de tomografia computadorizada usarem as geometrias de varredura do feixe em forma de leque, nas quais os colimadores são usados para focalizar o feixe de raios X em uma forma plana como um leque. Nessa geometria de feixe em leque, a fonte deve viajar não apenas circularmente ao redor do sujeito, mas também axialmente ao longo do comprimento do sujeito, a fim de cobrir todo o volume de interesse. Uma trajetória de fonte helicoidal (espiral) é o método mais tradicional usado para fazer isso e é comum à maioria dos scanners de TC de hospitais. Existem diversas vantagens nas geometrias dos feixes de leque sobre as geometrias de feixes tipo cone. Primeiro, como apenas uma seção transversal está sendo adquirida por vez, apenas uma matriz de detector unidimensional é necessária, o que reduz o tamanho e o custo do detector. Segundo, como um feixe em leque irradia apenas uma pequena região do objeto em determinado momento, a ocorrência de raios X espalhados é reduzida. Nos sistemas de feixe tipo cone, inversamente, há um componente muito maior de radiação dispersa, que tem um efeito corrompido na varredura. Por fim, em uma geometria de feixe em leque, o movimento do paciente que ocorre durante a digitalização degradará apenas a qualidade da imagem na pequena região do sujeito que está sendo digitalizado quando ocorrer movimento. Por outro lado, em sistemas de feixe cônico, onde regiões maiores da anatomia são irradiadas em determinado momento, o movimento do paciente pode ter um efeito muito mais difundido na qualidade da imagem.

A dose de radiação administrada durante a aquisição helicoidal depende da velocidade do paciente através do scanner, também conhecido como *pitch*. Claro que a dose de radiação da tomografia helicoidal é maior que aquela da TCFC.

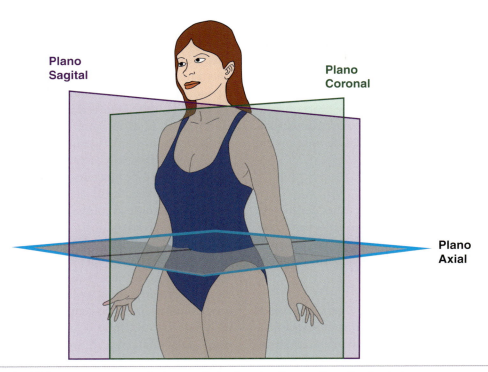

FIGURA 81 Vários programas, que incluem sofisticados algoritmos, são aplicados às imagens para gerar os dados volumétricos em 3D, que poderão ser usados para promover as imagens na reconstrução primária em planos ortogonais: axial, sagital e coronal.

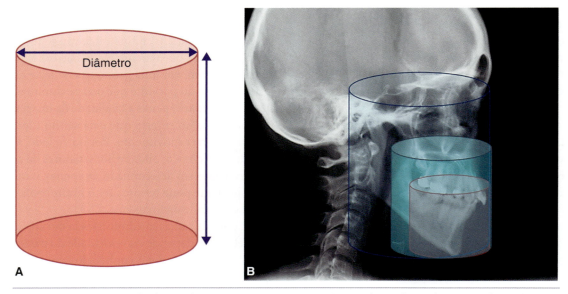

FIGURA 82 (**A**) Forma cilíndrica volumétrica em 3D e características de medição do campo de visão (FOV) para CBCT. (**B**) Os diferentes tamanhos de opção de FOV. Muitas unidades de CBCT agora têm a capacidade de digitalizar uma variedade de tamanhos de FOV.

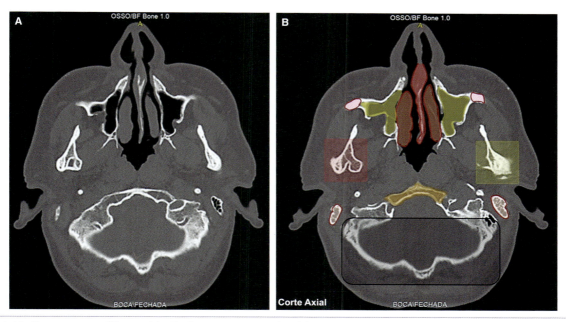

FIGURA 83 Cortes tomográficos axiais. Podemos ver a grandes diferenças nas cabeças mandibulares, inclusive verificando a cabeça mandibular bífida à D. Note ainda os **seios maxilares**, **CNI**, **septo nasal** e **malar**. Mais para posterior vemos as **mastoides**, e **parte anterior do occipital**.

LEGENDA
- CNI
- Malar
- Parte anterior do occipital
- Mastoides
- Seios maxilares
- Septo nasal
- Cabeça mandibular bífida
- Cabeça mandibular normal

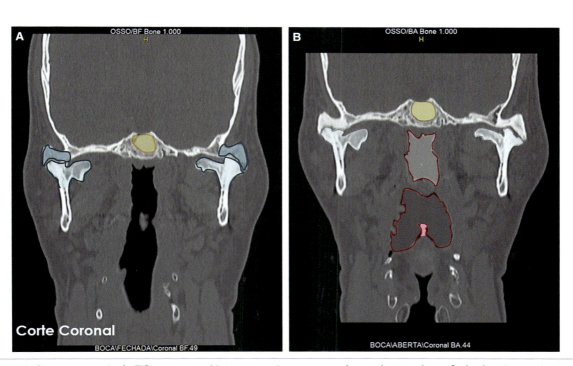

FIGURA 84 Cortes coronais de TC para osso. Note que as imagens, em boca aberta e boca fechada, são praticamente as mesmas, não havendo significativo deslocamento das **cabeças mandibulares** nas respectivas **fossas mandibulares**. Vemos, centralmente à imagem, um corte do seio esfenoidal. Note que na imagem em boca aberta vemos parte da **epiglote** na **orofaringe**, inferiormente à **nasofaringe**.

LEGENDA
- Cabeças mandibulares
- Fossas mandibulares
- Epiglote
- Nasofaringe
- Espaço da via aérea orofaríngea

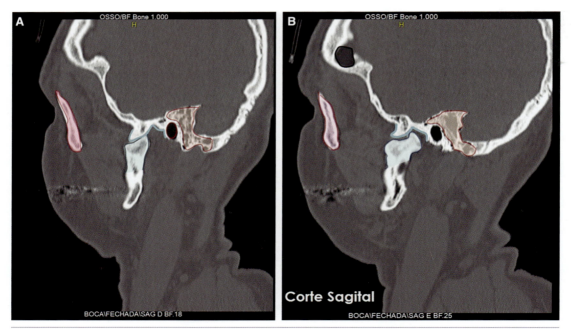

FIGURA 85 Cortes sagitais de TC, onde também podemos ver as diferenças das **cabeças mandibulares**, entre os lados D e E, quando o paciente está com a boca-fechada e o posicionamento na **fossa mandibular**. Vemos ainda parte do **malar**, e **células aéreas da mastoide** e **meato acústico**. Mais anterior, no osso frontal, temos o **seio frontal**.

LEGENDA

■ Cabeças mandibulares   ■ Células aéreas da mastoide   ■ Fossa mandibular   ■ Malar

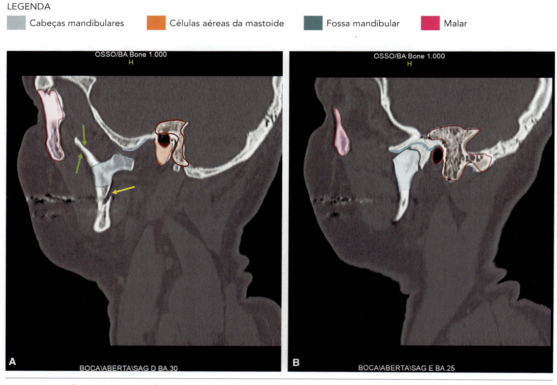

FIGURA 86 Cortes sagitais de TC, onde também podemos ver as diferenças das **cabeças mandibulares**, entre os lados D e E, quando o paciente está com a boca-aberta e o posicionamento na **fossa mandibular**. Vemos ainda parte do **malar**, e **células aéreas da mastoide** e **meato acústico**. Note que do lado E, mesmo com a boca aberta, a cabeça mandibular continua na fossa mandibular.

LEGENDA   ■ Malar   ■ Células aéreas da mastoide   ■ Cabeças mandibulares
          ■ Fossa mandibular ■ Entrada CM ou forame mandibular   → Apofise coronoide da mandibula

REFERÊNCIAS BIBLIOGRÁFICAS

Adult oral health and dental visiting in Australia. Results from the National Dental Telephone Interview Survey 2010. Dental Statistics and Research Series, n.65.

American Dental Association – ADA (Council on Scientific Affairs). Dental radiographic examinations: recommendations for patient selection and limiting radiation exposure. Revised: 2012.

Berry Jr HM. Radiologic anatomy of the jaws. Philadelphia: University of Pennsylvania Press; 1982. p.100.

Brennan D, Singh K. Grocery purchasing among older adults by chewing ability, dietary knowledge and socio-economic status. Public Health Nutrition. 2011;14(7):1279-84.

Damante JH, Filho LI, Silva MA. Radiographic image of the hard palate and nasal fossa floor in panoramic radiography. Oral Surg Oral Med Oral Pathol Oral Radiol Endod. 1998; 85:479-84.

Ferraz Júnior AML, Guimarães JP, Ferreira LA. Técnicas de obtenção de imagens da articulação temporomandibular. In: Guimarães JP, Ferreira LA, eds. Atlas de diagnóstico por imaginologia das desordens temporomandibulares. Juiz de Fora: Editora UFJF; 2012. p.28-66.

Ferreira LA, Grossmann E, Januzzi E, de Paula MVQ, Carvalho ACP. Diagnosis of temporomandibular jointdisorders: indication of imaging exams. Braz J Otorhinolaryngol. 2016;82:341-52.

Frommer HH. Differential diagnosis from pantomograms. Dent Radiogr Photogr. 1982;55:25-36.

Hintze H. Screening with conventional and digital bite-wing radiography compared to clinical examination alone for caries detection in low-risk children. Caries Res. 1993;27(6):499-504.

Zarch SHH, Bagherpour A, Javadian LA, Yazdi AA, Safaei A, et al. Evaluation of the accuracy of panoramic radiography in linear measurements of the jaws. Iran J Radiol. 2011;8:97.

Hunter A, Kalathingal S. Diagnostic imaging for temporo-mandibular disorders and orofacial pain. Dent Clin North Am. 2013;57:405-18.

Identifiable anatomical structures in lateral cephalometric radiograph (ceph tracing 1). YouTube. Available: https://www.youtube.com/watch?v=BUwiKZwDhGo.

Katayama H, Oba T, Ogawa Y. Panoramic innominate line and related roentgen anatomy of the facial bones. Oral Surg Oral Med Oral Pathol. 1974;37:131-7.

Klemetti E, Kolmakov S, Kröger H. Pantomography in assessment of the osteoporosis risk group. Scand J Dent Res. 1994 Feb; 102(1): 68-72.

Langlais RP, Miller CS. Exercises in oral radiology and interpretation. 5th ed. St Louis: Elsevier; 2017.

Lewis EL, Dolwick MF, Abramowicz S, Reeder SL. Contemporary imaging of the temporomandibular joint. Dent Clin North Am. 2008;52:875-90.

McNeill CH. Temporomandibular disorders, guidelines for classification, assessment and management. The American Academy of Orofacial Pain. Chicago: Quintessence Publishing; 1993.

Munhoz L, Choi IGG, Miura DK, Arita ES, Watanabe PCA. Bone mineral density and mandibular osteoporotic alterations in panoramic radiographs: correlation by peripheral bone densitometry in men. Indian Journal of Dental Research. 2019;1:1-8.

National Council on Radiation Protection and Measurements, ed NCRP Report No. 160 – Ionizing radiation exposure of the population of the United States. Bethesda: National Council on Radiation Protection and Measurements, 2009.

Okeson JP. Tratamento das desordens temporomandibulares e oclusão. 4ª ed. São Paulo: Artes Médicas; 2000.

Oliveira-Santos C, Souza PHC, Berti-Couto SA, Stinkens L, Moyaert K, Rubira-Bellen IRF, et al. Assessment of variations of the mandibular canal through cone beam computed tomography. Clin Oral Invest. 2012;16(2):387-93.

Oliveira-Santos C, Watanabe PCA, Monteiro SAC, Farman A, Noffke CE. Uso seguro da tomografia computadorizada de feixe cônico: recomendações direcionadas à prática odontológica brasileira. Revista Paulista de Odontologia. 2012;34:32-4.

Perrelet LA, Garcia LF. The identification of anatomical structures on orthopantomographs Dentomaxillofac Radiol. 1972;1:11-3.

Reijnen AL, Sanderink GC. The variation in appearance of the hard palate and the nasal floor in rotational panoramic radiography. Oral Surg Oral Med Oral Pathol. 1987;63:115-9.

White SC, Pharoah MJ. Oral radiology: principies and interpretation. 8ª ed. New York: Mosby; 2019.

Capítulo 6

Anomalias de desenvolvimento e alterações dentárias

6.1 ANOMALIAS DE DESENVOLVIMENTO

6.1.1 Supranumerário

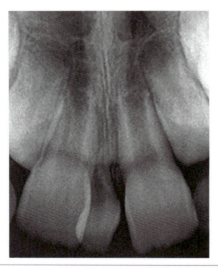

FIGURA 1 Radiografia periapical da região dos incisivos superiores.

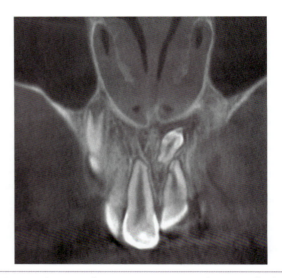

FIGURA 2 Imagem de reconstrução coronal mostrando dente supranumerário incluso conoide em posição invertida, localizado na região apical do incisivo central e lateral superior do lado esquerdo.

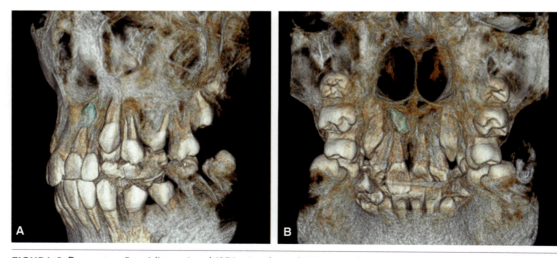

FIGURA 3 Reconstrução tridimensional (3D), vista lateral (**A**) e vista lingual (**B**), dente incluso. Um dente supranumerário presente na linha média entre os dois incisivos centrais recebe o nome de mesiodens.

CAPÍTULO 6 ■ Anomalias de desenvolvimento e alterações dentárias 289

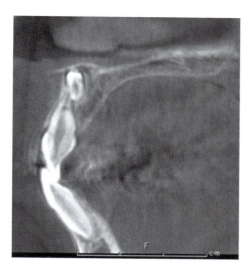

FIGURA 4 Imagem tomográfica (TC) de reconstrução transversal ou sagital de dente localizado na região do ápice radicular.

6.1.2 Dentes inclusos e impactados

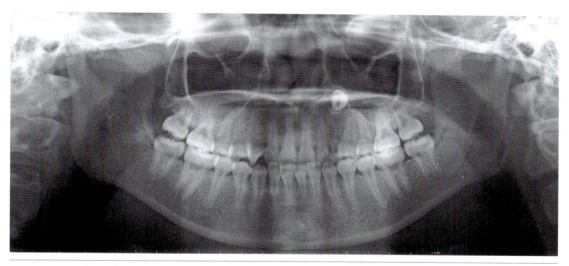

FIGURA 5 Radiografia panorâmica. Presença de canino decíduo do lado esquerdo. Canino permanente incluso no sentido transverso próximo às raízes dos dentes 24 e 25.

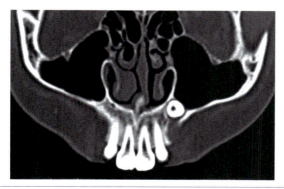

FIGURA 6 Imagem de TC, corte coronal, dente incluso, no sentido transverso na junção do cortical do seio maxilar e parede lateral da cavidade nasal.

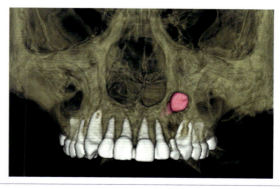

FIGURA 7 Reconstrução tridimensional (3D), aspecto frontal da localização do dente.

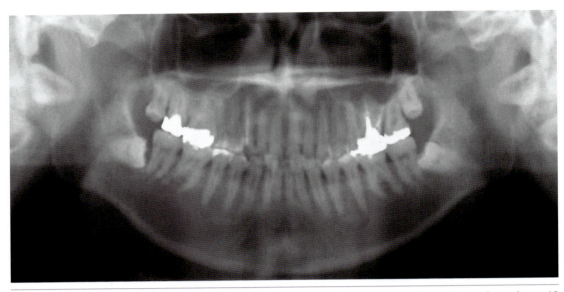

FIGURA 8 Radiografia panorâmica demonstrando dente 38 incluso e impactado mesioangular e dente 48 incluso e impactado no sentido horizontal.

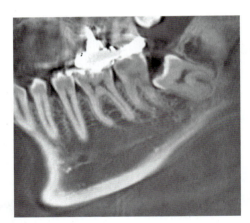

FIGURA 9 TC, imagem plano sagital de dente 38 impactado na região cervical distal do dente 37 e a raiz sobreposta ao canal mandibular.

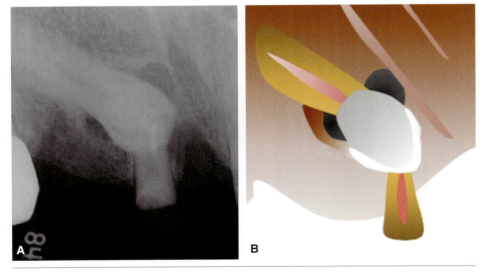

FIGURA 10 Radiografia periapical (**A**) e figura ilustrativa (**B**).

A radiografia periapical (A) apresenta canino incluso com região incisal sobreposta no periápice da raiz, conforme pode ser observado na imagem periapical e panorâmica Figura 11-A.

Na imagem em TC 3D e em TC axial, pode-se observar a localização do dente incluso no sentido distomesial. A Figura 15 apresenta canino superior do lado direito incluso e impactado por falta de espaço, deslocando os ápices radiculares dos dentes incisivo lateral e primeiro pré-molar.

A Figura 16 (imagem oclusal) e a Figura 17 (imagem panorâmica) demonstram a presença de um dente supranumerário microdente junto à incisal do dente incisivo central direito em formação. Fase de dentição mista. Na Figura 18 (imagem TC sagital), pode-se observar o dente supranumerário localizado exatamente na região palatal por lingual na região incisal do dente incisivo permanente e no terço apical e lingual do decíduo. O mesmo pode ser observado na Figura 19 em 3D.

Na Figura 21 e na Figura 22, dente 46 incluso e um microdente supranumerário sobreposto na região cervical na imagem periapical e panorâmica. Imagem TC tridimensional vista vestibular (Figura 23) e vista lado ingual, dente 47 com ápices radiculares em formação (Figura 24). Na microdontia os dentes se apresentam menores do que o normal. São mais frequentes em incisivos laterais e os terceiros molares superiores. Os dentes supranumerários também podem ser microdentes, como pode ser observado neste caso. Quando presentes entre os dois incisivos centrais superiores, são denominados mesiondens ou mesiodente, e podem apresentar coroa em forma conoide.

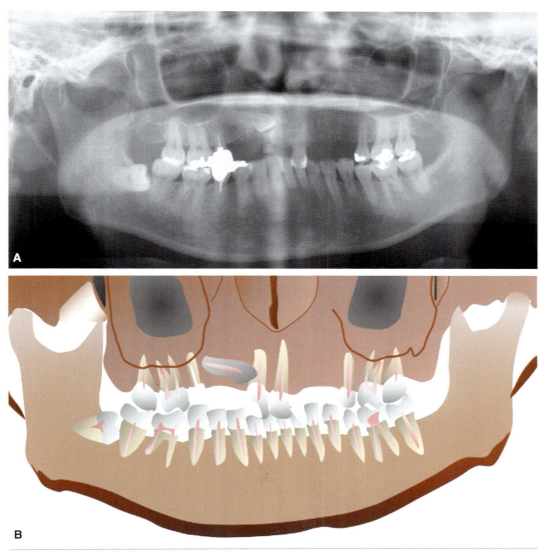

FIGURA 11 Radiografia panorâmica (**A**) e figura ilustrativa (**B**).

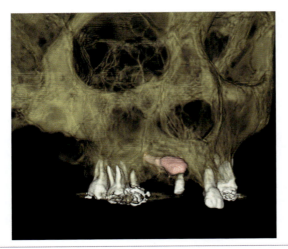
FIGURA 12 TC reconstrução tridimensional (3D).

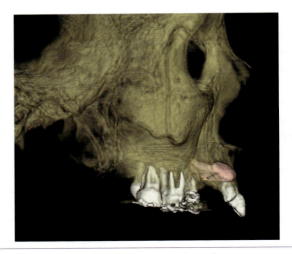
FIGURA 13 Reconstrução (3D), vista lateral.

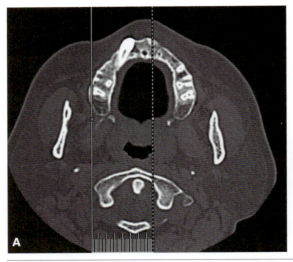
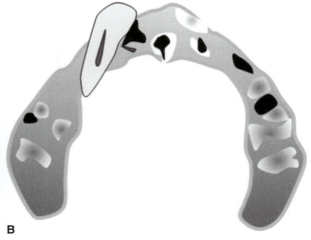
FIGURA 14 TC axial (A) apresentando canino no sentido mesiodistal. Imagem ilustrativa (B) de canino mesiodistal.

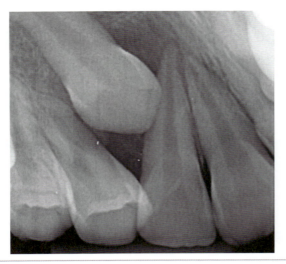
FIGURA 15 Canino incluso impactado.

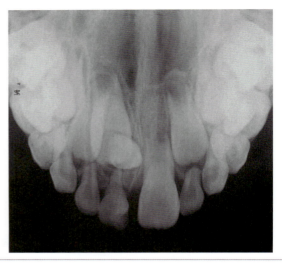
FIGURA 16 Imagem oclusal.

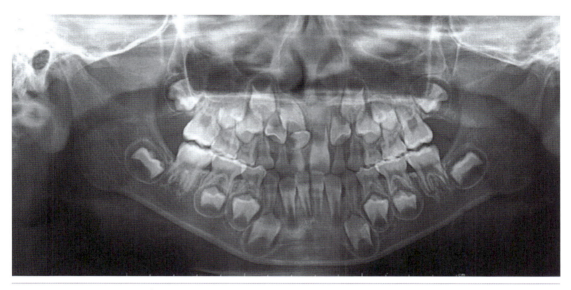
FIGURA 17 Imagem panorâmica.

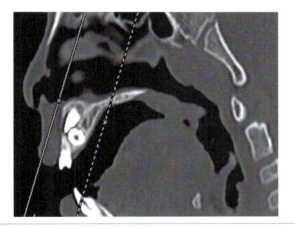
FIGURA 18 Imagem de TC sagital.

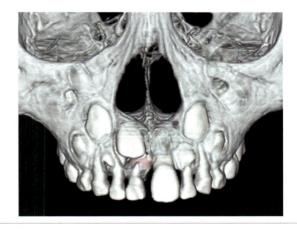
FIGURA 19 Imagem de reconstrução (3D).

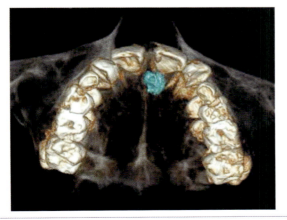
FIGURA 20 Imagem TC3D vista oclusal evidencia um dente supranumerário girovertido, localizado na lingual do incisivo central superior esquerdo.

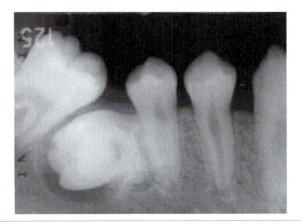
FIGURA 21 Imagem periapical. Região dos pré-molares.

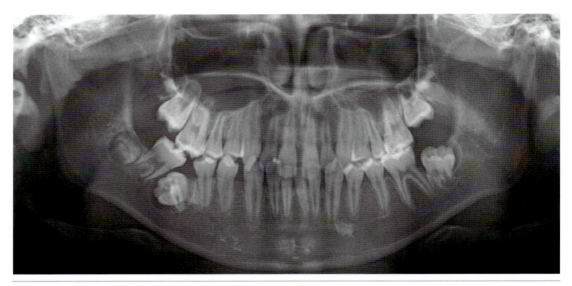

FIGURA 22 Radiografia panorâmica.

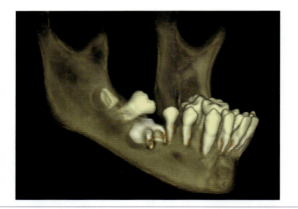

FIGURA 23 Imagem em tomografia tridimensional, vista vestibular.

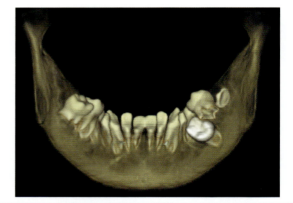

FIGURA 24 Imagem em tomografia tridimensional, vista lingual.

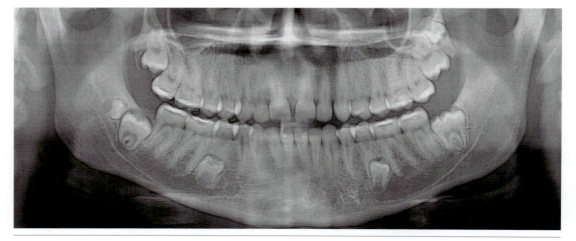

FIGURA 25 Radiografia panorâmica. Dente 18 impactado; 28 parcialmente irrompido. Dente 38 não irrompido. Dentes supranumerários em formação distal do dente 28 e distal do dente 48; dois dentes supranumerários em formação nos ápices radiculares dos dentes 35 e 45 com aspecto coronário de um dente pré-molar. Dente 38, terceiro molar esquerdo inferior, com a porção coronária com tamanho aumentado, característico de macrodontia.

6.1.2.1 Anodontia

Classificada como anodontia, oligodontia ou hipodontia, é definida como ausência congênita caracterizada pela redução numérica de dentes, resultante de distúrbios durante os estágios de iniciação e proliferação na formação.

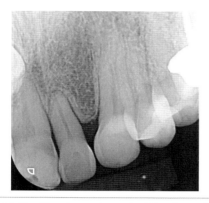

FIGURA 26 Região do canino e incisivo lateral superior direito. Ausência do dente incisivo central do lado direito. Permanência do dente decíduo (Figura 27).

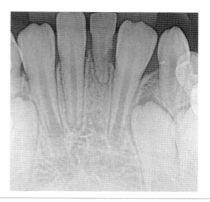

FIGURA 27 Região dos incisivos inferiores. Ausência do dente incisivo central do lado esquerdo. Permanência do decíduo.

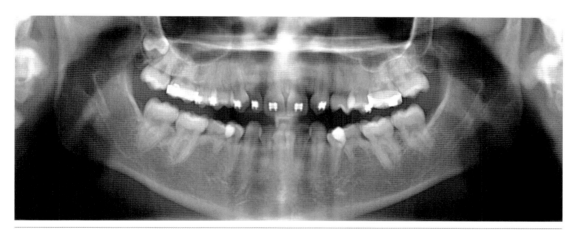

FIGURA 28 Radiografia panorâmica. Ausência dos dentes segundos pré-molares inferiores de ambos os lados. Presença dos dois segundos molares decíduos ocupando os lugares dos pré-molares permanentes.

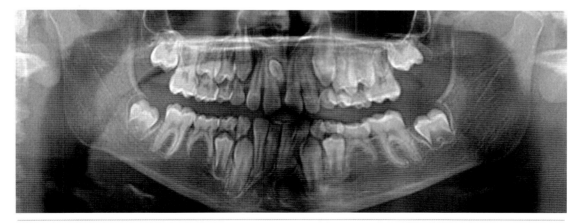

FIGURA 29 Radiografia panorâmica. Dentição mista. Presença de mesiodens microdente invertido e anodontia dos dentes permanentes segundos pré-molares em ambos os lados da mandíbula. Presença de mesiodens microdente invertido e anodontia dos dentes permanentes segundos pré-molares em ambos os lados da mandíbula.

6.1.2.2 Taurodontia

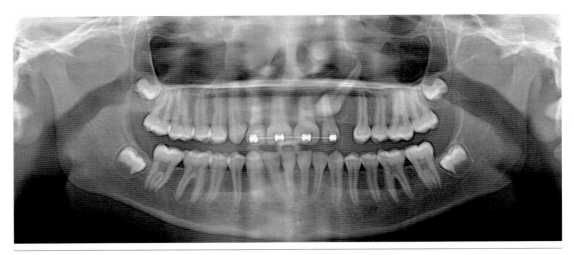

FIGURA 30 Radiografia panorâmica. A câmara pulpar de um taurodente aparece alongada no sentido longitudinal, resultando em um assoalho pulpar apicalmente posicionado com as raízes curtas. Geralmente incidem em molares superiores e inferiores. Os dentes 16, 17, 26, 27, 36, 37, 46 e 47 apresentam características de taurodontismo. Canino superior esquerdo não irrompido e impactado.

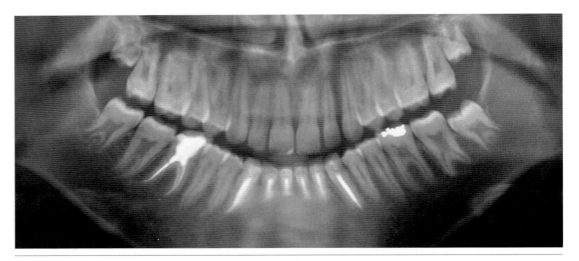

FIGURA 31 Radiografia panorâmica. Imagem panorâmica revela câmaras pulpares aumentadas e furcas posicionadas apicalmente posicionados em primeiros e segundos molares superiores e inferiores. Na imagem da Figura 32, taurodontismo nos elementos dentários 17, 47 e 48 ainda em formação.

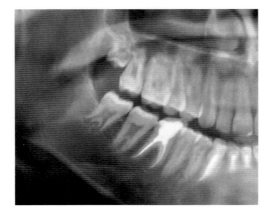

FIGURA 32 Radiografia panorâmica recortada.

6.1.2.3 Dilaceração radicular

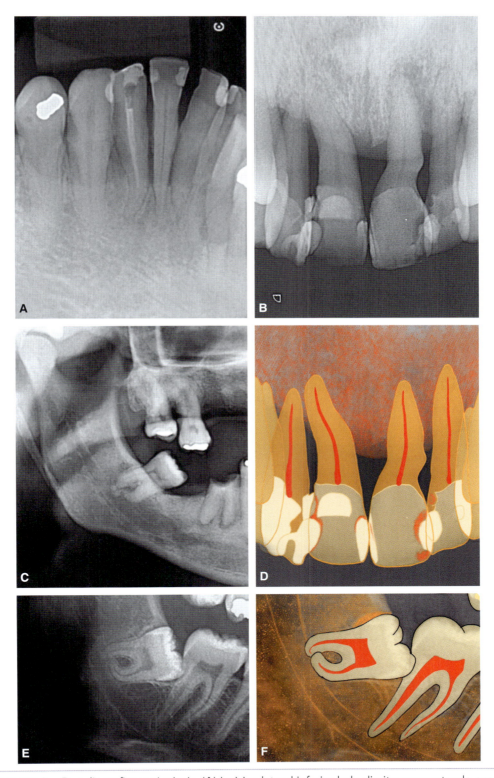

FIGURA 33 **A** e **B**, radiografias periapicais. (**A**) Incisivo lateral inferior lado direito apresentando curvatura acentuada no terço apical da raiz. (**B**) Incisivos centrais superiores com curvatura moderada das raízes. Radiografias panorâmica recortadas (**C** e **E**). Desenhos ilustrativos (**D** e **F**). **C** e **E**, terceiro molar inferior do lado direito com dilaceração radicular na raiz mesial. Figura em **F**, molar está incluso e impactado.

6.1.2.4 Macrodontia

A macrodontia tem como característica o tamanho de um dente maior que o normal. Pode ser um único ou atingir um grupo de dentes. Os dentes podem estar irrompidos ou não. Gigantismo hipofisário ou hemi-hipetrofia da face podem causar ocorrência de macrodontia. Terceiros molares inferiores de ambos os lados não irrompidos em posição transversal apresentam aumento do tamanho (Figura 34).

6.1.2.5 Fusão

A imagem revela os dois incisivos centrais superiores com diâmetro mesiodistal das coroas aumentado. O dente incisivo central do lado direito possui uma única raiz e um único canal radicular, demonstrando ser um macrodente. Por outro lado, o incisivo central superior do lado esquerdo apresenta presença de duas raízes e dois canais e coroa de tamanho maior que o normal, aspecto radiográfico de dente fusionado (Figura 35).

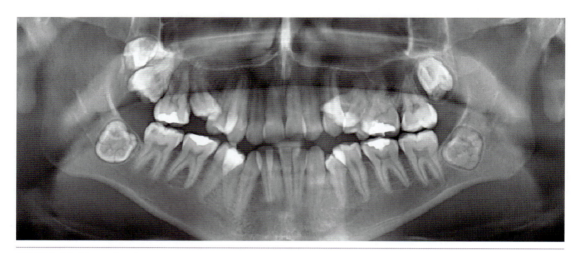

FIGURA 34 Macrodontia.

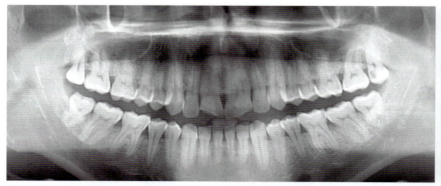 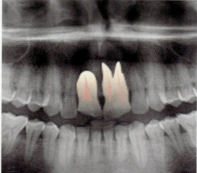

FIGURA 35 Imagem panorâmica demonstra dentes com anomalia.

6.1.2.6 Amelogênese imperfeita

A amelogênese imperfeita é uma das anomalias decorrente de alterações no esmalte de todos ou quase todos os dentes de origem hereditária. Em geral, a dentina e as raízes são normais. São delineados 4 tipos: hipoplásico, hipomaturado, hipocalcificado e hipomaturação associado à taurodontia. A espessura do esmalte é menor, pode ser rugoso ou perfurado com alteração de cor. A amelogênese imperfeita tipo hipoplásico pode ser identificada com maior facilidade radiograficamente. Pode ser notada uma camada fina de esmalte, cúspides baixos ou inexistentes, ou ainda esmalte com "perfurações" com focos radiopacos e radiolúcidos. Pode mostrar obliterações dos canais pulpares quando os dentes sofrem abrasões maiores e severas. A amelogênese imperfeita pode ser confundida com a dentinogênese imperfeita quando há obliteração das câmaras pulpares causada pela abrasão. Na Figura 36 pode ser observada ausência ou perda parcial ou total da camada de esmalte praticamente em todos os dentes, superiores e inferiores.

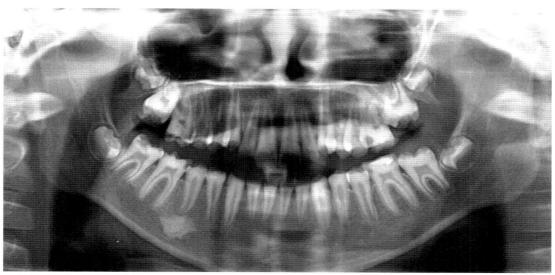
FIGURA 36 Radiopacidade reduzida e parcialmente ausentes da camada de esmalte.

6.1.2.7 Displasia dentinária

A displasia dentinária é uma anomalia geneticamente hereditária de forma autossômica e dominante, podendo atingir as dentições decídua e permanente. Podem ser observados dois tipos: tipo I, radicular, e tipo II, coronária. Radiograficamente, pode ser observada formação deficiente das raízes, malformadas, curtas ou até ausentes, podendo haver obliteração parcial ou total das câmaras pulpares. Muitas vezes pode causar rarefação óssea periapical, mesmo em dentes íntegros, sem cáries. A não formação das raízes pode levar à perda precoce dos dentes. Pode haver hipertrofia dentinária, causando a formação de múltiplos nódulos pulpares. A displasia dentinária apresenta características muito semelhantes às da dentinogênese imperfeita, dificultando a avaliação da imagem radiográfica. Na Figura 37 e na Figura 38 podem ser observadas características de displasia dentinária com ausência de raízes de vários elementos dentários e outras com malformação radicular.

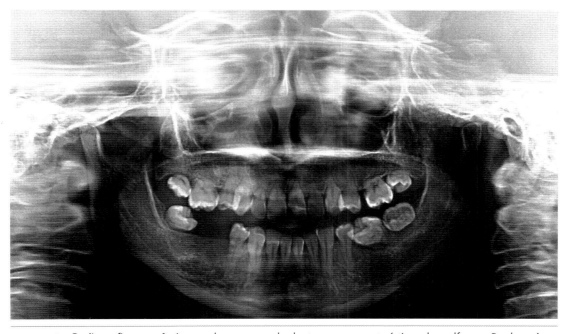
FIGURA 37 Radiografia panorâmica revela presença de dentes com características de malformação das raízes.

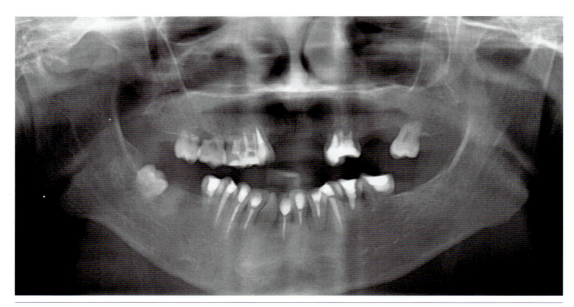

FIGURA 38 Radiografia panorâmica apresenta ausência de vários elementos dentários e outros com malformação parcial ou ausência das raízes.

6.1.3 Anomalias adquiridas

6.1.3.1 Atrição

Atrição é o processo de desgaste fisiológico ocasionado pelos contatos oclusais e incisais entre os dentes. Radiograficamente, podemos observar alterações das superfícies normais incisais ou oclusais com desgastes planos e redução do tamanho das coroas. Podem apresentar atresia da cavidade pulpar e canais radiculares.

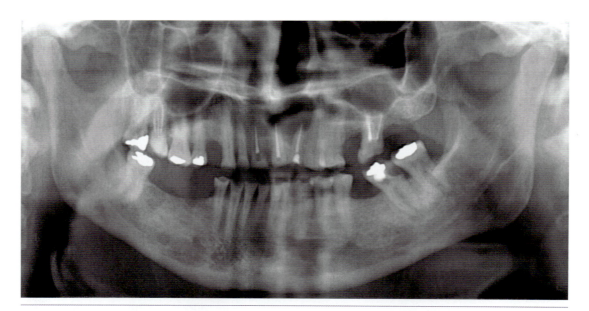

FIGURA 39 Radiografia panorâmica. Desgaste incisal e atresia dos canais radiculares dos dentes.

CAPÍTULO 6 ■ Anomalias de desenvolvimento e alterações dentárias 301

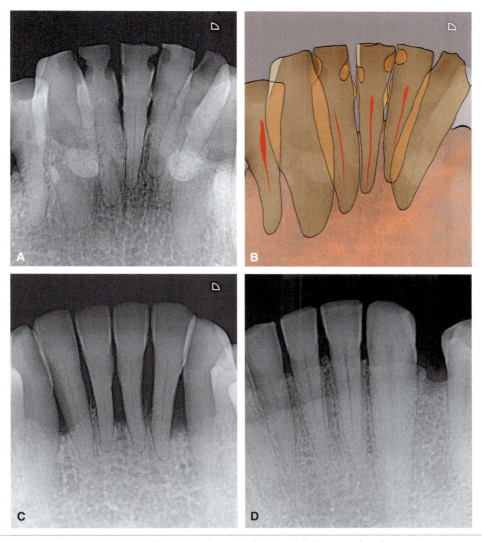

FIGURA 40 Imagens periapicais **A**, **C** e **D**. Reabsorção horizontal do osso alveolar em **A**, e sua respectiva imagem ilustrativa em **B**. Em **C**, reabsorção mais severa. Em **D**, as cristas alveolares normais.

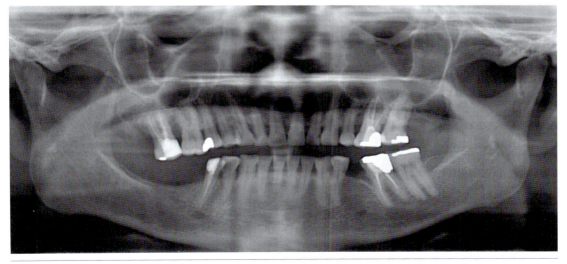

FIGURA 41 Atrição ou desgaste fisiológico dos dentes incisivos e caninos superiores e inferiores.

6.1.3.2 Nódulos pulpares

Focos de calcificação que se formam dentro da câmara pulpar ou no canal radicular. Maior prevalência em idosos.

Na Figura 42-A, B e C: radiografias periapicais. Na Figura 43, imagem panorâmica apresentando calcificações nodulares.

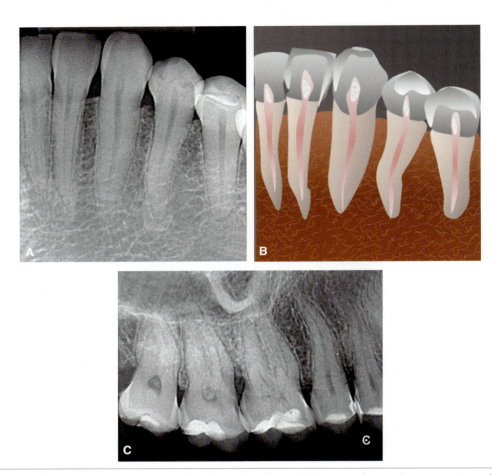

FIGURA 42 Radiografias periapicais, região de canino inferior lado esquerdo e molares superiores do lado direito (**A**, **B** e **C**).

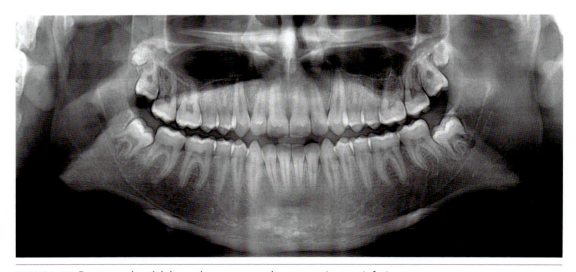

FIGURA 43 Presença de nódulos pulpares nos molares superiores e inferiores.

6.1.3.3 Hipercementose

Hipercentose é uma deposição excessiva de tecido cementário principalmente no terço apical das raízes (Figura 44, A-C). De causa desconhecida, por vezes pode aparecer em um dente com inflamação (A) ou em um dente que perdeu o antagonista, como pode ser observado no molar superior do lado direito (B), terceiro molar superior esquerdo e primeiro molar inferior esquerdo (C).

6.1.3.4 Reabsorção

A reabsorção radicular pode ser fisiológica (rizólise dos dentes decíduos) e patológica. As patológicas podem consistir em reabsorção interna e a externa. A reabsorção externa pode ser causada por trauma, inflamação periapical, força ortodôntica excessiva, trauma oclusal, cistos e tumores. Figura 45, A e B, reabsorções causadas por uma lesão apical.

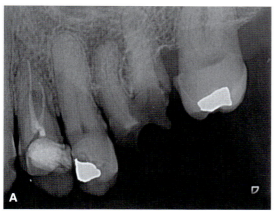
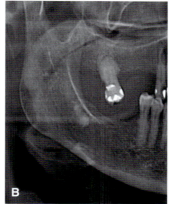
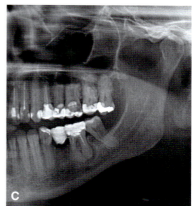

FIGURA 44 Hipercementose. **A**: periapical; **B** e **C**: panorâmica recortada.

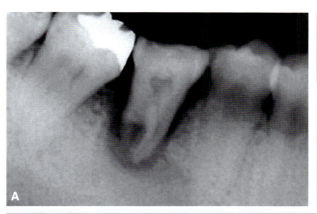
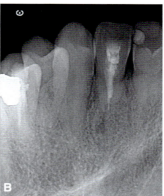

FIGURA 45 Radiografias periapicais.

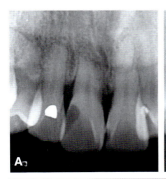
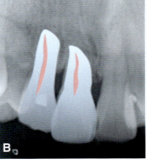

FIGURA 46 Reabsorção externa apical das raízes dos dentes 11 e 12.

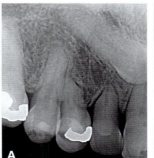
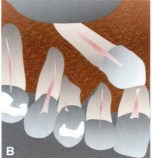

FIGURA 47 Reabsorção externa apical das raízes dos dentes 12 e 14. Canino superior direito incluso.

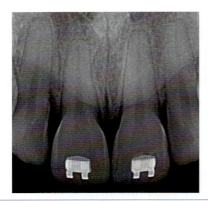

FIGURA 48 Reabsorção apical discreta dos incisivos central do lado direito.

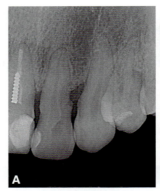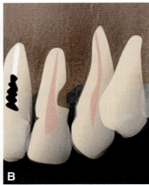

FIGURA 49 Reabsorção externa da raiz do incisivo lateral superior esquerdo, superfície distal da raiz.

6.1.4 Aspecto radiográfico das estruturas ósseas

A radiografia panorâmica permite ao cirurgião uma ampla visão de todo o complexo maxilomandibular, uma variedade de indicações que conferem grande valor ao planejamento e ao acompanhamento do tratamento. Muito utilizada como auxiliar de diagnóstico de determinadas patologias locais ou até mesmo sistêmicas, possibilita a avaliação da densidade óssea. Assim, pelo fato de o trabeculado ósseo ser claramente observado, as radiografias periapical e panorâmica podem fornecer informações importantes e identificar precocemente as modificações do padrão ósseo.

O tecido ósseo é formado por espaços de estrutura esponjosa, trabecular e cortical.

A radiografia panorâmica pode fornecer importantes sinais referentes à qualidade óssea. Os indivíduos com baixa densidade óssea são mais propensos a apresentar erosões na borda inferior da mandíbula na região endosteal. A margem da cortical pode se apresentar clara e nítida em ambos os lados, densidade óssea considerada normal (Figura 50); a superfície endosteal apresenta reabsorções lacunares e/ou com resíduos de cortical demonstra baixa densidade óssea (Figura 51); e a camada cortical está extremamente porosa (osteoporose), com erosões na cortical inferior mandibular (Figuras 53, 54 e 55).

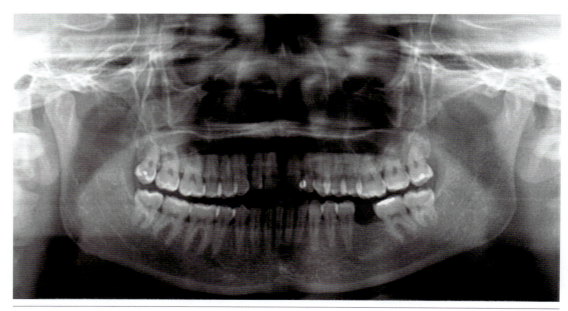

FIGURA 50 Densidade normal.

CAPÍTULO 6 ■ Anomalias de desenvolvimento e alterações dentárias

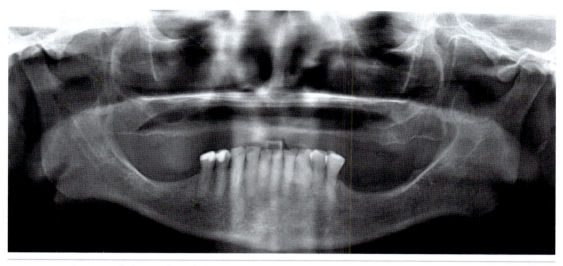

FIGURA 51 Aspecto de baixa densidade.

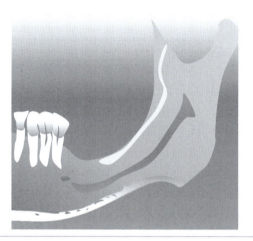

FIGURA 52 Desenho ilustrativo.

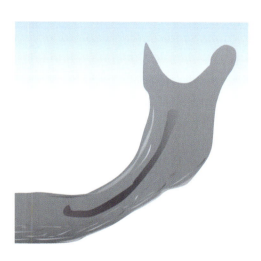

FIGURA 53 Figura ilustrativa.

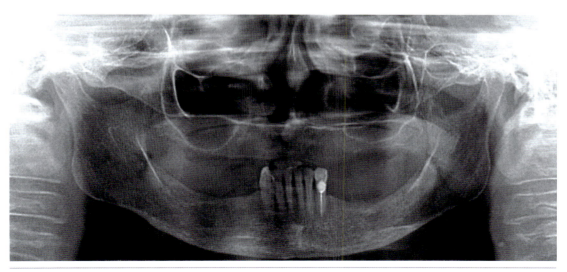

FIGURA 54 Densidade osteoporótica.

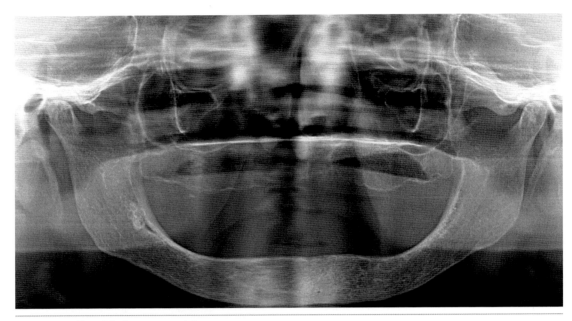

FIGURA 55 Densidade osteoporótica.

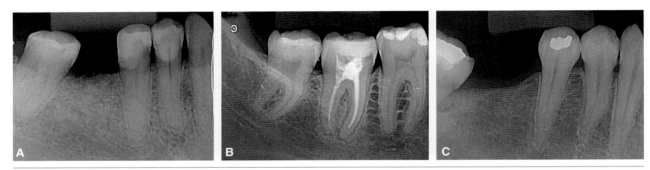

FIGURA 56 Imagens da densidade mineral e qualidade trabecular de mandíbula em radiografias periapicais. A qualidade da densidade do trabeculado ósseo mandibular pode ser avaliada como trabeculado denso (**A**), denso e esparso alternado (**B**) e trabeculado esparso (**C**).

Capítulo 7

Cárie dentária

7.1 INTRODUÇÃO

A doença cárie dentária é o maior problema de saúde bucal no Brasil e no mundo. Ela é um dano ao dente que pode ocorrer quando as bactérias causadoras da cárie na boca produzem ácidos que atacam a superfície ou o esmalte do dente. Isso pode levar a um pequeno buraco no dente, chamado de cavidade. Se a cárie dentária não for tratada, poderá causar dor, infecção e até perda dos dentes. Pessoas de todas as idades podem sofrer cáries depois de terem dentes – desde a infância até os últimos anos. Mas as crianças pequenas correm o risco de "cárie na primeira infância", às vezes chamada de cárie dentária de mamadeira, que é a grave cárie dentária em dentes de leite. Como muitos idosos experimentam retração gengival, o que permite que bactérias causadoras de cáries na boca entrem em contato com a raiz do dente, elas podem sofrer cáries nas superfícies radiculares expostas dos dentes. O estudo da ocorrência das doenças e agravos à saúde é tarefa de todo profissional de saúde. Saber como se comportam as doenças e conhecer os fatores que interferem no processo saúde-doença são requisitos imprescindíveis para nortear tanto o diagnóstico quanto a opção de intervenção de tratamento ou reabilitação (SILVEIRA e WATANABE, 2019).

Há uma clara relação dose-resposta entre o consumo de açúcar refinado e a cárie dentária, associada ao *status* socioeconômico, com alta prevalência entre os grupos pobres e desfavorecidos e adultos (WHO, 2017). Isso ocorre em razão de a cárie ser acumulativa e pelo fato de o acesso a alimentos livres de açúcar possuir maior valor agregado. A recomendação da OMS para um consumo saudável, considerando saúde bucal e saúde, seria de 10% de ingestão de açúcar livre entre os alimentos energéticos no dia (SHEIHAM e JAMES, 2014).

Estudos epidemiológicos no Brasil também mostram que a prevalência de cárie dentária é maior em grupos economicamente menos privilegiados. Da mesma forma, as diferenças observadas entre etnias estão mais relacionadas às condições socioeconômicas do que a atributos raciais inerentes. Tal situação faz a cárie dentária ser considerada, atualmente, uma doença associada à pobreza (SILVEIRA e WATANABE, 2019).

Em relação às condições de saúde bucal e ao exercício do cuidado em odontologia, tal fato não poderia ser diferente. Há vários tipos de estudos normalmente realizados para compreender e explicar o comportamento do processo saúde-doença bucal em grupos populacionais, e entre eles se destacam os levantamentos epidemiológicos. Esses estudos levaram a um avanço significativo das abordagens dos problemas de saúde bucal, tornando-as mais conservadoras. Nesse aspecto, os exames radiográficos são importantes no estadiamento das doenças bucais. Destaca-se a importância do exame radiográfico, um recurso diagnóstico para o estadiamento da cárie dentária que possibilita também constatar o envolvimento da dentina, cujo estado determinará uma abordagem conservadora ou operatória da lesão de cárie.

Adicionalmente, o conhecimento gerado pelos estudos das doenças bucais possibilitou descrever os determinantes para o adoecimento e a formulação de métodos para a avaliação do risco quanto ao desenvolvimento ou ao agravamento das doenças.

Os países desenvolvidos na Europa e América do Norte têm uma longa tradição na elaboração de bancos de dados com informações a esse respeito. A Organização Mundial da Saúde (OMS) mantém um banco de dados que abrange vários países no mundo e propõe critérios para unificar a forma como os dados são obtidos, a fim de possibilitar comparações (WHO, 2013). No Brasil, o primeiro levantamento epidemiológico em saúde bucal de nível nacional foi realizado em 1986 pelo Ministério da Saúde, seguido por novas versões em 1996, 2003 (NARVAI et al., 2006) e 2010 (BRASIL, 2012). Propõe-se a seguir apresentar as principais características da ocorrência de cárie dentária, doenças periodontais, perda dental, oclusopatias, fluorose e câncer bucal, bem como os dados mais recentes em relação à população brasileira.

7.1.1 Diagnóstico da cárie dentária

Diagnóstico é a arte ou o ato de distinguir uma doença da outra. Gestão moderna da cárie dentária, baseada em três componentes principais:

- Prevenção.
- Controle.
- Tratamento.

Um método de diagnóstico deve permitir a detecção da doença nos estágios iniciais e a determinação de todas as alterações patológicas atribuídas à doença.

A cárie dentária pode ser encontrada durante um *check-up* odontológico regular. A cárie precoce pode parecer uma mancha branca no dente. Se a cárie for mais avançada, pode aparecer como um ponto mais escuro ou um buraco no dente. O dentista também pode verificar os dentes em busca de áreas moles ou pegajosas ou fazer uma radiografia, que pode mostrar cáries. Com o avanço tecnológico, também nos equipamentos de raios X atuais, e a implementação definitiva da radiologia digital, ficou mais viável o diagnóstico das cáries dentárias.

Objetivos do diagnóstico
- Identificação de lesões que não requerem restaurações.
- Identificação de lesões que requerem restaurações.
- Pessoas com alto risco de desenvolver cárie.

Sensibilidade
- Capacidade do teste para diagnosticar a doença corretamente quando ela está realmente presente.

Especificidade
- Descartar a doença corretamente quando ela estiver realmente ausente.

Assim, o diagnóstico é feito usando:

- Critérios clínicos.
- Ferramentas (radiografia).
- Ferramentas de diagnóstico refinadas mais recentes.

O conceito de Iceberg
A forma e a profundidade da lesão cariada podem ser, de acordo com a OMS, pontuadas da seguinte maneira:

- D1: lesão de esmalte, sem cavidade.
- D2: lesão do esmalte, cavidade.
- D3: lesão dentinária, cavidade.
- D4: lesão dentinária, cavidade para polpa.

7.2 MÉTODOS RADIOGRÁFICOS NO DIAGNÓSTICO DA CÁRIE DENTAL

Em dentes permanentes, os valores de sensibilidade do exame visual obtidos em estudos clínicos na detecção de lesões de cárie proximal ficaram em torno de 0,30. Foi estimado que cerca de 70% das lesões de cárie cavitada seriam perdidas com a inspeção visual. O uso de uma radiografia interproximal como um complemento do exame clínico poderia permitir uma detecção mais sensível de lesões de cárie proximal e oclusal na dentina e melhor estimativa da profundidade da lesão do que a visual. Além disso, o monitoramento das lesões de cárie pode ser mais confiável e preciso do que apenas o exame clínico convencional (WENZEL, 1997). A técnica radiográfica *bitewing* ou interproximal é a mais apropriada para a detecção de cáries.

Algumas desvantagens, no entanto, estão presentes e devem ser consideradas ao tomar decisões de tratamento, principalmente em superfícies proximais. Primeiro, as imagens radiográficas subestimam a profundidade real da lesão (medida histologicamente, é claro) e são incapazes de mostrar com precisão os estágios iniciais das lesões de cárie no esmalte (PITTS, 1996). Além disso, esse método é sensível à técnica e inevitavelmente expõe o paciente aos riscos da radiação ionizante. Outro fator é que as radiografias não indicam atividade de lesão de cárie e não são capazes de detectar a presença de cavitações (cavidades), o que é um ponto importante na decisão sobre o tratamento, principalmente em relação às superfícies proximais (WENZEL, 1997). Porém, a relação risco-benefício das radiografias intraorais, como método adicional para detecção de cárie, justifica seu uso.

Em superfícies oclusais, o método radiográfico tem sido útil na detecção de lesões de cárie não detectadas por inspeção visual. Essas lesões foram denominadas lesões secundárias. No entanto, é geralmente reconhecido que, se um exame clínico completo de dentes limpos e secos tiver sido realizado, a cárie "oculta" não existe (WEERHEIJM, 1997).

O diagnóstico de cárie oclusal se tornou um desafio crescente para clínicos e epidemiologistas. Os primeiros são confrontados com grandes lesões dentinárias sob superfícies de esmalte aparentemente intactas, enquanto os últimos são confrontados com a falta de precisão diagnóstica devido às deficiências do método clínico-visual. Ambos sofrem com o fato de o desenvolvimento precoce e algumas vezes até avançado de uma lesão segura na dentina estar oculto a olho nu (KIDD et al., 1993). As radiografias interproximais fornecem mais informações em comparação com a inspeção visual isoladamente, mas ainda foram relatadas como tendo sensibilidade e especificidade moderadas em relação ao diagnóstico precoce de cárie oclusal (IE et al., 1994). Em estudo não tão recente, Richardson e Mcintyre (1996) mostraram que apenas 1/3 das lesões oclusais dentinárias foi descoberto clinicamente, e 2/3 foram encontrados adicionalmente nas radiografias de asa curta. Esse fenômeno é geralmente chamado de "cárie oculta" (RICKETTS et al., 1997).

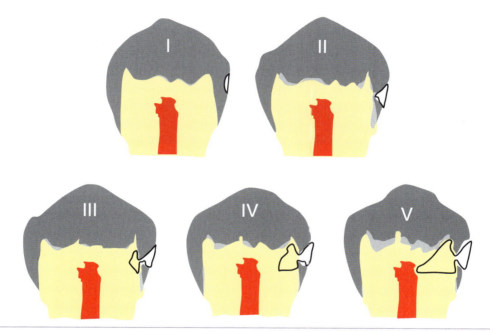

FIGURA 1 Desenho ilustrativo com a classificação de tamanho das cáries dentárias coronárias. Classe I: somente parte mais externa do esmalte; classe II: quase toda a espessura do esmalte; classe III: esmalte + dentina; classe IV: esmalte + 1/2 dentina; classe V: esmalte + dentina quase total (próxima polpa).

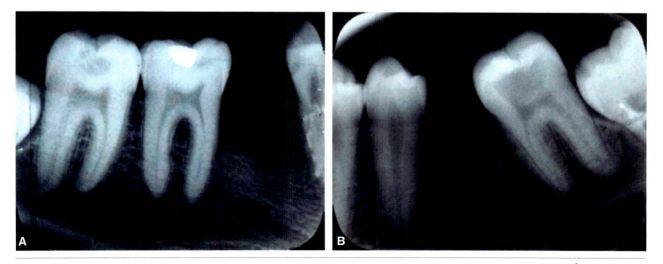

FIGURA 2 Imagens radiográficas intraorais periapicais da região de MID e MIE. Observe os dentes 37 e 47. É bem nítida a linha radiolúcida nas fissuras oclusais centrais V/L. Note que abaixo da camada de esmalte de cada dente há imagens grandes radiolúcidas na coroa, compatíveis com cárie. Essas imagens são bem características de cárie de fissura. A cárie penetra o esmalte pela própria fissura, e, quando chega à dentina, facilmente destrói os túbulos dentinários. É como se houvesse uma câmara vazia abaixo da estrutura de esmalte. A cárie no dente 37 está mais avançada em relação à cárie no dente 47.

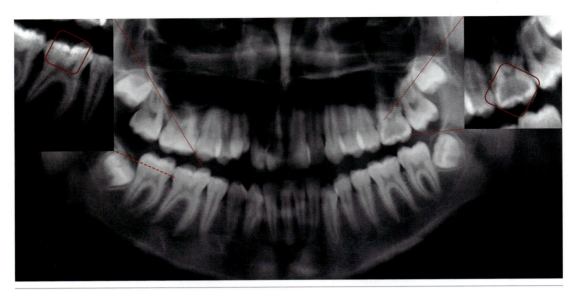

FIGURA 3 Imagem radiográfica extraoral panorâmica com *zoom* das regiões dos dentes M. Veja o dente 26, com imagem radiolúcida na coroa, **compatível com cárie**, que inclusive se estende até a câmara pulpar, e há comunicação com a superfície oclusal, por uma fissura. No dente 46 vemos um início desse processo de cárie oclusal, por uma fissura central oclusal, mas há uma pequena imagem radiolúcida na coroa, logo abaixo da camada de esmalte, no ponto mais profundo da fissura central oclusal. É bem nítida a linha radiolúcida nas fissuras oclusais centrais V/L.

LEGENDA ■ Imagens radiolúcidas compatíveis com cárie

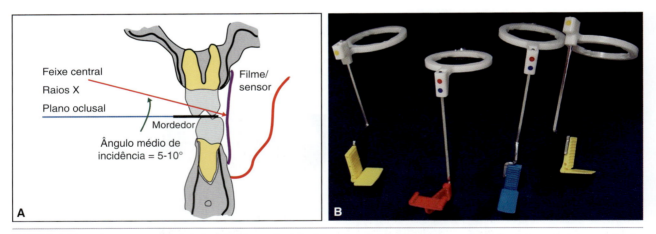

FIGURA 4 Desenho esquemático da incidência vertical do feixe de raios X (**A**) para as radiografias intraorais interproximais, com ângulo médio entre +5° e +10°. Veja em **B** o jogo de posicionadores para as técnicas radiográficas intraorais, **periapical posterior** e **anterior** e o vermelho para a técnica radiográfica intraoral **interproximal ou** *bitewing*.

LEGENDA

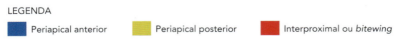

■ Periapical anterior   ■ Periapical posterior   ■ Interproximal ou *bitewing*

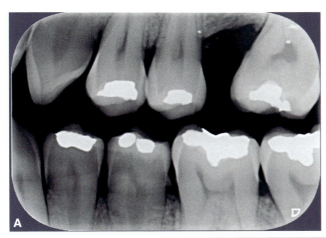
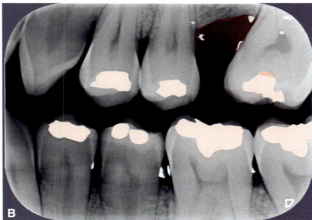

FIGURA 5 Imagens radiográficas intraorais interproximais da região de ME e PME. Veja que não existem imagens radiolúcidas nas coroas compatíveis com cárie. Há, sim, vários **tártaros cervicais**, e no rebordo alveolar desdentado, onde estaria o dente 26, há dois **corpos estranhos**, um **na mucosa de revestimento do rebordo** e outro, provável **espícula óssea** mais a distal.

LEGENDA

- Mucosa de revestimento do rebordo
- Restauração metálica
- Base+forramento
- Tártaro cervical
- Espícula óssea na COA e corpo estranho (região do dente 26)

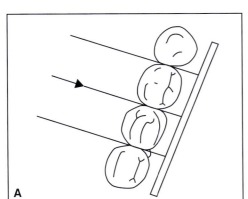
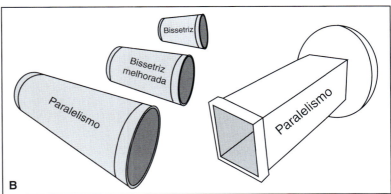

FIGURA 6 Desenho esquemático, mostrando, em (**A**), a angulação horizontal, onde os raios X do feixe principal tangenciam as superfícies interproximais dos dentes, além, é claro, de atingi-los. Dessa forma não haverá a sobreposição das superfícies interproximais. Em (**B**) vemos alguns diferentes cilindros posicionadores, com tamanhos diferentes, e forma diferente também (bissetriz para DFF = 20 cm; bissetriz para DFF = 30 cm; paralelismo = 40 cm; paralelismo retangular = 40 cm). Do lado esquerdo vemos as formas cilíndricas, e do lado direito um formato retangular, mais próprio para as radiografias intraorais, já que os filmes radiográficos e sensores são retangulares também.

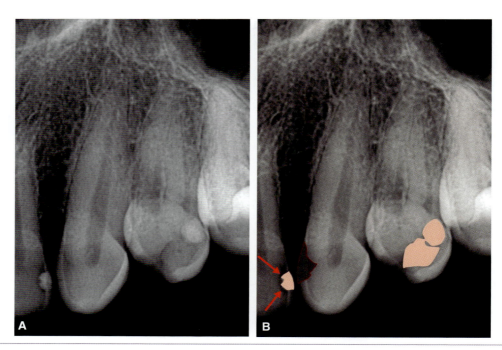

FIGURA 7 Imagens radiográficas intraorais periapicais da região de CSE. Veja que existe um diastema, ou falta de ponto de contato, entre os dentes 22 e 23. Na face distal do dente 22 há uma restauração plástica proximal. As **setas vermelhas** apontam para **imagem radiolúcida** embaixo dessa restauração, que é compatível com **infiltração por cárie**. Na face mesial do dente 23 há imagem radiolúcida compatível com **cárie classe III**.

LEGENDA

■ Imagem radiolúcida na coroa, compatível com cárie tipo III   ■ Restauração plástica

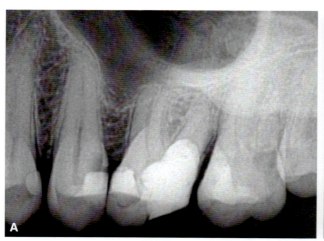
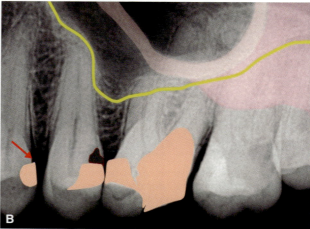

FIGURA 8 Imagens radiográficas intraorais periapicais da região de MSE e PMSE. Veja que a **restauração plástica** na face distal do dente 24 possui um **excesso na restauração** (seta vermelha). No dente vizinho, o dente 25, também na distal, há **imagem radiolúcida na coroa**, abaixo da **restauração plástica** na distal, compatível com **infiltração por cárie**. Esse é o destino final da possível cárie do dente 24.

LEGENDA

■ Osso zigomático ou malar   ■ ApZM   ■ Restauração plástica   ■ Parede laterobasal do seio maxilar ou cortical sinusal
■ Imagem radiolúcida na coroa raiz, sob a restauração (B), compatível com infiltração por cárie

CAPÍTULO 7 ■ Cárie dentária 313

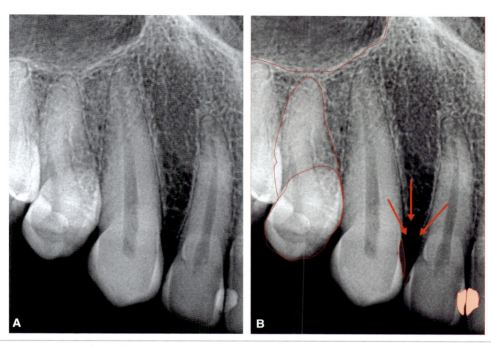

FIGURA 9 Imagens radiográficas intraorais periapicais da região de CSD. Veja as imagens radiolúcidas nas faces interproximais do 13-12, compatíveis com cárie incipiente. Há mínima falta de contato entre esses dentes. Mas note que a COA interdentária já está em **processo de reabsorção inicial**, (setas vermelhas) pois alimentos devem parar nessa região. Note também a **dilaceração coronária** do dente 14.

LEGENDA

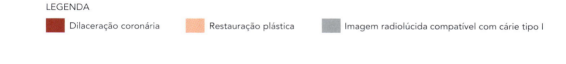

Dilaceração coronária   Restauração plástica   Imagem radiolúcida compatível com cárie tipo I

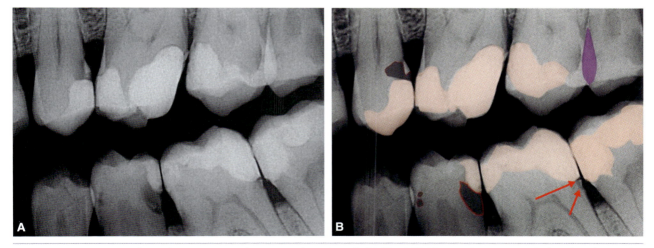

FIGURA 10 Imagens radiográficas intraorais *bitewings* da região de PME e ME. Note as **imagens radiolúcidas** abaixo das respectivas **restaurações plásticas** dos dentes 25 e 35, que são **compatíveis com cárie**. Agora veja os pontos de contato desses dentes com seus vizinhos a distal. Não há ponto de contato. Há face de contato, e isso naturalmente favorece o acúmulo de alimento, a dificuldade de higienização e o início de reabsorção das COA. Na distal do dente 36, também abaixo da **restauração plástica**, vemos **falta de material**, que naturalmente possibilita a **infiltração por cárie**. Entre os dentes 27-28 vemos a **sobreposição das superfícies interproximais**.

LEGENDA

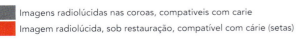

Imagens radiolúcidas nas coroas, compatíveis com cárie
Imagem radiolúcida, sob restauração, compatível com cárie (setas)

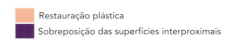

Restauração plástica
Sobreposição das superfícies interproximais

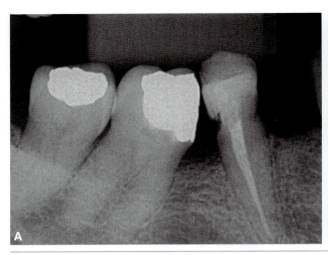 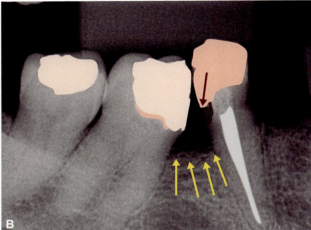

FIGURA 11 Imagens radiográficas intraorais *bitewings* da região de MID e PMID. Note o acabamento deficiente das restaurações, uma **metálica** e outra **plástica**. A **restauração plástica** na distal do dente 45, além da falta de contorno, apresenta **pequeno excesso**, e consequente **infiltração por cárie**. Como esse elemento está **tratado endodonticamente**, o paciente não sentirá dor. Isso é uma iatrogenia que, além do problema periodontal, como a **reabsorção** já presente da **COA**, poderá causar a perda da restauração e de mais estrutura dental.

LEGENDA

- Infiltração por cárie 45 (D)
- Restauração plástica
- Restauração metálica
- Reabsorção da COA
- Imagem radiolucida na raiz, compatível com cárie de raiz

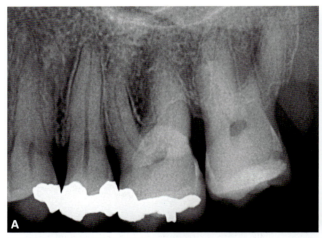 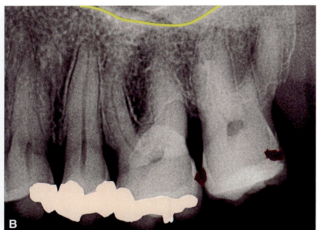

FIGURA 12 Imagens radiográficas intraorais periapicais da região de MSE e PMSE. Veja as **imagens radiolúcidas** nas proximais dos dentes 26-27, ainda somente em esmalte, **compatíveis com cárie**. Classe I na mesial do 27 e classe II na distal do dente 26. Na face distal do dente 27 há outra **imagem radiolúcida na coroa**, compatível com **cárie, classe III**.

LEGENDA

- Cárie, classe III, dente 27(D). Entre 26-27, tipo I-II
- Parede laterobasal do seio maxilar E
- Restauração metálica

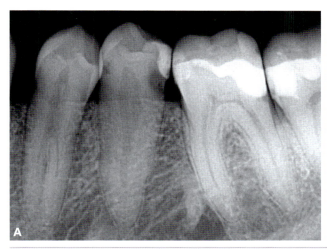
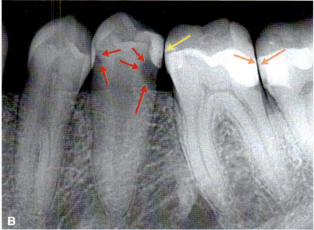

FIGURA 13 Imagens radiográficas intraorais periapicais da região de MIE e PMIE. Observe as **imagens radiolúcidas** nas proximais dos dentes 35. Na distal, sob a restauração plástica, **sem contorno**, essa imagem é compatível com **cárie classe IV**. Na mesial desse mesmo dente, a imagem radiolúcida também é **compatível com cárie**, mas **classe III**. Esse dente, 35, está girovertido, e, é claro, isso atrapalha o correto **ponto de contato**. Veja que a restauração plástica do dente 36 também apresenta falta de ponto de contato, e há certa radiolucidez na COA, compatível com reabsorção inicial da COA.

LEGENDA

■ Imagem radiolúcida na raiz, compatível com cárie e raiz   ■ Ponto de contato, ou face de contato 35-36   ■ Sem contorno (36-37)

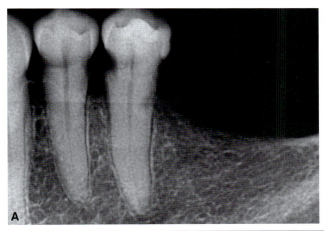
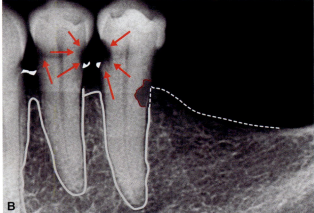

FIGURA 14 Imagens radiográficas intraorais periapicais da região de PMIE. Note a presença de **tártaro cervical** nos dois espaços interproximais (33-35). Essas **imagens radiolúcidas** nas cervicais dos dentes PMIE são compatíveis com **cárie**, ademais da suspeita de *burnout*. Na distal do dente 35, mais próximo à COA, temos outra **imagem radiolúcida** compatível com **cárie de raiz**. Devemos lembrar que a COA sempre "foge" da **cárie de raiz**. Assim, a COA não pode estar acima da **cárie de raiz** (na mandíbula). O que ocorre nessa imagem é que a **reabsorção está ocorrendo na crista óssea alveolar (COA) apenas em face do rebordo alveolar (V/L)**, pois vemos que a **LD na face distal da raiz não chega até o topo dessa COA** (linha pontilhada).

LEGENDA

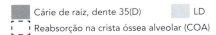

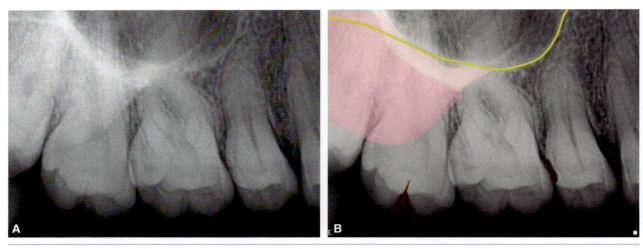

FIGURA 15 Imagens radiográficas intraorais periapicais da região de MSD e PMSD. Veja no dente 17 a imagem radiolúcida na **fissura oclusal profunda**, compatível com **cárie**. Veja também a imagem radiolúcida na face distal do dente 15, compatível com **cárie classe I**. Note que a **cortical da parede laterobasal do seio maxilar**, **ApZ da maxila** e **osso malar** sobrepõe as raízes dos dentes 16 e 17.

LEGENDA

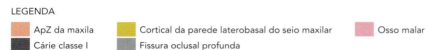

- ApZ da maxila
- Cárie classe I
- Cortical da parede laterobasal do seio maxilar
- Fissura oclusal profunda
- Osso malar

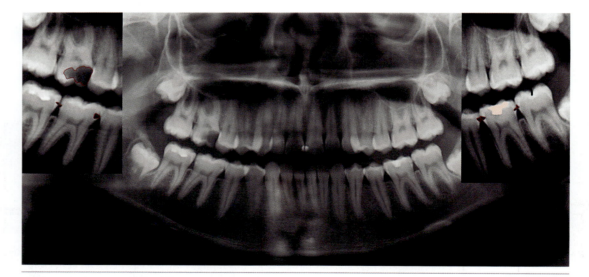

FIGURA 16 Imagem radiográfica extraoral panorâmica com *zoom* das regiões dos dentes M. Note as **imagens radiolúcidas interproximais**, compatíveis com **cárie interproximais**, classes I e II, nos dentes inferiores. O dente 38 mostra uma **imagem radiolúcida na coroa**, compatível com **fissura oclusal profunda**. Já o dente 16 mostra uma **imagem radiolúcida na coroa**, compatível com **cárie tipo V**.

LEGENDA

- Cárie interproximais dentes MIs
- Cárie tipo V, dente 16
- Fissura oclusal profunda, dente 37
- Restauração metálica

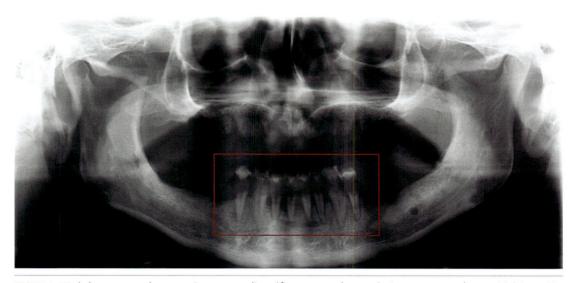

FIGURA 17 A área retangular nessa imagem radiográfica extraoral panorâmica mostra os dentes 44-34, **região anterior**, todos com imagens radiolúcidas nas cervicais e boa parte de suas coroas dentárias, ademais da abrasão/atrição. Essas imagens são compatíveis com **cárie de raiz** (retângulo de seleção vermelho) e/ou cáries de radiação. Em crianças, esse mesmo tipo de imagem, nos dentes decíduos, seria referido às cáries rampantes, relativamente comuns nos casos de pacientes oncológicos que se submetem à radioterapia, como é este o caso. Essas lesões têm evolução rápida e agressiva, e podem envolver muitos ou até todos os dentes. Tem sido estudado que seu desenvolvimento está associado a alterações pós-radioterapia, principalmente nas glândulas salivares parótidas, podendo, é claro, afetar as glândulas submandibular e sublingual, o que resulta em hipossalivação e alteração nos constituintes salivares. Também, alguns estudos não descartam que danos diretos causados pela radiação à estrutura dentária podem acelerar a progressão dessas cáries. Veja também outros achados, como: o paciente já possui lesões apicais nesses dentes; a cortical inferior mandibular mostra-se com várias estrias, o que sugere uma atividade óssea maior, principalmente no endósteo, e há imagem radiolúcida, circunscrita, unilocular em osso alveolar, pouco acima do CME, em região apical do dente 36-37, a ser verificada.

LEGENDA

■ Cárie de raiz   ■ Região anterior

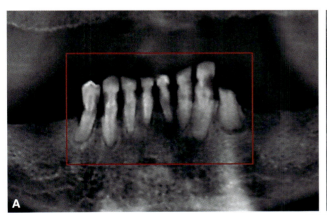
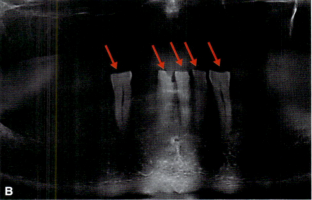

FIGURA 18 Recortes de imagem radiográfica extraoral panorâmica, **região anterior**. Veja em (**A**) as várias imagens radiolúcida, cervicais, compatíveis com **cárie de raiz** (retângulo de seleção vermelho). O dente 34 possui destruição coronária, provavelmente por cárie, e já é vista lesão apical radiolúcida, circunscrita. Em (**B**), vemos **acentuado desgaste nas superfícies incisais dos dentes anteriores** (está ausente o dente 42), **compatível com abrasão/atrição** (setas vermelhas). Há cáries proximais nos dentes incisivos.

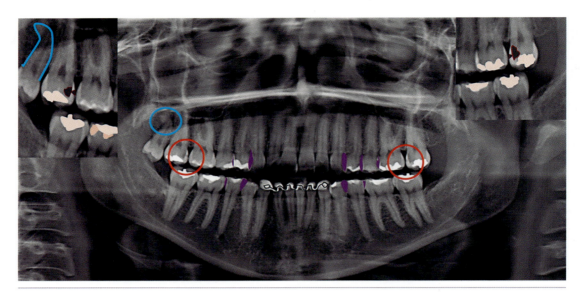

FIGURA 19 Imagem radiográfica extraoral panorâmica com *zoom* das regiões dos dentes M. Note que os dentes 17 (M) e 27 (M) possuem **imagens radiolúcidas nas coroas**, ponto de contato, **compatíveis com cárie classe IV**. Lesões muito parecidas. O **fio de estabilização/contenção nas faces linguais dos dentes anteriores inferiores** mostra que o paciente usou aparelho ortodôntico há pouco tempo. O uso desses aparatos ortodônticos dificulta a higienização. Veja também que o **dente 18 está extruído**, além de possuir uma **dilaceração apical**. Esse dente, como não tem antagonista, está sem função nenhuma. As **sobreposições das superfícies interproximais**, em princípio, decorrem da própria técnica radiográfica e do posicionamento do paciente.

LEGENDA

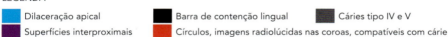

- Dilaceração apical
- Barra de contenção lingual
- Cáries tipo IV e V
- Superfícies interproximais
- Círculos, imagens radiolúcidas nas coroas, compatíveis com cárie

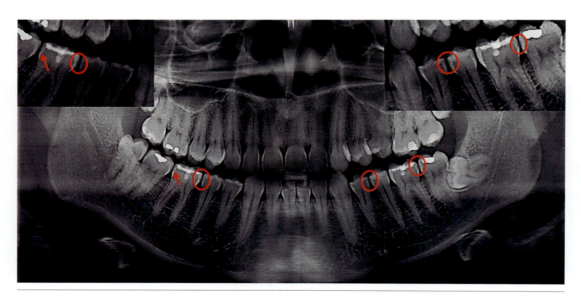

FIGURA 20 Imagem radiográfica extraoral panorâmica com *zoom* das regiões dos dentes M e PM. São apontadas nos **círculos imagens radiolúcidas nas coroas**, superfícies interproximais, **compatíveis com cárie**. É possível ver cárie em radiografias panorâmicas, mesmo que incipientes, como é o caso da possível lesão na distal do dente 46. Isso é possível, principalmente, devido à evolução tecnológica dos equipamentos de raios X extraorais e, é claro, à radiologia digital.

LEGENDA

- Círculos, imagens radiolúcidas nas coroas, compatíveis com cárie

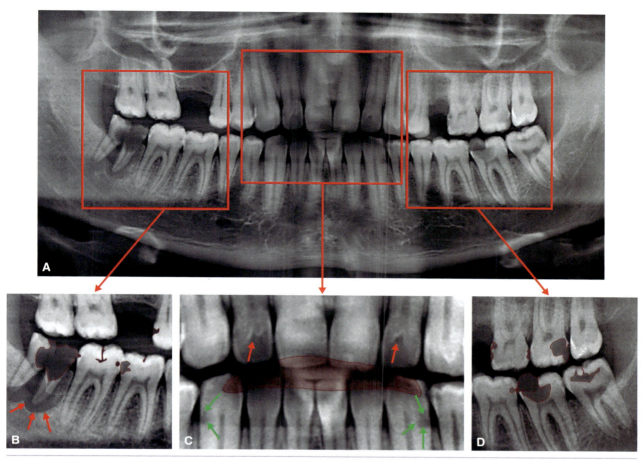

FIGURA 21 Imagem radiográfica extraoral panorâmica e **recortes na região dos dentes M e região anterior**. Note as **fissuras oclusais profundas**, nos dentes 37, 38, 46 e 47. Três desses já possuem região de dentina abaixo das fissuras, com uma **imagem radiolúcida**, compatível com **cárie**, que possivelmente adentrou a dentina pelo trajeto das **fissuras oclusais profundas**. O possível destino pode ser visto na imagem do dente 48, com **imagem radiolúcida apical**, envolvendo a furca, sendo classificada como uma **lesão endo-perio**. Note ainda que esse paciente apresenta várias **imagens radiolúcidas nas coroas**, pontos de contato, iniciais e já envolvendo a dentina, **compatíveis com cárie**. Veja que as **imagens radiolúcidas na cervical** dos dentes 33 e 43 são compatíveis com *burnout*. Vemos ainda, na região entre os dentes incisivos, uma área radiolúcida, compatível com o espaço entre os lábios do paciente. Sempre é recomendado que, durante a técnica radiográfica panorâmica, os pacientes permaneçam com os lábios fechados, para evitar esse artefato de técnica que pode prejudicar a interpretação radiográfica desses dentes.

LEGENDA

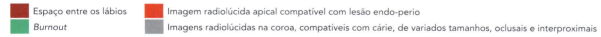

■ Espaço entre os lábios   ■ Imagem radiolúcida apical compatível com lesão endo-perio
■ *Burnout*   ■ Imagens radiolúcidas na coroa, compatíveis com cárie, de variados tamanhos, oclusais e interproximais

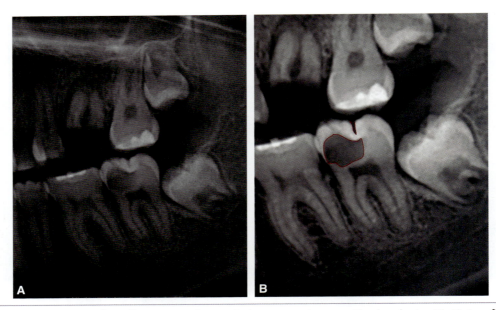

FIGURA 22 Imagem radiográfica extraoral panorâmica recortada na região dos dentes M. Note a **fissura oclusal profunda**, e a região de dentina abaixo dela, com uma ampla **imagem radiolúcida**, compatível com **cárie**, que possivelmente adentrou a dentina pelo trajeto da **fissura oclusal profunda**. Vemos ainda alguns dentes com nódulos de calcificação pulpar, e as raízes residuais do dente 26.

LEGENDA

■ Cárie   ■ Imagem radiolúcida compatível com cárie na coroa

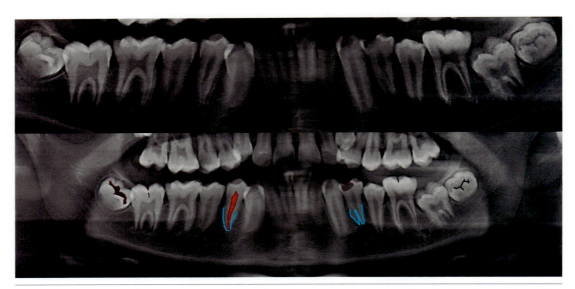

FIGURA 23 Imagem radiográfica extraoral panorâmica. Note que o plano do "sorriso" está quase invertido. Isso decorre, no caso, do posicionamento da cabeça do paciente, girada para cima, ou plano de Frankfurt inclinado para cima. A vantagem desse posicionamento é a consequente "abertura" dos pontos de contatos nos dentes posteriores. Note que os dentes 34 e 44 possuem **anomalia de forma nas raízes** (**44 possui 2 raízes**, e **34, bifurcação do conduto radicular**). Os dentes 36 e 47 (em erupção) mostram evidentes fissuras centrais oclusais profundas, que devem ser seladas, o mesmo devendo ocorrer para os dentes 38 e 48, ainda em formação, mas que já evidenciam profundas fissurais oclusais. O dente 34 apresenta imagem **radiolúcida na coroa**, compatível com **cárie oclusal**.

LEGENDA

■ Bifurcação do conduto radicular   ■ Anomalia de forma nas raízes
■ Imagem radiolúcida na coroa compatível com cárie

FACULDADE DE ODONTOLOGIA DE RIBEIRÃO PRETO-FORP/USP – DISCIPLINA RADIOLOGIA	prontuário ______	nro de ______ data: __/__/__ filmes ______ professor ______ 2004
PACIENTE:		gênero: __M __F idade: ___ anos ___ meses

	dente	ausente	cárie						restauração				câmara pulpar			condutos radiculares					raízes				espaço periodontal			lâmina dura			usar 1/3 C = cervical M = médio A = apical					fratura C = coronária R = radicular	anomalia
			esmalte	esmalte e dentina	exposição pulpar (use X)	cemento	destruição coronária	reicidivante	incorreta E = excesso F = falta	correta	proteção pulpar (use X)	prótese I = implante P = pôntico C = coroa	dentina reacional	nódulo pulpar	reabsorção interna	atresiado	calcificação	complementar	obstrução até o 1/3	extravasamento	dilacerada	suplementar	reabsorção I = interna E = externa	residual	aumentado	diminuído	ausente (anquilose)	perda de detalhe	perda de continuidade	espessada	cálculo dental coronário	cálculo dental radicular	reabsorção da crista óssea alveoar horizontal	reabsorção da crista óssea alveoar vertical	envolvimento de furca		
	18																																				
	17																																				
	16																																				
	15																																				
	14																																				
	13																																				
	12																																				
MAXILA	11																																				
	21																																				
	22																																				
	23																																				
	24																																				
	25																																				
	26																																				
	27																																				
	28																																				
	use M = mesial D = distal O = oclusal V/P = vestibular ou palatina												use X			use 1/3 C = cervical M = médio A = apical									use M = mesial D = distal A = apical						use M = mesial D = distal						

cite a raiz M, D, V, MV, MD, P, MV, DV

observações

auxiliar:

(letra legível)

FIGURA 24 Ficha para interpretação radiográfica utilizada nas Disciplinas de Graduação do Curso de Odontologia, Radiologia Básica e Diagnóstico Clínico e no Curso de Especialização em Radiologia Odontológica e Imaginologia da Faculdade de Odontologia de Ribeirão Preto da Universidade de São Paulo (FORP-USP).

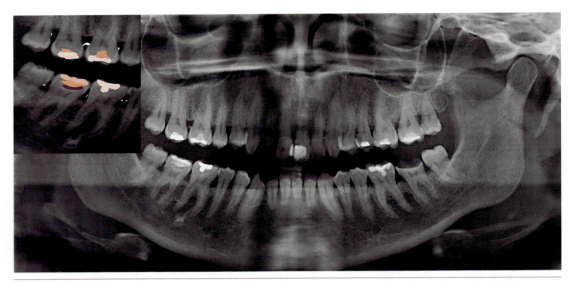

FIGURA 25 Recorte de imagem radiográfica extraoral panorâmica com *zoom* das regiões de M. Veja a grande quantidade de **tártaro** presente nas superfícies cervicais, interproximais, dessa região. Em destaque, veja que o dente 47 possui uma **imagem radiolúcida** sob a **imagem radiopaca da base + forramento**, e sob a **restauração plástica**. Essa imagem radiolúcida é compatível com cárie, e está muito próxima à polpa. Claro que a avaliação clínica é preponderante para qualquer atitude, como remoção da restauração.

LEGENDA

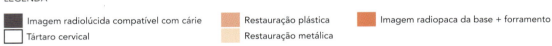

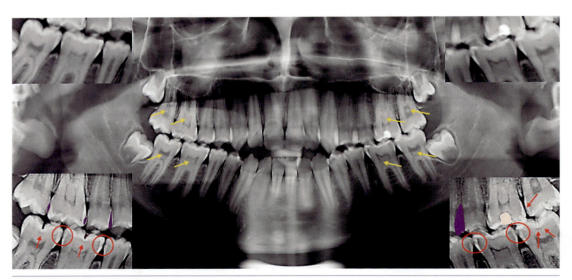

FIGURA 26 Imagem radiográfica extraoral panorâmica com *zoom* das regiões de M. Veja também as situações apontadas pelas setas amarelas, nas câmaras pulpares dos dentes Ms. São vários nódulos de **calcificação pulpar e/ou calcificação** quase completa das polpas desses dentes. Isso remete ao pensamento de algum problema sistêmico para esse paciente. Os destaques apontam para as **imagens radiolúcida** nas coroas, faces oclusal e interproximal, **compatíveis com cárie**. Observe nos dentes 37, 46, e 47 as profundas **fissuras centrais oclusais**, e a região **radiolúcida** logo abaixo da camada de esmalte. Típico de **cárie oclusal**. Há também vários pontos de contato com suspeitas de **cárie** apontados nos **círculos vermelhos**. Vemos também algumas **sobreposições das superfícies interproximais**, nos dentes superiores.

LEGENDA

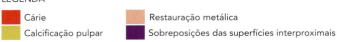

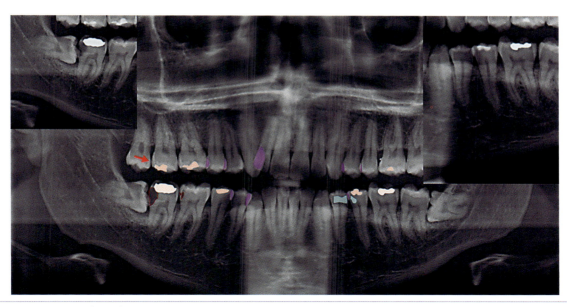

FIGURA 27 Imagem radiográfica extraoral panorâmica com *zoom* de recortes das regiões de interesse. Veja a imagem radiolúcida na coroa do dente 34, semelhante à imagem de cárie oclusal, via fissuras. Porém, se olharmos para o dente 44 veremos a mesma imagem. Note que na região anterior maxilomandibular há a sobreposição da coluna cervical (radiopaco). Além disso, esse paciente apresenta *torus* mandibular, frequentemente, nas regiões dos dentes PMI e CI. Essas radiopacidades, somadas à radiolucidez da boca entreaberta, coincidiram na mesma região dos dentes 34 e 44. Trata-se apenas de um artefato de técnica radiográfica, e não de lesão de cárie, mesmo nos dentes 35 e 45 (mas a imagem é parcial), ademais das imagens fantasmas contralaterais dos ângulos mandibulares/ramos, que também aumentam o grau de raiopacidade. Ainda é possível, nessas regiões, haver **sobreposições das superfícies interproximais**. Talvez o mais importante nessa **imagem radiográfica** sejam as imagens radiolúcidas nos dentes 46, 47 e 18(M). Essas imagens são **compatíveis com cárie**. Na mesial do dente 46 temos uma possível **cárie tipo III**, na distal do dente 47 uma possível cárie tipo IV-V, onde a impactação do dente 48 traz uma situação impossível de higienização nessa região, onde, além dessa provável lesão de **cárie** do dente 47, há suspeita de **lesão de cárie** no dente 48. No dente 18(M) temos uma imagem compatível com **cárie tipo I** (seta vermelha), incipiente, ou seja, somente em esmalte inicial.

LEGENDA

■ Cárie   ■ Restauração metálica   ■ Restauração plástica   ■ Sobreposições das superfícies interproximais
■ Imagem radiolúcida compatível com artefato de técnica radiográfica   ■ Imagem radiolucida na coroa, compatível com cárie

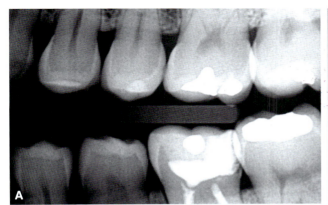 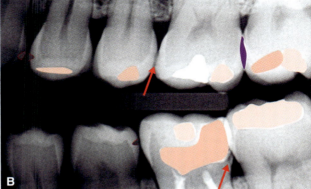

FIGURA 28 Imagens radiográficas intraorais interproximais da região de ME e PME. Note a típica forma de **cárie de ponto de contato** na **imagem radiolúcida**, triangular, com a base para o exterior dos dentes 35, 14 e 13. **Cáries de esmalte**. No ponto de contato entre 15-16 há início de desmineralização do esmalte, visto por tênue **imagem radiolúcida**. Já no dente 36 (seta vermelha), tratado endodonticamente, vemos uma **imagem radiolúcida**, abaixo da caixa distal, compatível com **infiltração por cárie**. Há **sobreposição das superfícies interproximais**.

LEGENDA

■ Cáries de esmalte   ■ Restauração metálica   ■ Restauração plástica   ■ Imagem radiolúcida na coroa, compatível com cárie

324 Radiologia Oral – Texto e Atlas

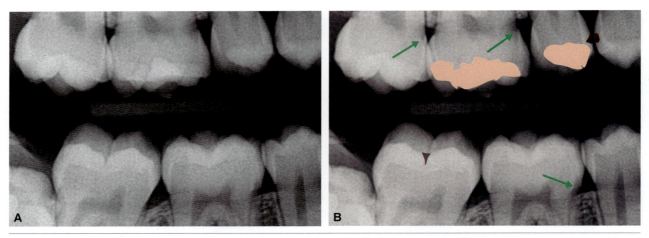

FIGURA 29 Imagens radiográficas intraorais interproximais da região de MD e PMD. No dente 47 vemos uma **fissura oclusal central profunda, suscetível à cárie**. As setas verdes apontam para **imagens radiolúcidas** cervicais compatíveis com o fenômeno radiográfico *burnout*.

LEGENDA

■ *Burnout*   ■ Fissura oclusal central profunda   ■ Restauração plástica   ■ Cárie interproximal (14-15)

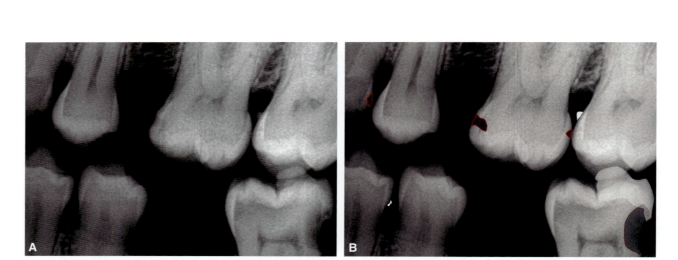

FIGURA 30 Imagens radiográficas intraorais interproximais da região de ME e PME. No dente 37 vemos uma **fissura oclusal central profunda, suscetível à cárie**. Note que já existe **imagem radiolúcida difusa na coroa dental**, dentina, mesiocentral, **compatível com cárie**. A distal vemos enorme imagem radiolúcida, **compatível com cárie**, abrangendo a raiz. Outras **imagens radiolúcidas na coroa, compatíveis com cárie**, são vistas nos dentes 14(D), 17(MD), além de pequenos **cálculos dentários ou tártaros coronários**.

LEGENDA

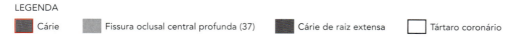

■ Cárie   ■ Fissura oclusal central profunda (37)   ■ Cárie de raiz extensa   □ Tártaro coronário

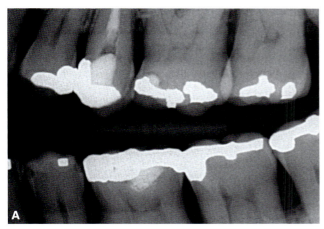 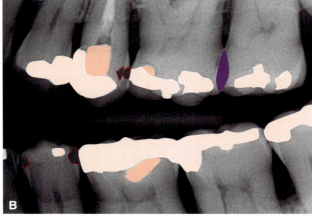

FIGURA 31 Imagens radiográficas intraorais interproximais da região de ME e PME. Há **sobreposição das superfícies interproximais**. Há também **restaurações metálicas** em todos os dentes presentes nessa imagem. Podemos pensar em um paciente de meia-idade à frente, pois as **restaurações metálicas de amálgama de prata** estão em desuso. No dente 15, tratado endodonticamente, podemos ver, na distal, **imagens radiolúcidas**, triangulares, sobrepostas, com os vértices desses triângulos voltados para o interior do dente. Imagens típicas de **lesões de cárie** de ponto de contato, diferentemente das lesões de cárie oclusais. O dente 35 também apresenta **imagens radiolúcidas** compatíveis com **cáries priximais**.

LEGENDA

■ Cáries proximais ■ Restaurações metálicas ■ Restauração plástica ■ Sobreposição das superfícies interproximais

REFERÊNCIAS BIBLIOGRÁFICAS

Brasil. Ministério da Saúde. Secretaria de Atenção à Saúde. Secretaria de Vigilância em Saúde. SB Brasil 2010: Pesquisa Nacional de Saúde Bucal: resultados principais. Brasília: Ministério da Saúde, 2012. Disponível em: http://bvsms.saude.gov.br/bvs/publicacoes/pesquisa_nacional_saude_bucal.pdf.

Ie YL, Verdonschot EH. Performance of diagnostic systems in occlusal caries detection compared. Community Dent Oral Epidemiol. 1994;22:187-91.

Kidd EAM, Ricketts DNJ, Pitts NB. Occlusal caries diagnosis: a changing challenge for clinicians and epidemiologists. J Dent. 1993;21:323-31.

Narvai PC, Frazão P, Roncalli AG, Antunes JLF. Cárie dentária no Brasil: declínio, polarização, iniquidade e exclusão social. Rev Panam Salud Publica. 2006 Jun; Washington, v.19, n.6. Available: http://www.scielosp.org/scielo.php?script=sci_arttext&pid=S1020-49892006000600004&lng=pt&nrm=iso.

Pitts NB. The use of bitewing radiographs in the management of dental caries: scientific and practical considerations. Dentomaxillofac Radiol. 1996;25(1):5-16.

Richardson PS, Mcintyre IG. The diference between clinical and bitewing detection of approximal and occlusal caries in Royal Air Force recruits. Community Dent Health. 1996;13:65-9.

Ricketts D, Kidd E, Weerheijm K, De Soet H. Hidden caries: What is it? Does it exist? Does it matter? Int Dent J. 1997;47:259-65.

Sheiham A, James PT. A new understanding of the relationship between sugars, dental caries and fluoride use: implications for limits on sugars consumption. Public Health Nutrition. 2014 Oct;17(10): 2176-84. Available: https://www.cambridge.org/core/journals/public-health-nutrition/article/new-understanding-of-the-relationship-between-sugars-dental-caries-and-fluoride-use-implications-for-limits-on-sugars-onsumption/.

Silveira F, Watanabe MGC. A saúde bucal no Brasil: estado da arte. In: Watanabe, Arita. Radiologia odontológica e imaginologia. 2ª ed. Rio de Janeiro: Elsevier; 2019.

Weerheijm KL. Occlusal "hidden caries". Dental Update. 1997;24(5): 182-4.

Weerheijm KL, De Soet JJ, Van Amerongen WE, De Graaf J. Sealing of occlusal hidden caries lesions: an alternative for curative treatment? J Dent Child. 1992;59:263-8.

Wenzel A. Bitewing and digital bitewing radiography for detection of carieslesions. J Dent Res. 2004;83(Spec Issue, No C):C72-5.37.

World Health Organization. WHO. Oral health surveys: basic methods. 5th ed. France, 2013. Available: http://www.who.int/oral_health/publications/9789241548649/en/.

World Health Organization. WHO Technical information note. 2017 Oct. Available: http://apps.who.int/iris/handle/10665/259413.

Capítulo 8

Doença periodontal

8.1 INFORMAÇÃO RADIOGRÁFICA

As radiografias fornecem informações consideráveis que podem auxiliar no diagnóstico e tratamento da condição periodontal de um paciente (Figuras 1 e 2). O padrão de perda óssea não é diagnóstico, mas a perda óssea irregular pode sugerir uma destruição mais rápida do que um padrão de perda óssea horizontal. Defeitos angulares ou verticais foram considerados associados a trauma oclusal, mas isso não é inevitável. O padrão exato de perda óssea geralmente depende mais da quantidade de separação entre as raízes. Radiografias sequenciais podem fornecer informações sobre a progressão da doença, por exemplo, radiografias em série, feitas principalmente para detecção de cárie, podem informar sobre os níveis ósseos ao longo do tempo. É importante que todas as radiografias realizadas apenas para acompanhamento periodontal sejam justificadas.

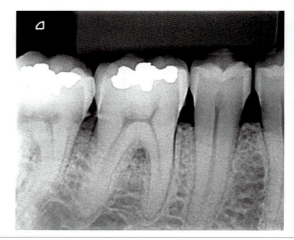

FIGURA 1 Imagem radiográfica intraoral periapical de MID e PMID. Note a presença de tártaros nos dentes 46 e 47, e cristas ósseas alveolares (COA) alteradas. Também entre os dentes PMID as COA encontram-se aplainadas. Veja que não há ponto de contato entre os dentes.

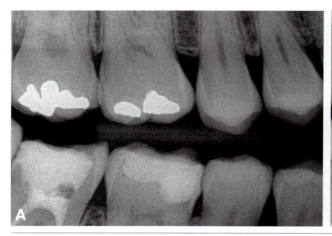
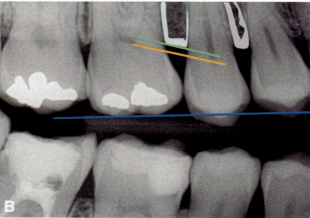

FIGURA 2 Imagem radiográfica intraoral interproximal de MD e PMD. Vemos as **COA** entre os dentes 14-15 com aspecto de normalidade, pois há cume há **LD**. Note que há ponto de contato normal entre esses dentes PMSE, não há tártaro e não há qualquer caixa de restauração. A **COA** entre os dentes 15-16 também mostra aspectos de normalidade. Há certa **inclinação** da **COA**, mas que se mantém paralela à **linha das junções esmalte-cemento dos dentes contíguos**, e a distância entre elas não passa de 2 mm. Note que o dente 16 está em **ligeira infraoclusão** em relação dos dentes PMSD, o que justifica a inclinação da **COA**.

LEGENDA

- Inclinação da COA
- Contorno das COAs
- Ligeira infraoclusão, dente 15
- Linha das junções esmalte-cemento dos dentes contíguos, dentes 15-16

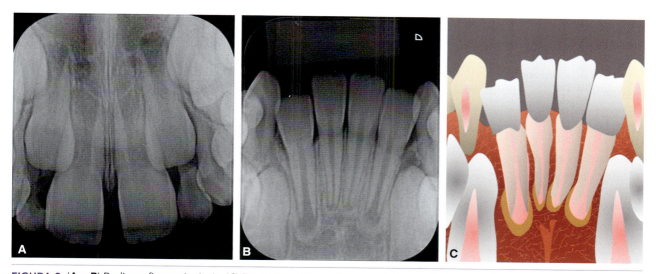

FIGURA 3 (**A** e **B**) Radiografias periapicais. (**C**) Dentição mista e raízes com ápices radiculares em formação, também visto em **B**.

As imagens radiográficas exercem função primordial na avaliação das estruturas periodontais. Auxiliam a identificar o grau e a extensão da destruição do osso alveolar e trabecular. O osso alveolar que apoia os dentes apresenta uma camada fina de osso cortical compacto radiopaco (lâmina dura) acompanhando a crista óssea alveolar. A doença periodontal pode ser observada como uma combinação de perda e formação óssea. Uma redução da densidade é vista como um aumento da radiolucência devido à diminuição de densidade do trabeculado. Já o aumento da radiopacidade (esclerose) é devido ao aumento da densidade e de espessura do trabeculado.

Na Figura 3A vemos a dentição mista, com os dentes permanentes em fase de formação. Na Figura 3B podemos ver os incisivos laterais inferiores de ambos os lados com desenvolvimento incompleto do ápice não apresentando dentina apical revestida por cemento, radiograficamente tem aspecto de ápice aberto.

A Figura 4 mostra os dentes anteriores inferiores e a Figura 5, os dentes pré-molares inferiores do lado esquerdo, cristas ósseas e corticais alveolares normais. As lâminas duras íntegras e contínuas envolvem as raízes. De acordo com a quantidade de estresse oclusal, a densidade e a espessura da lâmina dura podem variar.

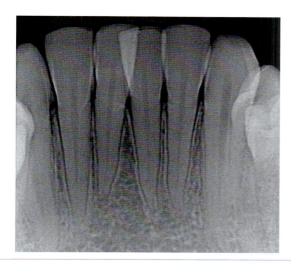

FIGURA 4 Região anterior, incisivos inferiores, radiografia periapical. Densidade da lâmina dura aumentada devido à pouca espessura do osso alveolar nessa região de mandíbula anterior.

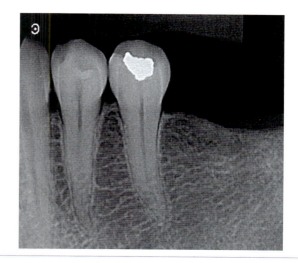

FIGURA 5 Região dos pré-molares inferiores, lado esquerdo, radiografia periapical.

8.2 TÉCNICAS RADIOGRÁFICAS PARA AVALIAÇÃO PERIODONTAL

A seleção de visualizações deve ser baseada nas informações de diagnóstico necessárias. As radiografias podem ser usadas sozinhas ou em combinação, conforme apropriado.

- *Bitewing* horizontal.
- *Bitewing* vertical.
- Periapical.
- Periapical boca toda.
- Panorâmico.

8.2.1 Radiografia intraoral *bitewing* horizontal

Radiografias horizontais interproximais são frequentemente prescritas principalmente para detecção de cárie.

A crista alveolar pode ser visualizada mesmo se houver vários milímetros de perda óssea. Essas radiografias fornecem uma boa imagem com posicionamento consistente e podem permitir o monitoramento das alterações ósseas se uma série dessas radiografias estiver disponível (Figuras 2 e 6).

8.2.2 Radiografia intraoral *bitewing* vertical

As radiografias de mordida vertical são feitas girando o filme convencional de mordida em 90°, para que uma perda óssea mais extensa possa ser vista enquanto ainda se visualizam vários dentes em um filme (Figura 7). Veja que o maior eixo do filme/sensor radiográfico está paralelo ao solo.

8.2.3 Radiografia intraoral periapical

Radiografias periapicais (Figuras 1, 4 e 5) podem ser realizadas em locais seletivos ou por toda a boca para produzir uma série completa (Figura 8). A técnica de paralelismo com cilindro longo permite obter imagens ótimas para avaliação da doença periodontal.

8.2.4 Radiografia extraoral panorâmica

As radiografias panorâmicas permitem que todos os dentes sejam vistos em um filme (Figura 9). Máquinas recentes geram filmes de boa qualidade, embora os detalhes sejam menos precisos quando comparados às técnicas intraorais. Há uma tendência à sobreposição de dentes e à redução da qualidade da imagem nas regiões anteriores. Após revisar a radiografia panorâmica, filmes periapicais selecionados podem ser realizados para complementar as informações.

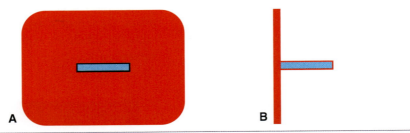

FIGURA 6 Esquema ilustrativo do filme/sensor radiográfico e aleta de mordida utilizados na técnica radiográfica intraoral *bitewing* horizontal. (**A**) Vista frontal. (**B**) Vista de perfil.

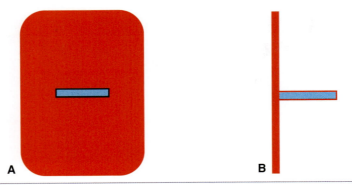

FIGURA 7 Esquema ilustrativo do filme/sensor radiográfico e aleta de mordida utilizados na técnica radiográfica intraoral *bitewing* vertical. (**A**) Vista frontal. (**B**) Vista vista de perfil. Veja que o maior eixo do filme/sensor radiográfico está perpendicular ao solo.

CAPÍTULO 8 ■ Doença periodontal 329

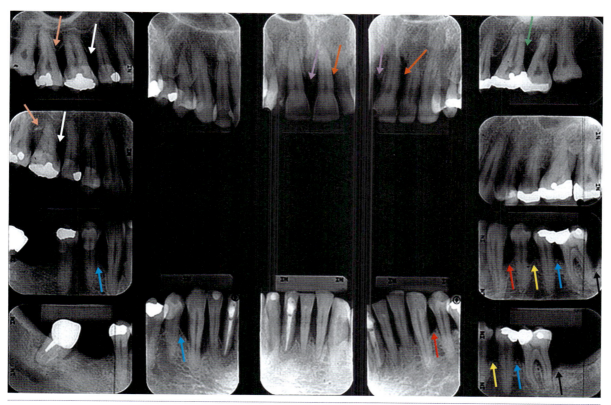

FIGURA 8 Cartela com radiografias intraorais, periapicais de boca toda, para avaliação de doença periodontal. Veja pelas cores nas setas as diferentes visualizações das reabsorções das COA em pelo menos duas regiões periapicais.

LEGENDA

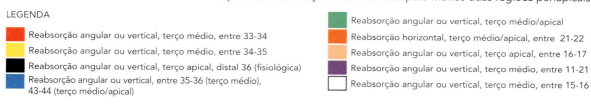

- Reabsorção angular ou vertical, terço médio, entre 33-34
- Reabsorção angular ou vertical, terço médio, entre 34-35
- Reabsorção angular ou vertical, terço apical, distal 36 (fisiológica)
- Reabsorção angular ou vertical, entre 35-36 (terço médio), 43-44 (terço médio/apical)
- Reabsorção angular ou vertical, terço médio/apical
- Reabsorção horizontal, terço médio/apical, entre 21-22
- Reabsorção angular ou vertical, terço apical, entre 16-17
- Reabsorção angular ou vertical, terço médio, entre 11-21
- Reabsorção angular ou vertical, terço médio, entre 15-16

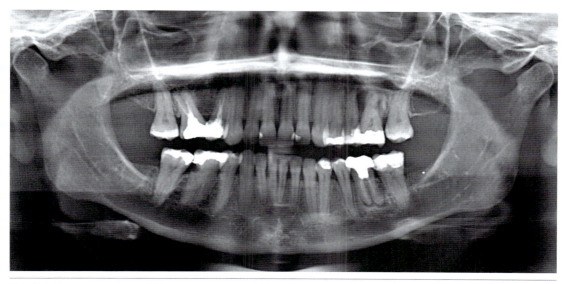

FIGURA 9 Imagem radiográfica extraoral panorâmica. A correta aplicação dessa técnica radiográfica, de rápida e fácil execução, e pequena elevação do plano de Frankfurt, possibilita obter ótima imagem para avaliação geral e preliminar da doença periodontal.

8.3 SELEÇÃO DE RADIOGRAFIAS

A seleção radiográfica ou os critérios de referência estão disponíveis há alguns anos no Reino Unido, Europa e EUA. Os objetivos de seu uso são: limitar a radiação desnecessária ao paciente e aumentar o valor diagnóstico das radiografias realizadas. Elas são usadas apenas após a conclusão de uma avaliação clínica completa do paciente. Os resultados desse exame são usados para determinar se as radiografias devem ser tomadas e para ajudar na seleção de técnicas radiográficas. Ao compilar as diretrizes, os organismos convocados no Reino Unido, Europa e EUA encontraram evidências limitadas nas quais basear suas recomendações, portanto os critérios de referência disponíveis são derivados, em grande parte, da opinião de especialistas e diferem em detalhes específicos.

8.3.1 Pontos-chave nos exames radiográficos

- As radiografias são usadas juntamente com um exame clínico completo para fazer o diagnóstico e elaborar o plano de tratamento.
- As radiografias devem ser feitas de acordo com os princípios de justificação e otimização.
- As radiografias podem fornecer informações sobre os níveis ósseos, fatores locais de retenção de placa e outros recursos que podem ajudar no diagnóstico e no planejamento do tratamento das condições periodontais.
- Diferentes visualizações radiográficas podem fornecer informações diferentes, dependendo da exposição à radiação e qualidade de imagem.
- Os critérios de referência podem ajudar a decidir quando tirar radiografias e quais vistas usar.

Vários estudos avaliaram diferentes métodos radiológicos para avaliação do nível ósseo em doenças periodontais. Esses estudos sugeriram que a radiografia intraoral *bitewing* ou interproximal é a segunda melhor opção para a detecção das alterações do nível ósseo alveolar após a radiografia intraoral periapical pela técnica radiográfica do paralelismo. Isso é devido ao posicionamento do filme/sensor quase paralelo ao eixo longo do osso interdental. Portanto, a distorção geométrica é minimizada nesse método (GEDIK et al., 2008; KIM et al., 2008; PEPELASSI et al., 2000). Vários estudos demonstraram as vantagens da radiografia digital no diagnóstico da doença periodontal e na avaliação do nível ósseo alveolar (SAFI et al., 2014).

As radiografias são especialmente úteis na avaliação de (Figuras 8 a 11):

- Quantidade de osso presente.
- Condição das cristas ósseas alveolares (COA) (Figura 12).
- Perda óssea (PO) nas áreas de furca.
- Largura do ELP.
- Fatores locais que podem causar ou intensificar a doença periodontal.
- Comprimento e morfologia da raiz.
- Proporção coroa/raiz.
- Problemas anatômicos:
  - seio maxilar;
  - dentes ausentes, supranumerários e impactados.
- Fatores contribuintes:
  - cárie;
  - lesões inflamatórias apicais;
  - reabsorção de raiz.

8.4 ALTERAÇÕES DO PERIODONTO (Figura 10)

Cálculo salivar dental (CD) (localizado na coroa, na raiz ou na face livre)

1. Ausente.
2. Presente na mesial da coroa.
3. Presente na distal da coroa.
4. Presente na mesial da raiz.
5. Presente na distal da raiz.
6. Presente em faces livres.

Envolvimento de furca (EF) – nível: se há ou não.

Espaço do ligamento periodontal (ELP)

1. Normal.
2. Aumentado.
3. Diminuído.
4. Ausente (anquilose).

Lâmina dura da crista óssea alveolar (LD) – se há perda de detalhe, se está interrompida (solução de continuidade) ou espessada

1. Íntegra.
2. Perda de detalhe.
3. Espessada.
4. Interrompida (solução de continuidade).

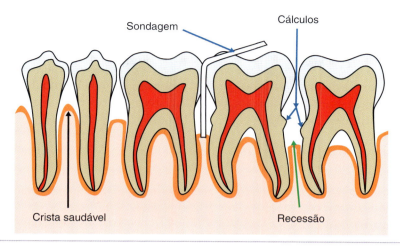

FIGURA 10 Desenho esquemático sobre os aspectos da doença periodontal (DP). Já vimos em capítulos anteriores os vários aspectos da normalidade, inclusive sobre a **crista óssea alveolar**, interdentária e inter-radicular. Sabemos que a avaliação clínica, principalmente com a **sondagem**, é essencial na avaliação da DP. Também sabemos que a presença de **tártaro ou cálculo dentário** é um dos principais fatores da DP que causam a **recessão dos tecidos periodontais**.

Perda óssea ou reabsorção da crista óssea alveolar (LD) – se é fisiológica, vertical ou horizontal, ou, ainda, dente flutuante:

1. Ausente.
2. Fisiológica.
3. Tipo vertical (angular).
4. Tipo horizontal.

8.5 LIMITAÇÕES DAS IMAGENS INTRAORAIS PARA A AVALIAÇÃO DA DOENÇA PERIODONTAL

Imagens intraorais interproximais (*bitewing*) e projeções periapicais podem fornecer uma apresentação incompleta do estado do periodonto. Elas possuem as seguintes limitações:

1. Essas imagens fornecem uma visão bidimensional de estruturas tridimensionais – o uso de múltiplas imagens feitas em angulações diferentes, como em um conjunto de boca inteira, permite que o observador aplique a técnica de localização para obter informações tridimensionais, por exemplo, se a perda de tábua cortical ocorreu nos lados vestibular ou lingual.
2. Essas imagens geralmente mostram uma destruição de osso menos grave do que a que existe realmente.
3. Essas imagens não demonstram a relação entre tecidos moles e duros, portanto não fornecem qualquer informação sobre a profundidade de bolsas de tecido mole.
4. O nível do osso é frequentemente medido desde a junção esmalte-cemento (JEC).

Anatomia normal

- A altura do osso está a 2 mm do JEC.
- O osso da crista é uma continuação da lâmina dura dos dentes e é contínuo de dente a dente.
- Entre os dentes anteriores, a crista alveolar é afilada.
- Entre os dentes posteriores, a lâmina dura e o osso da crista formam uma caixa com ângulos agudos.
- O espaço do ligamento periodontal varia ao longo do comprimento das raízes. Tende a ser mais largo no ápice e na COA.
- Existe articulação entre o dente e o osso alveolar. O ligamento periodontal permite o movimento em torno de um centro de rotação. O centro de rotação é no terço médio da raiz. Portanto, o maior movimento será no ápice e na COA. À medida que o osso é perdido, o centro de rotação se move em direção apical.

Condições dentárias associadas à doença periodontal (Figuras 13 a 30)

1. Trauma oclusal.
2. Mobilidade dental.
3. Contatos abertos.
4. Fatores irritantes locais.

Nas Figuras 11 e 12, vemos detalhes das lâminas duras dos dentes, que estão finas e parcialmente visíveis, mas demonstram integridade pela continuidade em toda a extensão das raízes (Figura 11). Já as lâminas duras dos dentes pré-molares e do primeiro molar inferiores do lado direito demonstram espessamento, de maior radiopacidade, conforme a Figura 12.

O espaço radiotransparente que se estende em toda a volta entre a raiz e a lâmina dura é o espaço do ligamento periodontal. Esse espaço varia de dente para dente e está ligado à sua função. As imagens periapicais mostram aumento do espaço periodontal dos incisivos inferiores com o tratamento ortodôntico (Figura 13).

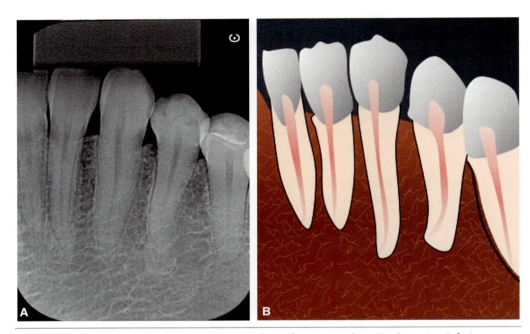

FIGURA 11 Adelgaçamento da lâmina dura. Radiografia periapical região do canino inferior.

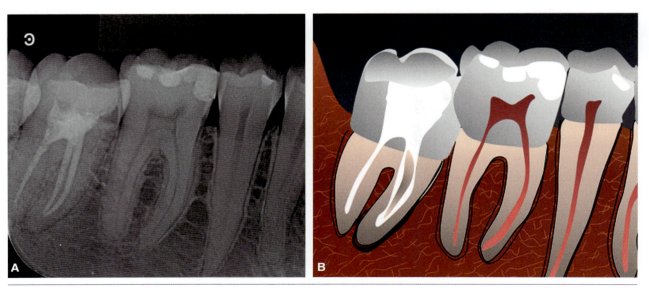

FIGURA 12 Espessamento da lâmina dura.

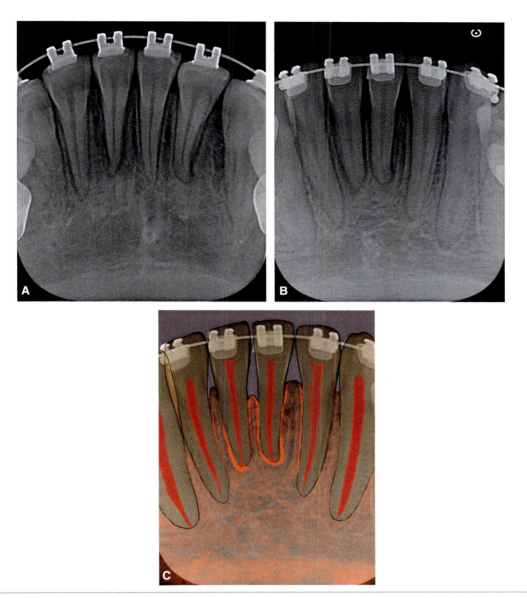

FIGURA 13 Aumento do espaço do ligamento periodontal (ELP).

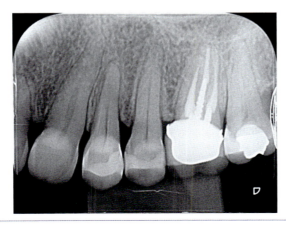

FIGURA 14 Espessamento da lâmina dura e aumento do espaço do ligamento periodontal.

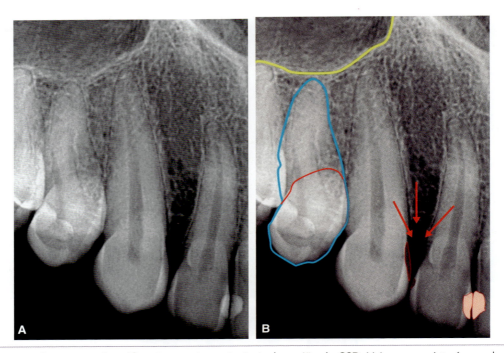

FIGURA 15 Imagens radiográficas intraorais, periapicais da região de CSD. Veja que a crista óssea alveolar interdentária, entre 12-13, está com **processo inicial de reabsorção** (setas vermelhas). As faces proximais desse ponto de contato já estão **cariadas**. Note que há diastema entre os dentes 13-14, e, assim, provavelmente o posicionamento do dente 13 esteja causando esse início de DP. Aliás, esse dente possui **dilaceração na cervical**. A verificação clínica é fundamental.

LEGENDA

- Restaurações plásticas
- Dilaceração na cervical
- Processo inicial de reabsorção
- Cárie de esmalte

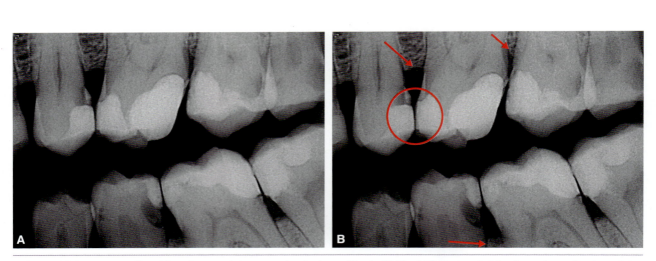

FIGURA 16 Imagens radiográficas intraorais interproximais da região de PME e ME. Note o **início de reabsorção das cristas ósseas alveolares** (setas vermelhas). Note ainda que, nas regiões apontadas, não há ponto de contato entre os dentes, e sim falta de ponto de contato, ou **face de contato** (círculo vermelho).

CAPÍTULO 8 ■ Doença periodontal 335

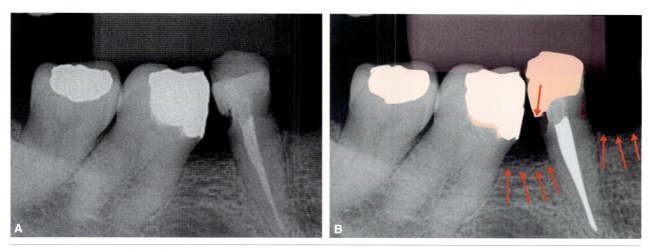

FIGURA 17 Imagens radiográficas intraorais, periapicais da região de PMID e MID. As setas vermelhas apontam para a **reabsorção das cristas ósseas alveolares** (setas vermelhas inferiores), na região onde o ponto de contato é incorreto (há ausência do dente 46), e ausência do dente 44. A seta vermelha superior indica excesso de restauração plástica, dente 45.

LEGENDA

▨ Tratamento endodôntico   ▨ Imagem radiolúcida na raiz, compatível com cárie de raiz (MD)

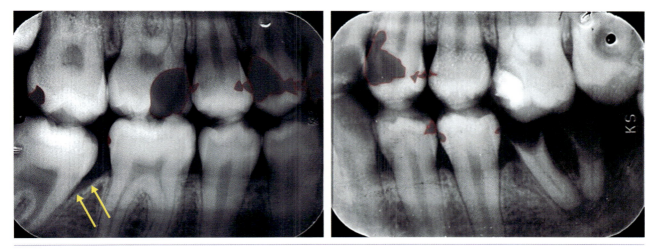

FIGURA 18 Imagens radiográficas intraorais interproximais da região de PME e M de ambos os lados. A melhor condição para os exames radiográficos interproximais seria tomar 4 radiografias, sendo 2 para PM e 2 para M, lados D e E. As setas amarelas apontam para uma **reabsorção de crista óssea alveolar**, tipicamente fisiológica, devido à falta do dente 47, e a **mesioangulação do dente 48**. Note que o paciente possui várias imagens radiolúcidas compatíveis com **cárie**, de vários tamanhos, e no dente 37 e há separação das raízes pelo envolvimento de furca.

LEGENDA

▨ Imagens radiolúcidas nas coroas, compatíveis com cáries de todos os tipos

8.5.1 Reabsorção horizontal, vertical e envolvimento de furca (Figuras 19 a 26)

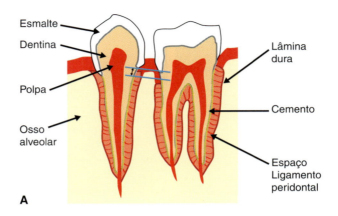

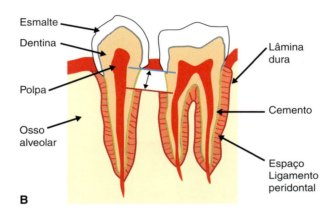

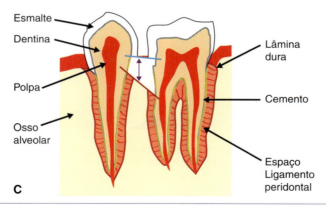

FIGURA 19 Em **A**, vemos o desenho ilustrativo da condição de normalidade radiográfica da crista óssea alveolar (COA) em relação à junção esmalte-cemento (JEC). Essa distância da crista deverá estar entre 1-2 mm. É claro que, com o tempo, os profissionais desenvolvem "olho clínico" e passam a fazer essa interpretação sem a necessidade de medir, por exemplo, com régua endodôntica, ou digitalmente nos *softwares*. Veja o envolvimento dos tecidos periodontais e dos tecidos circunvizinhos. Em **B**, vemos a condição de DP, com reabsorção horizontal (RH) da COA. Para realizar essa análise, traçamos uma linha tangenciando o topo da COA. Depois, traçamos uma linha ligando as JEC nos dentes contíguos. Assim, teremos duas linhas que poderão se relacionar paralelamente ou não. Quando essas linhas estiverem paralelas, e a distância entre elas for maior do que 2 mm, teremos reabsorção horizontal da COA. Quando essas linhas formarem um ângulo entre si, teremos reabsorção vertical da COA, como ilustrado em **C**. A reabsorção horizontal ou vertical nos leva a analisar a gravidade da reabsorção e/ou DP. Assim, via de regra, reabsorção horizontal condiz com doença crônica e reabsorção vertical condiz com doença mais grave, mais severa. Claro que ainda necessitamos vislumbrar os aspectos clínicos analisados.

A reabsorção horizontal caracteriza-se por uma perda óssea em toda a extensão da crista alveolar, quando todo o nível ósseo está sofrendo reabsorção em direção apical da raiz em um mesmo plano no sentido horizontal (Figura 20). A imagem de uma reabsorção óssea vertical caracteriza-se por reabsorção em sentido apical radiograficamente com desníveis ósseos angulares ou irregulares.

Conforme a Figura 21, pode-se observar uma perda óssea no sentido apical na parede distal da raiz do primeiro molar inferior do lado esquerdo.

Uma evolução progressiva da doença periodontal destrutiva pode determinar o comprometimento das furcas em diferentes graus, caracterizando reabsorção óssea e perda de inserção no espaço inter-radicular. Furca é a área inter-radicular dos dentes multirradiculares que contém o septo ósseo inter-radicular e o ligamento periodontal. Radiograficamente, pode ser observada área radiolúcida de diferentes graus de acordo com a severidade da lesão (Figuras 23 e 24).

Uma imagem radiolúcida extensa pode ser observada envolvendo o primeiro e o segundo molares superiores do lado direito em toda a área, incluindo a região periapical e a região de furca do primeiro molar, aspecto de uma grande perda da estrutura óssea (Figura 25). Na imagem em TC plano sagital pode-se notar a perda óssea da região de furca (Figura 26).

Nas diretrizes de Boas Práticas da Faculdade de Clínica Geral (Reino Unido) [FGDP (UK)], "Critérios de seleção para radiografia dentária" (HORNER e EATON, 2013), o painel de especialistas reconheceu que havia falta de indícios de pesquisa para permitir que eles fizessem recomendações robustas e baseadas em evidências sobre critérios de seleção radiográfica para periodontia. As recomendações da diretriz do FGDP são, portanto, baseadas na opinião de especialistas (BPE, 2011).

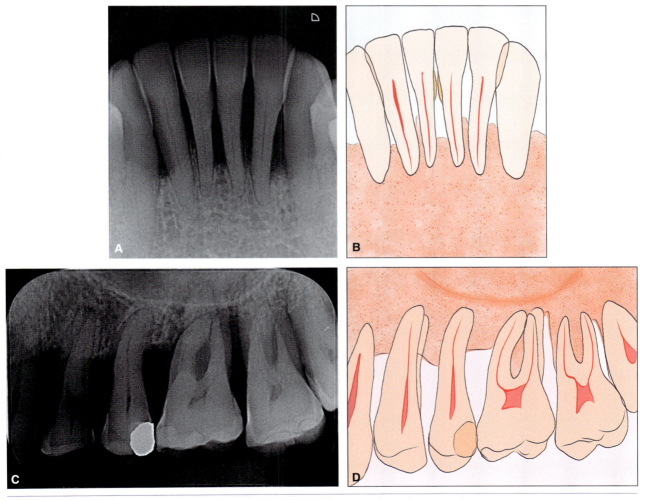

FIGURA 20 Radiografias intraorais periapicais de II e MSE-PMSE com reabsorção horizontal.

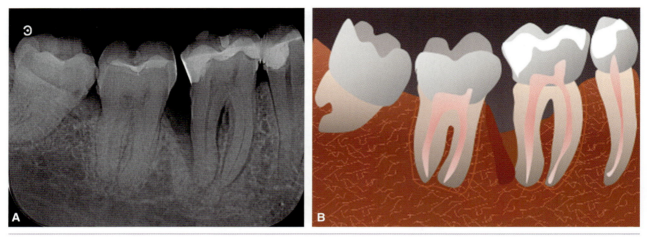

FIGURA 21 Radiografia intraoral periapical de MIE mostrando reabsorção vertical (**A**) e desenho ilustrativo (**B**).

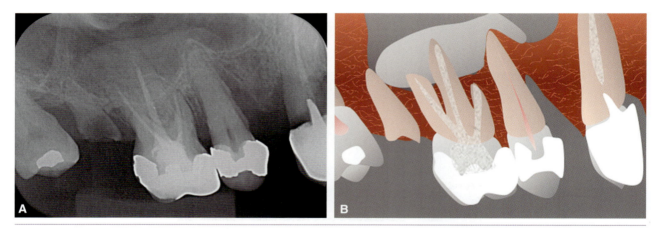

FIGURA 22 Radiografia intraoral periapical de MSD e PMSD mostrando perda óssea do tipo vertical na parede mesial da raiz do segundo pré-molar superior do lado direito. Presença de raiz residual do dente 17.

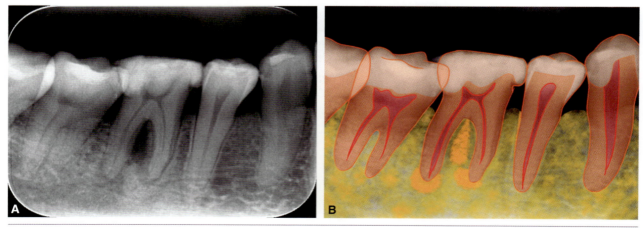

FIGURA 23 Radiografia intraoral periapical de MID e PMID mostrando comprometimento de furca do primeiro molar do lado direito com aspecto radiolúcido.

CAPÍTULO 8 ■ Doença periodontal 339

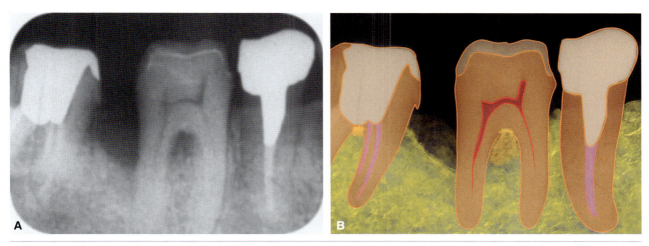

FIGURA 24 Radiografia intraoral periapical de MID mostrando lesão periodontal vertical.

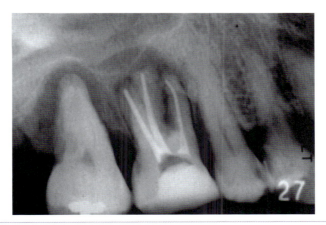

FIGURA 25 Radiografia intraoral periapical de MID mostrando lesão periodontal vertical.

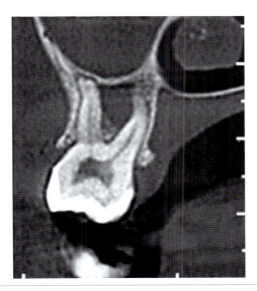

FIGURA 26 Imagem de tomografia em plano sagital. Lesão de furca no molar superior com área hipodensa. Raiz vestibular junto a cortical do assoalho do seio maxilar.

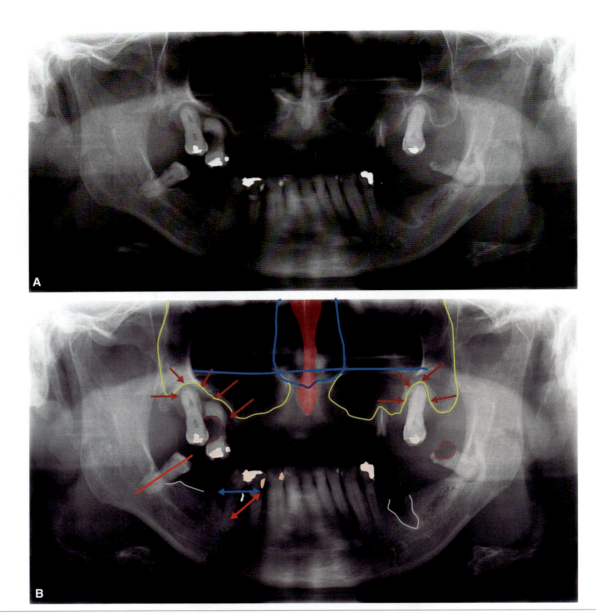

FIGURA 27 Imagens radiográficas panorâmicas com destaque para a avançada DP na maxila, com **reabsorção severa, vertical** e generalizada, das COA, em nível apical, nos dentes MS. Veja que o dente 17 possui **extensa lesão de cárie**. Note também que o dente 15, com sua coroa completamente destruída, não está dentro do **seio maxilar**, apenas está sobreposto a este, pois vemos o ELP e a LD em seu ápice. Já na mandíbula a reabsorção é mais pontual. Na mesial do dente 48 há **reabsorção fisiológica**, terço médio, devido à falta dos dentes contíguos e à consequente mesioinclinação do dente 48. O mesmo ocorre com o dente 38, que, ademais, possui **extensa lesão de cárie** e lesão endo-perio. Na região dos dentes 34-35 vemos um **alvéolo em reparação**, pois provavelmente houve extração recente. Já entre os dentes 44-45 há **reabsorção da COA vertical**, no terço médio do dente 45. Note que há uma **restauração plástica cervical** no dente 44 que pode ter contribuído para esse processo, ademais do enorme **tártaro na mesial da raiz do dente 45**. As setas vermelha e azul bidirecionais mostram a reabsorção angular ou vertical. As setas vermelhas (parte superior) apontam a relação do seio maxilar com as raízes dos dentes MSs.

LEGENDA

Reabsorção vertical, apical	Seio maxilar	COA com reabsorção fisiológica, região MID
Restauração plástica cervical	Contorno da FN e linha do palato	Tártaro cervical
Restauração metálica	Alvéolo em reparação na região, dente 36	Extensa imagem radiolúcida na raiz, compatível com carie de raiz

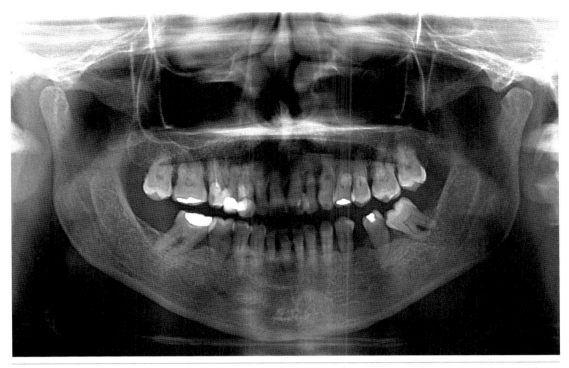

FIGURA 28 Radiografia panorâmica. Envolvimento de todos os dentes com perda horizontal da crista óssea alveolar. Deslocamento dos dentes pré-molares do lado esquerdo inferior para distal e com giroversão.

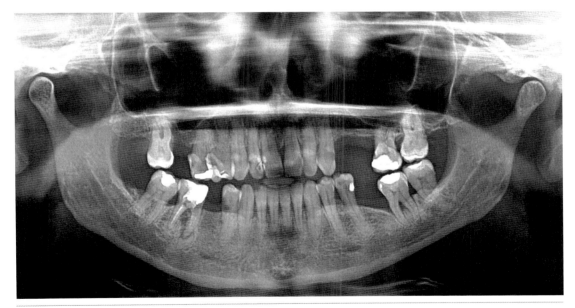

FIGURA 29 Radiografia panorâmica. Envolvimento de todos os dentes com perda horizontal da crista óssea alveolar. Comprometimento da região de furca do segundo molar inferior do lado esquerdo e do segundo molar do lado direito, com imagem radiolúcida periapical de aspecto difuso na raiz mesial.

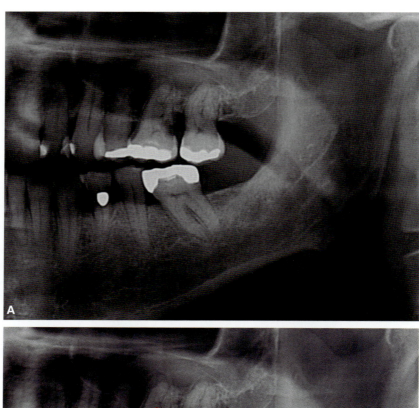
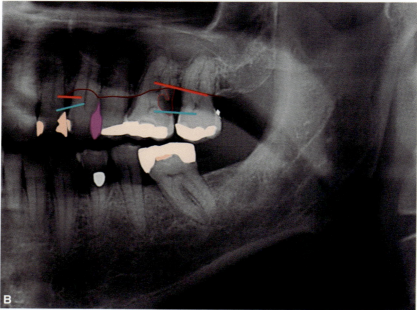

FIGURA 30 Imagens radiográficas panorâmicas, cortadas, com destaques para o lado E. Veja a avançada DP na maxila E posterior, com **reabsorção severa vertical** das COA, terço médio entre 26-27 e terço cervical entre 22-23. O dente 24 está ausente. Note que há face de contato entre as **restaurações plásticas** de 22-23 e falta de contato entre 26-27, com excesso da **restauração metálica** do dente 27, que podem ser as causas dessa DP, além da **extensa lesão de cárie da superfície radicular do dente 26**. Há pequeno **tártaro cervical** na distal do dente 27, e reabsorção horizontal da COA nessa região. A sobreposição das superfícies proximais dos dentes 23-24 é comum para essa técnica radiográfica. As linhas vermelho e verde (parte superior) indicam relação entre as COAs e as JECs.

LEGENDA

- Lesão de cárie da superfície radicular do dente 26
- Restaurações plásticas e base+forramento (37)
- Restauração metálica classe V
- Extensa imagem radiolúcida na raiz, compatível com cárie de raiz
- Restaurações metálicas
- Reabsorção severa vertical
- Tártaro coronário

CAPÍTULO 8 ■ Doença periodontal 343

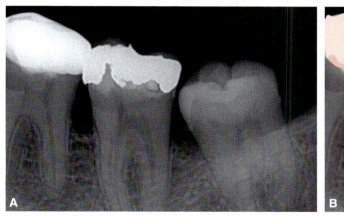
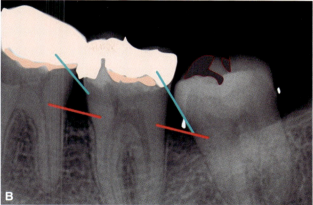

FIGURA 31 Imagens radiográficas intraorais de MIE. Note que o dente 38 está em infraoclusão e possui **tártaros cervicais** nas duas faces proximais. As **COA** entre esses dentes MIE estão com **reabsorção vertical**. Veja também que há excesso da restauração metálica na mesial do dente 37. Há imagem radiolúcida na coroa do dente 38, compatível com **cáries de fissura**.

LEGENDA

- Cáries de fissura
- Restauração metálica
- Reabsorção vertical e COA
- Base+forramento
- Tártaro cervical, dente 38 (MD)
- Linha de orientação das junções esmalte-cemento

FIGURA 32 Imagens radiográficas intraorais de ILSD e CSD. Veja que as **restaurações plásticas** estão pessimamente acabadas, possuindo excesso e falta de material. Há **reabsorção horizontal da COA** entre 11-12 (já que a **distância entre a linha que liga as JEC** dos dentes 11-12 e a linha tangente à COA entre esses é paralela e a distância entre elas é maior do que 2 mm), provavelmente devido aos **cálculos dentários ou tártaros** no terço cervical das raízes desses. Note que há face de contato, e enorme excesso da **restauração plástica** na distal do dente 11. Veja ainda que há **imagens radiolúcidas** nas raízes dos dentes 13 e 14, compatíveis com **cárie de raiz** e **lesão apical radiolúcida** difusa no dente 13, **tratado endodonticamente**, com **obturação aquém do limite apical**. A linha cinza pontilhada representa a TMN.

LEGENDA

- Distância entre a linha que liga a JEC e a COA
- Reabsorção horizontal da COA
- Tártaro cervical
- Lesão radiolúcida, apical parcialmente circunscrita
- Material obturador de canal aquém do limite
- Restauração plástica, veja o excesso grosseiro na face M do 11
- Altura da JEC

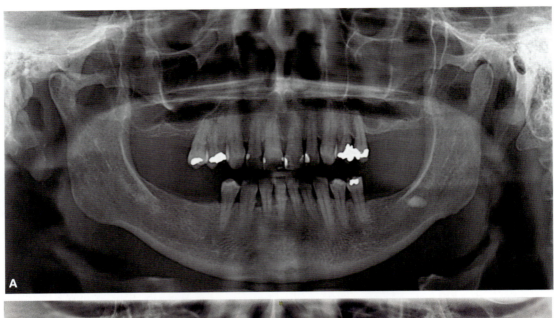

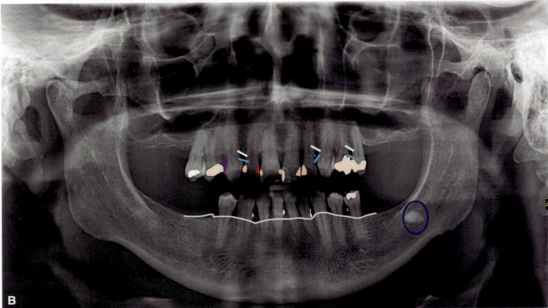

FIGURA 33 Imagens radiográficas panorâmicas com destaques na mandíbula para o nível das COA e presença de **tártaros cervicais**. Além, é claro, da **imagem radiopaca, circunscrita, unilocular, compatível com raiz residual** no corpo mandibular E, posterior. Na maxila, há **reabsorções horizontal** (12-13 e 24-25) e **vertical** (22-23). Note que, nas **reabsorções** que ainda são horizontais, há tendência a verticalizar, ou agudizar, se não houver tratamento. A oclusão desse paciente é ruim, já que não possui dentes posteriores, e, assim, deve mastigar com desequilíbrio. Na maxila só há **tártaro** visível no dente 22, cervical. Há apenas uma possível cárie, vista no dente 12 (M).

LEGENDA

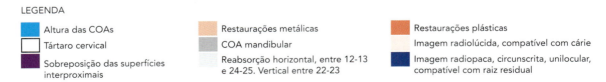

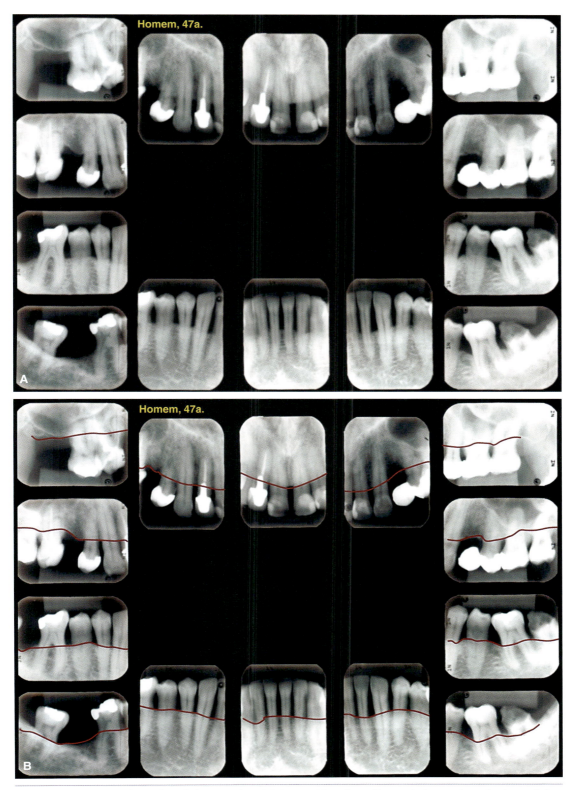

FIGURA 34 Exame radiográfico de boca toda, trivial, com 14 radiografias onde foram desenhadas as linhas representativas das COA, evidenciando **reabsorção** destas, horizontal, generalizada e terços cervicais para médio. Não são visíveis tártaros.

LEGENDA ▮ Nível ósseo das COAs, mostrando alguma reabsorção

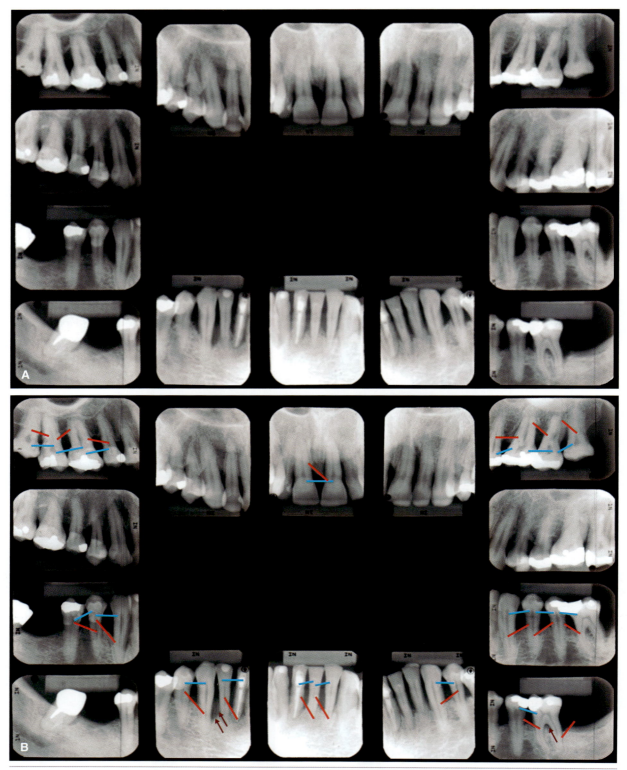

FIGURA 35 Exame radiográfico de boca toda, trivial, com 14 radiografias, mostrando várias **reabsorções angulares ou verticais**, o que deixa evidente a situação crítica do caso. Também são evidentes várias faces cervicais/médias com tártaros e até o envolvimento de furca, no caso do dente 36. O nível de comprometimento é muito variável, desde cervical (p. ex., dente 21), passando pelo terço médio (dente 36), até nível apical (dente 32).

LEGENDA — Posições das JECs para diferentes COAs — Posições das COAs para diferentes espaços interdentários — Reabsorção angular V ou L (42-43) e envolvimento furca (36)

CAPÍTULO 8 ■ Doença periodontal 347

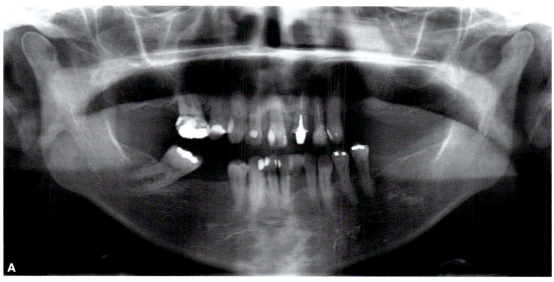

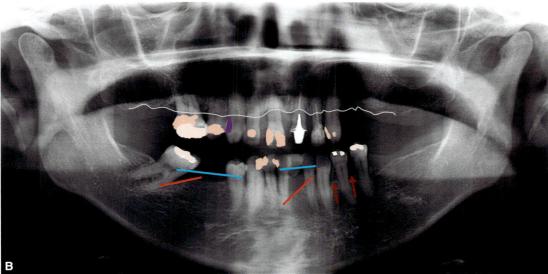

FIGURA 36 Imagens radiográficas panorâmicas com destaque para a mandíbula, sob a prótese que substitui o dente 31, com **reabsorção angular ou vertical da COA**, terço médio, e, na região do dente 48, mesioangulado. Quando não há o dente contíguo, fica muito mais difícil traçar a linha imaginária das **JEC**. Note a forma **erosiva das COA** entre 33-34-35, relativa às reabsorções. Na maxila, traçamos a linha de reabsorção das COA, horizontal, em geral, com exceção do dente 11, onde a reabsorção é vertical.

LEGENDA

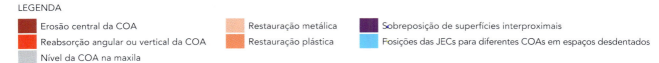

- Erosão central da COA
- Reabsorção angular ou vertical da COA
- Nível da COA na maxila
- Restauração metálica
- Restauração plástica
- Sobreposição de superfícies interproximais
- Posições das JECs para diferentes COAs em espaços desdentados

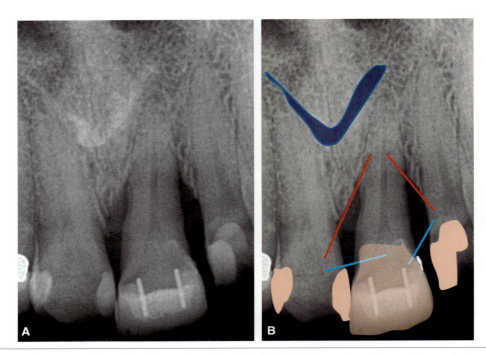

FIGURA 37 Imagens radiográficas intraorais periapicais de ICS. Veja a reabsorção angular no dente 21, que possui extensa **restauração plástica**, inclusive com pinos metálicos para contenção. Não há contato deste com o dente 22 e há uma face de contato com o dente 11.

LEGENDA

- ▪ ENA
- ▪ Posições das COAs para diferentes espaços MD do dente 21
- ▪ Posições das JECs para diferentes COAs MD do dente 21
- ▪ Restauração plástica. Coroa plástica com pinos dente 21

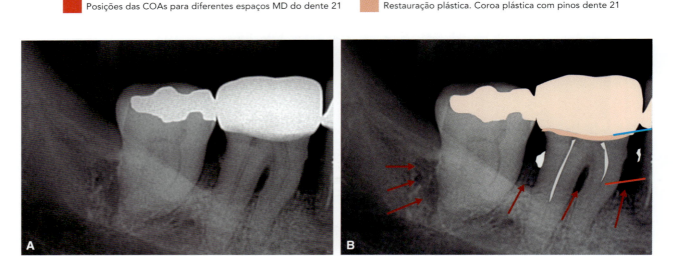

FIGURA 38 Imagens radiográficas intraorais periapicais de MID. O dente 46 possui **coroa total metálica**. Veja que há uma linha com extravasamento do **material cimentante** da coroa. Há **tártaro**, cervical/médio, na raiz distal e logo abaixo há reabsorção da COA. Veja que a COA sempre está abaixo da linha do **tártaro** (ou acima, no caso dos dentes superiores). Note também os **nódulos de calcificação pulpar** nos condutos radiculares do dente 46, e o envolvimento de furca na reabsorção da COA inter-radicular. Há reabsorção da COA também entre os dentes 46-45 (há **tártaro** na distal da raiz do dente 45). As setas vermelhas indicam destruição óssea em diferentes níveis.

LEGENDA

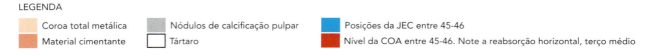

CAPÍTULO 8 ■ Doença periodontal 349

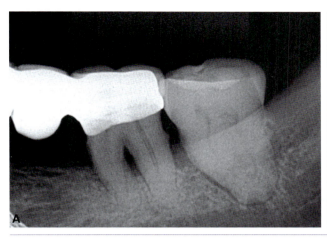 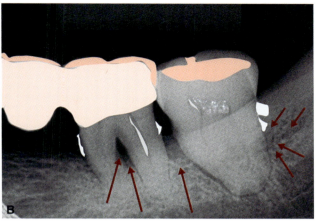

FIGURA 39 Imagens radiográficas intraorais periapicais de MIE. Vemos o dente 37, pilar de uma ponte fixa (**metaloplástica** ou **metalocerâmica**), com **comprometimento de furca** em **reabsorção no terço médio das raízes**. Veja que ambas as proximais desse dente possuem **tártaro cervical**. Na face distal vemos a **reabsorção angular da COA**, que afeta também o dente 38, inclusive na distal desse elemento, onde vemos enormes **tártaros cervicais** nessa face. As setas vermelhas indicam destruição óssea em diferentes níveis.

LEGENDA

- Comprometimento de furca e outras destruições ósseas das COAs
- Nódulo de calcificação pulpar na câmara (37) e intrarradicular (36)
- Restauração plástica
- Tártaro cervical
- Metalocerâmica

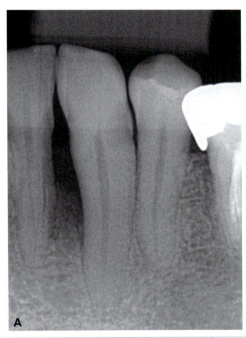 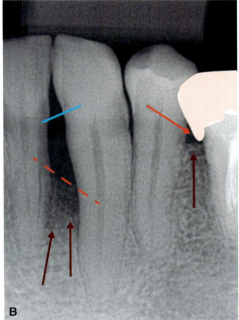

FIGURA 40 Imagens radiográficas intraorais periapicais da região de CIE. Vemos avançada **perda óssea vertical ou reabsorção da COA** entre 33-32. Já entre os dentes 34-35, devido ao excesso na restauração do dente 35, vemos início da **reabsorção da COA**. A seta vermelha (parte superior) aponta excesso da restauração, dente 36.

LEGENDA

- Posições da JEC entre 32-33
- Restauração metálica
- Nível da COA entre 32-33. Note a reabsorção angular, terço médio.
- Perda óssea vertical ou reabsorção da COA A seta vermelha (parte superior) aponta excesso da restauração, dente 36.

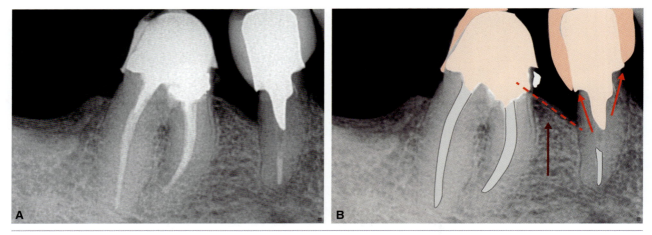

FIGURA 41 Imagens radiográficas intraorais periapicais da região de MID e PMID. Vemos o dente 46, ou 47 talvez, sem coroa. É visível apenas o NMF, mas há algum cimento sobre o NMF, e a coroa poderia ser plástica, assim, radiotransparente. Note o enorme **tártaro** na mesial cervical deste. O dente 45 também possui **tratamento endodôntico**, até o limite apical, e larga coroa protética, **metaloplástica**, com **infiltração nas proximais** (setas vermelhas). Assim, há **reabsorção angular** entre esses dentes, por várias causas: **excesso de restauração**, **tártaro** e diastema.

LEGENDA

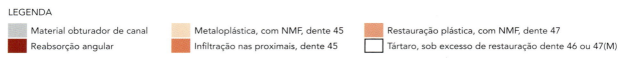

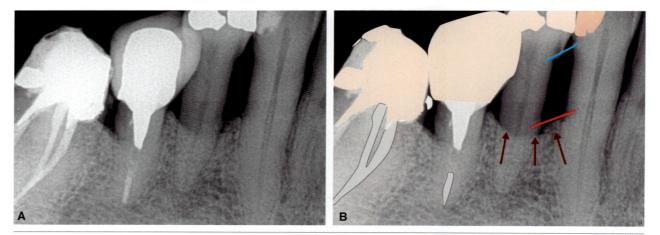

FIGURA 42 Imagens radiográficas intraorais periapicais de PMID do mesmo paciente da Figura 5. Veja a severa **reabsorção da COA** entre 43-44, horizontal, e a **cratera (reabsorção côncava)** no dente 44, referente às corticais V/L.

LEGENDA

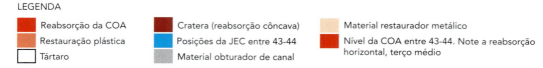

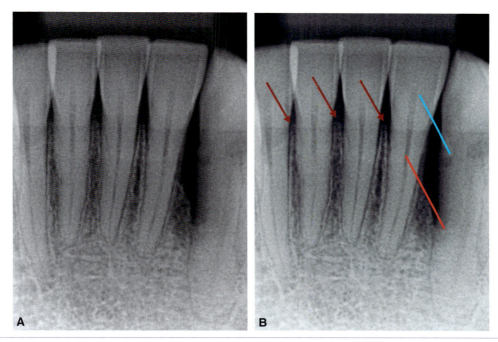

FIGURA 43 Imagens radiográficas intraorais periapicais de II. Note o "apagamento" das COA entre os II, que se referem à **reabsorção inicial** destas (setas vermelhas na parte superior). A linha vermelha mostra o nível da COA entre 32-33, no qual é possível notar **reabsorção da COA horizontal**, em terço médio. A linha azul-claro indica posições da JEC entre 32-33.

LEGENDA

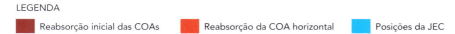

Reabsorção inicial das COAs   Reabsorção da COA horizontal   Posições da JEC

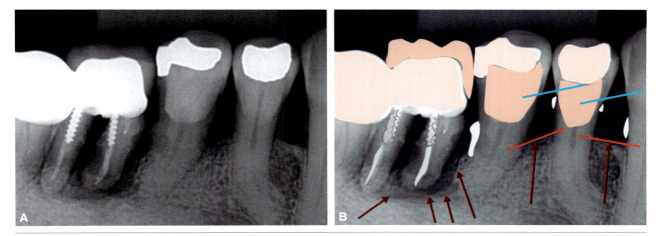

FIGURA 44 Imagens radiográficas intraorais periapicais de PMID e MID. Vemos **severa reabsorção das COA** no terço apical (setas vermelho-escuro). Vertical entre 43-44 e entre 46-45, inclusive há **envolvimento de furca**, em nível apical, no dente 46. Note a grande quantidade de tártaros e as extensas **restaurações plásticas** V/L nos dentes 44 e 45. O dente 46 possui um **NMF com roscas** nas duas raízes, terço médio, além do **tratamento endodôntico** até seu limite apical. Essa lesão no dente 46 é uma **lesão endo-perio**.

LEGENDA

- Restaurações plásticas
- Restauração metálica
- Material obturador de canal
- Posições da JEC entre 43-44 e 44-45
- Tártaro cervical e terço médio no dente 45
- Nível da COA entre 43-44 e 44-45. Note a reabsorção horizontal, terço médio

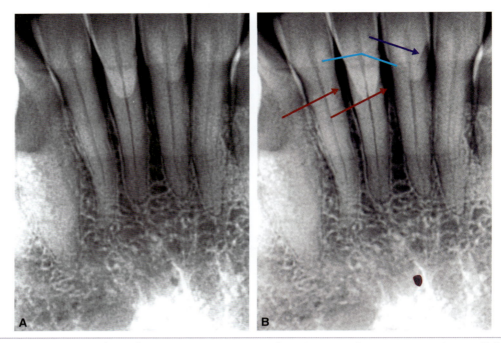

FIGURA 45 Imagens radiográficas intraorais periapicais de II. A seta azul aponta para a **área radiolúcida cervical**, compatível com *burnout*. Veja que temos, entre os dentes II, **reabsorção inicial das COA**. Abaixo vemos a **foramina lingual**.

LEGENDA

- Burnout
- FL
- Reabsorção inicial das COA
- Nível das JECs entre os dentes 41-42 e 31-41

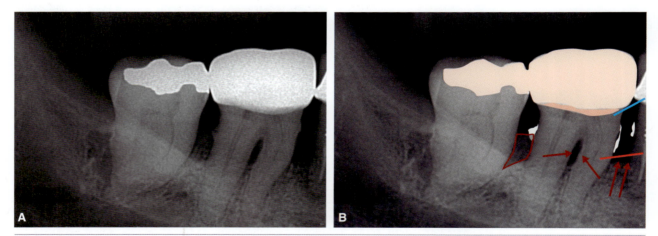

FIGURA 46 Imagens radiográficas intraorais periapicais de MID com severo **comprometimento das COA**. Veja a grande quantidade de tártaro, que causa a **reabsorção angular** entre 46-45 e entre 46-47, que provavelmente atinge mais a cortical V. Assim, o **tártaro** na distal do dente 46 parece estar no mesmo nível da COA, mas é uma ilusão radiográfica, já que a COA V está mais **reabsorvida** do que a COA L, e, assim, o **tártaro**, na verdade, está com sua imagem sobreposta à COA L.

LEGENDA

- Posições da JEC entre 45-46
- Reabsorção angular, 46-47 e 45-46
- COAs reabsorvidas
- Nível da COA entre 45-46
- Restauração metálica. Note a coroa total dente 46
- Material cimentante sob a coroa total
- Tártaro

Com base na diretriz do FGDP de 2013 (Reino Unido), se as radiografias forem indicadas (Figura 47):

- Para profundidades de sondagem uniformes ≥ 4 e < 6 mm e pouca ou nenhuma recessão, faça radiografias horizontais. Se os dentes anteriores forem afetados, faça vistas periapicais intraorais usando a técnica de paralelismo por cilindro longo.
- Para profundidades de sondagem ≥ 6 mm, faça vistas periapicais intraorais de todos os dentes afetados usando a técnica de paralelismo por cilindro longo.
- Para profundidades irregulares de sondagem, faça radiografias de asa horizontal e complemente-as com radiografias periapicais intraorais realizadas usando a técnica de paralelismo por cilindro longo.
- Se houver suspeita de lesão perio-endo, faça uma radiografia periapical intraoral usando a técnica de paralelismo por cilindro longo.
- Quando for necessário um grande número de radiografias periapicais intraorais, considere fazer uma radiografia panorâmica, se houver acesso a uma máquina panorâmica de boa qualidade/baixa dose (Figuras 48 e 49).
- Observe que a tomografia computadorizada de feixe cônico (TCFC) não é indicada como método rotineiro de imagem do suporte ósseo periodontal.

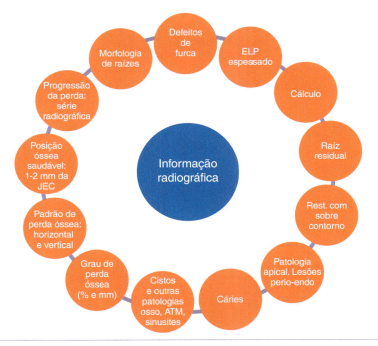

FIGURA 47 Esquema que ilustra as informações radiográficas para o diagnóstico de DP.

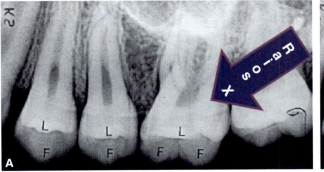
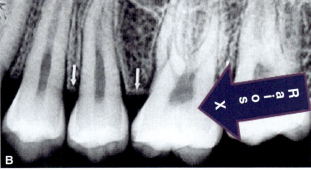

FIGURA 48 Imagens radiográficas intraorais periapicais onde vemos a acentuada dissociação nas cúspides dos dentes posteriores, superiores, quando utilizamos a técnica radiográfica da bissetriz (**A**), devido à **angulação vertical do feixe de raios X** (ao redor de 45°). Note que, inclusive, torna-se difícil identificar as **COA** (setas brancas). Já quando é utilizada a técnica radiográfica do paralelismo (**B**), a **angulação vertical do feixe de raios X** utilizada será menor, devido ao paralelismo entre o filme/sensor e a distância foco-filme/sensor de até 40 cm, e, assim, as **COA** são mais bem reproduzidas, da mesma forma que a distância às JEC é mais fiel.

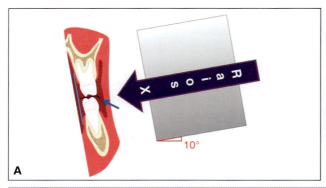
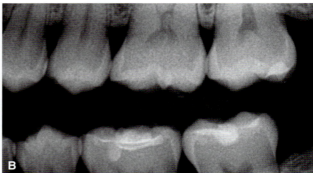

FIGURA 49 Vemos em A o desenho da técnica radiográfica intraoral interproximal onde a **angulação vertical** será de no máximo 10° (na média é de 5-8°). Em B, vemos o resultado radiográfico sem grande dissociação das cúspides dos dentes posteriores. Da mesma forma, reproduz mais fielmente a distância das COA às JEC.

8.6 AVALIAÇÃO RADIOGRÁFICA PERIODONTAL

Do ponto de vista médico-legal, é importante registrar no prontuário clínico do paciente uma avaliação completa de qualquer radiografia (Figuras 51 a 74).

De uma perspectiva periodontal, isso incluirá:

- O grau de perda óssea – se o ápice estiver visível, isso deve ser registrado como porcentagem.
- O tipo de perda óssea – defeitos infraósseos horizontais ou angulares (vertical).
- A presença de defeitos de furca (envolvimento de furca).
- A presença de cálculo subgengival.
- Outras características, incluindo lesões perio-endo, ELP alargados, comprimento ou morfologia anormal da raiz, restaurações pendentes (excesso/falta de contorno), cárie.

O SDCEP – Practice Support Manual (2020) fornece mais informações sobre o uso da radiografia na prática odontológica (Quadro 1). Os cuidados com a radiação ionizante para o uso de radiografias no diagnóstico de DP são ilustrados na Figura 50.

Fatores que contribuem para a doença periodontal
- Cárie.
- Contatos abertos – diastemas.
- Restaurações pendentes (falta).
- Sobre ou sob restaurações com contornos.
- Oclusão traumática.
- Cálculo dentário (tártaro).
- Dentição mal posicionada na arcada e falta de espaço para todos os dentes.

- Diabetes:
  - pode tornar o paciente mais suscetível à doença periodontal;
  - pode aumentar a gravidade da doença;
  - pacientes com diabetes tendem a desenvolver abscessos periodontais.
- Doença pelo HIV:
  - rápida progressão da doença;
  - má resposta à terapia.

QUADRO 1 Recursos detectáveis de interesse nas radiografias

	Periapical	Panorâmica
Níveis ósseos	Sim	Sim
Perda óssea ■ Horizontal ■ Angular	Sim	Sim
Envolvimento de furca	Sim	Sim
Cálculo	Sim	Sim
Margens restauradoras radiopacas ■ Falta ■ Excesso	Sim	Sim
Morfologias radiculares	Sim	Sim
Comprimento da raiz incorporado ao osso alveolar	Sim	Sim
Espaço ampliado do ligamento periodontal	Sim	Sim
Cárie radicular proximal	Sim	Sim
Preenchimentos do canal radicular	Sim	Sim
Periodontite periapical, cistos, granulomas	Sim	Sim
Terceiros molares impactados	Sim	Sim
Raízes retidas	Sim	Sim
Raízes fraturadas	Sim	Sim
Restos de cimento	Sempre	Algumas vezes
Cistos/tumores	Algumas vezes	Sim

Fonte: Tugnait et al., 2000; Corbet et al., 2009.

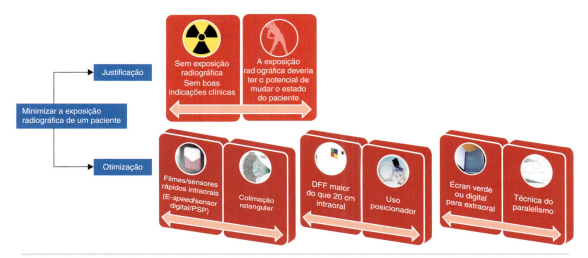

FIGURA 50 Esquema que ilustra os cuidados com a radiação ionizante para o uso de radiografias para o diagnóstico de DP.

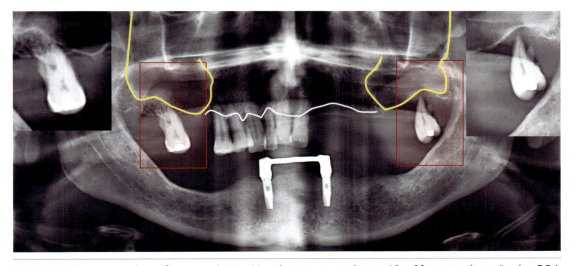

FIGURA 51 Imagem radiográfica panorâmica. Nos destaques, os dentes 18 e 28 com reabsorção das COA em nível apical. Nessas condições, é claro, há envolvimento de furca, e, assim, esses dentes estão perdidos. Veja que as corticais dos soalhos de seio maxilar estão superficializando ao rebordo alveolar, devido ao grau acentuado de reabsorção. Note também que os outros dentes nessa arcada superior (15-21) têm reabsorção horizontal das COA em nível apical. Esse rebordo alveolar maxilar está irregular. Na mandíbula também vemos acentuada reabsorção das COA, principalmente nas regiões posteriores dela. Na região anterior mandibular temos dois implantes metálicos rosqueáveis unidos por barra metálica.

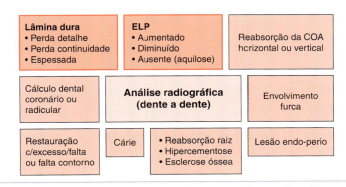

FIGURA 52 Diagrama ilustrando os principais tópicos relativos à análise radiográfica.

FACULDADE DE ODONTOLOGIA DE RIBEIRÃO PRETO-FORP/USP – DISCIPLINA RADIOLOGIA

prontuário ____________

nro de filmes ______________ data: __/__/__ professor _______ 2004

PACIENTE:

gênero: __M __F idade: ___ anos ___ meses

MAXILA

		cárie						restauração				câmara pulpar			condutos radiculares					raízes				espaço periodontal			lâmina dura			usar 1/3 C = cervical M = médio A = apical						
dente	ausente	esmalte	esmalte e dentina	exposição pulpar (use X)	cemento	destruição coronária	reicidivante	incorreta E = excesso F = falta	correta	proteção pulpar (use X)	prótese I = implante P = pôntico C = coroa	dentina reacional	nódulo pulpar	reabsorção interna	atresiado	calcificação	complementar	obstrução até o 1/3	extravasamento	dilacerada	suplementar	reabsorção I = interna E = externa	residual	aumentado	diminuído	ausente (anquilose)	perda de detalhe	perda de continuidade	espessada	cálculo dental coronário	cálculo dental radicular	reabsorção da crista óssea alveolar horizontal	reabsorção da crista óssea alveolar vertical	envolvimento de furca	fratura C = coronária R = radicular	anomalia
18																																				
17																																				
16																																				
15																																				
14																																				
13																																				
12																																				
11																																				
21																																				
22																																				
23																																				
24																																				
25																																				
26																																				
27																																				
28																																				

use M = mesial D = distal O = oclusal V/P = vestibular ou palatina

use X

use 1/3 C = cervical M = médio A = apical

use M = mesial D = distal A = apical

use M = mesial D = distal

cite a raiz M, D, V, MV, MD, P, MV, DV

observações

auxiliar:

(letra legível)

FIGURA 53 Esta ficha clínica para interpretação radiográfica é utilizada no Curso de Graduação, Disciplinas de Radiologia Básica e de Diagnóstico Clínico da Faculdade de Odontologia de Ribeirão Preto da Universidade de São Paulo (FORP/USP). Veja que é detalhada para cada dente (no caso os dentes inferiores estariam no verso da ficha) e para cada situação, sendo os mais prevalentes problemas de saúde bucal no mundo: cárie, doenças do periápice (em geral uma consequência das cáries), doença periodontal, anomalias e traumas (WATANABE e ARITA, 2019).

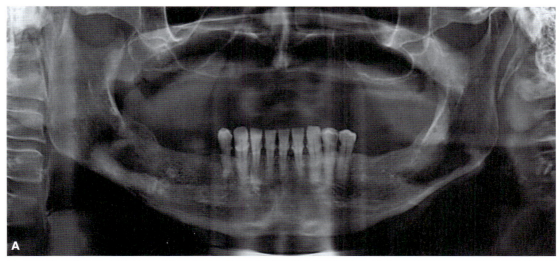
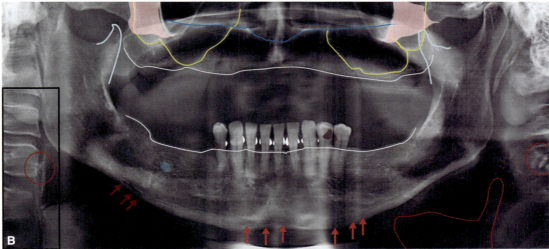

FIGURA 54 Imagem radiográfica panorâmica de paciente parcialmente dentado na mandíbula. Veja que há grande quantidade de **tártaro cervical** e algumas pequenas **áreas radiolúcida nos dentes** compatíveis com **cáries** tipo V no dente 34. Outro detalhe são as **erosões na cortical inferior mandibular** classe III de Klemetti. Há vários estudos que correlacionam a doença periodontal com perda óssea sistêmica, ou osteoporose. Outro agravante para este paciente seriam as imagens radiopacas, uniloculares, próximas às vértebras cervicais, compatíveis com ateromas. Abaixo do lado E vemos a sombra da epiglote. No corpo mandibular D a imagem radiopaca, circunscrita, unilocular em osso alveolar é compatível com **raiz residual ou condensação óssea**.

LEGENDA

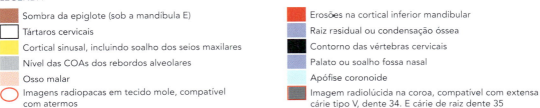

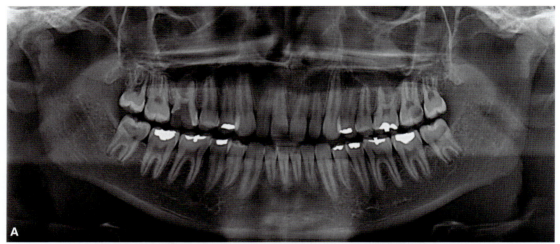
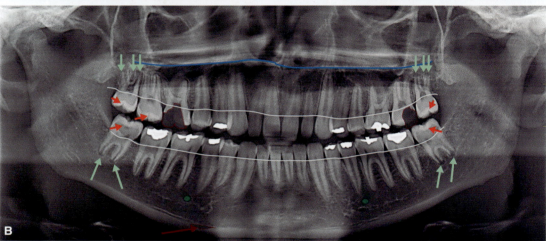

FIGURA 55 Imagem radiográfica panorâmica de paciente totalmente dentado. Veja que os dentes 3º M têm **rizogênese incompleta**. Assim, trata-se de paciente jovem. Foi traçado o **nível das COA** maxilomandibulares em normalidade. Note que os dentes 27 e 16 apresentam **imagem radiolúcida na coroa**, compatível com **cárie tipo V** (veja o aumento do ELP apical do dente 16). Outras possibilidades de **cáries** são apontadas pelas setas vermelhas, principalmente devido às fissuras centrais profundas desses dentes posteriores. Assim, é de rotina que, ao entrarem em erupção, esses elementos devam ser selados em suas superfícies oclusais. Próximo ao ápice dos dentes 35 e 45 vemos os **FMt**. Note outro detalhe: a **erosão na cortical inferior mandibular**. Classe II de Klemetti, a ser verificada.

LEGENDA

- ■ FMt
- ■ Erosão na cortical inferior mandibular
- ■ Nível das COA superior e inferior
- ■ Rizogênese incompleta
- ■ Imagem radiolúcida na coroa, compatível com extensa cárie tipo V

CAPÍTULO 8 ■ Doença periodontal 359

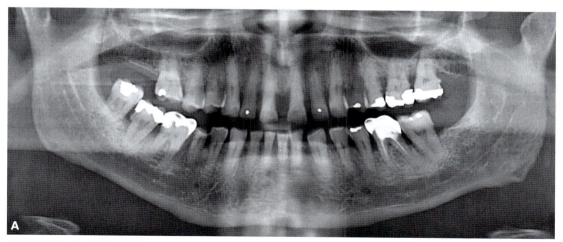
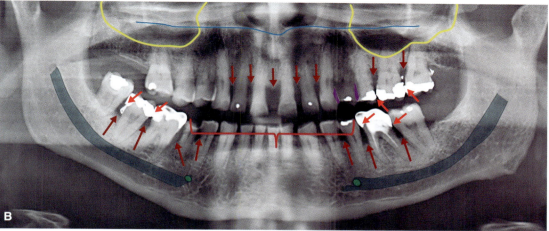

FIGURA 56 Imagem radiográfica panorâmica de paciente parcialmente desdentado, mas que possui a grande maioria dos dentes, por enquanto. Veja que o dente 48 já está estruído, por não conter seu antagonista, mesmo contra a força da gravidade. Veja que há **reabsorção das COA**, generalizada, com **perdas horizontais e verticais**. Há várias **restaurações mal acabadas**, sem contorno, com **excesso/falta**, além de alguns **tártaros** nos molares maxilares do lado E. Outro detalhe que chama a atenção é o desgaste das superfícies incisais dos dentes anteriores, inferiores, típico de **abrasão/atrição**. Essa anomalia adquirida também pode, é claro, causar DP. Vemos também alguns dentes com **sobreposição de superfícies interproximais**.

LEGENDA

- Reabsorção das COAs (seta)
- CM
- Soalho FN
- Tártaro
- Cortical do soalho dos seios maxilares
- Sobreposição de superfícies interproximais
- COAs reabsorvidas, angular terço médio entre 46-45 (seta)
- Reabsorção das COAs (seta)

360 Radiologia Oral – Texto e Atlas

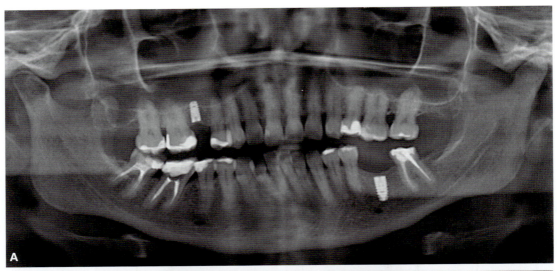

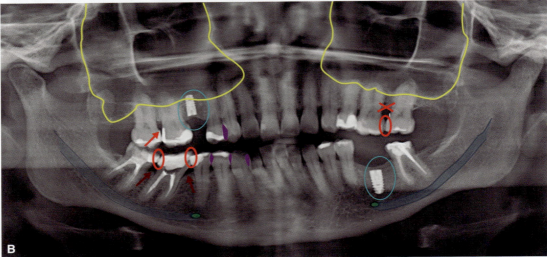

FIGURA 57 Imagem radiográfica panorâmica de paciente parcialmente desdentado. Existem dois **elementos metálicos, com rosca em osso alveolar**, típicos de **implantes** que vão substituir as raízes dentárias. Note vários pontos de contato irregulares, devido às **restaurações com excesso/falta** e/ou mau posicionamento dentário, e também há **tártaro** presente, como é o caso da mesial do dente 27, que causam **reabsorção das COA**. Vemos também alguns dentes com **sobreposição de superfícies interproximais**. Em relação ao implante maxilar, lado D, vemos a possibilidade de que este esteja em íntimo contato com o **seio maxilar**, ou até dentro do **seio maxilar**, tendo rompido a cortical do soalho deste, talvez sem romper a membrana interna sinusal. Uma radiografia periapical, pela técnica do paralelismo, poderia ajudar a ter esse discernimento, antes até de indicar uma imagem por TCCB. Já o implante mandibular, lado E, tem boa distância do **FMt** e do **CM**.

LEGENDA

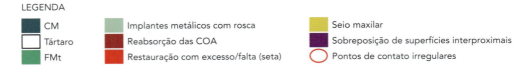

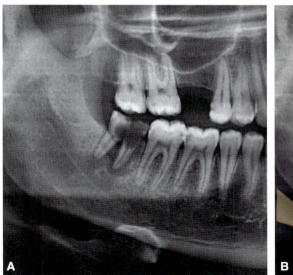
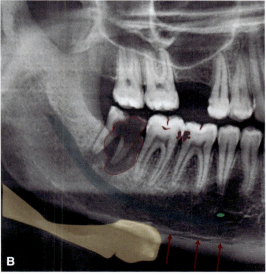

FIGURA 58 Recortes de imagens radiográficas panorâmicas, onde vemos uma avançada lesão endo-perio no dente 48, inclusive com envolvimento de furca. Note as características das **fissuras centrais** dos dentes contíguos, com **imagens radiolúcidas nas coroas**, compatíveis com **cárie**, e a provável causa dessa destruição coronária do dente 48. Outro detalhe são as **erosões na cortical inferior mandibular (CIM)**. Classe II de Klemetti. Veja que parte do **osso hioide** sobrepõe a CIM.

LEGENDA
- Osso hioide
- Erosões na CIM
- Fissuras centrais profundas
- FMt
- CM
- Imagens radiolúcidas nas coroas, compatíveis com cárie. Destruição coronária dente 48, com lesão endo-perio

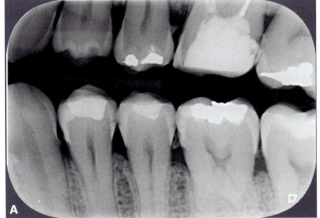
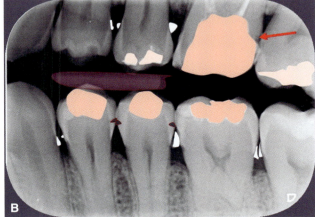

FIGURA 59 Imagens radiográficas intraorais interproximais de PME e ME realizadas com **posicionador**. Veja a grande quantidade de **tártaro**, a maioria cervical, nas superfícies interproximais, que causam início de reabsorção das COA. Vemos também que existem imagens radiolúcidas nas coroas, compatíveis com **cárie** tipos I-II, e uma **infiltração por cárie**, devido à falta de **material restaurador plástico** e/ou falta de contorno da restauração.

LEGENDA
- Infiltração por cárie
- Posicionador
- Material restaurador plástico
- Restauração metálica
- Tártaros coronários
- Imagem radiolúcida na coroa, compatível com cárie, tipos I e II

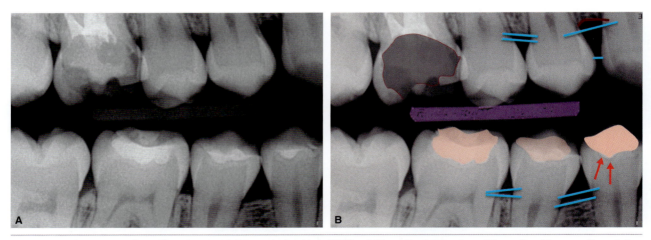

FIGURA 60 Imagens radiográficas intraorais interproximais de PMD e MD realizadas com **posicionador**. Note as disposições de **COA** e **JEC**, normais entre 14-15, 44-45 e 45-46. Entre 13-14 há um diastema e notamos uma **cratera inicial na COA**. Abaixo da **restauração plástica** do dente 44 há imagem radiolúcida, compatível com **recidiva por cárie**, ou falta de condensação do material plástico. O dente 16, com tratamento endodôntico, tem enorme **destruição coronária** que precisa ser restaurada.

LEGENDA

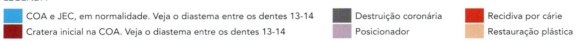

COA e JEC, em normalidade. Veja o diastema entre os dentes 13-14
Cratera inicial na COA. Veja o diastema entre os dentes 13-14
Destruição coronária
Posicionador
Recidiva por cárie
Restauração plástica

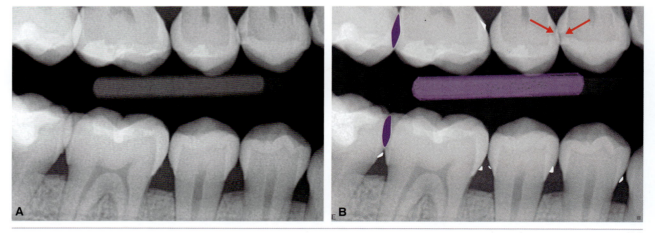

FIGURA 61 Imagens radiográficas intraorais interproximais de PMD e MD realizadas com **posicionador**, sem restaurações interproximais, ou classe III, com vários pequenos **tártaros cervicais**. Note que as COA estão aplainadas, sem crista. Vemos pequenas **sobreposições de faces interproximais** entre os dentes MD e entre os dentes 14-15, com suspeita de **cárie incipiente**.

LEGENDA

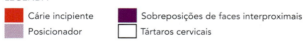

Cárie incipiente
Posicionador
Sobreposições de faces interproximais
Tártaros cervicais

CAPÍTULO 8 ■ Doença periodontal 363

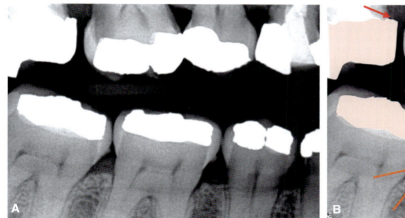
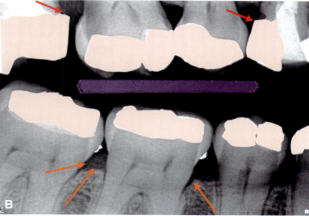

FIGURA 62 Imagens radiográficas intraorais interproximais de PMD e MD realizada com **posicionador**, onde todos os elementos possuem **restaurações metálicas, amálgama de prata**. Note que as **restaurações** com faces proximais estão incorretas, com **excesso/falta de contorno**. Isso é propício para a **recidiva por cárie**, como é o caso da distal do dente 14; e, também, o acúmulo de **tártaro**, MI, que causa **reabsorções das COA**. Observe a COA entre os MI, com **reabsorção apenas da face V**, e o caso entre 46-45 com **aumento do ELP cervical**, próximo ao **aplainamento da COA**.

LEGENDA

- Aplainamento da COA
- Excesso/falta de contorno
- Posicionador
- Tártaros coronários
- Restaurações metálicas, amálgama de prata
- Recidiva de cárie (imagem radiolúcida sob restauração)

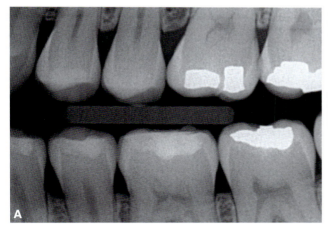
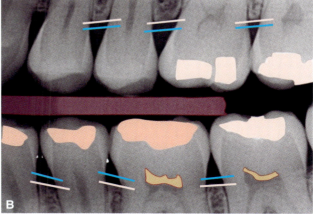

FIGURA 63 Imagens radiográficas intraorais interproximais de PME e ME realizadas com **posicionador**. Note que, apesar dos pequenos **tártaros** presentes (34-35), **não temos reabsorção das COA**, que são vistas em sua normalidade, com distância para a linha imaginária das JEC, em torno de 1-2 mm. Veja também que essas cristas ósseas possuem LD. Entre os dentes 34-35 já podemos ver um aplainamento inicial, reflexo dos tártaros presentes. No teto das câmaras pulpares dos dentes 36 e 37 podemos ver a **dentina secundária**.

LEGENDA

- Dentina secundária
- Posicionador
- Posições das JECs em relação à COAs
- Tártaros coronários
- Posição da COAs em relação às JECs (normais)

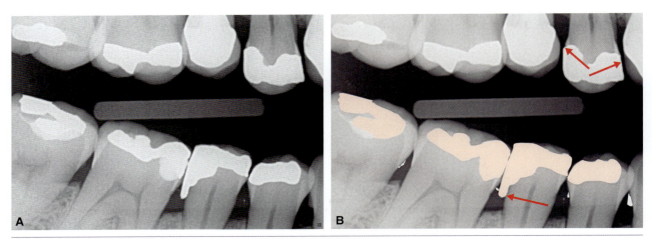

FIGURA 64 Imagens radiográficas intraorais interproximais de PMD e MD realizadas com **posicionador**. Note que o paciente abriu a boca durante a tomada radiográfica. Veja o grotesco **excesso** de **restauração metálica** deixado na distal do dente 45. Já há tártaro na mesial do dente 46 e aplainamento da crista óssea alveolar. Vemos **tártaros** também nos dentes 47(M), 44(D) e 43(D), e aplainamento de todas as COA inferiores. No dente 14, as setas vermelhas apontam para a **falta de ponto de contato** e **falta de contorno** da **restauração metálica** da mesial deste, além de **falta de material restaurador** distal.

LEGENDA

- Falta de contorno e falta de ponto de contato
- Restauração metálica
- Tártaros

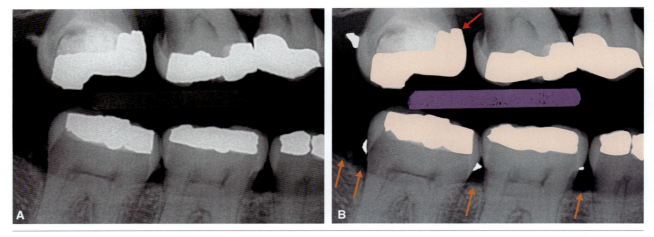

FIGURA 65 Imagens radiográficas intraorais interproximais de PME e MD realizadas com **posicionador**. Veja o **excesso** de **restauração metálica** no dente 17(M). Há vários **tártaros** grosseiros e pequenos nos dentes MD e **reabsorção das COA**, vista principalmente na mandíbula. Note que há uma face de contato entre 16-15, em vez de um ponto de contato.

LEGENDA

- Posicionador
- Restauração metálica
- Excesso de restauração, caixa M, dente 17
- Tártaros
- Reabsorção das COAs (setas)

CAPÍTULO 8 ■ Doença periodontal 365

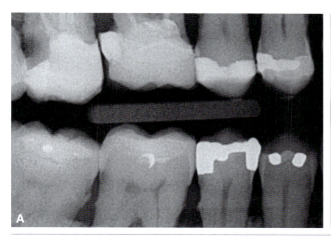
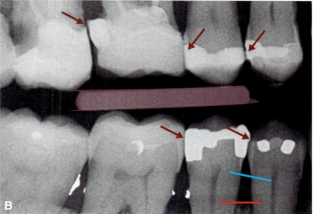

FIGURA 66 Imagens radiográficas intraorais interproximais de PMD e MD realizadas com **posicionador**. As setas vermelhas apontam, na maxila, para várias **falhas** nas restaurações plásticas, como falta de contorno, **falta de material e excesso de restauração**. Na mandíbula, o dente 45 tem **falta de contorno de ambos os lados**, e os reflexos podem ser vistos mais abaixo, com **tártaros** entre 45-46 e **reabsorção da COA**, assim como entre 44-45, com **reabsorção da COA**.

LEGENDA

■ Falta de contorno de ambos os lados, dente 45   ■ Posicionador   ■ Reabsorção da COA
■ Posições das JECs em relação à COAs   □ Tártaros   ■ Posição da COAs em relação às JECs

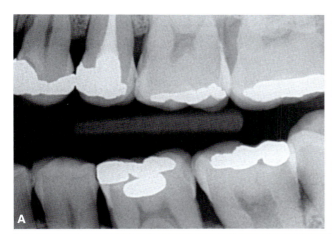
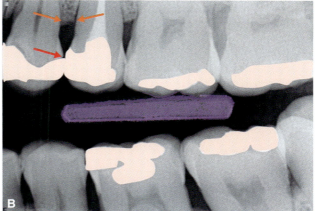

FIGURA 67 Imagens radiográficas intraorais interproximais de PME e ME realizadas com **posicionador**. Vemos a **COA em início de reabsorção** (setas laranjas) e a face de contato das **restaurações metálicas** entre os dentes PMSE, que provavelmente causam esse problema periodontal. A seta vermelha indica a falta de material restaurador, caixa D, dente 24, e contorno inadequado das restaurações

LEGENDA

■ Posicionador   ■ Restaurações metálicas

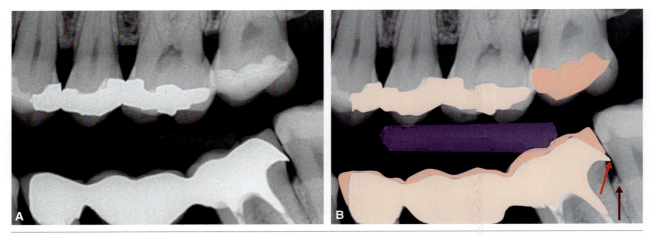

FIGURA 68 Imagens radiográficas intraorais interproximais de PME e ME realizadas com **posicionador**. Note o absurdo **excesso** do **NMF** na distal do dente 37, tratado endodonticamente e com coroa protética (seta vermelha). Esse dente é o pilar de uma ponte fixa. Veja que a COA sofre **reabsorção** entre os dentes 37-38.

LEGENDA
- Posicionador
- COA, com reabsorção
- Restauração plástica
- Restauração metálica e NMF

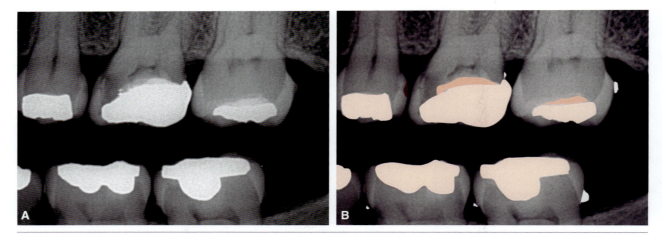

FIGURA 69 Imagens radiográficas intraorais interproximais de ME realizadas com **posicionador**. Note os **tártaros** coronários e cervicais em todos os dentes M, inclusive abaixo da **restauração metálica** em excesso da distal do dente 26. Essa **restauração metálica** é extensa, por isso possui **base e forramento**. As COA desses dentes estão espessadas. Note que há falta de ponto de contato entre os dentes 25-26.

LEGENDA
- Base e forramento
- Tártaros
- Restauração metálica
- Imagem radiolúcida, compatível com cárie

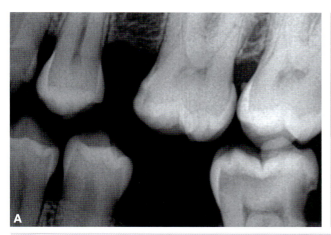
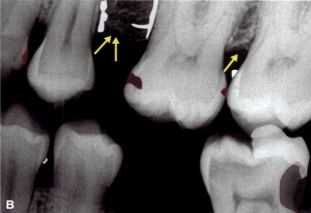

FIGURA 70 Imagens radiográficas intraorais interproximais de PME e ME realizada sem posicionador. Estão ausentes os dentes 26 e 36. Veja as típicas **erosões nas COA**. Essas COA já não possuem cortical. Note também a **fissura profunda**, suscetível à **cárie**, do dente 37, e a enorme **imagem radiolúcida** na coroa e raiz dele, compatíveis com cárie. Também há um enorme **tártaro** na disto-oclusal deste. O dente 27 possui **imagem radiolúcida** na coroa, compatível com **cárie tipo II na distal e tipo III na mesial**.

LEGENDA

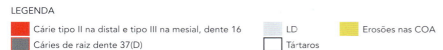

- Cárie tipo II na distal e tipo III na mesial, dente 16
- Cáries de raiz dente 37(D)
- LD
- Tártaros
- Erosões nas COA

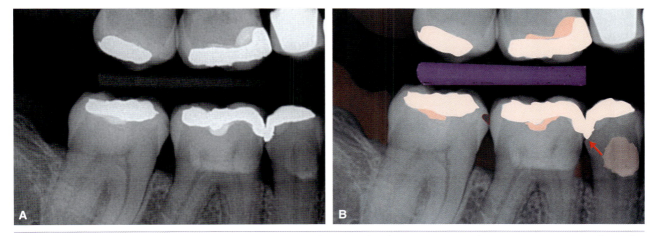

FIGURA 71 Imagens radiográficas intraorais interproximais de MD realizada com **posicionador**. Note que nessas radiografias podemos ver o **tecido mole** da mucosa sobre os rebordos alveolares. Isso é uma indicação de que a densidade e o contraste dessa imagem estão ótimos. O que não está tão bom é o ponto de contato entre 45-46 (**restaurações metálicas** sem contorno adequado), na verdade, uma face de contato, que já inicia **reabsorção da COA**. Veja que os dentes 45 e 46 provavelmente possuem **restaurações plásticas** V/L.

LEGENDA

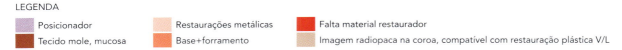

- Posicionador
- Tecido mole, mucosa
- Restaurações metálicas
- Base+forramento
- Falta material restaurador
- Imagem radiopaca na coroa, compatível com restauração plástica V/L

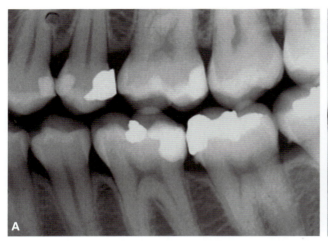
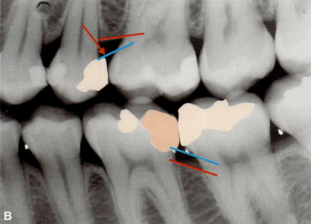

FIGURA 72 Imagens radiográficas intraorais interproximais de PME e ME realizada com **posicionador**. Veja que o posicionamento do dente 37, além da face de contato da **restauração metálica** com a **restauração plástica** do dente 36, propicia início de **reabsorção** de uma das paredes corticais da COA. Isso também ocorre entre 37-38, onde vemos pequeno **tártaro coronário** na mesial do dente 38. Já entre os dentes maxilares 25-26, vemos **reabsorção vertical da COA**, muito devido ao **excesso na restauração metálica** do dente 25, e face de contato com o dente 26. Há também pequeno tártaro na face mesial do dente 35, ainda sem efeito sobre a COA.

LEGENDA

- Excesso na restauração metálica
- Posições das JECs para diferentes COAs em espaços desdentados
- Posições das COAs para diferentes espaços desdentados
- Restauração metálica
- Restauração plástica
- Tártaro

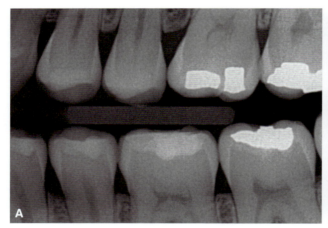
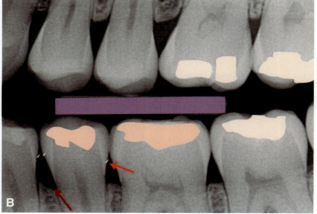

FIGURA 73 Imagens radiográficas intraorais interproximais de PME e ME realizada com **posicionador**. É possível ver **tártaros** minúsculos, já com algum efeito sobre a **reabsorção da COA**, entre 34-35.

LEGENDA

- Reabsorção da COA (seta vermelho-escuro)
- Posicionador
- Pequenos tártaros coronários, apontado também pela seta vermelha na D dente 35

CAPÍTULO 8 ■ Doença periodontal

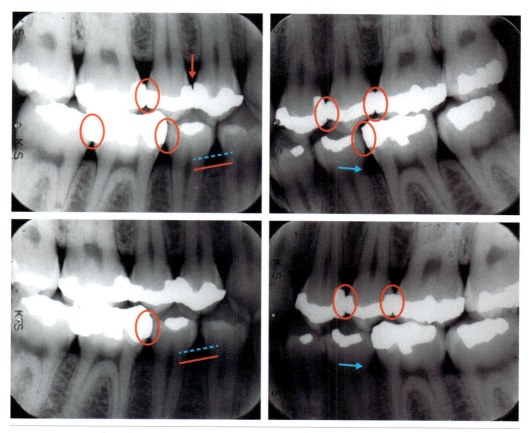

FIGURA 74 Jogo de radiografias intraorais *bitewings* de PM e M com restaurações metálicas em todos os dentes. Há evidentes **excessos de restaurações, falta de contorno** e **faces de contato**. Todos esses causam **reabsorção das COA**. Vemos **reabsorção inicial da COA** entre 44-45. Já na cervical do dente 35 vemos um *burnout* radiográfico (seta azul-claro). A linha tracejada azul-claro indica o nível da JEC (dentes contíguos).

LEGENDA

■ Excessos de restaurações

REFERÊNCIAS BIBLIOGRÁFICAS

Armitage GC. Development of a classification system for periodontal diseases and conditions. Ann Periodontol, 1999; 4:1-6.

Basic Periodontal Examination (BPE). British Society of Periodontology, 2011. Disponível em: www.bsperio.org.uk/publications/downloads/39_143748_bpe2011.pdf.

Benn DK. A review of the reliability of radiographic measurements in estimating alveolar bone changes. J Clin Periodontol, 1990; 17:14-21.

Corbet EF; Ho DKL; Lai SML. Radiographs in periodontal disease diagnosis and management. Australian Dental Journal, 2009; 54:(1 Suppl):S27-S43.

Flemmig TF. Periodontitis. Ann Periodontol, 1999; 4:32-8.

Gedik R; Marakoglu I; Demirer S. Assessment of alveolar bone levels from bitewing, periapical and panoramic radiographs in periodontitis patients. West Indian Med J., 2008; 57:410-3.

Horner K; Eaton KA (Eds). Selection criteria for dental radiography. 3ed. Faculty of General Dental Practice (UK), The Royal College of Surgeons of England, 2013.

Kim TS; Obst C; Zehaczek S; Geenen C. Detection of bone loss with different X-ray techniques in periodontal patients. J Periodontol, 2008; 79:1141-9.

Novak MJ. Classification of diseases and conditions affecting the periodontium. In: Newman MG; Takaei HH; Klokkevold PR; Carranza FA (Eds). Carranza's clinical periodontology. 11ed. St. Louis: Elsevier Saunders Inc., 2012. p.34-54.

Pepelassi EA; Diamanti-Kipioti A. Selection of the most accurate method of conventional radiography for the assessment of periodontal osseous destruction. J Clin Periodontol, 1997; 24: 557-67.

Pepelassi EA; Tsiklakis K; Diamanti-Kipioti A. Radiographic detection and assessment of the periodontal endosseous defects. J Clin Periodontol, 2000; 27:224-30.

SDCEP Practice support manual. Disponível em: http://www.psm.sdcep.org.uk/. Acesso em: 16 jul. 2020.

Safi Y; Kadkhodazadeh M; Safai P; Esmaeelinejad M; Shamloo N. Evaluation of alveolar crest bone loss via premolar bitewing radiographs: presentation of a new method. J Periodontal Implant Sci, 2014; 44:222-6.

Tugnait A; Clerehugh V; Hirschmann PN. The usefulness of radiographs in diagnosis and management of periodontal diseases: a review. J Dent, 2000; 28:219-26.

Capítulo 9

Doenças inflamatórias

9.1 LESÕES PERIAPICAIS

9.1.1 Rarefação periapical difusa

As lesões dos ossos maxilares podem apresentar imagens radiolúcidas, opacificadas ou mistas. Devem ser observados a área da lesão, aspectos dos limites e relação com estruturas adjacentes, além do formato e do tamanho da lesão. A extensão da lesão no sentido vestibulolingual deve ser complementada com a projeção oclusal, técnica extraoral ou tomografia computadorizada.

Aspecto radiolúcido de alvéolo dentário após exodontia do dente primeiro molar inferior lado esquerdo, com extensa esclerose resultante de reação óssea apresentando densa radiopacidade (Figura 1).

Lesões inflamatórias periapicais associadas ao primeiro e segundo molares inferiores do lado direito apresentando imagem radiolúcida na região periapical e radiopacidade extensa causada pela esclerose por formação óssea reacional, denominada osteíte condensante (Figura 2).

Imagens radiolúcidas periapicais de limites indefinidos demonstrando perda óssea causada pelas lesões inflamatórias (A), primeiro molar inferior lado esquerdo; (B) raiz residual do molar e incisivo central inferior do lado esquerdo com área radiolúcida difusa extensa; (C) primeiro pré-molar inferior lado direito, exemplos de osteíte condensante com similaridade de padrão ósseo (Figura 5 A, B e C).

As radiografias periapicais mostram pré-molar inferior lado esquerdo (A) e canino inferior lado esquerdo com perda óssea apresentando aspecto de rarefação periapical difusa de limites indefinidos (B). Observe a perda ou rompimento da lâmina dura e uma transição gradual de trabéculas escassas para um padrão trabecular normal (Figuras 6 e 7).

Rompimento da lâmina dura com rarefação periapical difusa no molar. Pode ser observada atresia canalicular das raízes. Hipercementose na raiz do segundo pré-molar e perda óssea horizontal da região da crista óssea alveolar (Figura 8).

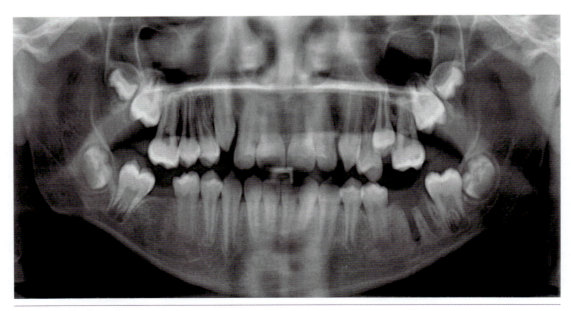

FIGURA 1 Radiografia panorâmica.

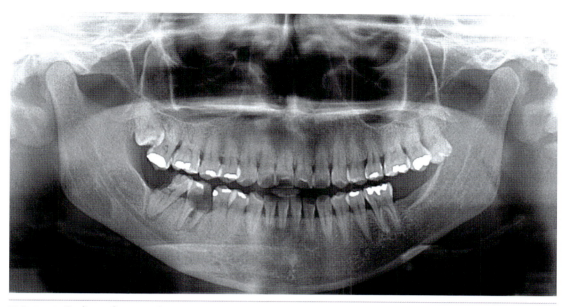

FIGURA 2 Radiografia panorâmica.

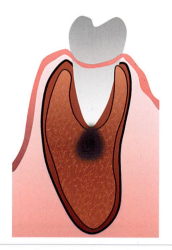

FIGURA 3 Imagem ilustrativa de uma lesão inflamatória periapical com rompimento da lâmina dura e de aspecto difuso, mal definido com uma transição gradual entre o trabeculado afetado e normal.

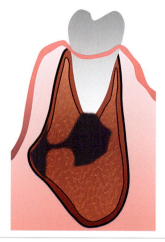

FIGURA 4 Abscesso subperiósteo decorrente da evolução da inflamação periapical.

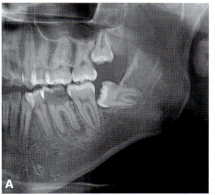
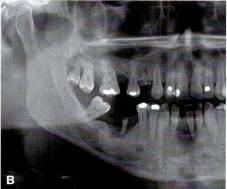
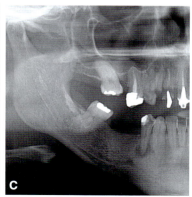

FIGURA 5 Radiografias panorâmicas recortadas.

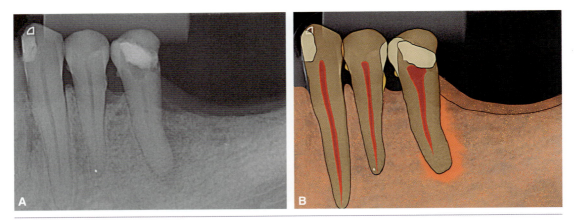

FIGURA 6 Radiografia periapical.

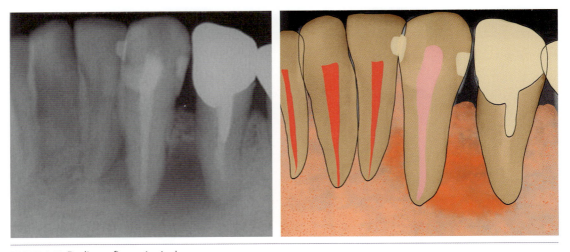

FIGURA 7 Radiografia periapical.

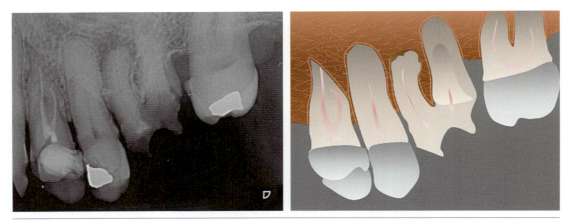

FIGURA 8 Região dos molares superiores do lado esquerdo.

9.1.2 Rarefação periapical circunscrita de limites definidos

A Figura 10 demonstra rarefação periapical circunscrita de limites definidos, também chamada de granuloma apical, decorrente de processos inflamatórios crônicos, apresentando reabsorção óssea circular ou oval de aproximadamente 1-5 mm de diâmetro. Apresenta como característica radiográfica área radiolúcida bem delimitada ou não, sem halo esclerótico.

Rarefação óssea de limites definidos de tamanho variável e limites definidos circular ou ovoide que se estende à raiz do dente. Por vezes pode apresentar um fino halo radiopaco descontínuo, representando uma reação óssea como tentativa de limitar o processo inflamatório. Na imagem da Figura 11, dentes segundo pré-molar, primeiro e segundo molares inferiores do lado direito e primeiro molar do lado esquerdo inferiores, com áreas radiotransparentes. Na Figura 12, panorâmica recortada. Dentes primeiro pré-molar e molar inferiores do lado direito apresentam áreas radiolúcidas de tamanhos e formas variados e limites definidos, demonstrando lesões de processo crônico. Na Figura 13, as mesmas características radiográficas podem ser observadas no primeiro molar inferior do lado direito.

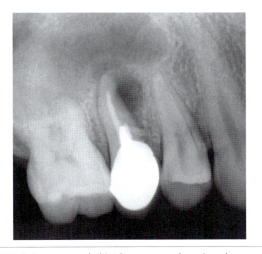

FIGURA 9 Imagem radiolúcida no segundo pré-molar superior.

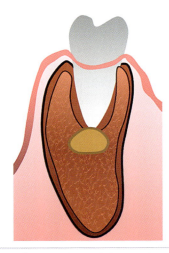

FIGURA 10 Rarefação periapical circunscrita de limites definidos. Imagem ilustrativa de lesão periapical circunscrita.

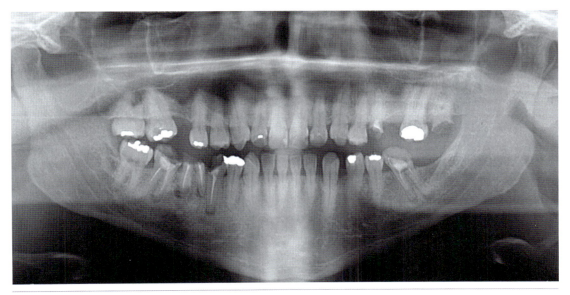

FIGURA 11 Vários elementos com lesões apicais.

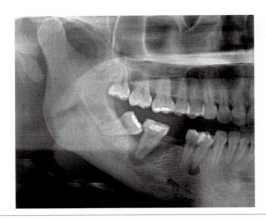

FIGURA 12 Panorâmica recortada.

9.2 OSTEOMIELITES

O processo inflamatório envolve a porção medular, a esponjosa, a cortical e o periósteo, podendo ser de natureza aguda e crônica com maior incidência no corpo da mandíbula na região posterior, capaz de causar reabsorção quanto à formação óssea.

De natureza aguda, no início da lesão, o osso pode conter exsudato e células inflamatórias e nessa fase pode não apresentar alterações na imagem radiográfica, causando, aos poucos, redução da densidade da região envolvida, com perda de trabeculado ósseo. Com a evolução da lesão, tornam-se evidentes áreas de esclerose, aspecto característico nas formas crônicas.

Formação de ilhas ósseas desvitalizadas de variados tamanhos em área de reabsorção com aspecto de radiolucência, identificada como sequestro ósseo.

O osso cortical também pode sofrer reabsorção. Nas fases aguda e crônica cíclicas da lesão, pode causar reabsorção e formação óssea na superfície do periósteo, alternando áreas radiolúcidas e radiopacas em camadas ou faixas com aspecto de "casca de cebola", referido como periostite proliferativa, mais observada em crianças.

Na Figura 14, imagem panorâmica demonstra área de destruição óssea desde o terço inferior do ramo, região dos molares e pré-molares do lado esquerdo, com áreas radiolúcidas osteolíticas mescladas com áreas radiopacas irregulares esclerosantes nas áreas trabeculares. Na Figura 15, imagem de TC corte axial com destruição da cortical vestibular com resíduos ou sequestros ósseos. Na Figura 16, destruição óssea desde o rebordo alveolar até a base da mandíbula. Região endosteal de aspecto irregular devido a reabsorção e esclerose óssea. Podem-se observar vários pequenos sequestros ósseos dentro da lesão.

Na Figura 19, imagem em TC sagital mostra área hiperdensa irregular com rompimento da cortical da base da mandíbula. Na Figura 20 (TC corte axial), observa-se destruição óssea com rompimento irregular da cortical vestibular com discretos resíduos ósseos, atingindo também a cortical lingual, com aspecto irregular causado pela reabsorção óssea.

Na Figura 21, imagem de RM axial ponderada em T1. Note a lesão de limites definidos de densidade homogênea, com destruição da cortical vestibular e já reabsorvendo a cortical lingual.

Imagem de RM coronal ponderada com supressão de gordura, evidenciando área de limites irregulares de aspecto heterogêneo com áreas hiperintensas e menores regiões de intensidade (Figura 22).

A mandíbula é uma estrutura mais afetada do que a maxila por ter características de densa configuração óssea e pelo tipo de suprimento sanguíneo.

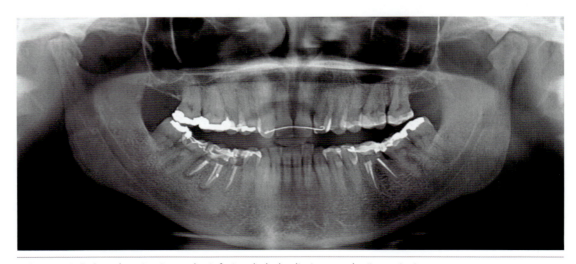

FIGURA 13 Raízes do primeiro molar inferior do lado direito com lesões apicais.

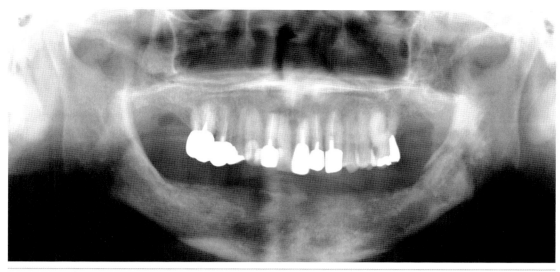

FIGURA 14 Área radiolúcida de aspecto irregular no corpo da mandíbula do lado esquerdo.

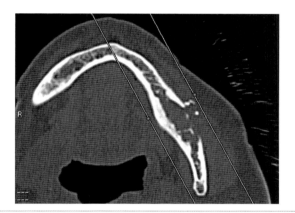

FIGURA 15 Imagem de TC axial, rompimento da cortical vestibular com pequenos sequestros ósseos.

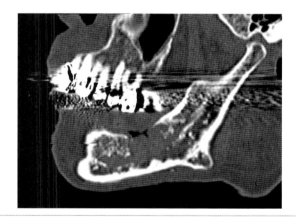

FIGURA 16 Imagem de TC sagital.

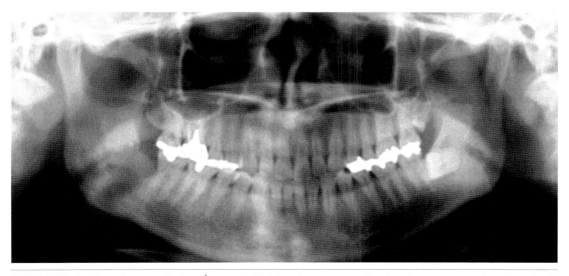

FIGURA 17 Radiografia panorâmica. Área radiolúcida extensa na região do trígono retromolar e ângulo da mandíbula.

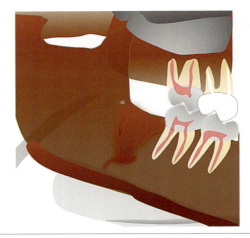

FIGURA 18 Destruição óssea extensa radiolúcida na região do terceiro molar inferior lado direito, com áreas escleróticas irregulares circundando a área radiolúcida.

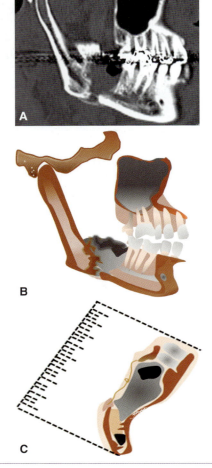

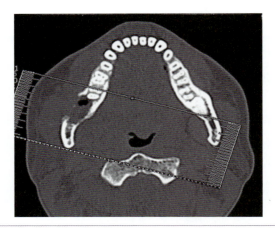

FIGURA 20 Imagem de TC axial. Rompimento da cortical vestibular e reabsorção parcial da cortical lingual da mandíbula.

FIGURA 19 Imagem de TC sagital (**A**): rompimento da cortical da base da mandíbula. **B** e **C**: imagens ilustrativas.

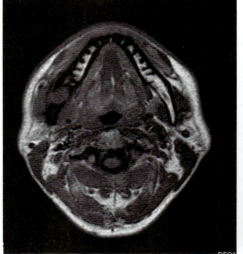
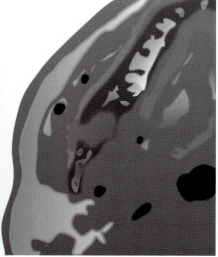

FIGURA 21 Imagem axial de RM e imagem ilustrativa da lesão. Imagem hipointensa homogênea atingindo as corticais vestibular e lingual da mandíbula lado direito.

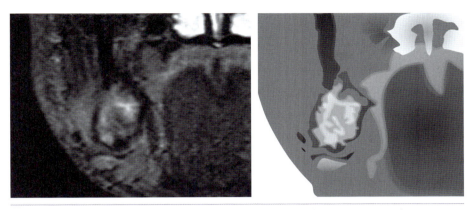

FIGURA 22 Imagem coronal de RM e figura ilustrativa da lesão. Presença de pequenas áreas hiperintensas.

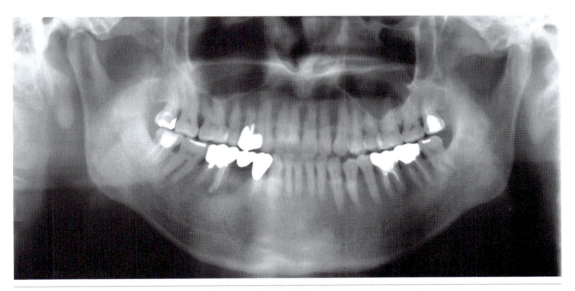

FIGURA 23 Imagem de radiotransparência e radiopacidade no corpo da mandíbula.

Observa-se na imagem panorâmica (Figura 23) uma área de radiolucência mista com área de radiopacidade junto à raiz do primeiro molar inferior do lado direito, com tratamento endodôntico cujo canal da raiz distal com atresia está com canal parcialmente obturado. Pode-se notar área de radiopacidade produzida em função de prolongamento da inflamação crônica.

Na Figura 26, imagem TC sagital, pode-se notar uma área hipodensa na região do periápice da raiz mesial do molar inferior de contorno irregular. Apresenta área hiperdensa de esclerose de densidade variada envolvendo a área hipodensa correspondente à lesão (ver também Figuras 24 e 25). Na Figura 27, TC axial evidencia perda da cortical óssea vestibular, com resíduos ósseos dentro da lesão. Pode-se observar na imagem de TC axial, área hipodensa com rompimento da parede cortical vestibular.

9.2.1 Osteomielite induzida por radiação

Uma modalidade que utiliza radiação ionizante para tratamento de tumores, principalmente os malignos, é a radioterapia. No entanto, é capaz de produzir efeitos deletérios em diversas estruturas maxilofaciais. Esses efeitos podem ser imediatos, intermediários e tardios. A cárie de radiação é uma das complicações que associadas com a hipossalivação e alterações nas constituintes salivares por efeitos das radiações sobre as glândulas salivares, e diretamente associados a uma diminuição de resistência da estrutura dentária, principalmente do componente orgânico do dente, causando e acelerando a progressão da cárie até a perda total de dentes.

Na Figura 31, a radiografia panorâmica mostra a perda da porção coronária de todos os dentes inferiores, aspecto do efeito e a consequência de radioterapia.

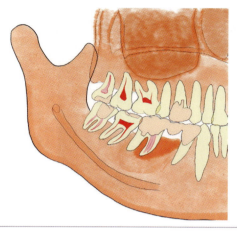

FIGURA 24 Figura ilustrativa de lesão de aspecto difuso.

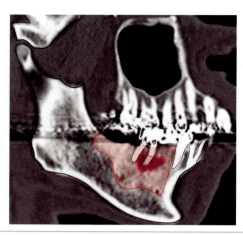

FIGURA 26 TC sagital ilustrando a área de reação óssea e destruição.

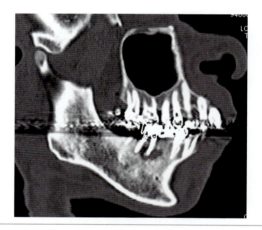

FIGURA 25 TC sagital, janela tecido ósseo.

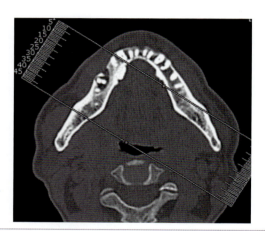

FIGURA 27 TC axial.

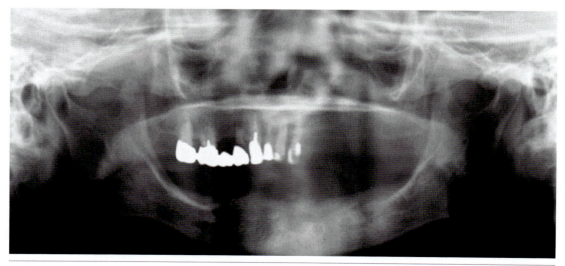

FIGURA 28 Imagem com área de radiopacidade irregular e pouco definida de maior densidade na região do corpo da mandíbula do lado esquerdo.

A osteorradionecrose é uma lesão ou necrose da estrutura óssea induzida por radioterapia. Mais comum na mandíbula do que maxila, por vezes está relacionada com vascularização. Muitas vezes o osso que sofreu necrose pode estar exposto na cavidade oral e também apresentar sequestros ósseos. Pode causar fratura patológica, conforme o quadro.

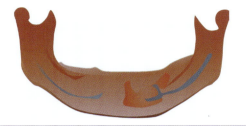

FIGURA 29 Imagem ilustrativa da área de esclerose na região parassínfise da mandíbula do lado esquerdo.

Aspectos radiográficos da alteração óssea são os mesmos da osteomielite, com áreas radiolúcidas extensas mal definidas em função da diminuição da densidade óssea dos trabeculados, destruição da cortical e radiopacidade de intensidade variada.

A radioterapia pode ser administrada em contato ou no interior da massa tumoral chamada de braquiterapia. Fontes naturais de material radioativo são inseridas em pequenas sementes radioativas.

O grau de intensidade de radiação emitido pelas sementes diminui gradativamente ao longo do tempo.

As Figuras 32 e 33, lado direito próximo à base da mandíbula acompanhando a região da lesão, e As figuras 34 e 35, lado esquerdo desde a região da maxila e ramo da mandíbula, demonstram a presença de sementes radioativas. Pode ser observada uma extensa área de perda óssea na maxila do lado esquerdo.

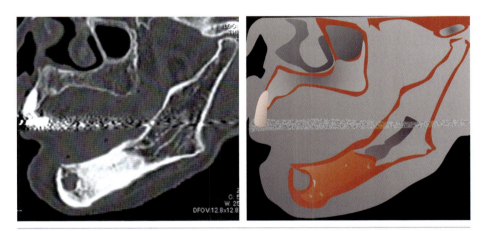

FIGURA 30 Imagem ilustrativa. TC sagital. Área de hiperdensidade intensa, aspecto de esclerose reacional densa da lesão.

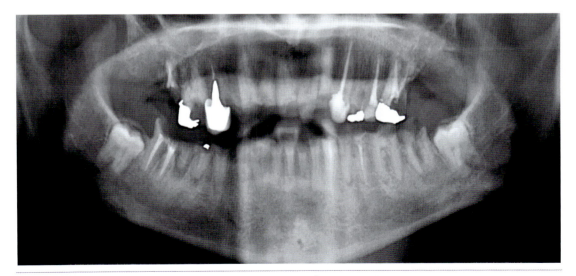

FIGURA 31 Dentes com destruição coronária e raízes com lesões apicais.

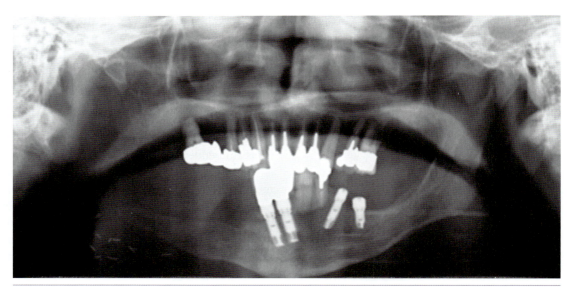

FIGURA 32 Destruição extensa da mandíbula do lado direito. Pode-se notar a cabeça da mandíbula residual.

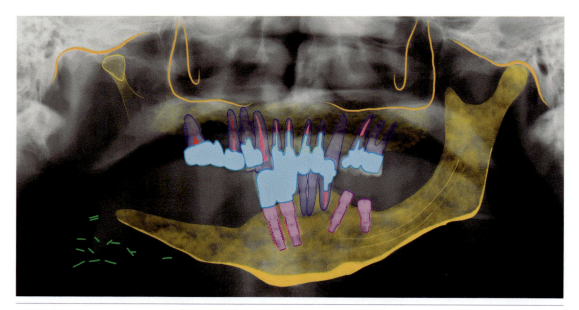

FIGURA 33 Imagem ilustrativa do caso. A figura evidencia sementes radioativas na região da base da mandíbula, com reabsorção do ângulo e ramo do lado direito.

CAPÍTULO 9 ■ Doenças inflamatórias 381

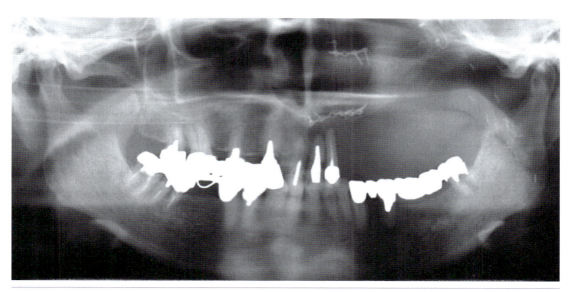

FIGURA 34 Imagem radiolúcida mostrando extensa área de destruição óssea da maxila do lado esquerdo.

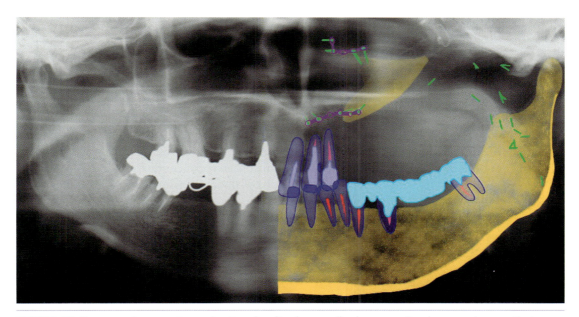

FIGURA 35 Presença de sementes radioativas localizadas espalhadas na região do ramo da mandíbula e na região posterior da maxila do lado esquerdo. Presença de miniplacas e parafusos de fixação na região inferior da órbita e do assoalho da cavidade nasal do lado esquerdo.

Capítulo 10

Enfermidades dos seios maxilares

10.1 PATOLOGIAS DOS SEIOS MAXILARES

Patologias dos seios maxilares podem se originar dos tecidos internos do seio, assim como as lesões que se originam fora da cavidade sinusal, como inflamações odontogênicas, traumáticas, císticas, displasias, neoplasias benignas e malignas.

As mais comuns são processos inflamatórios resultantes de agressões por agente físico, químico, bacteriano, fúngico ou viral, ou ainda por processo alérgico. O processo inflamatório da mucosa do revestimento é chamado de rinossinusite.

As alterações da cavidade sinusal podem ser observadas em imagens em forma de espessamento da mucosa sinusal, pólipos, presença de nível hidroaéreo (Figura 1) e fenômeno de retenção de muco ou pseudocisto de retenção mucoso. (Ver também Figura 2).

Uma condição inflamatória da mucosa sinusal generalizada é chamada de sinusite. O termo "pansinusite" é aplicado quando todos os seios paranasais são afetados.

O nível ar-fluido causado pelo acúmulo de exsudato e secreções pode causar uma radiopacidade que ocupa posição inferior da cavidade sinusal, apresentando um limite reto e horizontal e o ar de aspecto mais radiolúcido, na região superior da cavidade sinusal, como pode ser observado na Figura 1 do seio maxilar do lado direito. O nivelamento do líquido acompanha a parede sinusal. Técnica posteroanterior para seios maxilares, um exame relativamente fácil e sensível para identificação do nível hidroaéreo, aspecto sugestivo de sinusite aguda.

A mucosa sinusal normal não é observada em uma imagem, mas quando se torna inflamada pode aumentar sua espessura e se tornar visível.

O espessamento da mucosa pode se apresentar como uma faixa ao longo da parede sinusal de uma forma regular ou não. Espessamento da mucosa sinusal acima de 2 mm pode ser considerado fora da normalidade. Na Figura 3, TC no plano axial, podem ser observados ambos os seios maxilares. Do lado direito, espessamento da mucosa acompanhando toda a parede, e do lado esquerdo cobrindo parcialmente a cavidade sinusal.

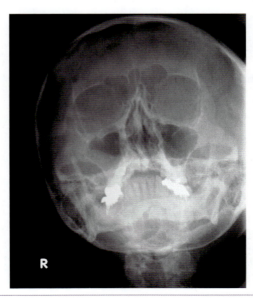

FIGURA 1 Nível hidroaéreo. Opacificação parcial do seio maxilar do lado direito. Técnica de Waters.

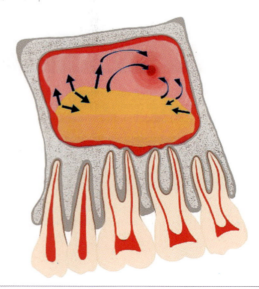

FIGURA 2 Ilustração do nível hidroaéreo mostrando o limite horizontal do ar-fluido no assoalho do seio maxilar.

Uma radiopacidade moderada pode ser observada na imagem periapical acompanhando a cortical do seio maxilar na região dos dentes segundo pré-molar e primeiro molar superior do lado direito (Figura 6).

A inflamação crônica da mucosa sinusal pode gerar pregas irregulares em área isolada ou em várias áreas, chamadas de pólipo. Quando é solitária em uma única área, apresenta formato pediculado.

A Figura 9 (TC em plano axial) apresenta formato de pólipo em pregas ocupando a parede medial e a forma pediculada na região central do seio maxilar. Na Figura 10, imagem de TC em corte axial.

Na imagem em ressonância magnética, corte axial, pode hipersinal no terço anterior do seio maxilar do lado esquerdo (Figura 11).

O conteúdo de um pólipo pode ser edema, vasos, tecido fibroso e tecidos inflamatórios. De etiologia multifatorial, pode ser causado por alergia, infecções, fatores imunológicos, além de doenças metabólicas. Figura 12, TC axial mostrando pólipo na parede vestibular do seio maxilar. A opacificação do complexo sinusal pode ser correlacionada com o desenvolvimento da sinusite.

Espessamento da mucosa dos seios maxilares e presença de pólipo na parede vestibular do seio maxilar do lado esquerdo

A imagem por ressonância magnética é mais sensível ao espessamento da mucosa sinusal do que a imagem por TC. O espessamento da mucosa aparece como hipersinal brilhante em T2. Nas Figuras 13 e 14, aumento da espessura da mucosa sinusal em ambos os seios maxilares, com diferentes graus de espessamento.

Ainda pode ser observada sinusite fúngica, que pode causar destruição da parede óssea ou remodelação da parede sinusal. Em exames de ressonância magnética as imagens podem ser hipointensas. A Figura 15 mostra a parede posterior dos seios maxilares, dos lados direito e esquerdo e hiperdensos em TC.

A infecção dentária é um dos fatores predisponentes da inflamação da membrana sinusal pela própria característica da proximidade dos ápices radiculares dos dentes pré-molares e molares superiores. Quando a origem da inflamação é odontogênica, ocorre apenas em um lado do seio maxilar, por exemplo, avulsão dentária, tratamento endodôntico ou periodontal.

Os exames por imagem podem fornecer muitas informações no diagnóstico de sinusite maxilar odontogênica como uma imagem radiopaca do seio maxilar.

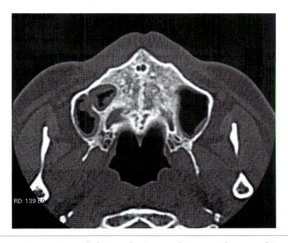

FIGURA 3 TC axial de janela óssea. Seio maxilar com hiperplasia da mucosa sinusal cobrindo toda a parede sinusal de ambos os lados.

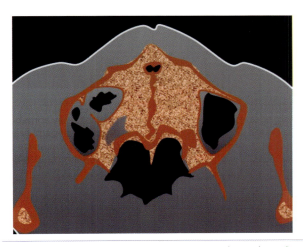

FIGURA 4 Imagem ilustrativa dos seios maxilares de ambos os lados demonstrando os limites da hiperplasia da mucosa sinusal.

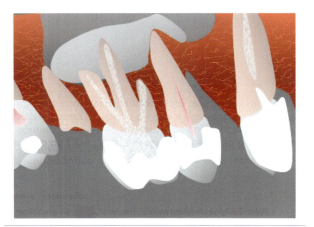

FIGURA 5 Imagem ilustrativa demonstrando radiopacidade moderada na base do seio maxilar do lado direito com sobreposição das raízes dos dentes, segundo pré-molar, primeiro molar superiores.

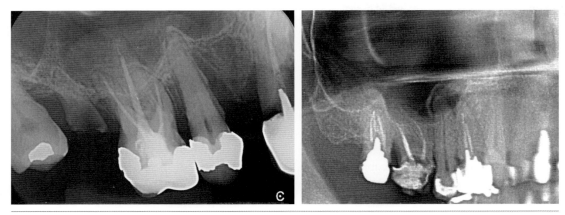

FIGURA 6 Imagem recortada mostrando lesão periapical do segundo pré-molar sobreposto ao seio maxilar do lado direito. Aumento discreto da radiopacidade no assoalho do seio maxilar.

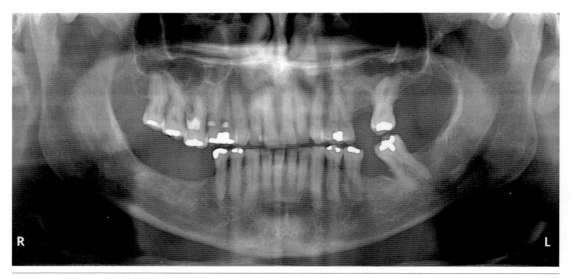

FIGURA 7 Presença de faixa de espessura e radiopacidade moderadas no assoalho do seio maxilar do lado esquerdo. Pode ser observado um aumento da espessura da mucosa sinusal.

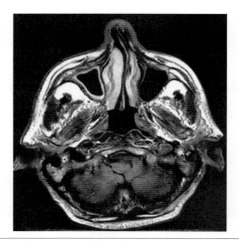

FIGURA 8 Imagem de ressonância magnética corte axial da maxila. Faixa de espessamento da mucosa do seio maxilar do lado direito, com aspecto hipersinal.

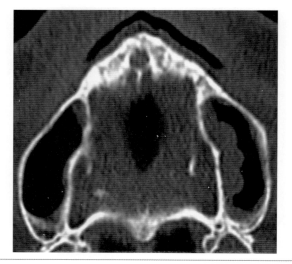

FIGURA 9 Imagem de TC axial da maxila.

As imagens panorâmicas das Figuras 16, 19 e 20 apresentam áreas radiolúcidas periapicais dos molares do lado esquerdo sobrepostas ao seio maxilar.

Uma opacificação total e um rompimento da cortical do seio maxilar do lado esquerdo (Figuras 16, 17 e 18) na região apical do molar podem ser observadas na imagem de TC plano coronal.

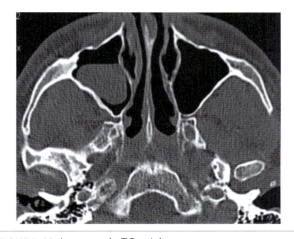

FIGURA 10 Imagem de TC axial.

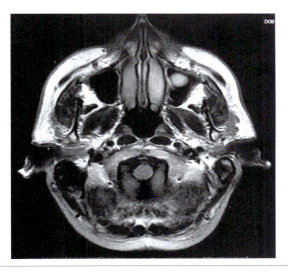

FIGURA 11 Ressonância magnética, corte axial da maxila.

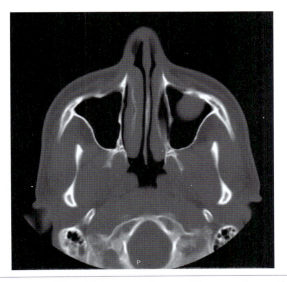

FIGURA 12 TC axial. Imagem de um pólipo no seio maxilar do lado esquerdo.

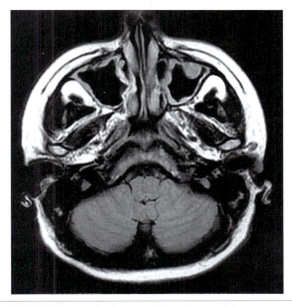

FIGURA 13 Ressonância magnética plano axial.

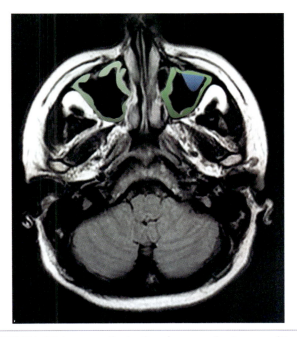

FIGURA 14 Imagem ilustrativa da ressonância magnética plano axial.

10.2 FENÔMENO DE RETENÇÃO DE MUCO OU PSEUDOCISTO DE RETENÇÃO MUCOSO

Cavidade não revestida pelo epitélio. O fenômeno de retenção de muco ou cisto de retenção mucoso pode estar relacionado à obstrução dos ductos secretores das glândulas seromucosas causando acúmulo de secreções assintomático. Seu aspecto radiográfico é de imagem de radiopacidade moderada, arredondada ou ovalada e não corticalizada localizada no assoalho do seio maxilar. Sua regressão geralmente é de forma espontânea. Nas Figuras 21 a 24 podem ser observadas imagens de radiopacidade moderada de forma regular e arredondada no assoalho do seio maxilar lado esquerdo, região dos molares superiores. Um aspecto mais definido pode ser observado na Figura 22.

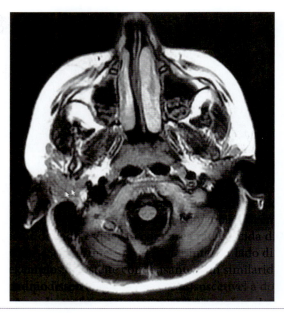

FIGURA 15 Imagem característica de sinusite fúngica.

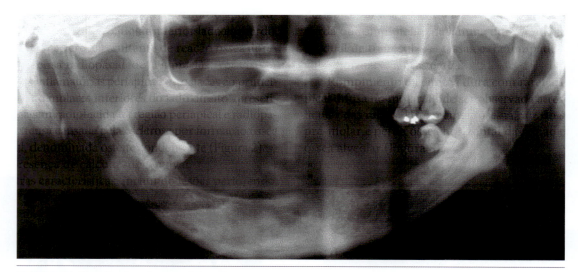

FIGURA 16 Sinusite de origem odontogênica.

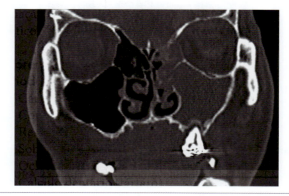

FIGURA 17 TC coronal, janela óssea mostrando lesão no seio maxilar de origem odontogênica.

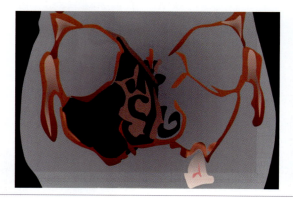

FIGURA 18 Ilustração mostrando a lesão periapical invadindo o seio maxilar do lado esquerdo.

CAPÍTULO 10 ■ Enfermidades dos seios maxilares

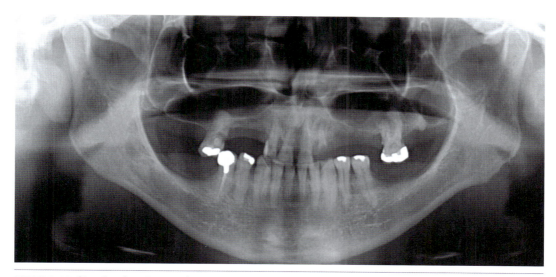
FIGURA 19 Sinusite de origem odontogênica em ambos os seios maxilares.

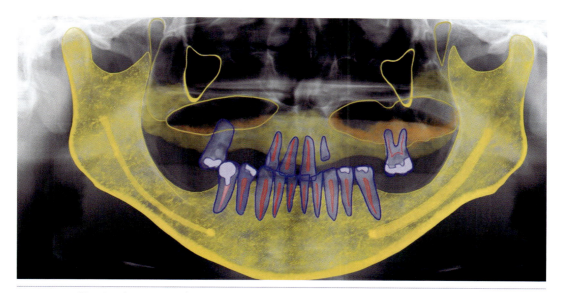
FIGURA 20 Sinusite de origem odontogênica. Imagem ilustrativa demonstrando lesão nos seios maxilares.

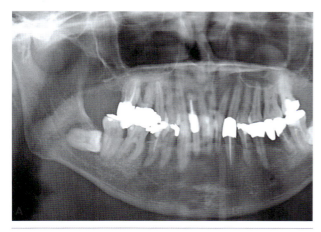
FIGURA 21 Panorâmica recortada.

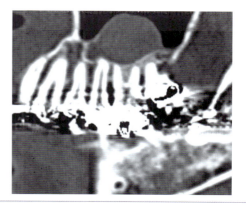
FIGURA 22 TC plano sagital. Imagem de densidade moderada, formato arredondado e não corticalizada no assoalho da cavidade sinusal.

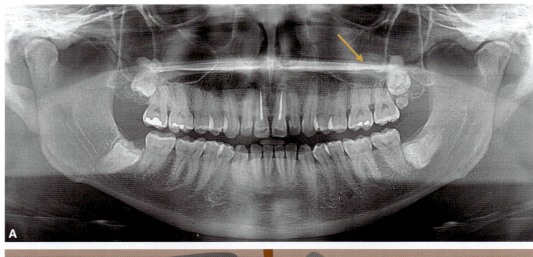
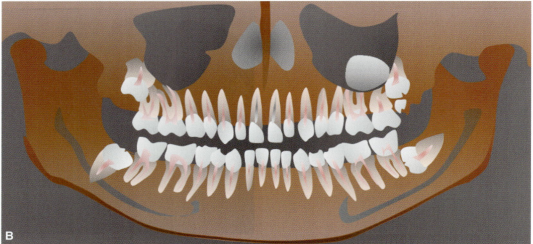

FIGURA 23 (**A**) Imagem parcialmente radiopaca característica de um cisto de retenção no assoalho do seio maxilar do lado esquerdo (seta). (**B**) Imagem ilustrativa do mesmo caso.

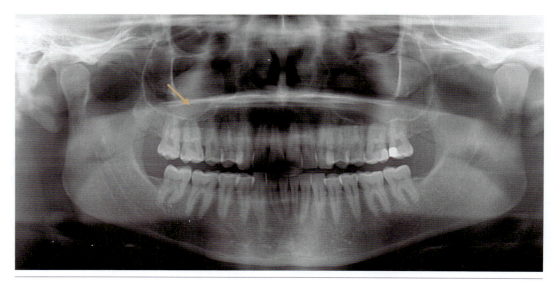

FIGURA 24 Imagem com forma definida e uniforme, homogênea, de radiopacidade moderada, em forma de cúpula no assoalho do seio maxilar do lado direito.

Capítulo 11

Cistos do complexo maxilomandibular

11.1 CISTOS INFLAMATÓRIOS

Um cisto é formado por cavidade patológica revestida por epitélio, contendo no seu interior material semifluido ou líquido. Os cistos odontogênicos são cistos que se originam de remanescentes epiteliais do desenvolvimento dentário e são classificados em inflamatórios e de desenvolvimento.

Localizado no ápice radicular de um dente desvitalizado, podendo provocar aumento de volume. Apresenta cortical envolvendo uma área radiolúcida de aspecto unilocular. Quando infectado, pode sofrer a perda do halo radiopaco. Conforme o aumento do volume, poderá deslocar a cortical do assoalho do seio maxilar ou deslocar o canal mandibular em direção inferior.

Nas Figuras 1 e 2, área radiolúcida envolvendo as raízes do primeiro molar inferior do lado esquerdo pode ser observada em imagem periapical e panorâmica (Ver também Figura 3). Pode ser observada a presença de um halo esclerótico envolvendo a lesão unilocular. A imagem de TC sagital apresenta melhor definição do aspecto da lesão e sua localização em relação às estruturas adjacentes (Figura 4).

Na região periapical dos dentes incisivo central e lateral do lado esquerdo nota-se uma extensa área radiolúcida parcialmente visível na radiografia periapical (Figura 6). O incisivo central desprovido da parte coronária e sem tratamento endodôntico demonstra rompimento da lâmina dura na região apical. A mesma lesão demonstra uma expansão da lesão deslocando a cortical do assoalho do seio maxilar para cima e a parede inferior da cavidade nasal deformando ambas as cavidades (Figuras 7 e 8).

Cisto radicular da maxila pode expandir-se e invaginar o seio. As margens apresentam uma borda bem definida, com halo esclerótico de formato curvo ou circular, exceto impedidas pelas estruturas circunvizinhas de se expandir. A expansão pode causar deslocamento e reabsorção das raízes dos dentes vizinhos, assim como, quando o cisto se tornar infectado, poderá perder o halo esclerótico. Área radiolúcida no periápice do primeiro molar direito de aspecto cístico abaulando a cortical do seio maxilar (Figura 9). Na imagem TC coronal, pode-se observar a descontinuidade da cortical com espessamento da mucosa sinusal (Figura 10).

Um cisto radicular com processo inflamatório contínuo deixado após a remoção do dente que não foi curetado corretamente após exodontia é chamado de cisto residual e pode alcançar grandes dimensões. Assintomático, há maior incidência na mandíbula. Radiograficamente pode apresentar formato oval ou circular com halo radiopaco unilocular. Quando atinge grandes proporções, pode causar expansão das paredes corticais. Na Figura 19 pode ser observada uma pequena área radiolúcida com halo esclerótico localizada entre as raízes do segundo pré-molar e o segundo molar inferiores do lado esquerdo. Uma imagem radiolúcida unilocular com halo radiopaco pode ser observada na Figura 20, localizada próxima ao rebordo ósseo alveolar na mandíbula do lado direito com aspecto de um cisto residual.

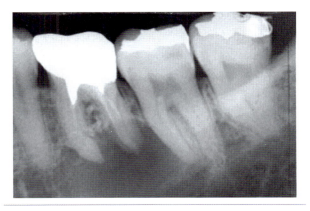

FIGURA 1 Imagem radiolúcida de aspecto cístico no periápice do molar lado esquerdo da mandíbula.

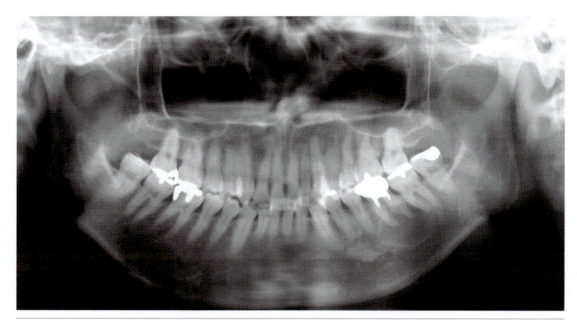
FIGURA 2 Radiografia panorâmica apresentando lesão cística.

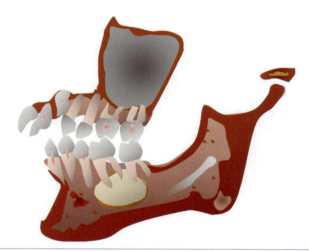
FIGURA 3 Imagem ilustrativa do cisto periapical.

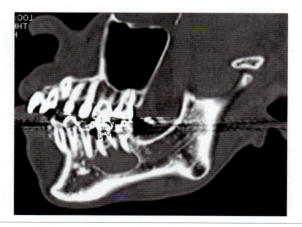
FIGURA 4 TC plano sagital.

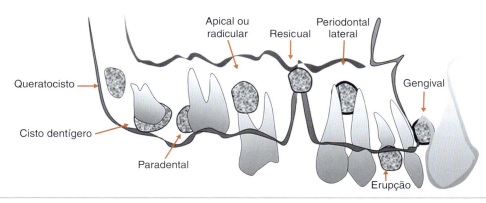

FIGURA 5 Esquema de localização dos cistos odontogênicos.

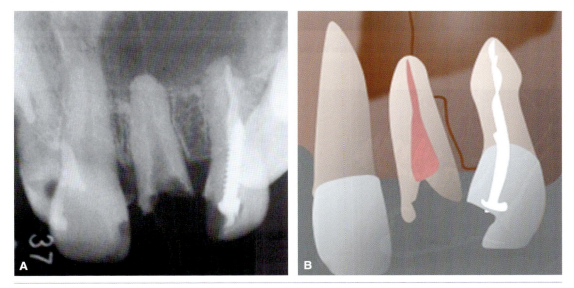

FIGURA 6 Em **A** e **B**, radiografia periapical mostrando parcialmente uma ampla lesão cística no periápice da raiz do dente 21.

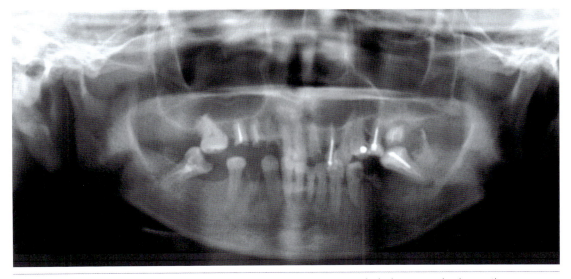

FIGURA 7 Imagem radiolúcida de aspecto cístico na região anterior do lado esquerdo da maxila.

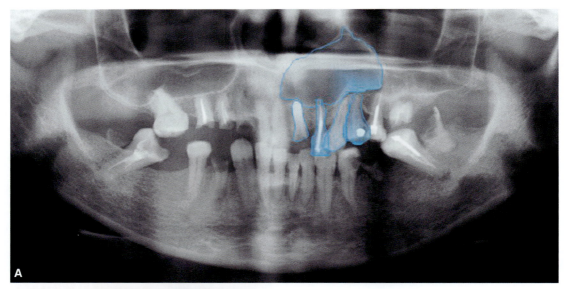

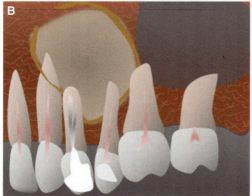

FIGURA 8 (**A**) Imagem evidenciando a extensão da lesão expandindo e comprimindo o assoalho do seio maxilar e o assoalho nasal do lado esquerdo. (**B**) Figura ilustrativa.

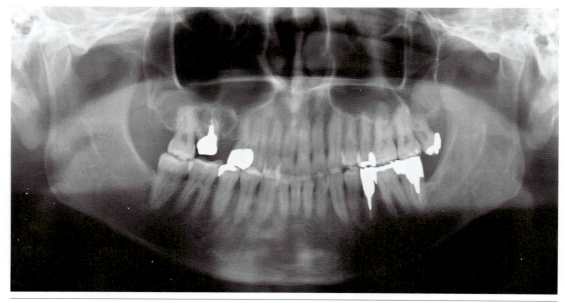

FIGURA 9 A borda da lesão cística se apresenta descontínua. Imagem panorâmica.

CAPÍTULO 11 ■ Cistos do complexo maxilomandibular 393

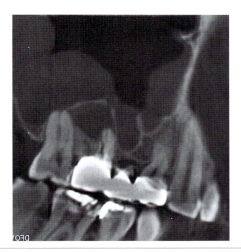

FIGURA 10 TC sagital. Lesão cística no ápice do molar com halo esclerótico descontínuo.

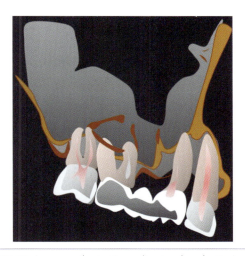

FIGURA 11 Imagem ilustrativa salientando a lesão junto ao assoalho do seio maxilar.

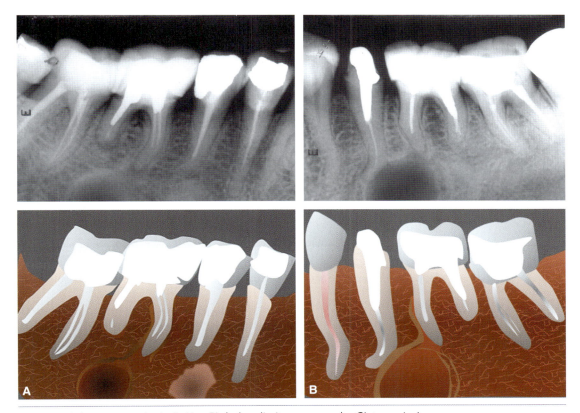

FIGURA 12 Imagens periapicais (**A** e **B**), lados direito e esquerdo. Cistos apicais.

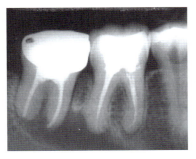

FIGURA 13 Cisto radicular junto às raízes mesial do primeiro molar e mesial e distal do segundo molar inferior do lado direito. Ambos os dentes apresentam tratamento endodôntico das raízes.

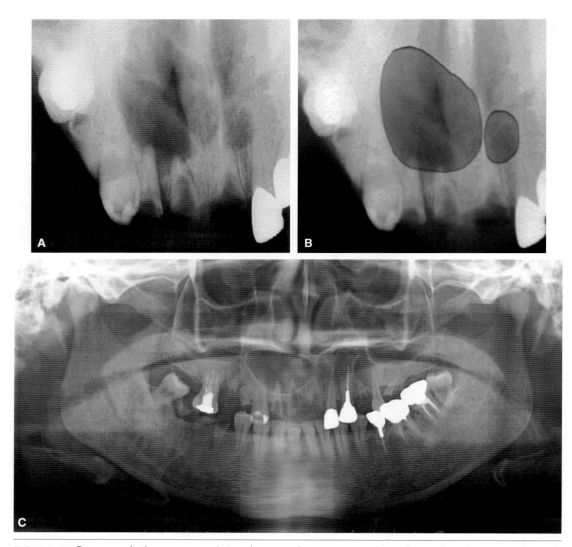

FIGURA 14 Presença de área extensa cística abrangendo a região mediana da maxila até a região dos pré-molares do lado direito e relacionada com os dentes incisivos e canino. Figuras **A**, radiografia periapical e **B**, ilustrativa delimitando as áreas das lesões.

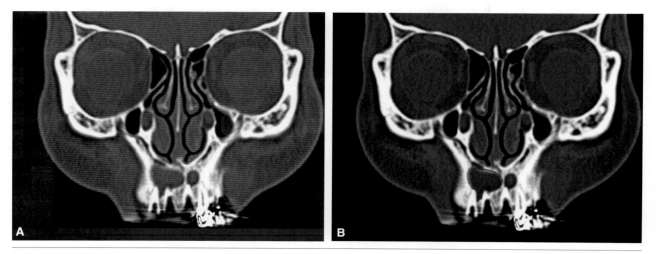

FIGURA 15 TC coronal mostrando a área ocupada pelo cisto (**A** e **B**).

CAPÍTULO 11 ■ Cistos do complexo maxilomandibular 395

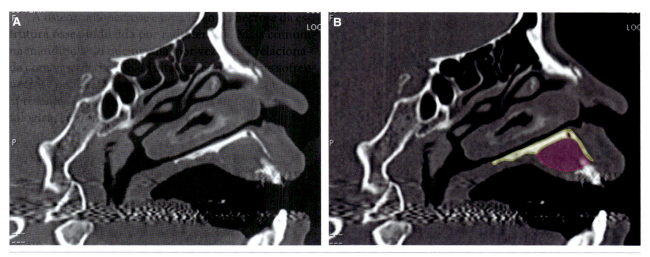

FIGURA 16 TC sagital mostrando a área ocupada pelo cisto (**A** e **B**).

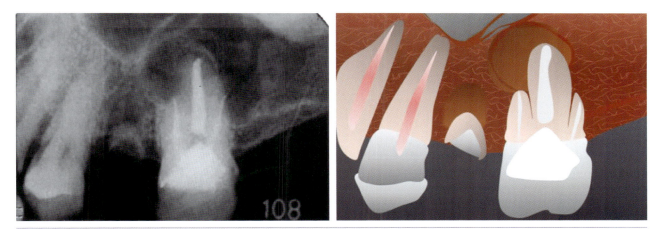

FIGURA 17 Imagem periapical. Presença de cisto radicular relacionado com raiz do molar esquerdo sobreposto com a cavidade sinusal.

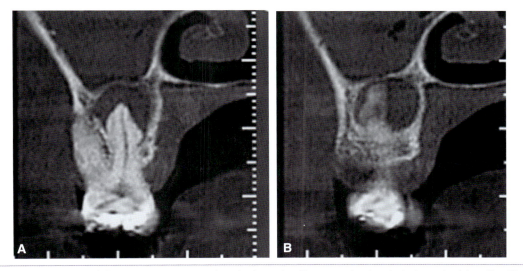

FIGURA 18 TC sagital, lesão cística mostrando raiz do molar. Formato circular do halo esclerótico (**A** e **B**).

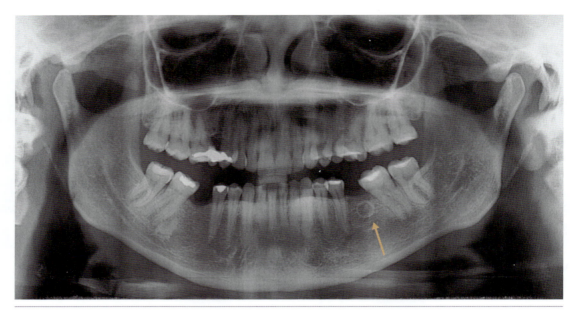

FIGURA 19 Presença de área radiolúcida de morfologia esférica com halo esclerótico de aspecto cístico entre as raízes do pré-molar e do molar do lado esquerdo.

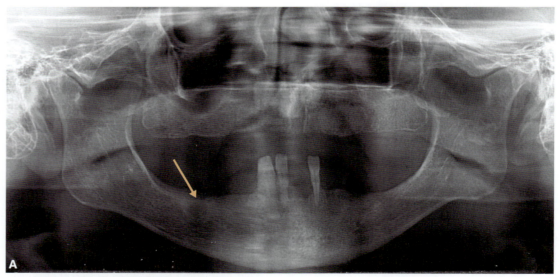

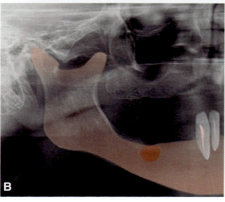

FIGURA 20 Imagem panorâmica apresentando área radiolúcida esférica junto ao rebordo alveolar. Observe a inclinação da cabeça da mandíbula de ambos os lados.

CAPÍTULO 11 ■ Cistos do complexo maxilomandibular 397

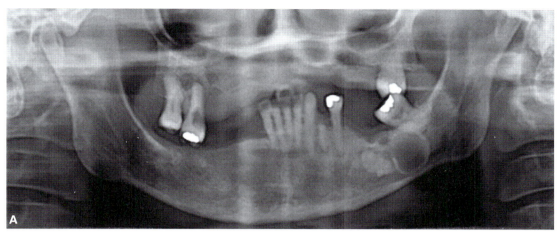

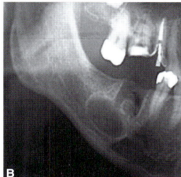

FIGURA 21 Imagem panorâmica mostrando um cisto residual próximo à raiz do molar inferior do lado esquerdo (**A**). Em **B**, cisto residual junto ao alvéolo da raiz distal do molar extraído.

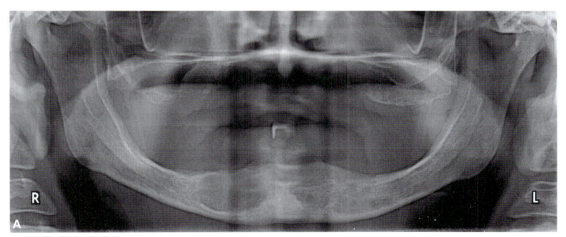

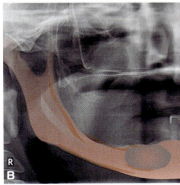

FIGURA 22 Cisto residual localizado na região anteroinferior, lado direito. Corticalizado, com aspecto oval e unilocular.

11.2 CISTOS ODONTOGÊNICOS DE DESENVOLVIMENTO

11.2.1 Cisto dentígero

Segundo tipo mais comum de cisto dos maxilares, o cisto dentígero se desenvolve devido ao acúmulo de fluido na camada do epitélio reduzido do esmalte ao redor da coroa de um dente não irrompido. Clinicamente assintomático, radiograficamente o cisto se liga à junção amelocementária na região cervical do dente. De aspecto radiolúcido e unilocular e de crescimento lento, pode causar deslocamento ou reabsorver dentes adjacentes, assim como deslocar a cortical do assoalho do seio maxilar ou canal mandibular em direção inferior. Cistos associados a coroas de dentes molares inferiores podem estender-se para a região do corpo ou ramo da mandíbula.

Pode ser observada uma extensa área hipodensa na imagem TC corte sagital, com perda da cortical da base da mandíbula (Figura 30). Um folículo hiperplásico pode ser confundido com cisto dentígero. Se o espaço folicular exceder 5 mm, poderá ser sugerido como um dentígero. Aspecto observado nas Figuras 38 e 39.

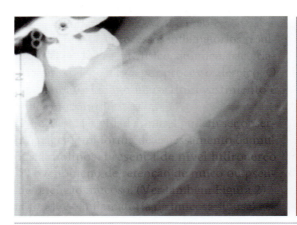
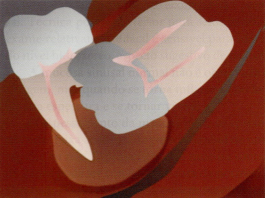

FIGURA 23 Cisto dentígero que está se expandindo inferiormente a partir da coroa do molar incluso e impactado.

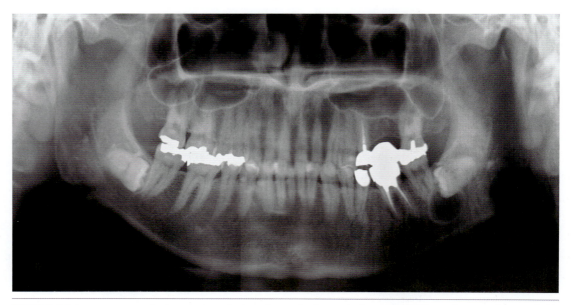

FIGURA 24 Imagem panorâmica mostrando terceiro molar impactado no segundo molar com área radiolúcida e halo esclerótico unilocular se estendendo em direção inferior, deslocando o canal da mandíbula.

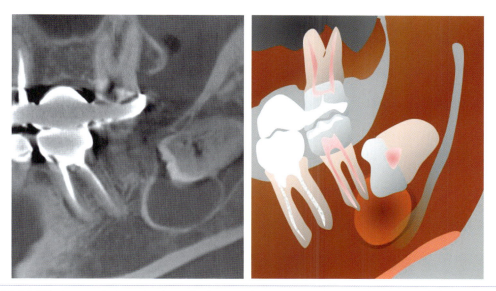

FIGURA 25 TC plano sagital revelando molar impactado, expansão do cisto dentígero e deslocando o canal mandibular.

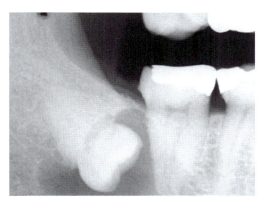

FIGURA 26 Cisto dentígero junto à coroa do molar impactado parcialmente visível.

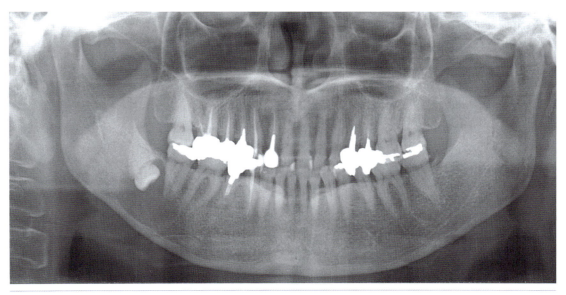

FIGURA 27 Em imagem panorâmica, pode-se observar a extensão da lesão.

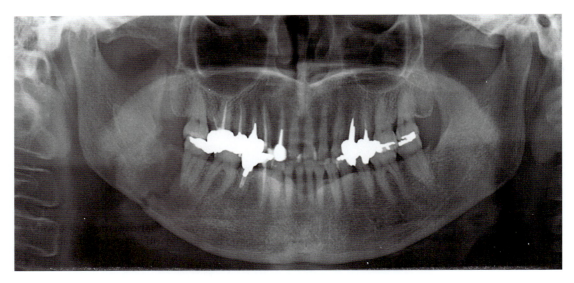

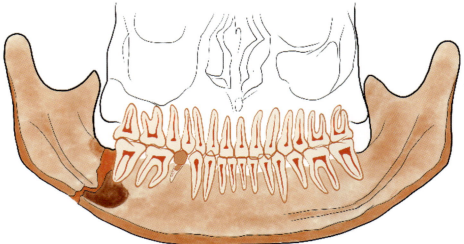

FIGURA 28 Área radiolúcida extensa desde a região do trígono retromolar alcançando cortical da base da mandíbula com aspecto de linha de fratura radiolúcida, sugestiva de fratura patológica após a remoção do dente incluso.

Fonte: Ilustração de Christyan Hiroshi Iida.

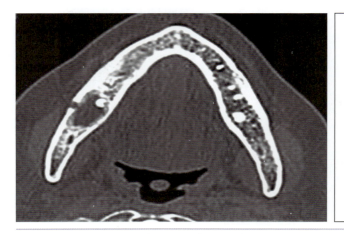 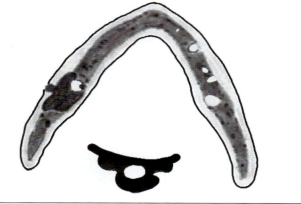

FIGURA 29 TC plano axial mostrando área de lesão com rompimento da cortical vestibular.

CAPÍTULO 11 ■ Cistos do complexo maxilomandibular   401

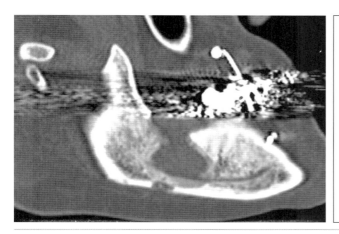 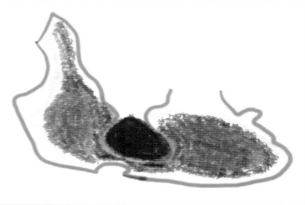

FIGURA 30 TC sagital. Rompimento da cortical da base da mandíbula.

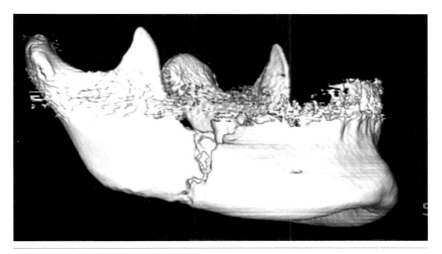

FIGURA 31 TC 3D com aspecto de rompimento da cortical vestibular.

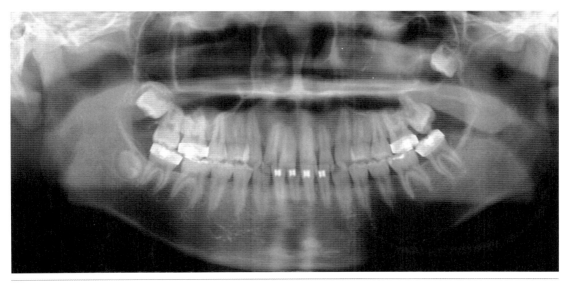

FIGURA 32 Imagem panorâmica mostrando deslocamento superoposterior do terceiro molar superior do lado esquerdo.

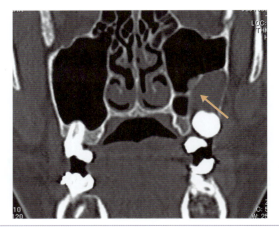

FIGURA 33 TC coronal. Área cística expandindo para seio maxilar, lado esquerdo. Lesão invadindo o seio maxilar.

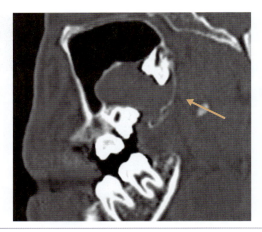

FIGURA 34 Imagem TC plano sagital. Deslocamento do molar para superior e parede lateral do seio maxilar.

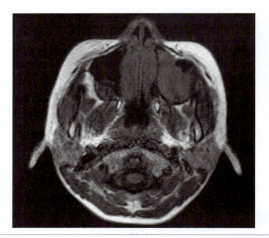

FIGURA 35 Imagem em RM em T1 com área hipossinal do seio maxilar lado esquerdo. Coroa do dente sem sinal localizado na parede vestibular.

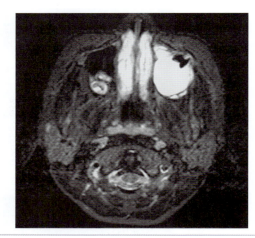

FIGURA 36 Imagem e RM em T2 com área hipersinal, seio maxilar lado esquerdo. Coroa do dente sem sinal localizado na parede vestibular.

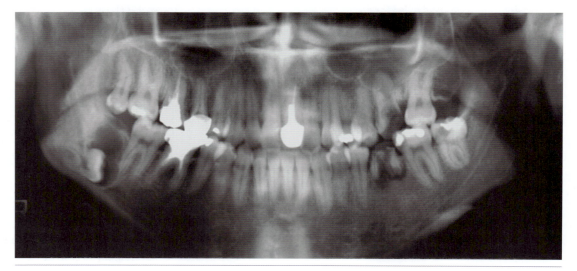

FIGURA 37 Cisto dentígero relacionado com coroa do terceiro molar impactado, expansão para rebordo alveolar e em direção do segundo molar.

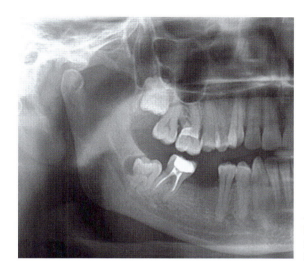

FIGURA 38 Imagem panorâmica recortada. Imagem radiolúcida de aspecto cístico na distal da coroa do molar parcialmente irrompido.

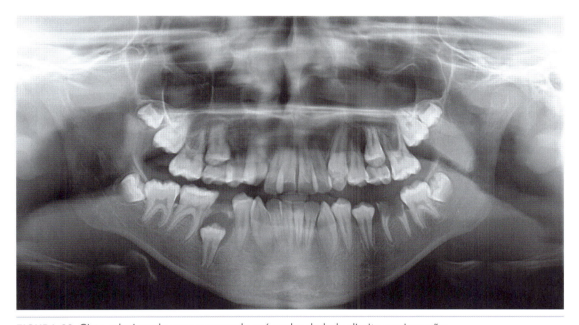

FIGURA 39 Cisto relacionado com o segundo pré-molar do lado direito em irrupção.

11.2.2 Queratocisto odontogênico

Com revestimento epitelial queratinizado característico, o queratocisto incide mais na segunda e terceira décadas de vida. Ocorre mais na região posterior da mandíbula, com halo radiopaco de aspecto cístico muito semelhante ao cisto dentígero, no entanto pode apresentar bordas ou paredes císticas em arcos contíguos ou festonadas.

O queratocisto tem tendência a crescer na região medular das estruturas ósseas dos maxilares com mínima expansão das paredes corticais, expandindo ao longo do corpo e ramo da mandíbula.

O canal da mandíbula pode sofrer deslocamento para inferior, no sentido da base da mandíbula. Na maxila pode invaginar para o seio maxilar em grandes extensões.

Na Figura 42 pode ser observada em imagem de TC plano sagital a extensão da cavidade cística ao longo do corpo e ramo da mandíbula, do lado esquerdo.

Imagem axial, intensidade de sinal alta com ênfase em T2, brilhante, característica, sugestiva de lesão cística acompanhada de fluido cístico. Figura 47, imagem em ressonância magnética.

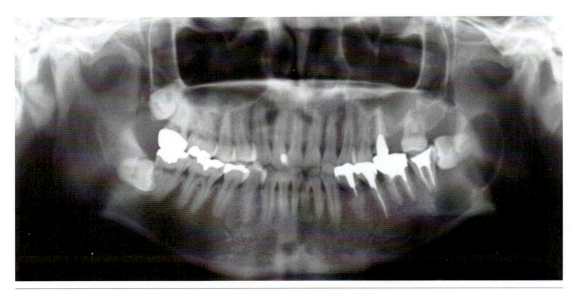

FIGURA 40 Grande área cística relacionada com o terceiro molar inferior impactado do lado esquerdo.

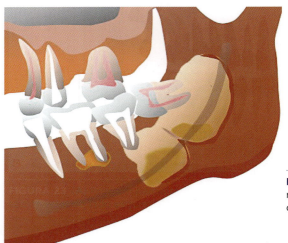

FIGURA 41 Desenho ilustrativo demonstrando terceiro molar esquerdo impactado envolvendo grande área cística de aspecto multilocular.

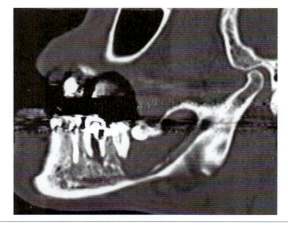

FIGURA 42 TC plano sagital queratocisto relacionado com o terceiro molar do lado esquerdo impactado.

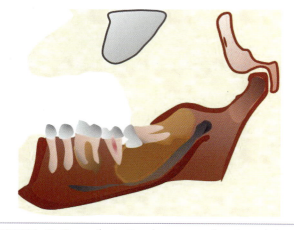

FIGURA 43 Figura ilustrativa demonstrando a área cística.

CAPÍTULO 11 ■ Cistos do complexo maxilomandibular   405

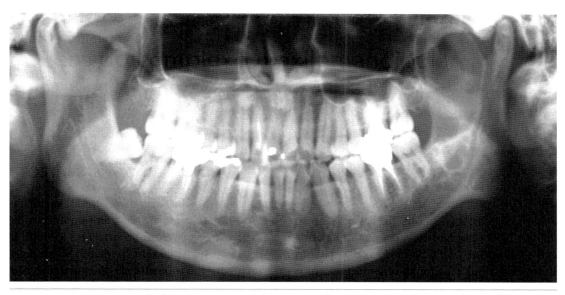

FIGURA 44 Imagem panorâmica mostra extensa área ocupando a maior parte do ramo da mandíbula.

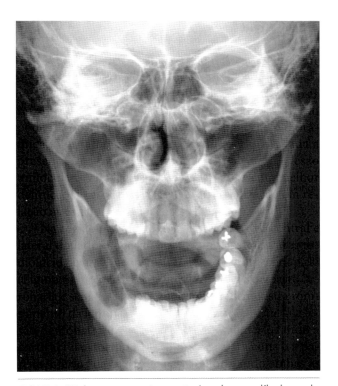

FIGURA 45 Imagem posteroanterior da mandíbula onde pode ser observada área radiolúcida na região lingual do corpo da mandíbula de um queratocisto.

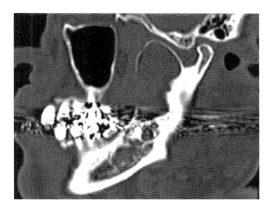

FIGURA 46 Imagem TC plano sagital lado esquerdo da mandíbula mostrando expansão e perfuração da cortical do ramo.

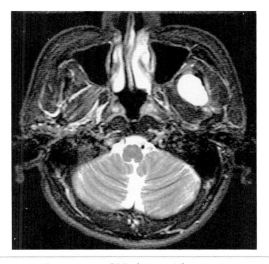

FIGURA 47 Imagem em RM plano axial.

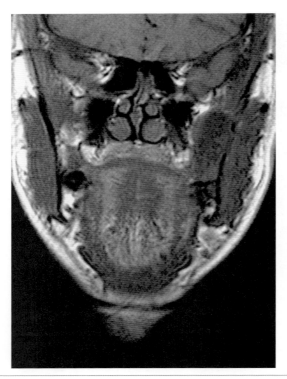

FIGURA 48 Em A, imagem de RM sagital, intensidade de sinal baixa, com ênfase em T1, hipossinal, sem evidência da loja cística.

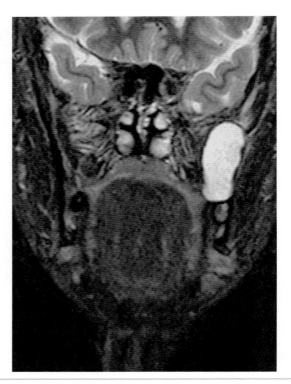

FIGURA 49 Imagem de RM sagital, intensidade de sinal alta, com ênfase em T2 hipersinal, com evidência da loja cística de aspecto brilhante.

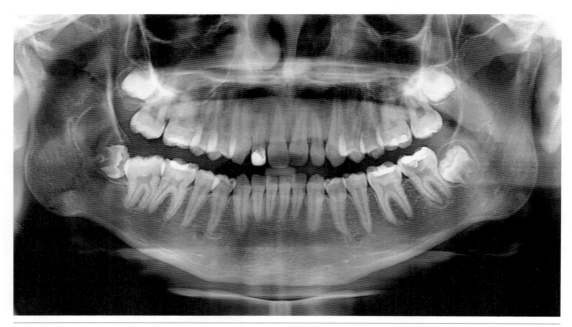

FIGURA 50 Área radiolúcida no ramo da mandíbula do lado direito junto ao terceiro molar em formação, aspecto sugestivo de queratocisto.

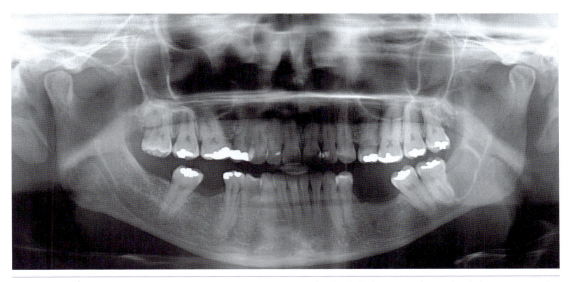

FIGURA 51 Área radiolúcida de queratocisto no ramo da mandíbula do lado esquerdo na distal do terceiro molar.

11.2.3 Cisto periodontal lateral

Cisto periodontal de desenvolvimento origina-se dos restos epiteliais no periodonto que envolve a raiz.

De aspecto unilocular menor de 1 cm de diâmetro, mais frequente em dentes inferiores, em caninos e pré-molares com radioluscência bem definida e com halo esclerótico arredondado ou oval.

Quando se apresenta multicístico, é considerado cisto botrioide.

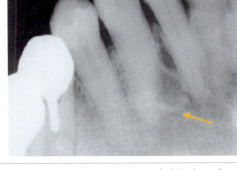

FIGURA 52 Observa-se uma área radiolúcida na lateral próximo ao ápice radicular do canino inferior direito, com borda corticalizada bem definida.

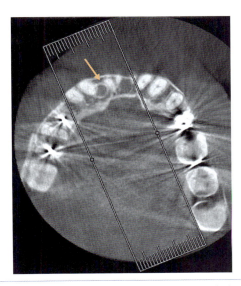

FIGURA 53 TC axial. Pode-se notar uma área radiolúcida de limite bem definido junto à parede mesial da raiz do canino inferior.

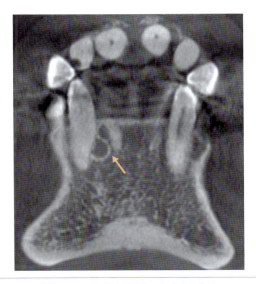

FIGURA 54 TC coronal. Evidência de loja cística na parede mesial da raiz do canino inferior do lado direito. Mesmo caso da Figura 52.

11.3 CISTOS NÃO ODONTOGÊNICOS

11.3.1 Cisto do ducto nasopalatino ou do canal incisivo

Cisto não odontogênico incide no canal nasopalatino ou no forame, podendo estender-se para o palato duro ou causar expansão da cortical vestibular e causar deslocamento das raízes dos incisivos. Pode apresentar radiograficamente formato de coração causado pela projeção da espinha nasal anterior. Nem sempre apresenta aspecto simétrico. Ocasionalmente pode reabsorver as raízes. Também pode deslocar o assoalho da fossa nasal em direção superior.

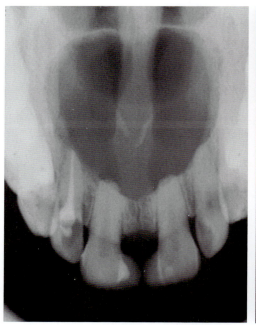
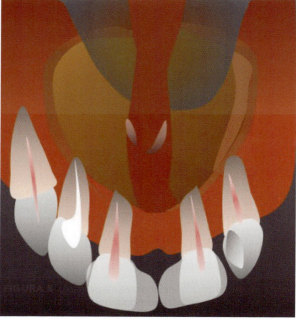

FIGURA 55 Radiografia oclusal evidenciando área radiolúcida extensa na região mediana da maxila.

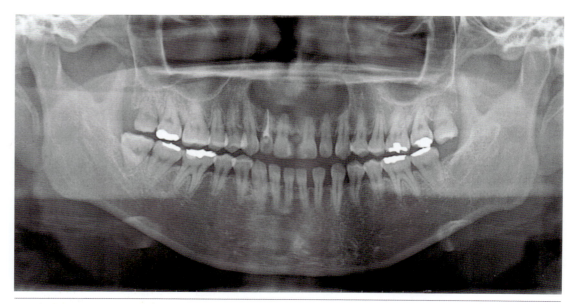

FIGURA 56 Radiografia panorâmica onde se pode observar ampla área radiolúcida envolvida por um halo esclerótico de aspecto cístico. Os ápices radiculares parecem contidos na cavidade cística.

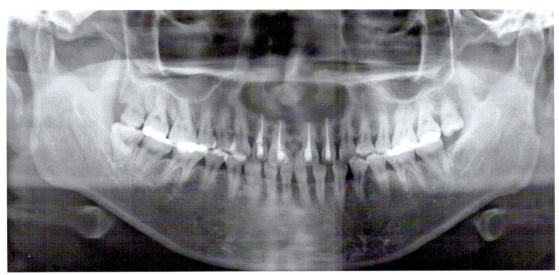

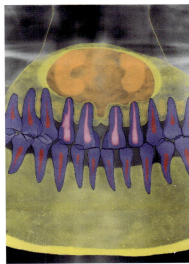

FIGURA 57 Imagem de aspecto cístico junto aos ápices radiculares dos incisivos superiores após tratamento endodôntico.

Capítulo 12

Lesões ósseas

O tecido ósseo apresenta característica dinâmica e responde de forma variada às lesões como processos inflamatórios, infecciosos, neoplásicos e metabólicos de tal forma que podem mudar a arquitetura óssea da região afetada.

O exame radiográfico terá uma função primordial para o seu diagnóstico.

A estrutura óssea afetada por patologias diversas pode apresentar alterações trabeculares características em imagens radiográficas.

Área de transição entre a lesão osteolítica e o tecido normal adjacente:

1. **Área de transição pequena**: com borda definida – indica um crescimento lento.
2. **Área de transição ampla**: mal definida – indica um crescimento agressivo.
3. **Borda esclerótica**: baixa atividade.
4. **Reação periosteal**: ocorre quando há irritação do periósteo de natureza benigna, maligna ou por trauma.

As lesões benignas crescem lentamente, e por essa razão as bordas geralmente são lisas e bem definidas. A parte interna da lesão pode ser totalmente radiolúcida, uma mescla de tecido radiolúcido e radiopaco ou ser totalmente radiopaca.

12.1 CISTO ÓSSEO SIMPLES

Sinonímia: cisto ósseo traumático; cisto ósseo hemorrágico; cisto ósseo de extravasamento.

Apresenta cavidade vazia ou com fluido revestida por tecido conjuntivo. Por não possuir revestimento epitelial, não é considerado um cisto verdadeiro. Ocorre mais na mandíbula no ramo e região posterior. Os dentes da região são normalmente vitais, e a lesão envolve o osso ao redor das raízes, mantendo a lâmina dura intacta ou parcialmente rompida. Apresenta propensão a crescer pela extensão do corpo da mandíbula sem provocar, ou pouca expansão da cortical. A margem da lesão pode apresentar halo esclerótico fino, liso e curvo com projeção entre as raízes dentárias (Figuras 3, 4, 5 e 7).

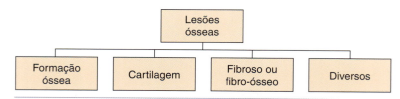

FIGURA 1 Esquema ilustrativo de formação de lesões ósseas.

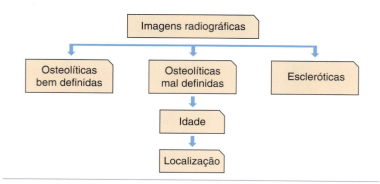

FIGURA 2 Esquema ilustrativo de aspectos radiográficos de lesões ósseas.

CAPÍTULO 12 ■ Lesões ósseas   411

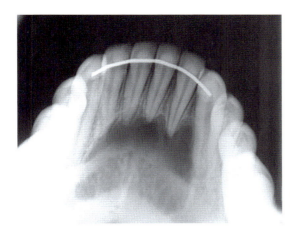

FIGURA 3 Imagem técnica oclusal. A borda fina superior acompanha a região dos ápices radiculares.

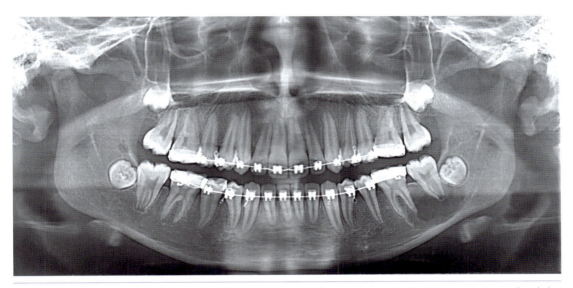

FIGURA 4 Imagem panorâmica, área radiolúcida com a borda fina do lado esquerdo, junto à raiz distal dos dentes 36 e 37, chegando até a região da base da mandíbula. Dentes vitalizados.

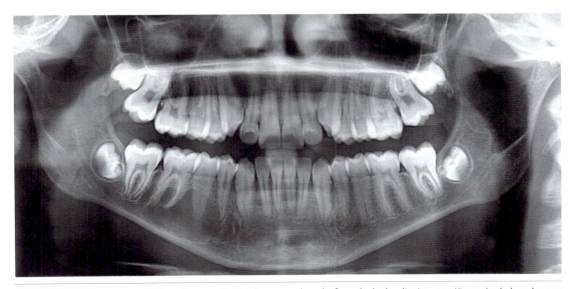

FIGURA 5 Imagem panorâmica, área radiolúcida com a borda fina do lado direito, região apical dos dentes 44 até 46, chegando até a cortical da base da mandíbula. Lâmina dura das raízes normais.

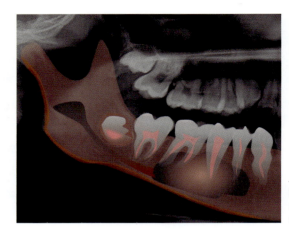

FIGURA 6 Desenho ilustrativo demonstrando a área da lesão e os elementos dentários da região.

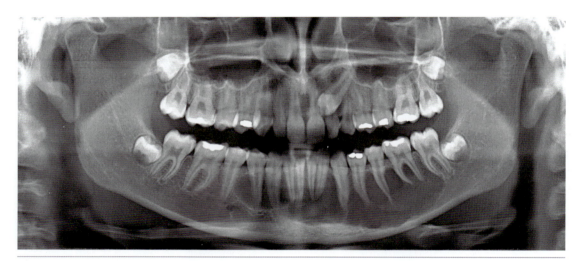

FIGURA 7 Imagem panorâmica, área radiolúcida com a borda fina e curvas acompanhando os contornos radiculares, com aspecto festonado próximo à base da mandíbula. A lesão se estende desde a distal da raiz do 45 do lado direito até a parede da raiz mesial do dente 37 do lado esquerdo. As lâminas duras dos dentes não se apresentam rompidas.

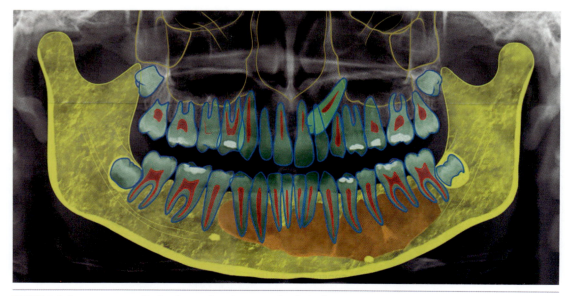

FIGURA 8 Imagem panorâmica ilustrativa da extensão da lesão.

12.2 CISTO ÓSSEO ANEURISMÁTICO

É considerada uma lesão reativa do osso com característica de comportamento de tumor benigno agressivo. Ocasionalmente, pode estar associada a hemangioma, displasia fibrosa, granuloma central de células gigantes ou ainda osteossarcomas. Incide em indivíduos menores de 30 anos de idade, com maior incidência no ramo e no corpo da mandíbula região posterior. As lesões se apresentam radiograficamente como uma rarefação óssea unilocular ou multilocular, cheias de septos fibrosos finos e mal definidos. Podem causar expansão das paredes corticais, deslocar e reabsorver as raízes (Figuras 9 e 10).

12.3 DEFEITO ÓSSEO DE DESENVOLVIMENTO

Defeito ósseo de desenvolvimento é uma depressão lingual da glândula salivar submandibular, que também recebe o nome de defeito ósseo de Stafne, cisto ósseo de Stafne ou cavidade óssea estática, localizada na superfície cortical externa lingual e próximo à base da mandíbula na região da fóvea submandibular. Defeito similar pode ser encontrado na região próxima à apical dos pré-molares na superfície lingual na mandíbula, associado à glândula sublingual. A depressão óssea pode variar em tamanho e profundidade, sendo de formato oval, redondo ou circular. Radiograficamente, apresenta uma imagem radiolúcida com um halo esclerótico unilocular de margem bem definida e uniforme, localizada na região da fóvea submandibular, abaixo do canal mandibular, próximo à cortical da base. A margem radiopaca densa pode ser de espessura variada, mais espessa na região superior (Figuras 11, 12, 14 a 18).

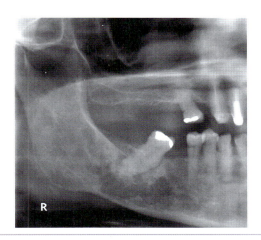

FIGURA 9 Imagem panorâmica recortada apresentando lesão radiolúcida multilocular com lojas císticas formadas por septos finos ao redor da raiz do dente molar, atingindo até a cortical da base da mandíbula do lado direito.

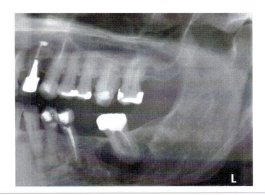

FIGURA 10 Imagem de panorâmica recortada mostrando lesão no corpo da mandíbula do lado esquerdo de radiolucência mista multilocular abrangendo a área desde a região apical dos dentes pré-molares até a distal do molar.

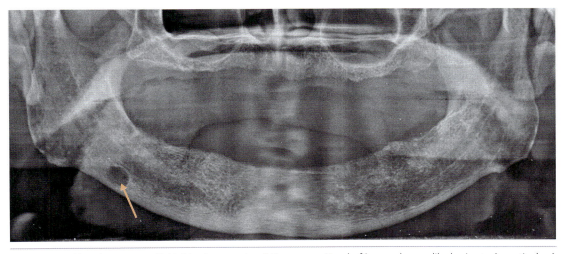

FIGURA 11 Uma imagem radiolúcida de aspecto cístico na região da fóvea submandibular junto à cortical e à base da mandíbula do lado esquerdo e abaixo do canal da mandíbula. Pode-se observar um aspecto de baixa densidade óssea na região endosteal de ambos os lados com aspecto osteoporótico.

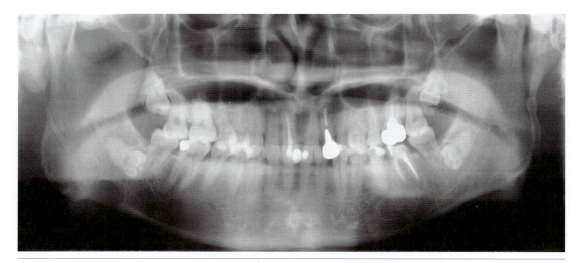

FIGURA 12 Radiografia panorâmica. Área radiolúcida de aspecto circular ou redondo com halo esclerótico unilocular na região da fóvea submandibular próximo ao ângulo da mandíbula do lado direito. Cortical da base da mandíbula interrompida e descontínua, causada pela depressão do tecido ósseo da região.

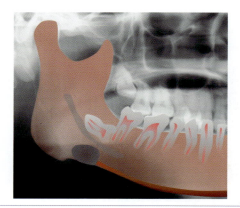

FIGURA 13 Desenho ilustrativo de defeito ósseo de desenvolvimento na região da fóvea submandibular.

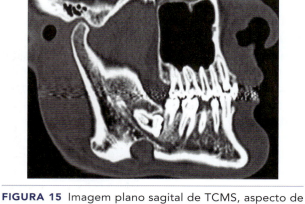

FIGURA 15 Imagem plano sagital de TCMS, aspecto de defeito ósseo na base da mandíbula do lado direito com solução de continuidade ou interrupção da cortical óssea, com halo esclerótico, logo abaixo do canal da mandíbula.

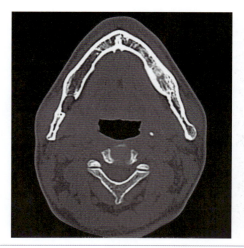

FIGURA 14 Depressão óssea submandibular em imagem de TC plano axial. Parede lingual cortical óssea com solução de continuidade, área bem definida, estendendo-se até a cortical vestibular com uma área extensa no corpo da mandíbula.

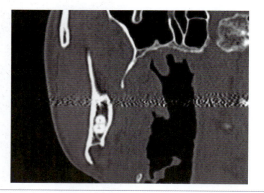

FIGURA 16 Imagem plano coronal de TCMS, aspecto de depressão óssea hipodenso com halo esclerótico bem delimitado, com extensão até a cortical da parede vestibular e na base da mandíbula. Pode-se observar que o defeito se localiza abaixo do canal mandibular, aspecto característico de um defeito ósseo de desenvolvimento.

CAPÍTULO 12 ■ Lesões ósseas   415

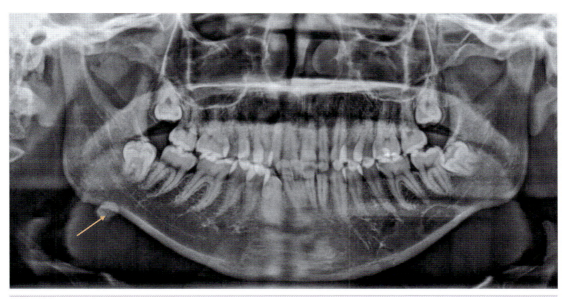

FIGURA 17 Imagem de aspecto cístico bem delimitado junto à cortical da base da mandíbula do lado esquerdo na região da fóvea submandibular abaixo das raízes dos primeiro e segundo molares do lado esquerdo. Pode-se observar também a presença de uma massa de radiopacidade moderada na região do ângulo e base da mandíbula do lado direito, um sialolito no ducto da glândula submandibular (seta).

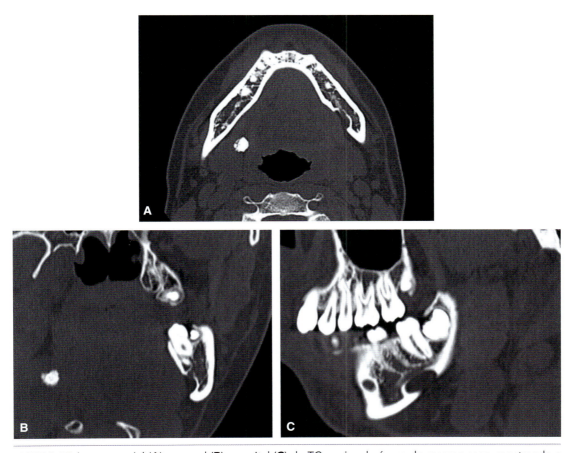

FIGURA 18 Imagem axial (**A**), coronal (**B**) e sagital (**C**) de TC em janela óssea do mesmo caso, mostrando a cavidade óssea na cortical lingual. Presença de sialolito no assoalho bucal em (**A**) e (**B**) e em C defeito ósseo hipodenso na base da mandíbula junto à cortical na mandíbula do lado esquerdo. Cortical da base da mandíbula aparece descontínua.

12.4 HIPERPLASIAS ÓSSEAS

12.4.1 Toros palatino e mandibular

Toros são hiperplasias ósseas com crescimento de ossos normais em superfície de um osso normal na superfície palatal ou no osso mandibular. Quando a hiperostose ou a protuberância óssea ocorre na linha média do palato duro, é denominada toro palatino. Mais frequente em mulheres, formando nódulos de diferentes tamanhos. A mucosa apresenta aspecto normal, de formato nodular ou lobulado.

Radiograficamente um toro apresenta uma massa radiopaca densa com continuidade com o osso palatal, com borda periférica lisa e regular e de radiopacidade uniforme. Em radiografia periapical, imagem radiopaca se apresenta sobreposta à área apical dos dentes posteriores. A hiperostose que incide na superfície lingual da mandíbula é mais frequente na região dos pré-molares, uni ou bilateralmente, podendo apresentar tamanho variado.

Imagem periapical ou panorâmica mostra uma área radiopaca homogênea de densidade radiográfica igual da cortical, sobreposta sobre os ápices radiculares dos pré-molares ou molares (Figuras 19 a 22).

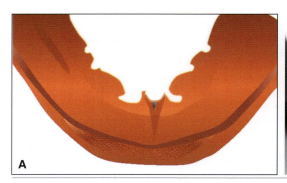
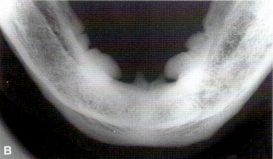

FIGURA 19 Imagem técnica oclusal mostrando massas nodulares de radiopacidade homogênea com característica de densidade do osso cortical, de bordas uniformes na superfície lingual bilateral da mandíbula. Desenho ilustrativo em A.

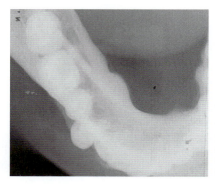

FIGURA 20 Radiopacidade densa na superfície lingual do lado direito da mandíbula com característica de toro mandibular.

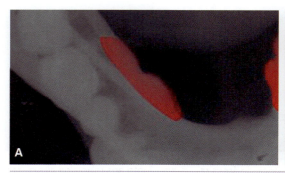
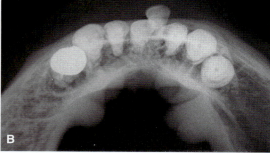

FIGURA 21 Imagem oclusal de mandíbula com protuberância óssea na superfície lingual de tamanhos variados arredondados na cortical lingual da mandíbula atingindo a região de pré-molares do lado direito até o lado esquerdo.

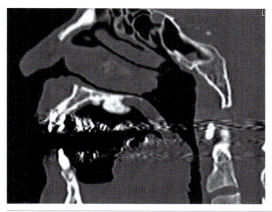 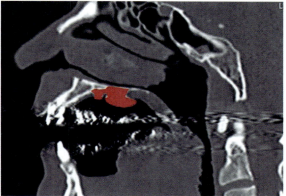

FIGURA 22 Imagem hiperdensa de formato pediculado na região mediana do palato, com aspecto de toro palatino. Imagem de TCMS plano sagital.

12.5 OSTEOESCLEROSE IDIOPÁTICA

É uma formação óssea densa na região dos ossos trabeculares de causa desconhecida, sem estar associada aos processos inflamatórios, sistêmicos. Incide mais na mandíbula, região dos molares e pré-molares, sendo assintomática e não expansiva. A imagem radiográfica apresenta uma área radiopaca de diferentes graus de radiopacidade, de aspecto denso e homogêneo, em foco único, ou pode incidir diferentes regiões simultaneamente. A periferia da lesão pode se confundir com o trabeculado adjacente, inserindo diretamente em osso normal.

O osso de uma osteoesclerose idiopática funciona normalmente e diferencia-se pela maior densidade trabecular. Na região, podem-se instalar implantes osseointegráveis e movimentar dentes. Entretanto, sobre a movimentação dentária, recomenda-se menor intensidade de força, pois a região não apresenta deflexão óssea e toda a força será sobre o ligamento periodontal.

A osteoesclerose idiopática ou enostose caracteriza-se pela proliferação e remodelação, formando foco de osso compacto no interior do osso esponjoso de causa desconhecida. É também conhecida como ilha óssea densa e cicatriz óssea. Assim, radiograficamente, visibilizam-se áreas radiopacas na cavidade medular com diminuição do espaço medular principalmente na mandíbula, normalmente detectada no exame radiográfico de rotina. Assintomática, na maioria das vezes apresenta massa única, mas pode apresentar mais focos em diferentes áreas.

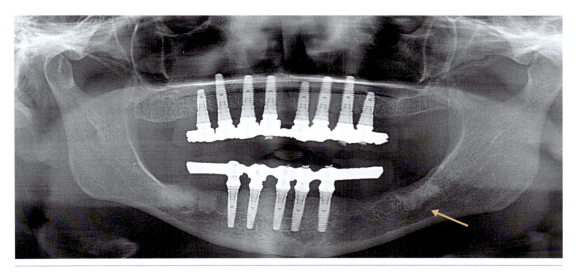

FIGURA 23 Imagem panorâmica demonstrando a presença de áreas radiopacas junto aos rebordos alveolares em ambos os lados nas regiões dos molares inferiores, próximo ao trígono retromolar. Presença de implantes na maxila e na mandíbula. O critério imaginológico para avaliação do sucesso é verificar a ausência de uma área de radiolucência ao redor do implante. Caso haja, isso sugere a formação de tecido fibroso em vez de ósseo sadio.

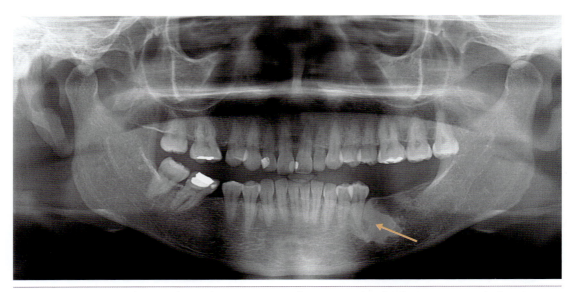

FIGURA 24 Imagem radiopaca densa de margem irregular no osso alveolar. Imagem compatível com osteoesclerose, também denominada esclerose óssea focal idiopática ou simplesmente área de condensação óssea.

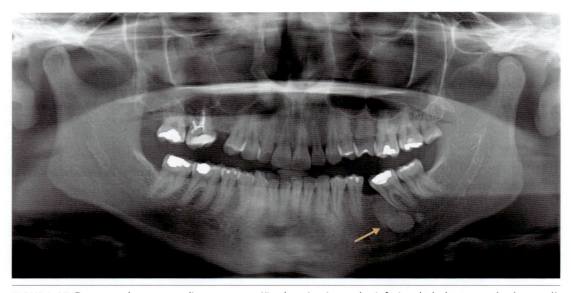

FIGURA 25 Presença de massa radiopaca na região do primeiro molar inferior do lado esquerdo da mandíbula. A massa radiopaca pode ser observada desde o rebordo alveolar junto à parede mesial da raiz do segundo molar até o teto do canal da mandíbula, ocupando a área do primeiro molar ausente.

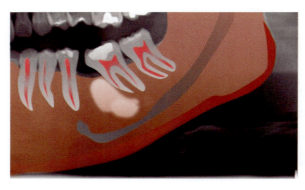

FIGURA 26 Desenho ilustrativo demonstrando a localização da área de esclerose.

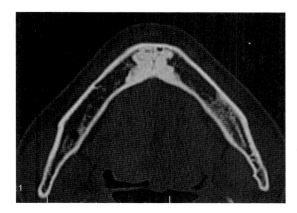

FIGURA 27 Em imagem de TC plano axial, nota-se presença de massas hiperdensas na região da sínfise da mandíbula, formando ilhota densa e demonstrando esclerose óssea.

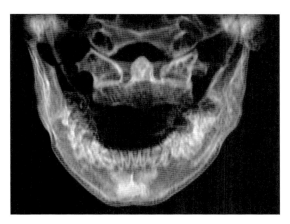

FIGURA 28 Região da sínfise com massa hiperdensa de contornos irregulares com característica de ilhota densa.

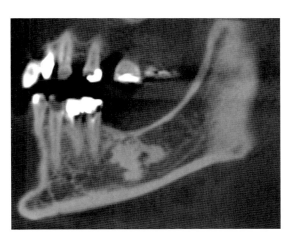

FIGURA 29 Imagem de TC plano sagital, observando-se a presença de uma área grande hiperdensa de margens irregulares espiculadas na região do primeiro molar do lado esquerdo, aspecto de ilhota densa.

Capítulo 13

Tumores benignos e malignos

13.1 TUMORES BENIGNOS

As lesões císticas e tumores dos ossos maxilares fazem parte de um grande grupo de lesões que requer várias modalidades de exames radiográficos, desde radiografias periapicais intraorais a exames extraorais convencionais, que permitem na maioria das vezes uma correlação clínico-patológica como auxiliar de diagnóstico. Para as lesões complexas a imagem por tomografia computadorizada (TC) é nitidamente um método mais eficaz, pela melhor resolução e exames de imagens por ressonância magnética (**Figuras 5, 6, 7, 8, e 9**).

Mesmo a aplicação de várias modalidades imagenológicas, muitas vezes, para um diagnóstico definitivo, requer um exame histopatológico. Para se estabelecer um diagnóstico radiológico devem ser observados vários parâmetros: localização da lesão, maxila (região anterior ou posterior); mandíbula (região do ângulo, corpo ou ramo); relação com dentes (coroa ou raiz); formato e limite da lesão (regular ou infiltrativo); natureza osteolítica ou osteogênica e idade. Os critérios radiológicos serão importantes para executar uma avaliação radiográfica mais segura.

13.1.1 Ameloblastoma

Um dos tumores de origem epitelial benigno, o ameloblastoma tem característica localmente invasiva e comportamento agressivo, mas de crescimento lento. Causa expansão óssea e reabsorve as raízes dentárias. Incide principalmente na mandíbula, região posterior e menos frequente na maxila (**Figura 1**). Na maxila atinge mais a região dos molares e se estende ao seio maxilar e assoalho da fossa nasal, alcança a base da órbita e a lesão pode causar maior destruição da cortical óssea (**Figura 10**). Os ameloblastomas podem ser divididos em três tipos:

1. unicístico;
2. multicístico ou sólido;
3. periférico ou extraósseo.

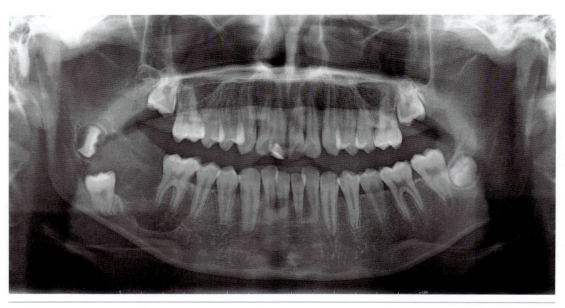

FIGURA 1 Ameloblastoma unicístico de desenvolvimento oclusal do segundo molar inferior direito causando expansão e deslocamento do terceiro molar em desenvolvimento para a região do ramo da mandíbula do lado direito e o segundo molar para a base da mandíbula do lado direito.

A radiografia posteroanterior de mandíbula é uma técnica indicada para o estudo da região do ângulo e ramo da mandíbula do processo condilar e análise das lesões do tipo cistos e tumores no terço posterior do corpo ou do ramo para a análise de expansão no sentido mediolateral e para avaliação das deformidades maxilofaciais (**Figuras 3 e 4**).

Radiograficamente, o ameloblastoma multicístico apresenta septos ósseos criando compartimentos. É descrito como aspecto de bolhas de sabão quando apresenta loculações grandes; aspecto de favos de mel quando as lojas císticas são menores. Geralmente as loculações maiores são encontradas na região posterior e as menores na região anterior. A variante multicística é a mais comum, com maior tendência A agressividade e maior taxa de recorrência.

A lesão unicística apresenta aspecto unilocular muito semelhante ao das lesões císticas delineadas por uma cortical uniforme e expansão óssea no sentido vestibulolingual. As lesões pequenas que evolvem a coroa de dentes não irrompidos podem ter o mesmo aspecto de um cisto dentígero. A lesão pode causar deslocamento dentário, assim como rompimento da cortical. Pode apresentar aspecto radiográfico muito semelhante ao do queratocisto, granuloma de células gigantes, mixoma odontogênico e fibroma ossificante.

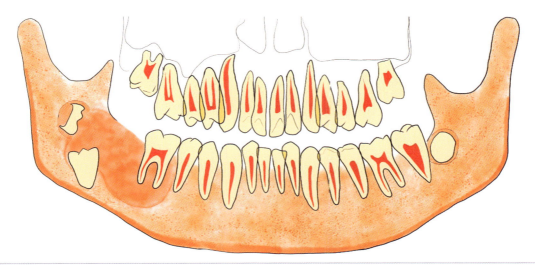

FIGURA 2 Imagem ilustrativa da Figura 1, demonstrando a extensão da lesão cística e deslocamentos dos dentes envolvidos.

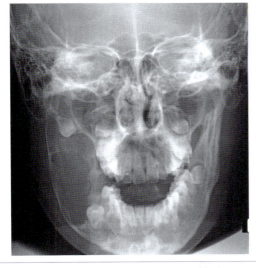

FIGURA 3 Imagem posteroanterior de mandíbula mostrando aspecto de expansão vestibulolingual da lesão. Pode-se verificar o deslocamento do terceiro molar para a região da incisura.

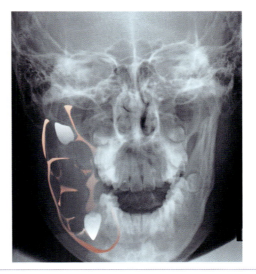

FIGURA 4 Observe os tabiques residuais dentro da lesão e a expansão da cortical vestibulolingual.

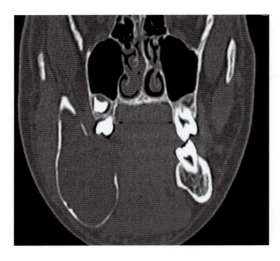

FIGURA 5 Imagem de TC plano coronal. Janela óssea demonstra expansão da lesão, causando rompimento da cortical óssea lingual.

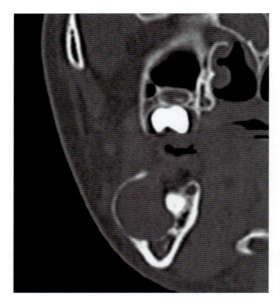

FIGURA 6 Lesão causando expansão cortical fina para vestibular. Imagem de TC, janela óssea vista plano coronal.

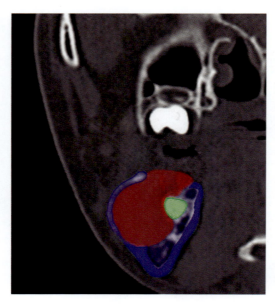

FIGURA 7 Aspecto da área da lesão e do deslocamento do dente (em verde).

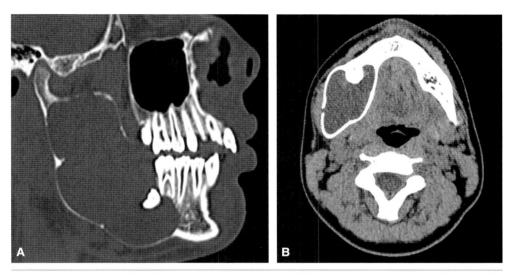

FIGURA 8 Imagem de TC plano sagital (**A**) e plano coronal (**B**) apresentando os limites da expansão da lesão cística, comprometendo o ramo e o corpo e no sentido vestibulolingual da mandíbula.

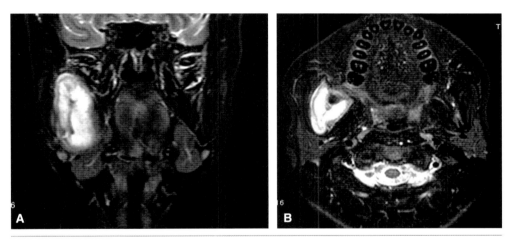

FIGURA 9 Imagem por ressonância magnética plano sagital e transversal evidenciando áreas de hipersinal no interior da lesão (**A** e **B**).

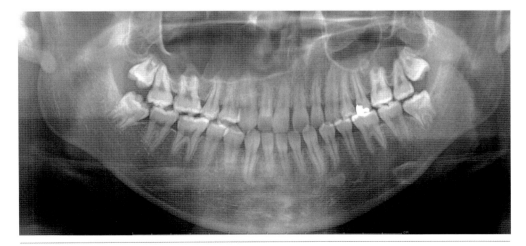

FIGURA 10 Na radiografia panorâmica pode-se observar a perda da imagem do assoalho da cavidade nasal (palato ósseo duro) e parede região inferior do septo nasal, espinha nasal anterior e borda inferior medial do seio maxilar.

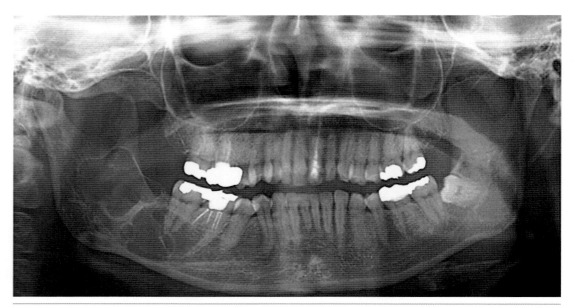

FIGURA 11 Incidência panorâmica evidenciando lesão cística de aspecto multicístico incidindo na região do corpo e ramo da mandíbula do lado direito. A lesão atinge desde a região apical do primeiro molar, região do trígono retromolar e proximidade da incisura da mandíbula.

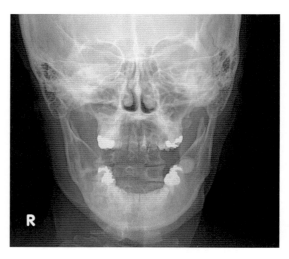

FIGURA 12 Imagem posteroanterior de mandíbula demonstrando aspecto da lesão expansiva da cortical lingual.

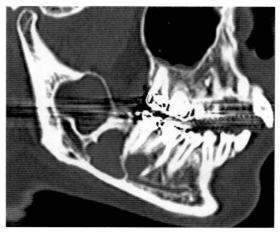

FIGURA 13 Ameloblastoma multicístico. Imagem sagital de TC demonstrando lesão lucente loculada do corpo mandibular e ramo. Presença de um septo na região do trígono retromolar.

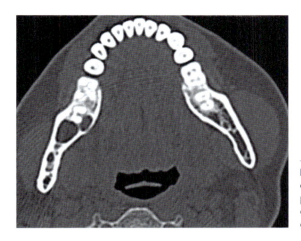

FIGURA 14 Aspecto de cisto multilocular do mesmo caso da Figura 11 na região, demonstrando lesão hipodensa na transição entre o corpo e o ramo da mandíbula direita, com discreta expansão óssea lingual, disrupção cortical lingual e presença de septos finos.

13.1.2 Odontoma

13.1.2.1 Odontoma composto

Tumor benigno, também considerado hamartoma, é caracterizado pela formação de esmalte, dentina e cemento em diferentes estágios de histodiferenciação e morfodiferenciação. De crescimento lento, com componentes estruturais, os odontomas são classificados em tipo composto e complexo. O odontoma composto é formado por múltiplas estruturas pequenas de diferentes tamanhos semelhantes a dentes, e o complexo consiste em uma massa de tecido dentário, não exibindo semelhança anatômica com dentes. O odontoma composto incide mais na maxila na região anterior, em associação com a coroa de um canino incluso.

Radiograficamente, apresenta uma massa radiopaca de bordos definidos e irregulares, com linha radiolúcida marginal, sendo um reflexo da cápsula fibrosa que envolve a lesão. A imagem se apresenta altamente radiopaca, assemelhando-se a dentes, podendo causar deslocamento dos dentes adjacentes à lesão.

A imagem por tomografia computadorizada é importante para a localização, extensão e relação da lesão com as estruturas adjacentes.

Os odontomas são assintomáticos, não apresentam predileção por gênero e são diagnosticados principalmente na segunda década de vida. Em exames rotineiros de imagem se mostram, por vezes, associados a elementos dentários retidos e a aumento de volume local.

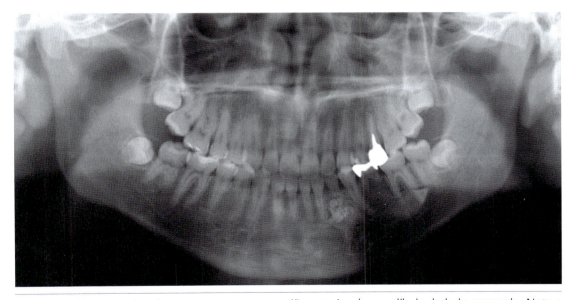

FIGURA 15 Presença de odontoma composto na região anterior da mandíbula do lado esquerdo. Note a presença de canino e molar decíduos e canino incluso na região do ápice radicular do primeiro molar do lado esquerdo e anodontia do segundo premolar do mesmo lado.

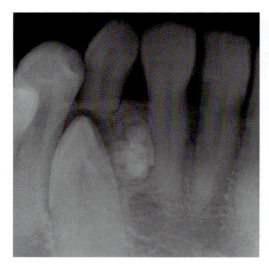

FIGURA 16 Observe vários componentes denticulados e a cápsula radiolúcida envolvendo a lesão junto ao canino não irrompido do lado direito da mandíbula. Imagem periapical.

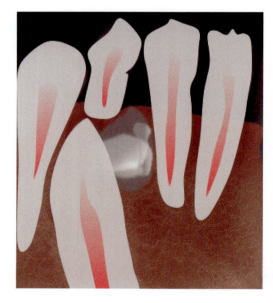

FIGURA 17 Desenho ilustrativo de um odontoma composto.

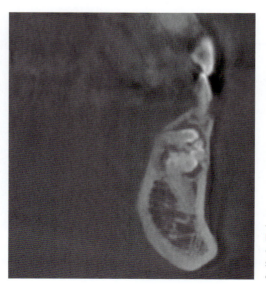

FIGURA 18 Imagem de TC plano sagital, presença de massa radiopaca de diferentes densidades semelhantes à de dentes com linha hipodensa envolvendo a lesão de um odontoma composto.

CAPÍTULO 13 ■ Tumores benignos e malignos   427

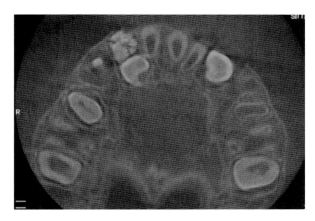

FIGURA 19 TC plano axial, imagem de aspecto hiperdenso composta por dentículos de diferentes tamanhos, em processo alveolar da maxila, região anterior. Imagem compatível com odontoma composto.

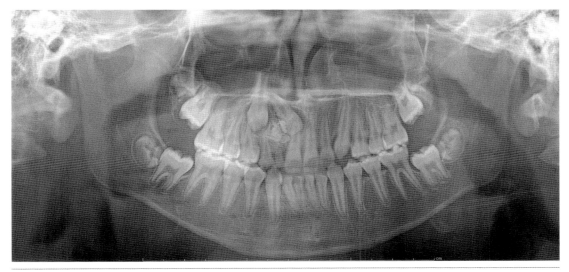

FIGURA 20 Radiografia panorâmica mostrando lesão radiopaca de densidade mista junto à coroa dos dentes canino e incisivo lateral superior lado direito. Esboçam-se pequenos elementos dentários no interior da lesão envolvida por um halo radiolúcido, que sugerem tratar-se de um odontoma composto.

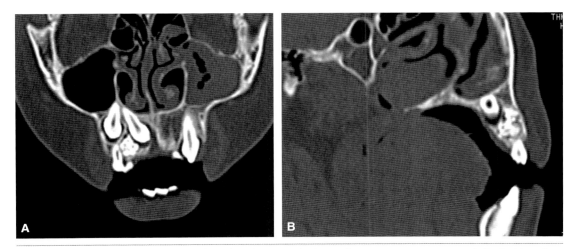

FIGURA 21 Imagem axial (**A**) e sagital (**B**) de TC em janela óssea do mesmo caso, mostrando lesão hiperdensa, adjacente à coroa de dentes não interrompidos. As imagens demonstram a presença de estruturas denticuladas de diferentes tamanhos circunscritas por halo hipodenso junto à coroa do dentes não irrompidos. Em B pode-se observar a extensão da lesão no sentido vestibulolingual.

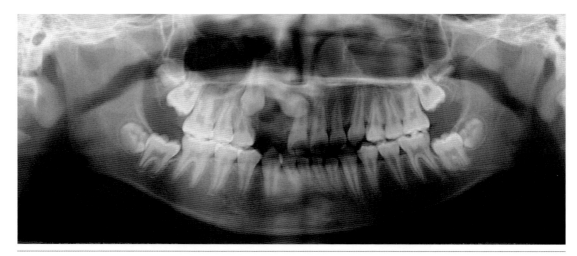

FIGURA 22 O mesmo caso da Figura 20, após remoção da lesão. Os dentes permanentes foram preservados para permitir a irrupção.

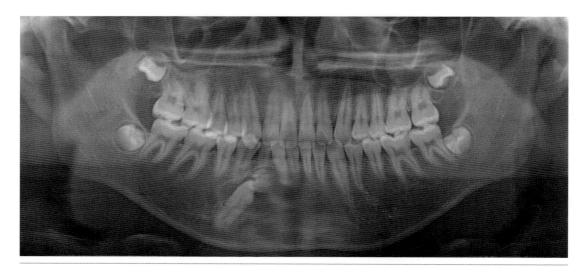

FIGURA 23 Foi observada ao exame intraoral a ausência do canino e presença do canino decíduo inferior do lado direito. A imagem de radiografia panorâmica revelou o canino retido associado à lesão radiopaca sugestiva de odontoma.

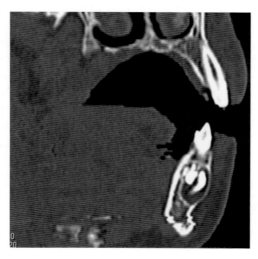

FIGURA 24 Imagem de TC em janela óssea apresentando a presença de um conglomerado desordenado de zonas hiperdensas intermediadas de zonas hipodensas, sendo o conjunto circundado por uma área hipodensa.

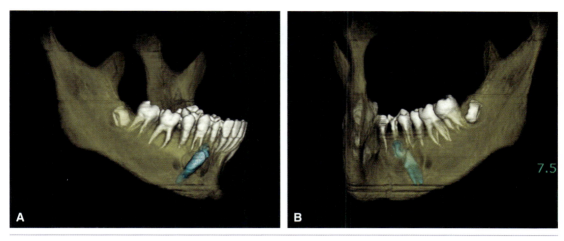

FIGURA 25 Imagem de TC volumétrica vista vestibular em **A** e vista lingual em **B**, ambas evidenciando o canino incluso do lado direito da mandíbula e lesão localizada junto à coroa do canino.

13.1.2.2 Odontoma complexo

O odontoma complexo apresenta tecidos odontogênicos dispostos de maneira desordenada, de dentina primária ou imatura como componente predominante, sendo envolvido por tecido conjuntivo fibroso. Apresenta predileção pela região posterior da mandíbula.

Em imagem radiográfica, o odontoma complexo apresenta-se como uma massa radiopaca mista de aspecto irregular e amorfa delimitada por área ou halo radiolúcido (**Figuras 26, 27 e 28**).

13.1.3 Fibroma ossificante

Constituído por tecido fibroso e celular com osso amorfo, o fibroma ossificante pode conter trabéculas irregulares de tecido lamelar em seu interior, muito semelhante à displasia fibrosa. Pode conter cápsula fibrosa envolvendo a lesão. Comum nas duas primeiras décadas de vida, pode causar deslocamento e reabsorções dentais e expansão óssea. Quando incide em indivíduos jovens, a lesão apresenta maior agressividade. Maior incidência na mandíbula na região dos molares e pré-molares, acima do canal da mandíbula. A lesão apresenta áreas radiolúcidas e opacas de aspecto misto, dependendo do grau de calcificação, com ou sem linha radiolúcida que representa a cápsula fibrosa que envolve a lesão e com uma borda esclerótica ao redor desta. A imagem lembra a da displasia fibrosa com floculação e ossos amorfos, podendo causar expansão das corticais e reabsorver as raízes.

Constituído por tecido fibroso e celular com osso amorfo, o fibroma ossificante pode conter trabéculas irregulares de tecido lamelar em seu interior, muito semelhantes à displasia fibrosa. Pode conter cápsula fibrosa envolvendo a lesão. Comum nas duas primeiras décadas de vida, pode causar deslocamento e reabsorções dentais e expansão óssea. Quando incide em indivíduos jovens, a lesão apresenta maior agressividade. Maior incidência na mandíbula na região dos molares e pré-molares, acima do canal da mandíbula. A lesão apresenta áreas radiolúcidas e opacas de aspecto misto, dependendo do grau de calcificação, com ou sem linha radiolúcida que representa a cápsula fibrosa que envolve a lesão e com uma borda esclerótica ao redor desta. A imagem lembra a da displasia fibrosa com floculação e ossos amorfos, podendo causar expansão das corticais e reabsorver as raízes (**Figura 29**).

13.1.4 Cementoblastoma

Classificado como tumor ósseo benigno de origem mesenquimal, composto por tecido de cemento unido ao redor do periápice de um dente, possui característica de crescimento lento. Geralmente solitário, normalmente o dente envolvido possui vitalidade, mas pode apresentar sensibilidade dolorida. Incide mais na mandíbula em raízes dos pré-molares e molares.

Nas imagens radiográficas pode ser observada uma massa radiopaca mista com radiolucência de margem bem definida junto à periápice envolvida por uma linha radiolúcida por sua vez com borda esclerótica envolvendo a lesão. Esta apresenta um crescimento de centro da lesão para fora ou em direção periférica (**Figuras 31 e 32**).

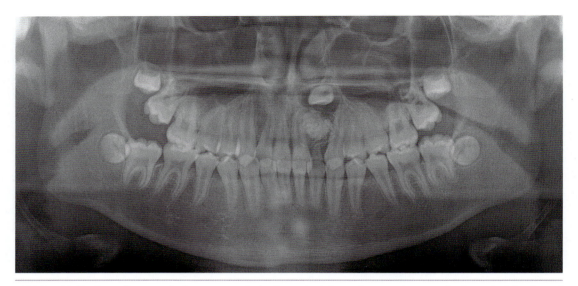

FIGURA 26 Radiografia panorâmica mostrando lesão esclerótica, adjacente à coroa de dente incisivo lateral incluso do lado esquerdo da maxila. Esta lesão apresenta aspecto de tecido amorfo, sem evidência de elementos dentários em seu interior, imagem compatível com odontoma complexo.

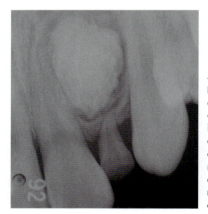

FIGURA 27 Radiografia intraoral, região do incisivo lateral e canino do lado esquerdo da maxila. Nota-se permanência de incisivo lateral decíduo com imagem radiolúcida na coroa e, junto à região apical dese decíduo, presença de uma massa radiopaca densa de aspecto amorfo circundada por uma faixa radiolúcida que reflete o tecido conjuntivo fibroso. Imagem compatível com odontoma complexo.

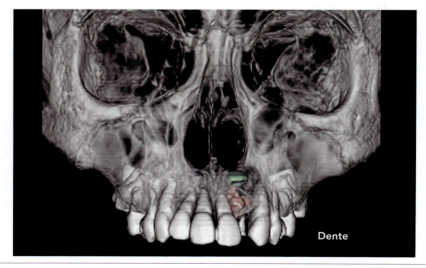

FIGURA 28 Presença de lesão entre o incisivo central e o canino no processo alveolar do lado esquerdo da maxila. Imagem de TC volumétrica.

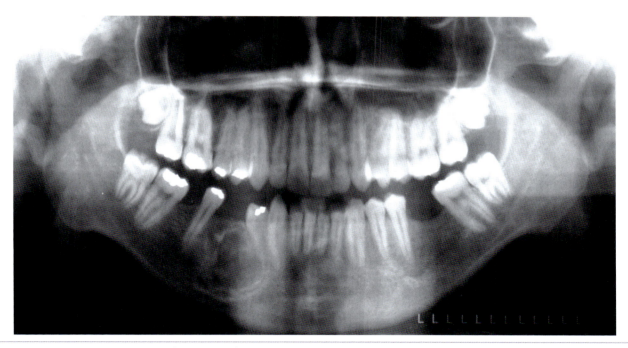

FIGURA 29 Imagem panorâmica demonstrando a presença de lesão localizada do lado direito ocupando o corpo da mandíbula entre o primeiro e o segundo pré-molares desde o rebordo ósseo alveolar até a cortical da base da mandíbula. De característica mista com lamelas radiopacas internamente, e com uma linha radiolúcida ao redor da lesão, reflexo da cápsula fibrosa e também um halo esclerótico envolvendo a lesão, mostra um deslocamento da raiz do primeiro pré-molar e do segundo pré-molar para distal.

13.1.5 Mixoma odontogênico

Predominante em jovens, pode incidir em ambos os maxilares, sendo um pouco mais na mandíbula. Radiograficamente, apresenta características de lesão multilocular, podendo apresentar pequenos espaços delimitados por septos com aspecto de favos de mel ou bolhas de sabão quando observa espaços maiores e delimitados por septos delgados curvados. Também pode demonstrar aspecto de raquete de tênis com padrões quadrangular e triangular e pode demonstrar bordas irregulares acompanhadas de erosão cortical, com ampla destruição mandibular. Podem ser observados finos septos retos e a região osteolítica do tipo roído de traça, ou do tipo raios de sol de bordas difusas, de densidades diferentes, osso expandido e esclerótico. Deslocamento dentário pode ser observado, mas a reabsorção radicular é rara (**Figuras 33 e 34**).

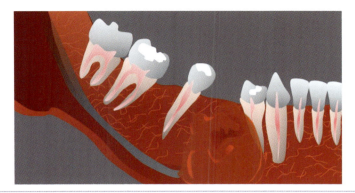

FIGURA 30 Fibroma ossificante apresentando característica radiográfica variada com bordas indefinidas até os bens definidos. A opacificação interna da lesão pode demonstrar aparência de microgranulação, amorfas ou tipo agulhadas. Quando há pouca formação de tecidos duros, a lesão pode apresentar-se radiolúcida (Imagem ilustrativa da lesão da Figura 29).

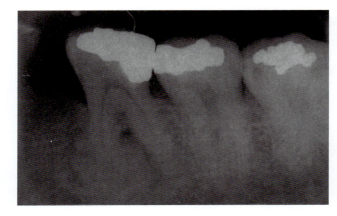

FIGURA 31 Primeiro molar do lado esquerdo com lesão radiopaca no ápice de raiz mesial. A massa radiopaca mostra radiolucência de aspecto irregular. Uma linha radiolúcida acompanha o contorno, e a presença de linha esclerótica externa irregular acompanha a lesão.

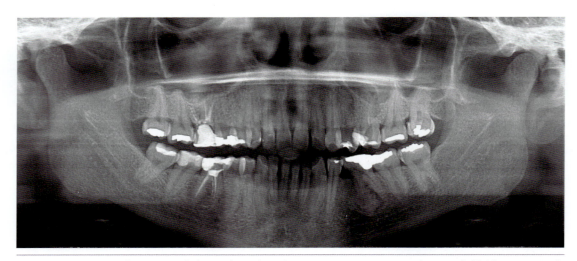

FIGURA 32 Imagem demonstrando lesão de padrão ósseo misto com pequenas áreas radiolúcidas no meio da massa radiopaca densa, junto ao periápice da raiz mesial do primeiro molar inferior do lado esquerdo. Uma linha radiolúcida acompanha ao redor da lesão e, por sua vez, um halo radiopaco contorna externamente a lesão.

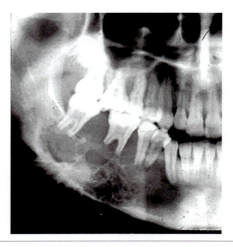

FIGURA 33 Lesão multilocular de diferentes tamanhos, contendo finas trabéculas arranjadas em ângulo reto com aspecto de raquete de tênis, festonadas. Demonstra expansão para vestibular formando um aspecto de raios de sol com destruição da cortical. Pode-se notar a reabsorção radicular da raiz distal do primeiro molar.

13.2 TUMORES MALIGNOS

Os tumores malignos podem ser classificados de três maneiras:

1. Lesões que se originam basicamente em estruturas maxilares.
2. Lesões que invadem a maxila e a mandíbula a partir de tecidos moles.
3. Metástases de outras lesões distantes.

Uma grande gama de carcinomas maxilares origina-se na cavidade oral e nos seios maxilares. Radiograficamente, a lesão manifesta-se na crista óssea alveolar dos maxilares com efeito absortivo infiltrativo e erosivo, causando fratura patológica em casos avançados.

Os tumores ósseos apresentam características e comportamentos dos tecidos que propiciam o desenvolvimento de formações anômalas.

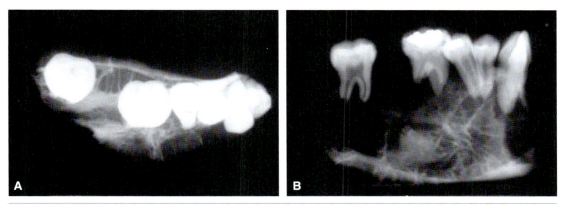

FIGURA 34 Imagens das peças cirúrgicas vista oclusal e lateral.

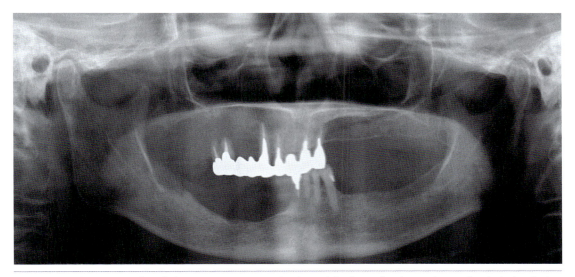

FIGURA 35 Carcinoma de célula escamosa causando destruição irregular óssea da maxila do lado direito, atingindo a cortical e invadindo o seio maxilar. Imagem panorâmica.

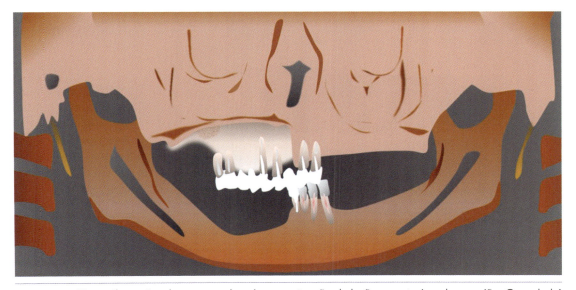

FIGURA 36 Figura ilustrativa demonstrando a área e extensão da lesão caracterizando a região. Quando há destruição dos tecidos moles, podem apresentar opacificação do seio maxilar.

- Destruição óssea de bordas invasivas, irregulares
- Destruição do espaço periodontal com aspecto irregular
- Destruição das bordas corticais do seio maxilar
- Destruição óssea ao redor do dente com aspecto flutuante
- Lesões multifocais nos ápices radiculares e deslocamento dental
- Destruição da cortical óssea:
  - Sem reação periosteal.
  - Com reação periosteal de aspecto laminado.
  - Com reação periosteal com formação de triângulo de Codman.
  - Com reação óssea espiculada ou em forma de raios de sol.

FIGURA 37 Características radiográficas de lesões malignas da cavidade oral.

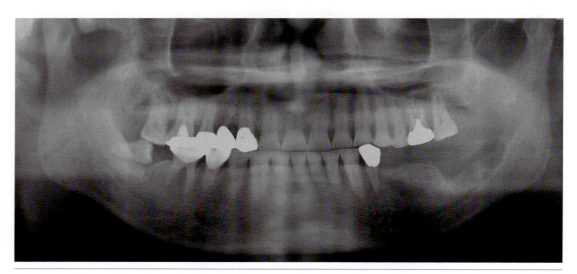

FIGURA 38 Destruição óssea do rebordo ósseo alveolar, região dos molares e do trígono retromolar da mandíbula do lado esquerdo na imagem panorâmica.

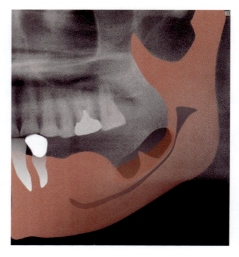

FIGURA 39 Figura demonstrativa da região da lesão no rebordo alveolar da mandíbula do lado esquerdo.

CAPÍTULO 13 ■ Tumores benignos e malignos 435

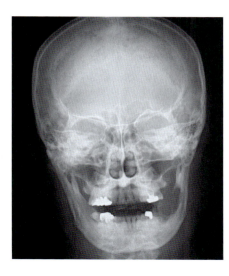

FIGURA 40 Imagem posteroanterior de mandíbula mostrando lesão lítica atingindo a região do corpo e trígono retromolar e região lingual da mandíbula do lado esquerdo. Margem mal definida e irregular com aspecto invasivo entre as trabéculas ósseas. Por vezes podem se mostrar algumas delimitações das bordas.

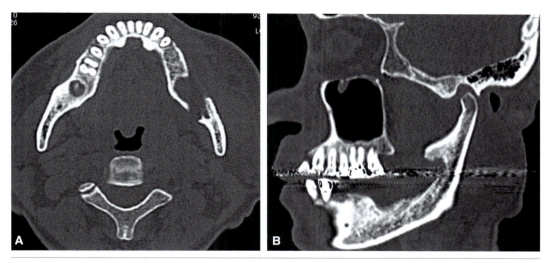

FIGURA 41 Janela óssea do mesmo caso demostrando destruição das corticais ósseas vestibular e lingual (**A** e **B**), causando destruição ampla do corpo e ramo da mandíbula.

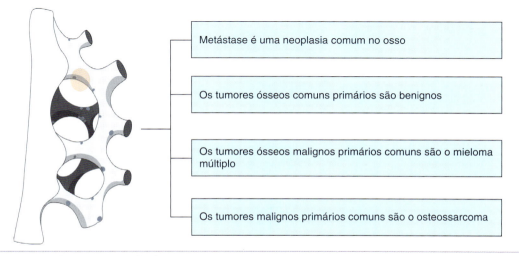

FIGURA 42 Características das lesões tumorais.
Fonte: Ilustração de Emiko Saito Arita.

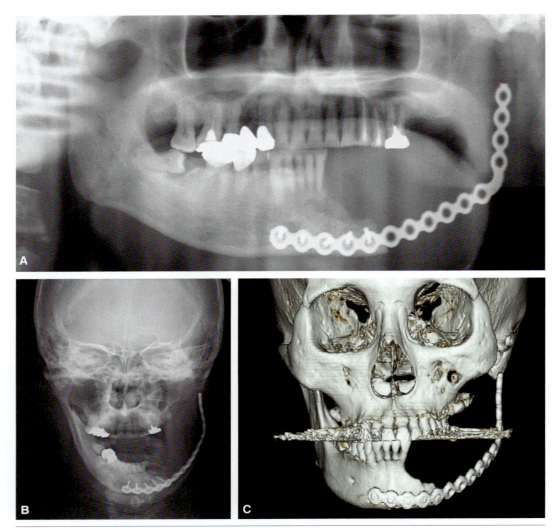

FIGURA 43 Imagem panorâmica (**A**), posteroanterior de mandíbula (**B**) e reconstrução 3D (**C**), mostrando aspecto pós-cirúrgico com ressecção em bloco abrangendo uma margem de osso normal com fixação de placa de reconstrução metálica.

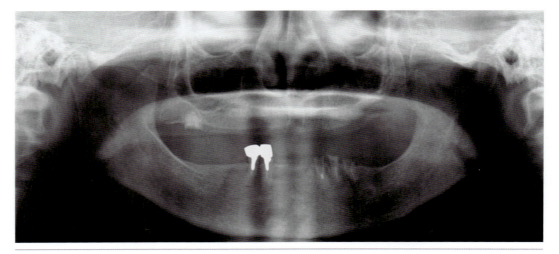

FIGURA 44 Imagem panorâmica mostrando carcinoma de célula escamosa causando destruição irregular óssea da maxila do lado esquerdo. Figura ilustrativa em A, caracterizando aspecto da lesão lítica da região.

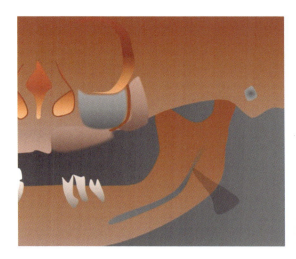

FIGURA 45 Maxila do lado esquerdo, área envolvida pela lesão.

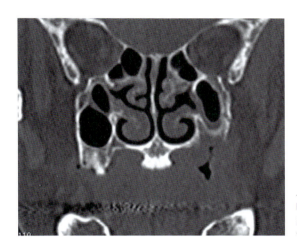

FIGURA 46 Imagem de TC plano coronal, janela óssea, podendo-se observar a perda óssea da estrutura óssea da maxila do lado direito de aspecto infiltrativo.

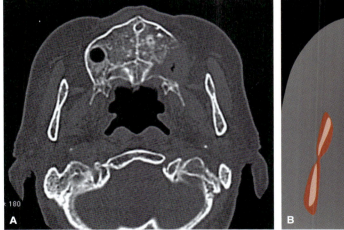 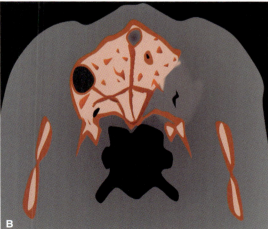

FIGURA 47 (**A**) Imagem de TC plano axial em janela óssea. (**B**) Imagem ilustrativa mostrando reabsorção óssea irregular infiltrativa atingindo a área vestibulolateral e posterior da maxila do lado esquerdo.

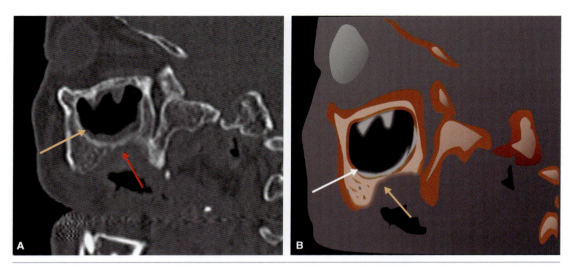

FIGURA 48 (**A**) Imagem de TC plano sagital em janela óssea. (**B**) Imagem ilustrativa demonstrando lesão lítica da estrutura óssea da maxila do lado esquerdo e o seio maxilar com hiperplasia da mucosa sinusal no assoalho e na cortical superior do seio maxilar (seta).

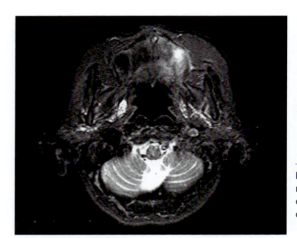

FIGURA 49 Imagem axial por ressonância magnética mostrando área de hipersinal na região anterior em que o interior da lesão pode ser considerado um tecido edematoso com teor de umidade elevado.

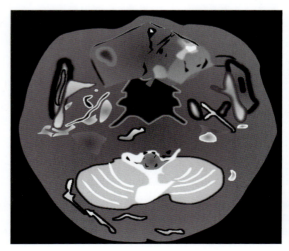

FIGURA 50 Área da lesão comprometendo a região vestibular, lateral e posterior da maxila do lado esquerdo. Imagem em plano axial ilustrativa da lesão da Figura 49.

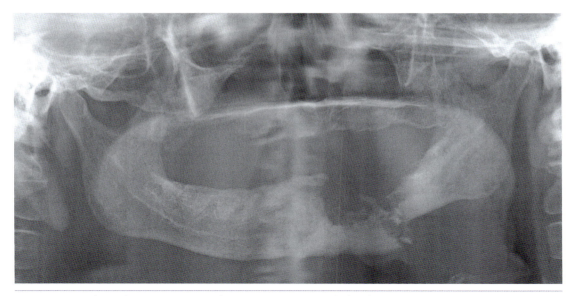

FIGURA 51 Radiografia panorâmica evidencia extensa área radiolúcida com lises ósseas irregulares mal definidas, com aspecto de roído de traça, localizada na região do corpo da mandíbula do lado esquerdo, com fratura patológica e deslocamento da extremidade fraturada.

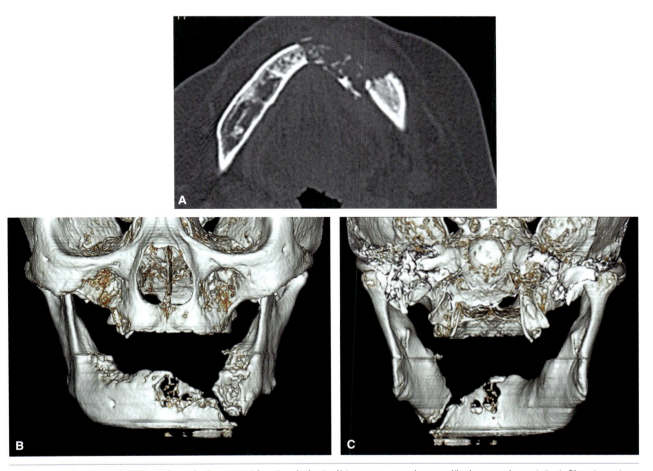

FIGURA 52 Imagem de TC axial janela óssea, evidenciando lesão lítica no corpo da mandíbula com destruição infiltrativa e irregular das paredes corticais vestibular e lingual (**A**). Em **B** e **C**, imagens de reformatação 3D demonstram, em **B**, vista frontal da extensão da destruição e reabsorção óssea e fratura patológica com deslocamento da extremidade inferiormente. Vista lingual da mandíbula em **C** e parede cortical com destruição.

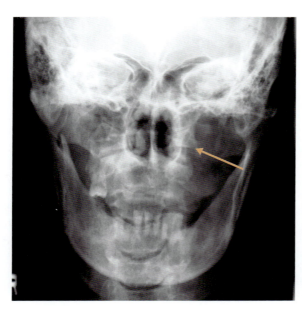

FIGURA 53 Radiografia posteroanterior mostra uma extensa área radiolúcida e limites irregulares, com áreas líticas de aspecto invasivo na região da maxila do lado esquerdo. Podem-se observar resíduos ósseos dentro da lesão lítica, que se aproxima do rebordo do assoalho orbitário.

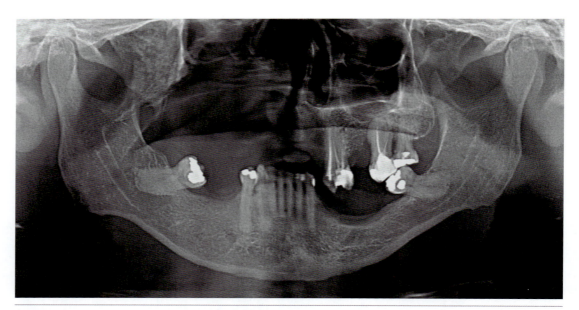

FIGURA 54 Imagem panorâmica apresenta aspecto pós-cirúrgico após a remoção da maxila direita, atingindo uma área da cavidade nasal até o limite superior no rebordo orbitário inferior.

Capítulo 14

Displasias ósseas

14.1 DISPLASIA ÓSSEA

Osso normal é substituído por tecido fibroso contendo quantidade variada de tecido ósseo anômalo.

14.2 DISPLASIA FIBROSA

Alteração do metabolismo localizada do osso normal com substituição de tecido ósseo por tecido fibroso, podendo ser de forma monostótica ou poliostótica. A monostótica é mais frequente, afetando os maxilares. As poliostóticas podem ser do tipo Jaffe ou associadas à síndrome de McCune-Albright. A monostótica atinge mais a maxila na região posterior e unilateral.

Radiograficamente, a lesão pode tomar padrão radiopaco com aspecto de vidro despolido ou fosco, que se assemelha a casca de laranja ou tipo flocos de algodão de aspecto amorfo e denso e homogêneo ou não. Áreas radiolúcidas podem estar presentes. A estrutura interna pode aparecer radiolúcida ou radiopaca ou ainda uma mescla das duas variantes. A periferia da lesão é mal definida e se confunde com osso normal.

Com o avançar do tempo a lesão pode causar a expansão da cortical fina. Na maxila, pode invadir o seio maxilar e ocupar toda a área. O dente envolvido pode apresentar hipercementose e o desaparecimento da lâmina dura da raiz dentária (Figuras 1 a 8).

14.3 DISPLASIA ÓSSEA PERIAPICAL

É uma alteração metabólica do osso normal com substituição do osso medular normal por um tecido fibroso e ósseo amorfo. Passa-se por estágio inicial radiolúcido (fase de reabsorção), fase osteogênica (deposição do tecido ósseo anormal) e estágio maduro ou tardio (osso anormal é produzido dentro da lesão). Tem maior incidência na região periapical dos dentes anteriores, embora possa incidir em outra regiões. Na maioria dos casos são múltiplas, mas uma lesão solitária também pode aparecer (Figuras 9 a 14).

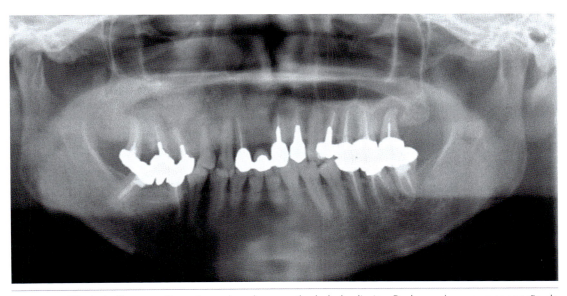

FIGURA 1 Displasia fibrosa unilateral envolvendo a maxila do lado direito. Pode-se observar a expansão da região lateral da maxila com aspecto de maior densidade óssea causada por um aumento do trabeculado da região afetada. Pode-se notar também área de radiolucência irregular dentro da área densa, resultando em uma imagem mista. Imagem panorâmica.

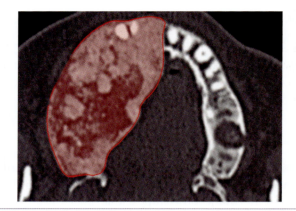

FIGURA 2 Imagem de TC axial. A lesão causou a expansão das corticais vestibular e lingual da maxila do lado direito. Padrão ósseo interno granular de aspecto misto com áreas hipodensa e hiperdensa de aspecto amorfo.

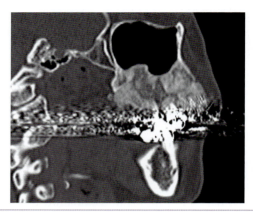

FIGURA 3 Imagem de TC sagital, aspecto de displasia óssea com padrão ósseo heterogêneo, de aspecto amorfo, ocupando toda a região do seio maxilar e causando expansão da cortical vestibular.

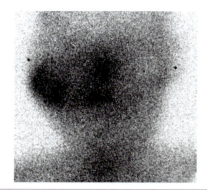

FIGURA 4 Imagem de uma cintilografia óssea. O plano coronal evidencia uma área de acúmulo do radiofármaco na maxila do lado direito, hipercaptação demonstrando área com aumento do remodelamento ósseo, evidenciando a localização da displasia óssea.

A lesão é formada por massas radiopacas de aspecto uniforme e definido de tamanhos variados, com borda radiolúcida e circundada por uma faixa ou linha radiopaca de osso esclerótico reapresentando a reação óssea adjacente, podendo também apresentar morfologia irregular.

Os dentes envolvidos apresentam vitalidade e as raízes não sofrem deslocamentos.

A lesão pode apresentar três estágios: na fase inicial o osso normal é reabsorvido e substituído por um tecido fibroso observado como uma imagem radiolúcida no ápice radicular. Uma massa radiopaca, de aspecto redondo, oval ou irregular em estágio misto ou osteogênico, segue uma fase em que a lesão pode aparecer totalmente radiopaca (Figuras 10 a 12).

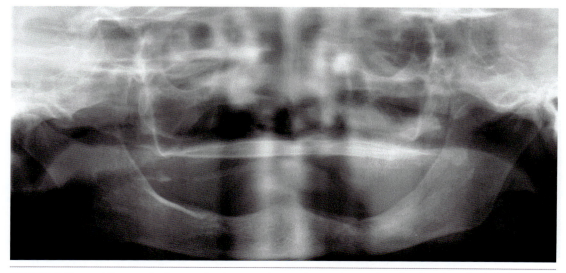

FIGURA 5 Um padrão amorfo de aspecto denso pode ser observado envolvendo a hemimaxila do lado esquerdo de densidades variadas, expandindo para o seio maxilar. Displasia óssea unilateral em radiografia panorâmica.

CAPÍTULO 14 ■ Displasias ósseas 443

14.4 DISPLASIA ÓSSEA FOCAL

A displasia óssea focal é a displasia solitária, que pode aparecer em um único local no periápice de um dente ou em uma área desdentada. Pode ser confundida com cementoblastoma benigno.

14.5 DISPLASIA ÓSSEA FLORIDA

Forma generalizada de displasia óssea periapical com desenvolvimento extenso em maxilares. A lesão possui uma deficiência de suprimento vascular que poderá aumentar a suscetibilidade às infecções. Normalmente incide de forma bilateral e atinge todos os quadrantes dos ossos maxilares. Consegue deslocar o canal mandibular para inferior e na maxila deslocar a cortical do seio maxilar. Os dentes associados podem apresentar hipercementose (Figuras 15 a 18).

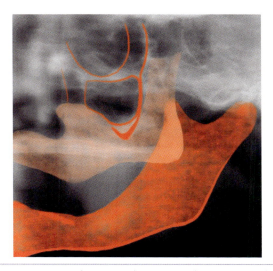

FIGURA 6 Figura ilustrativa demonstrando a área envolvida pela displasia fibrosa, maxila do lado esquerdo.

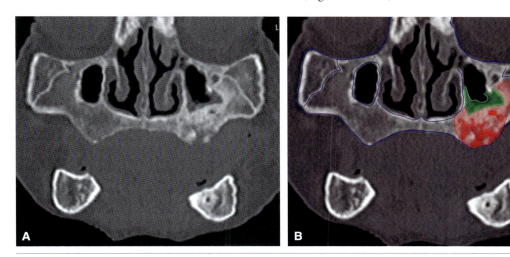

FIGURA 7 Imagem de TC plano coronal (**A**) e (**B**) displasia fibrosa, mesmo caso da Figura 15, envolvendo a região inferior do seio maxilar do lado esquerdo.

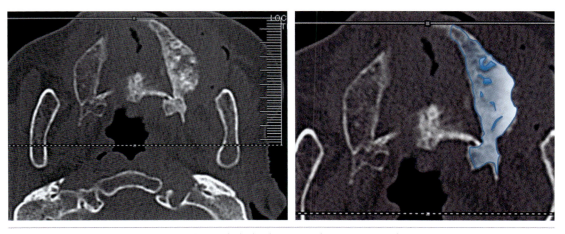

FIGURA 8 Imagem de TC plano axial, maxila lado do esquerdo, apresentando áreas hipo e hiperdensa com expansão da parede vestibular.

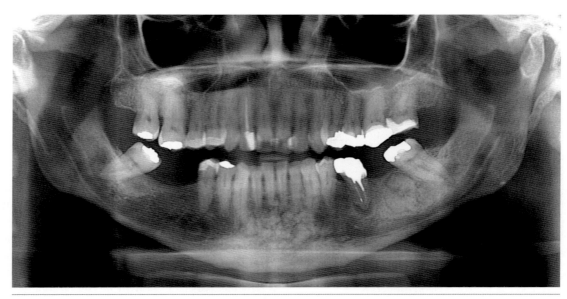

FIGURA 9 Estágio misto ou osteogênico da displasia óssea periapical. Múltiplas massas radiopacas irregulares na região apical anterior da mandíbula.

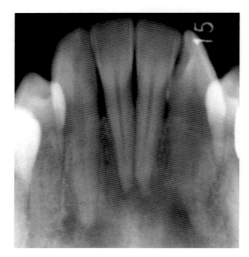

FIGURA 10 Estágio inicial de uma displasia óssea periapical. Radiografia periapical inferior, região dos incisivos.

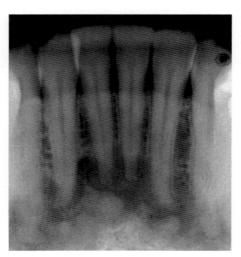

FIGURA 11 Radiografia periapical, estágio misto da displasia óssea periapical. Múltiplas massas radiopacas no centro da área radiolúcida.

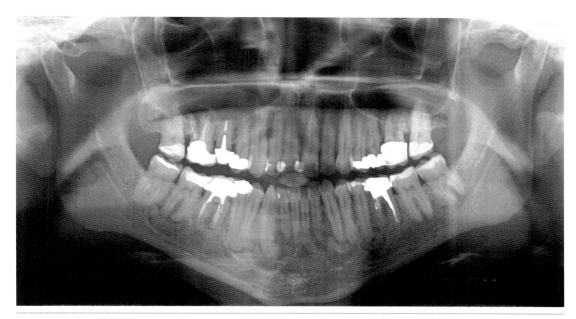

FIGURA 12 Lesões radiopacas múltiplas de diferentes tamanhos e formas dentro das áreas radiolúcidas abrangendo as áreas desde o ápice do primeiro pré-molar do lado direito até o segundo pré-molar do lado esquerdo.

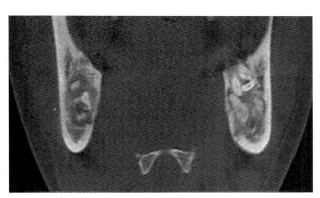

FIGURA 13 Imagem de TC plano coronal. Presença de massas hiperdensas de diferentes formas e tamanhos irregulares em áreas hipodensas em ambos os lados da mandíbula. Podem-se observar irregularidades causadas pela reabsorção da cortical lingual em ambos os lados da mandíbula.

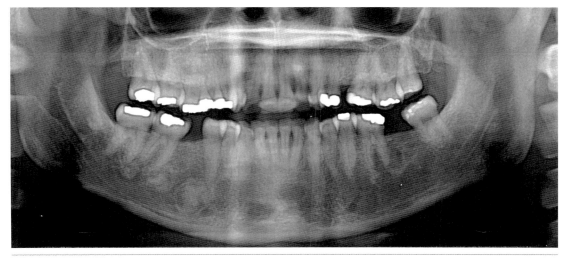

FIGURA 14 Imagem panorâmica mostrando massas radiopacas de tamanhos diferentes e irregulares no ápices dos segundo pré-molar e primeiro molar inferior do lado direito.

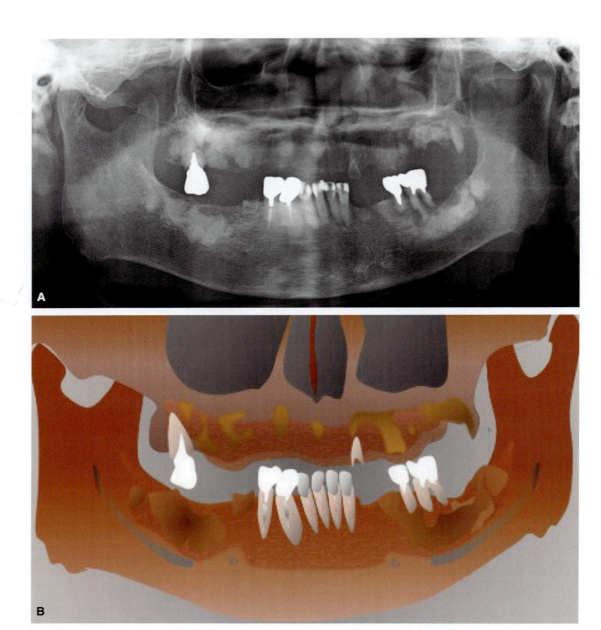

FIGURA 15 (**A**) A imagem panorâmica apresenta várias lesões ósseas radiopacas de morfologia irregular atingindo ambos os maxilares. As lesões da mandíbula estão localizadas acima dos canais mandibulares. (**B**) Imagem ilustrativa evidenciando as lesões.

CAPÍTULO 14 ■ Displasias ósseas   447

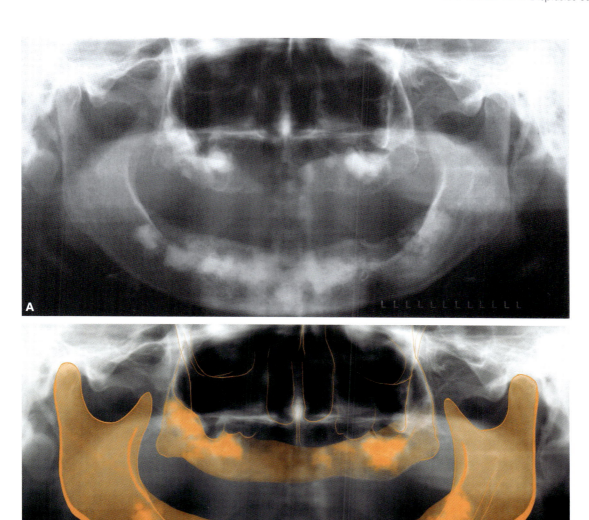

FIGURA 16 Várias lesões ósseas de diferentes graus de radiopacidade e de morfologia irregular e de diferentes tamanhos estão atingindo os 4 quadrantes dos maxilares. Algumas áreas mostram aspectos mistos radiopaco-radiolúcido (**A**). As lesões inferiores do lado esquerdo estão localizadas muito próximas ao rebordo ósseo alveolar, e a lesão maxilar do lado direito está expandindo para o seio maxilar. (**B**) Imagem ilustrativa panorâmica.

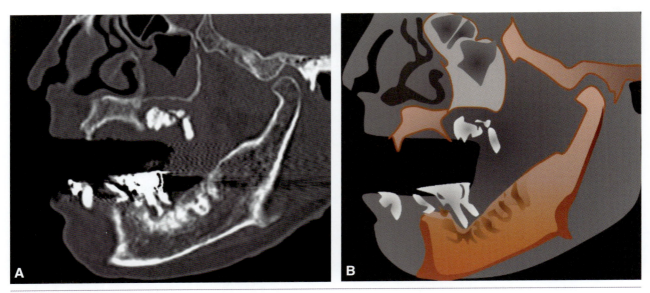

FIGURA 17 (**A**) Imagem de TC plano sagital demonstrando massas hiperdensas junto ao periápice das raízes do lado esquerdo da mandíbula. Os focos hiperdensos estão margeados por uma faixa hipodensa correspondente à cápsula de tecido fibroso. As lesões posteriores estão próximas do rebordo ósseo alveolar. (**B**) Imagem ilustrativa salientando a região da lesão na mandíbula.

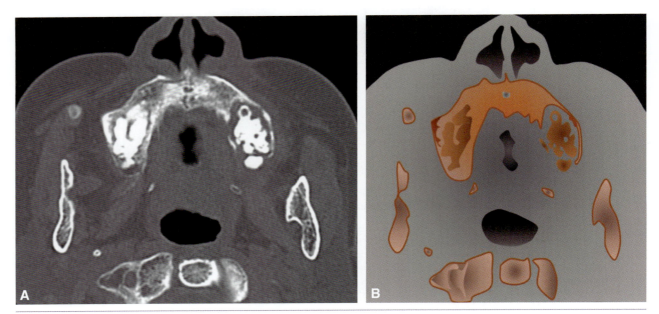

FIGURA 18 Imagem de TC plano axial demonstrando várias massas hiperdensas em ambos os lados da maxila. Os focos hiperdensos estão margeados por uma faixa hipodensa e pela expansão das corticais ósseas linguais e vestibulares. As massas hiperdensas se mostram irregulares e de diferentes tamanhos.

Capítulo 15

Traumas dentários e maxilofaciais

15.1 FRATURA DOS DENTES

Fratura é solução de continuidade dos tecidos duros provocada por uma força súbita. A imagem fornece a localização e extensão da fratura coronária, a relação do fragmento e a câmara pulpar. As fraturas dentárias podem ser horizontais, longitudinais e oblíquas. Revelar uma fratura depende do ângulo do alinhamento do feixe de raios X junto ao plano de fratura. Devem-se observar a evidência de uma linha radiolúcida, alteração na forma do contorno da raiz, verificar o espaço do ligamento periodontal e deslocamento dos fragmentos.

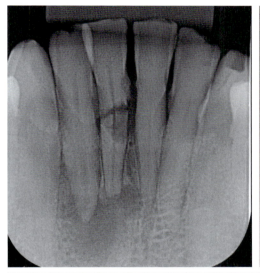
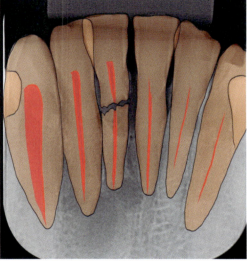

FIGURA 1 Fratura horizontal no terço médio do incisivo central inferior do lado direito com rompimento da lâmina dura, rarefação óssea apical e reabsorção da crista óssea alveolar.

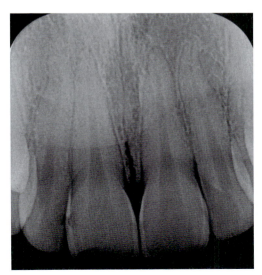

FIGURA 2 Fratura horizontal da borda incisal do incisivo central superior do lado direito. Aumento do espaço do ligamento periodontal dos dois incisivos centrais.

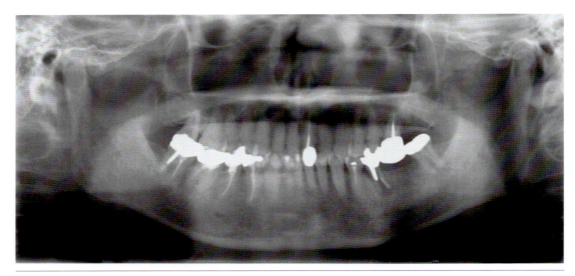

FIGURA 3 Fratura vertical da raiz do segundo pré-molar inferior do lado esquerdo endodonticamente tratado. O plano da fratura seguiu trajetória da raiz, mostrando a separação e o deslocamento do fragmento fraturado. Presença de núcleo metálico.

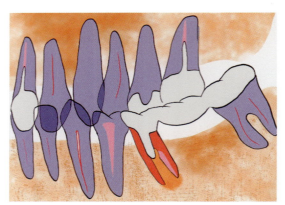

FIGURA 4 Imagem ilustrativa da Figura 3, fratura vertical do segundo pré-molar inferior esquerdo. Imagem radiolúcida na região apical.

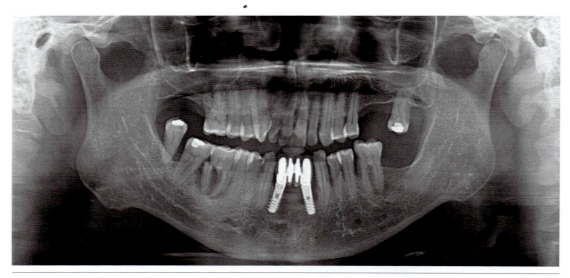

FIGURA 5 Fratura horizontal da raiz distal na região cervical do dente primeiro molar inferior do lado direito. Pode-se notar o deslocamento para distal do fragmento fraturado e radiolucência na área radicular, incluindo região da furca. Ambos os canais radiculares estão com tratamento endodôntico.

15.2 FRATURA DOS OSSOS MAXILARES

As fraturas dos ossos maxilofaciais podem afetar as regiões mais frágeis ou salientes. O terço médio da face e a mandíbula são as regiões que sofrem maior incidência de traumas que ocasionam as fraturas.

O diagnóstico de uma fratura óssea é estabelecido por meio da combinação de sua localização com sua complexidade morfológica. Evidência radiográfica pode ser observada por uma linha demonstrável de fratura, deslocamento dos segmentos ósseos adjacentes, ou apresentar deformação da forma e do contorno ósseos normais.

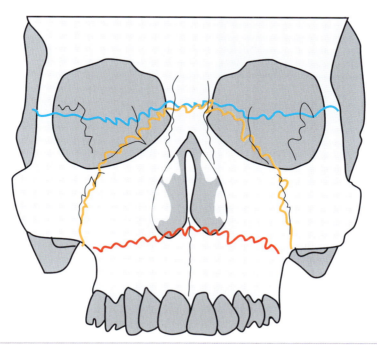

FIGURA 6 Classificação das fraturas faciais do tipo Le Fort.

LEGENDA

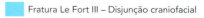

Fratura Le Fort I – Fratura horizontal   Fratura Le Fort II – Fratura piramidal   Fratura Le Fort III – Disjunção craniofacial

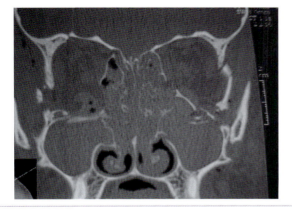

FIGURA 7 Imagem de TC plano coronal. Aspecto de fratura múltipla bilateral do terço médio da face. As linhas de fratura atingem as órbitas com deslocamento dos fragmentos, corticais dos seios maxilares envolvendo os tecidos moles. Esse tipo de fratura pode se relacionar aos tecidos moles e a severas perdas de estruturas ósseas, que podem levar a deformidades faciais e maloclusão quando envolvem os elementos dentários.

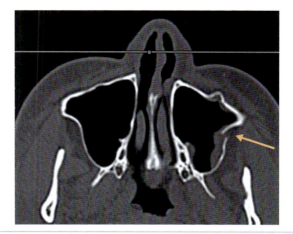

FIGURA 8 Cortical da parede lateral do seio maxilar do lado esquerdo com fratura e deslocamento para dentro do seio de uma parte da cortical e espessamento mucoso acompanhando a parede do seio (seta). Imagem de TC plano axial.

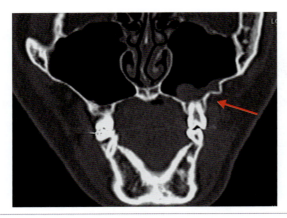

FIGURA 9 Imagem de TC coronal demonstrando fratura na parede lateral do seio maxilar com deslocamento e deformação da cortical. Espessamento mucoso evidente associado a mucosite.

15.3 FRATURAS MANDIBULARES

Uma fratura é a perda de continuidade de uma estrutura óssea sob a incidência de forças acima da sua capacidade de deformação quando em circunstâncias de impacto de quedas, acidentes, esmagamentos e patologias como tumores ou osteoporoses, que enfraquecem a estrutura óssea. O diagnóstico de uma fratura pode ser confirmado com um exame radiográfico.

Deve ser observada a evidência de uma linha demonstrável de fratura, deslocamento dos segmentos ósseos adjacentes deformação da forma e contornos ósseos normais.

As fraturas mandibulares podem ser classificadas de diferentes maneiras de acordo com:

- região anatômica;
- condições de fragmentos ósseos na região fraturada, como fratura simples ou fechada;
- composta ou aberta;
- cominutiva;
- galho verde;
- múltipla;
- patológica;
- direção da fratura e ação do músculo.

O tratamento das fraturas maxilofaciais é realizado por meio de imobilização dos segmentos fraturados, pela reaproximação e redução dos fragmentos e pela fixação e estabilização por meio de placas, barras de Erich, fios de aço, anéis elásticos e parafusos inseridos no osso sadio, estabelecendo a oclusão dentária. As forças musculares complexas variáveis, quando ocorre a fratura, deslocam os fragmentos ósseos, atuando como forças separadoras.

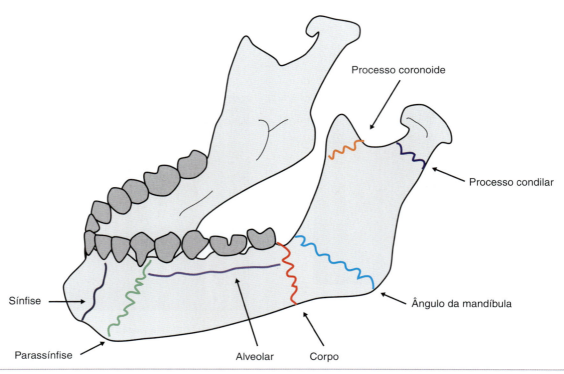

FIGURA 10 Classificação das fraturas mandibulares de acordo com a região anatômica.

CAPÍTULO 15 ■ Traumas dentários e maxilofaciais   453

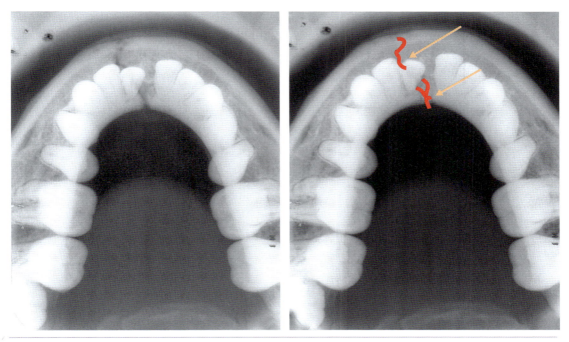

FIGURA 11 Imagem de radiografia oclusal de mandíbula demonstrando uma linha de solução de continuidade na região da sínfise mandibular da cortical lingual até a cortical vestibular (setas). A linha de descontinuidade segue uma imagem radiolúcida irregular desde a cortical vestibular atravessando a porção trabecular até cortical lingual.

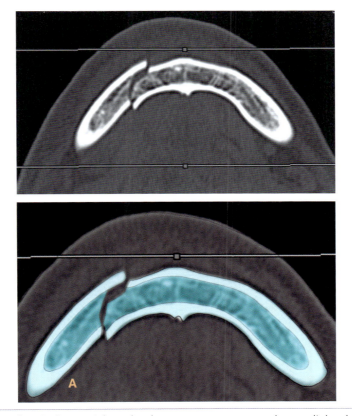

FIGURA 12 Imagem de TC plano axial, podendo-se notar a presença de uma linha de fratura que segue obliquamente da cortical vestibular até a cortical lingual da mandíbula do lado direito. No esquema em A pode ser observado o deslocamento de um dos segmentos que se separou no sentido lingual.

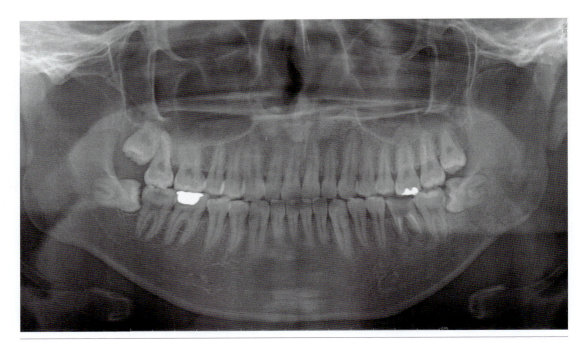

FIGURA 13 Na radiografia panorâmica podem-se observar duas linhas radiolúcidas na região do ângulo da mandíbula do lado esquerdo, mais bem evidenciadas na Figura 14.

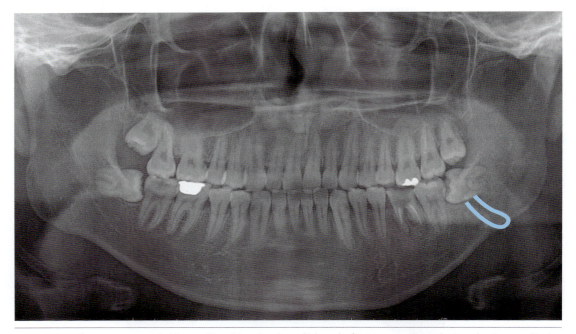

FIGURA 14 O mesmo caso da Figura 13 evidenciando as linhas de fratura na região do ângulo da mandíbula.

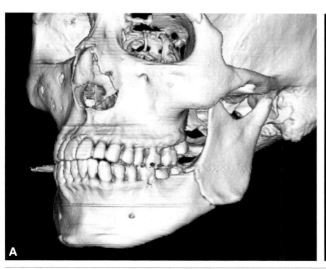
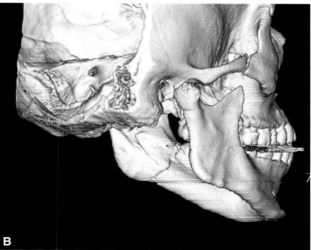

FIGURA 15 Imagens TC3D, vista vestibular (**A**) e vista lingual (**B**). É possível observar tridimensionalmente, lado frontal obliquamente (**A**), a linha de separação na região do ângulo da mandíbula e lingualmente (**B**).

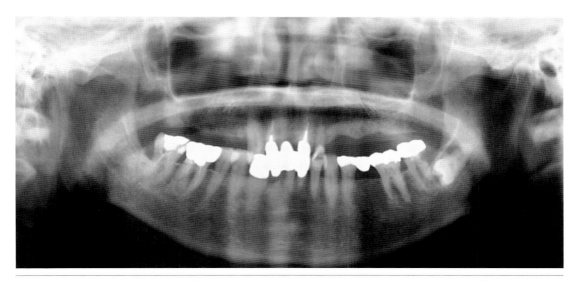

FIGURA 16 Imagem panorâmica. Nota-se uma linha radiolúcida bem tênue no sentido oblíquo no colo da mandíbula do lado esquerdo com deslizamento para inferior, conforme pode ser observado na figura ilustrativa da panorâmica recortada na Figura 18.

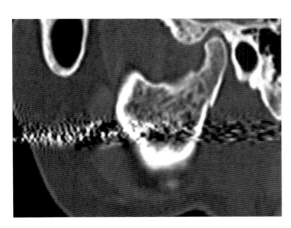

FIGURA 17 Imagem de TC evidenciando fratura no colo da mandíbula e deslocamento no sentido inferior.

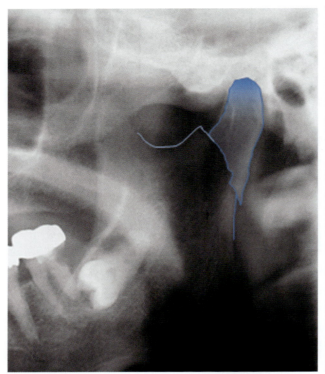 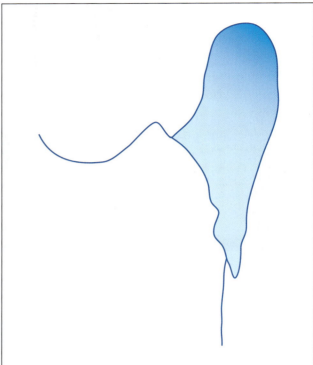

FIGURA 18 Fratura do colo da mandíbula com deslocamento do fragmento.

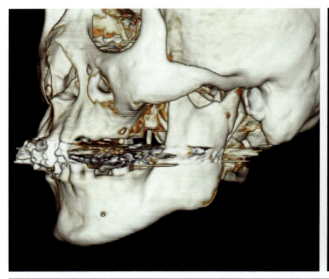 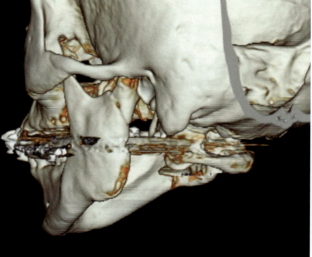

FIGURA 19 Imagem de TC3D, vista lateral tridimensional, demonstrando nitidamente linha de fratura no colo da mandíbula do lado esquerdo.

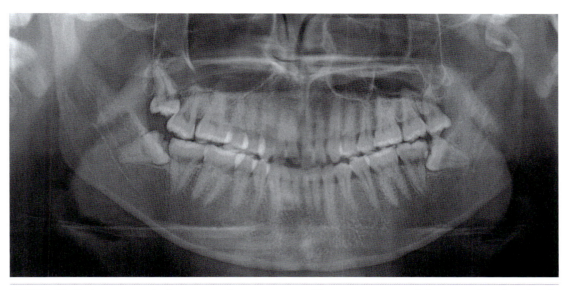

FIGURA 20 Pode-se notar deslocamento do processo condilar para anteromedial provocado pelo músculo pterigóideo lateral pela fratura do colo mandibular esquerdo.

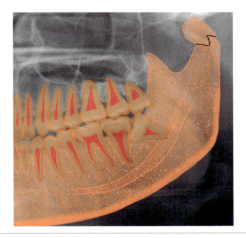

FIGURA 21 Imagem ilustrativa da fratura do colo mandibular.

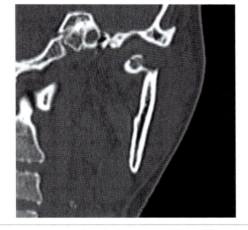

FIGURA 22 Imagem de TC plano coronal da ATM mostrando deslocamento do fragmento condilar para medial.

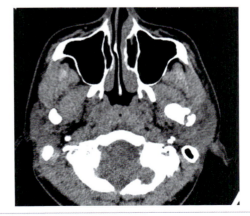

FIGURA 23 Imagem de TC plano axial mostrando solução de continuidade na cabeça da mandíbula (lado esquerdo) demonstrando linha de fratura condilar com separação de fragmentos.

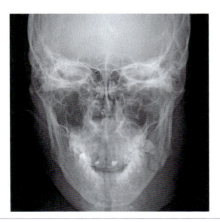

FIGURA 24 Imagem posteroanterior da mandíbula apresentando linha de fratura na região de sínfise e outra na região do ângulo da mandíbula do lado esquerdo.

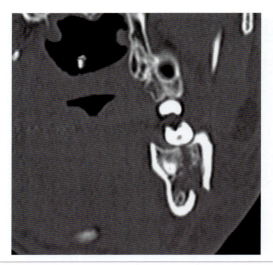

FIGURA 25 Imagem de TC coronal mostrando solução de continuidade desde o rebordo alveolar até a cortical vestibular com rompimento da cortical óssea.

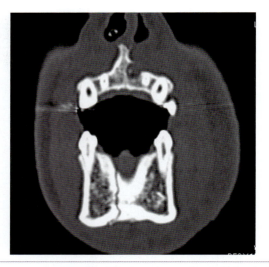

FIGURA 26 Imagem de TC plano coronal com linha de fratura na região da sínfise.

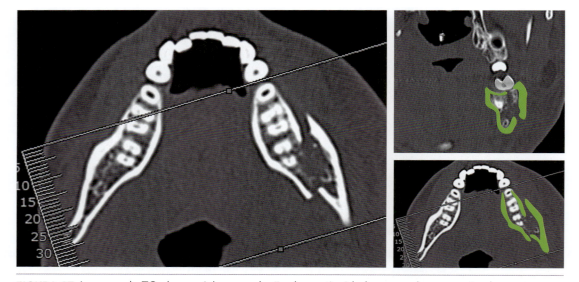

FIGURA 27 Imagem de TC plano axial, com solução de continuidade causando separação das partes com deslocamento no sentido vestibular.

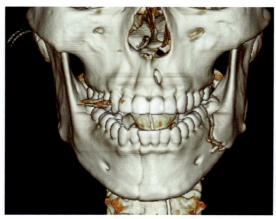

FIGURA 28 Imagem de TC3D, demonstrando tridimensionalmente linha de fratura na região da sínfise e solução de continuidade na região da coroa do terceiro molar até a base da mandíbula, com deslocamento para vestibular. Uma imagem 3D é útil para avaliação geral das fraturas complexas ou cominutivas.

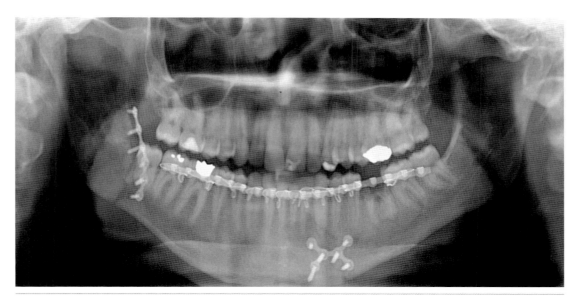

FIGURA 29 Fraturas no lado direito e na região da parassínfise do lado esquerdo da mandíbula. Presença de placas e parafusos de fixação na região de trígono retromolar e ângulo da mandíbula e barra de contenção.

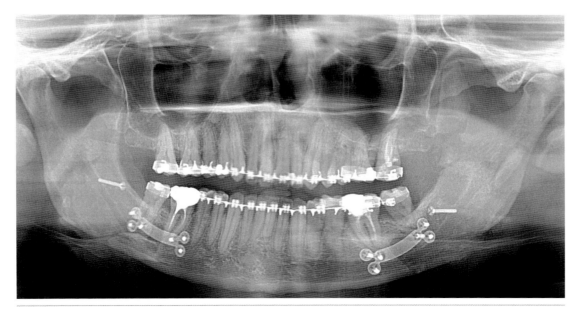

FIGURA 30 Fraturas no ramo e no corpo da mandíbula com placas e parafusos de fixação. A imagem demonstra a presença de linha de fratura no processo coronoide do lado esquerdo com deslocamento, fratura no ramo e corpo do lado esquerdo e outra fratura do corpo entre o primeiro molar e o segundo molar do lado direito.

Capítulo 16

Calcificação dos tecidos moles

A deposição desorganizada de cálcio em tecidos moles é denominada calcificação heterotópica e pode estar ou não relacionada aos processos degenerativos (Figura 1). Pode ser de origem pós-traumática, ossificação causada por alterações patológicas ou produção óssea por tumores.

16.1 CALCIFICAÇÃO DO LIGAMENTO ESTILO-HIOIDE

A calcificação ou alongamento do ligamento é caracterizada por processo estilo-hioide alongado ou calcificado. Pode ser uni ou bilateral, estendendo-se da base do crânio para baixo. Possui relação anatômica com veia jugular interna, artérias carótidas e nervos vago, hipoglosso, facial e glossofaríngeo. O comprimento do processo estilo-hioide varia entre 20-25 mm; um processo superior a 30 mm é definido como um alongamento do processo. Três tipos de imagens podem ser observados: o tipo I demonstra calcificação ininterrupta; o tipo II representa o processo que está unido ao ligamento estilo-hioide por uma única pseudoarticulação; o tipo III consiste em segmentos interrompidos, que aparecem como múltiplas pseudoarticulações do ligamento (Figuras 2, 3, 4, 6, 7 e 9).

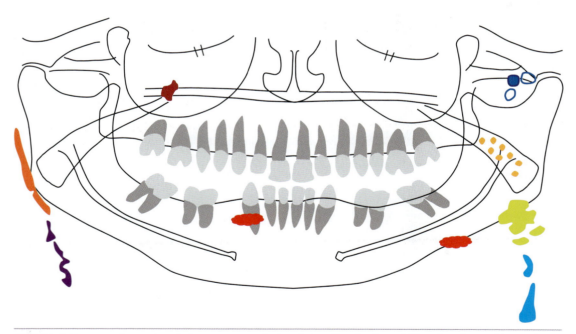

FIGURA 1 Esquema ilustrativo de imagem panorâmica da localização das calcificações dos tecidos moles.

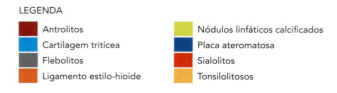

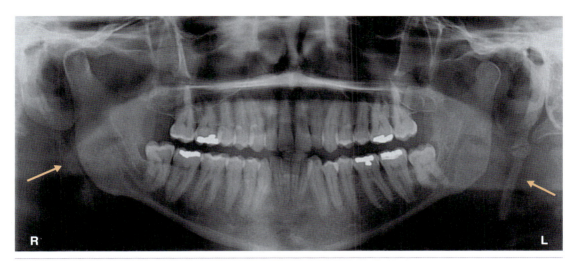

FIGURA 2 Calcificação do ligamento estilo-hioide bilateral (setas).

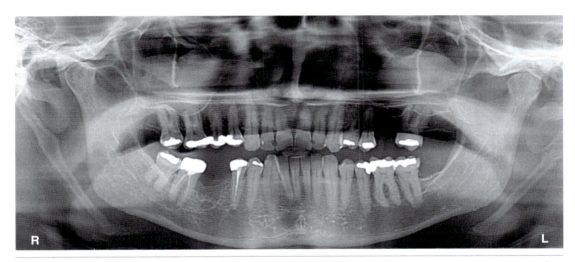

FIGURA 3 Calcificação intensa bilateral do processo de aspecto linear radiopaca, longa e retilínea, estendendo-se da região do processo mastoide seguindo região posteroinferior do ramo da mandíbula.

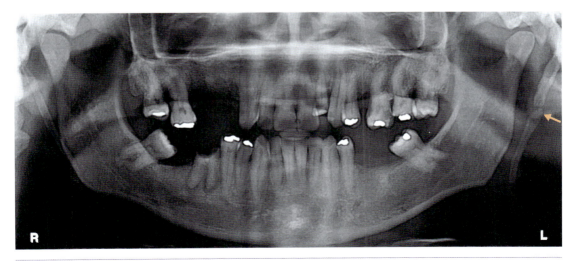

FIGURA 4 Calcificação bilateral do processo, tipo II, pseudoarticulado do lado esquerdo.

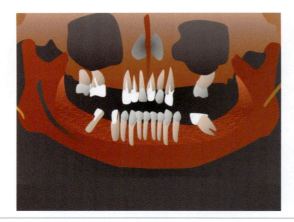

FIGURA 5 Figura ilustrativa de alongamento do processo estilo-hioide bilateral.

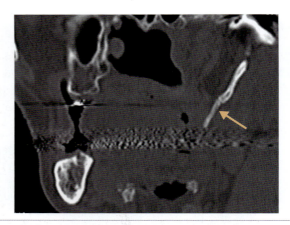

FIGURA 7 Imagem em CT, processo estilo-hioide alongado tipo II pseudoarticulado (seta).

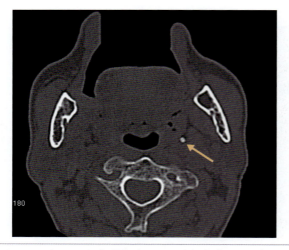

FIGURA 6 Imagem de TC plano axial, calcificação do ligamento estilo-hioide no interior dos tecidos moles, lado esquerdo (seta).

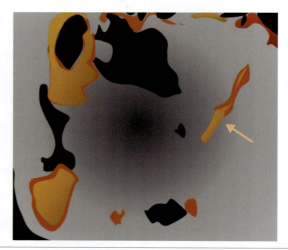

FIGURA 8 Figura ilustrativa de alongamento do processo estilo-hioide. Mesmo caso da Imagem da Figura 7.

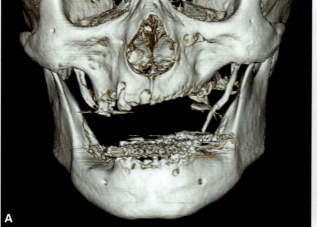
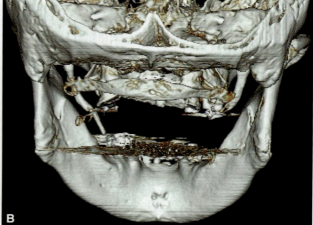

FIGURA 9 Imagem em CT com reconstrução tridimensional mostrando calcificação do processo estilo-hioide do lado esquerdo junto ao ramo da mandíbula lado interno, em **A** vista frontal e em **B** vista posterior. Mesmo caso da Figura 7.

16.2 FLEBOLITO

A partir da estagnação venosa podem se originar trombos intravasculares que podem se tornar mineralizados. A mineralização se inicia no núcleo do trombo, principalmente em hemangiomas ou malformações vasculares. Em exames radiográficos, flebolitos demonstram múltiplos corpos ovais ou circulares com laminações concêntricas e com aspecto interno homogeneamente radiopaco, podendo ter radiolucência central representando a área remanescente do vaso.

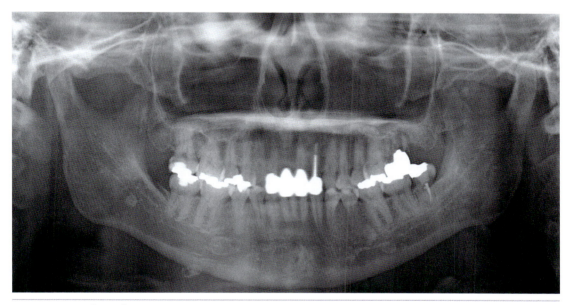

FIGURA 10 Radiografia panorâmica apresentando flebolitos em diferentes regiões da face. Observar as características de imagem de massas radiográficas de aspecto misto de radiopacidades concêntricas.

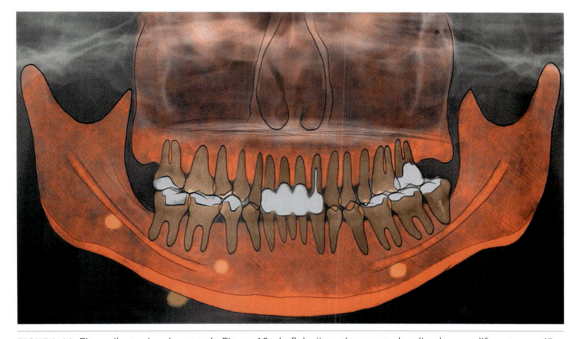

FIGURA 11 Figura ilustrativa do caso da Figura 10, de flebolitos claramente localizados em diferentes regiões da mandíbula.

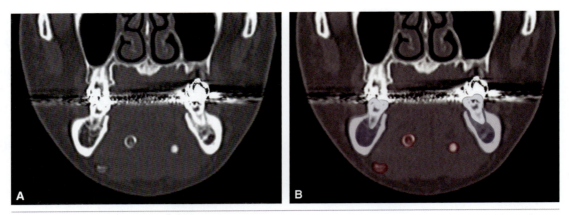

FIGURA 12 Imagem de TC plano coronal demonstrando flebolitos na região do assoalho bucal. Avaliar as diferentes densidades das lesões. Figuras ilustrativas do mesmo caso (**A** e **B**).

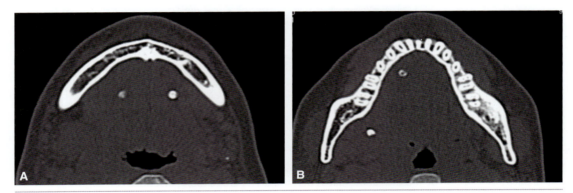

FIGURA 13 Imagem de TC plano axial, janela óssea (**A** e **B**) e presença de flebolitos na região do assoalho bucal em diferentes níveis.

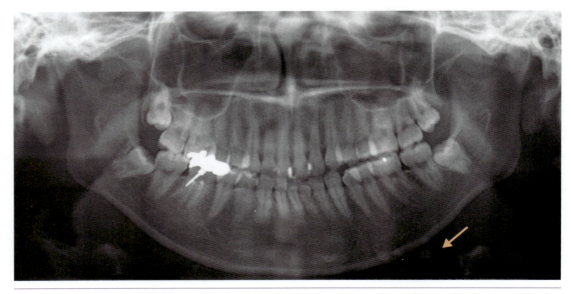

FIGURA 14 Presença de massas radiopacas de densidade mista na base da mandíbula na região dos pré-molares do lado esquerdo com aspecto característico de flebolitos, que são calcificações distróficas do tecido mole encontradas em veias (seta).

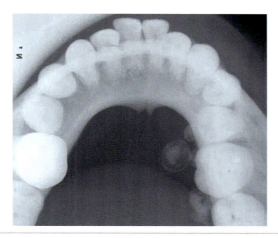

FIGURA 15 Imagem técnica oclusal de mandíbula. Presença de massas radiopacas de densidade mista de diferentes tamanhos localizadas na região lingual e no assoalho bucal. São múltiplos corpos circulares com laminações concêntricas e formatos e tamanhos diversos com as partes centrais homogeneamente radiopacas envolvidas por áreas radiolúcidas.

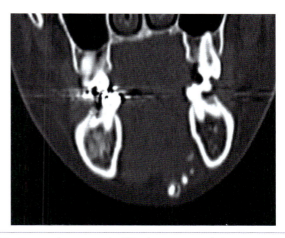

FIGURA 16 Imagem de TC plano coronal demonstrando múltiplas massas hiperdensas localizadas no assoalho bucal lado esquerdo da mandíbula; calcificações dos tecidos moles do mesmo caso.

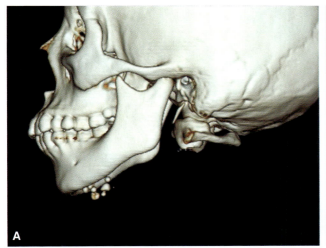

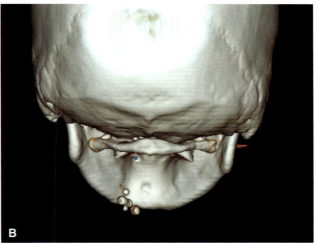

FIGURA 17 Reconstrução tridimensional. **A** e **B** mostram as massas de diferentes tamanhos, calcificações das veias ou hemangiomas no assoalho bucal.

16.3 SIALOLITO

Sialolito é uma calcificação distrófica resultante de deposição de sais de cálcio no tecido normal. Massas calcificadas no interior de ductos das glândulas salivares originárias por diminuição do fluxo salivar podem causar desconforto quando o fluxo salivar é estimulado.

Maior incidência na glândula submandibular por apresentar um ducto mais tortuoso e longo. A saliva mais viscosa com alto teor mineral facilita a formação de sialolitos.

Nas imagens radiográficas os cálculos salivares podem apresentar morfologia cilíndrica, ovoide ou irregular. Possuem radiopacidade homogênea ou de densidade mista de acordo com o grau de mineralização. Um sialolito formado dentro de ácinos ou no parênquima glandular pode tomar um formato irregular e de tamanho maior. Uma forma simples de observar um sialolito é por meio de uma radiografia oclusal, utilizando-se tempo de exposição menor que o normal, como pode ser observado nas Figuras 19 e 25. Cálculos localizados na região posterior do ducto podem ser facilmente observados em uma radiografia panorâmica (Figuras 18, 20 e 21).

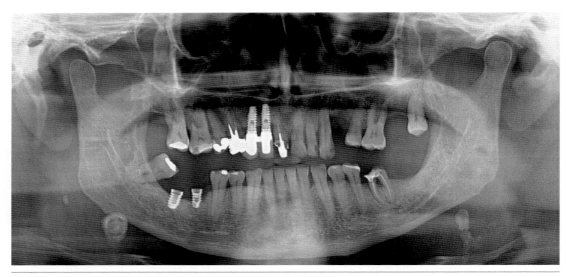

FIGURA 18 Imagem de um sialolito na região próxima ao ângulo da mandíbula do lado direito, junto à cortical da base. Observar a característica laminar, imagem mista de aspecto radiopaco-radiolúcido.

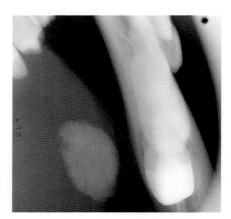

FIGURA 19 Imagem técnica oclusal para observar o sialolito localizado próximo à face lingual do lado esquerdo da mandíbula.

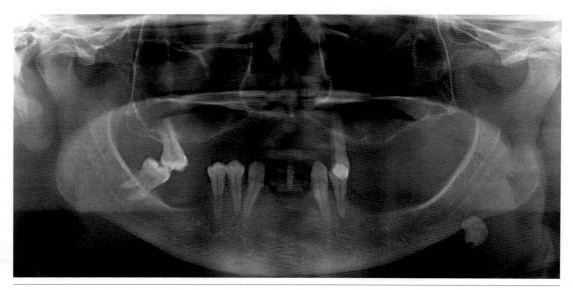

FIGURA 20 Cálculo salivar localizado próximo ao ângulo e à cortical da base da mandíbula e próximo da fóvea submandibular.

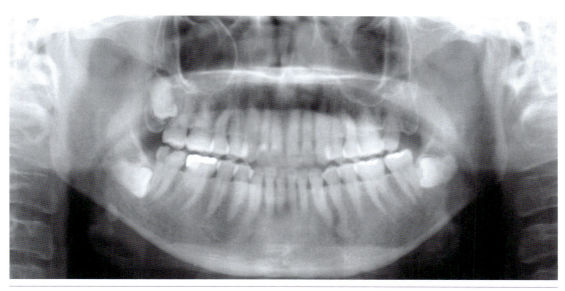

FIGURA 21 Imagem panorâmica revela sialolitos na região da base e sobrepostos à cortical da base da mandíbula do lado direito. Note o terceiro molar superior direito, terceiros molares inferiores de ambos os lados impactados e não irrompidos.

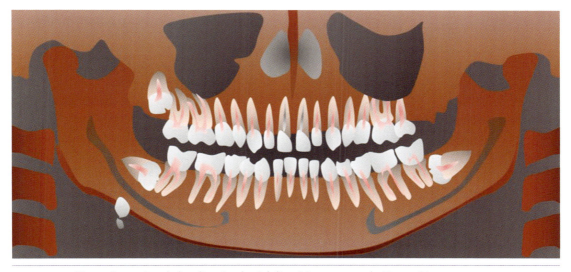

FIGURA 22 Figura ilustrativa de localização do sialolito. Mesmo caso da Figura 21.

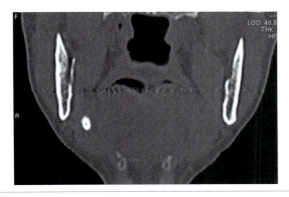

FIGURA 23 Imagem de TC coronal mostrando a localização exata do sialolito.

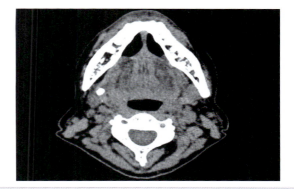

FIGURA 24 Imagem de TC axial mostrando a localização exata do sialolito.

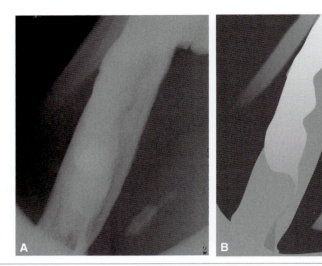

FIGURA 25 Imagem oclusal para identificação do sialolito no ducto de Wharton. Em **A**, presença de um sialolito no ducto de Wharton, de formato cilíndrico no assoalho bucal. Tempo de exposição menor. Em **B**, desenho ilustrativo da localização do cálculo próximo à região lingual da mandíbula.

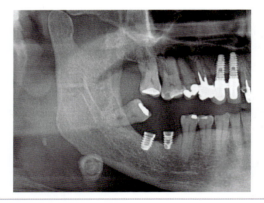

FIGURA 26 Identificação do sialolito no ducto de Wharton do lado direito na região do ângulo da mandíbula em imagem de uma panorâmica recortada.

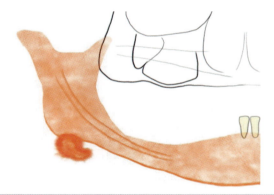

FIGURA 27 Aspecto ilustrativo de localização característica de um sialolito na região da fóvea mandibular.

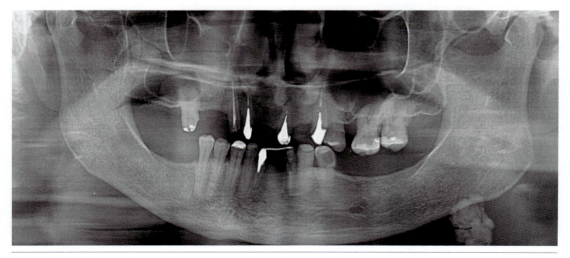

FIGURA 28 Imagem panorâmica mostrando uma massa radiopaca de contornos irregulares na região da base da mandíbula do lado esquerdo, demonstrando um sialolito gigante.

Capítulo 17

Corpos estranhos

Corpo estranho é qualquer estrutura ou objeto que esteja fora de seu local natural. A existência de corpos estranhos em uma região do corpo pode resultar de trauma ou de inserção feita com alguma finalidade de tratamento.

Corpos estranhos nos tecidos moles e ósseos da região maxilofacial são constantemente encontrados em exames por imagem de rotina.

De acordo com a natureza do objeto, as radiografias são muito úteis para a localização de corpos estranhos, mas as características das imagens radiográficas podem variar, e os objetos nem sempre são visíveis.

17.1 AVALIAÇÃO DE CORPOS ESTRANHOS

Objetos metálicos introduzidos no interior dos tecidos ósseos ou moles dos maxilares podem ser identificados quando observados em uma radiografia panorâmica e em outros tipos de imagens (Figuras 1 e 2). Na avaliação de corpos estranhos na região craniofacial para esclarecer dúvidas como auxiliar de diagnóstico, sempre que necessário, deve-se lançar mão de meios auxiliares de técnicas avançadas por imagem.

A doença periodontal e avulsões dentárias podem causar a perda do osso alveolar, reduzindo a quantidade da estrutura óssea. A perda progressiva do volume ósseo em altura e largura disponível dificulta a instalação de implantes dentários em posição ideal.

A característica de pneumatização do seio maxilar observada em imagens radiográficas quando da ausência de elementos dentais dificulta o planejamento em implantodontia, sendo a reabilitação de maxilares atróficos na região posterior aplicada com procedimentos de enxertia por meio de técnica de levantamento do seio maxilar (Figuras 3, 7, 9, 10 e 11).

O objetivo é aumentar o volume ósseo em altura para permitir a colocação de um implante dentário. As manobras de levantamento do seio maxilar têm por finalidade reestabelecer a função do processo alveolar utilizando materiais osteogênicos e osteoindutores como alicerce dos dentes do arco superior (Figuras 8-B, 12 e 15).

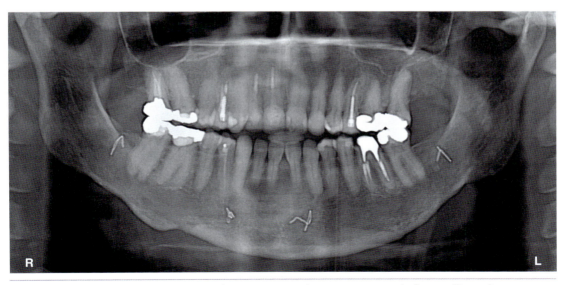

FIGURA 1 Imagem panorâmica mostrando corpos estranhos com aspecto de fio metálico sobrepostos na região do trígono retromolar lado direito, dois fios na região apical dos caninos e outro na região do terceiro molar do lado esquerdo da mandíbula.

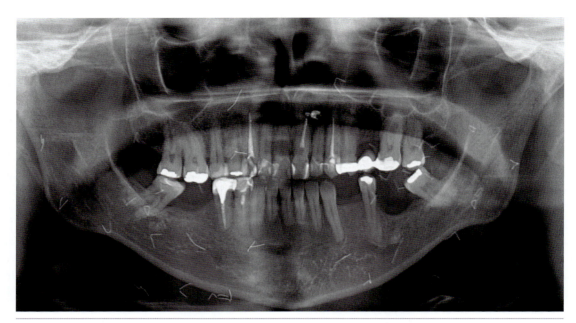

FIGURA 2 Presença de corpos estranhos com radiopacidade de fios metálicos sobrepostos na região facial. Os fios de ouro são fios de liga metálica utilizados com a finalidade de executar suspensão ou tração dos tecidos moles.

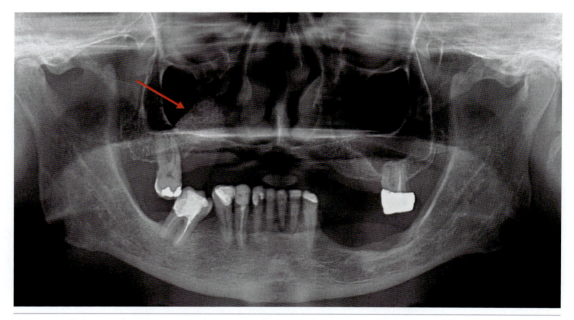

FIGURA 3 Presença de corpos estranhos com radiopacidade de densidade mista e diferenciada com aspecto granular no interior do seio maxilar direito (seta). Material de enxertia.

CAPÍTULO 17 ■ Corpos estranhos 471

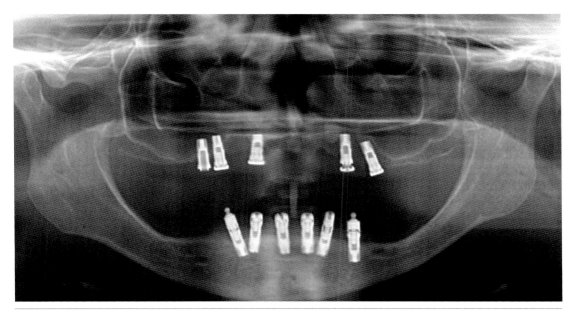

FIGURA 4 Presença de implantes dentários. Dois implantes sobrepostos no seio maxilar do lado direito. Outro implante está localizado junto à cortical do seio maxilar do lado esquerdo. Em ambos os seios maxilares pode ser observada perda da altura do osso alveolar.

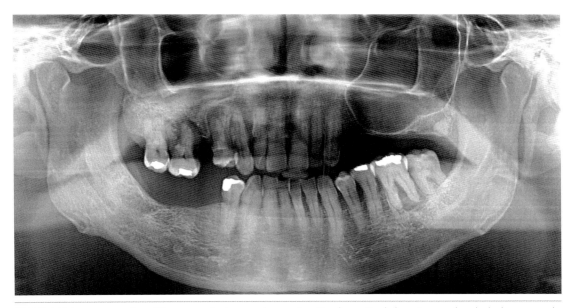

FIGURA 5 Imagem radiográfica panorâmica revela a extensão da cortical do seio maxilar do lado esquerdo junto ao rebordo ósseo alveolar. Lesões no periápice dos dentes posteriores canino, pré-molar e primeiro molar com áreas radiolúcidas de aspecto difuso sobrepostas ao seio maxilar do lado direito.

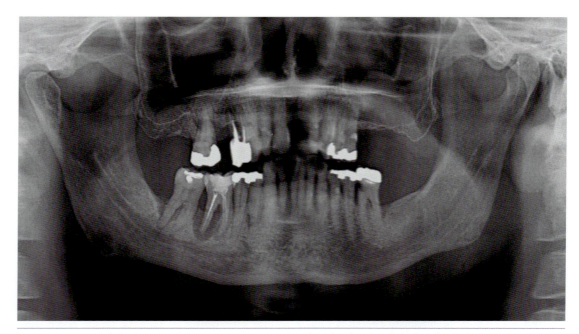

FIGURA 6 Cortical do seio maxilar com extensão para o rebordo alveolar do lado esquerdo. Seio maxilar com opacificação em formato de cúpula. Aspecto sugestivo de retenção mucoso em seio maxilar.

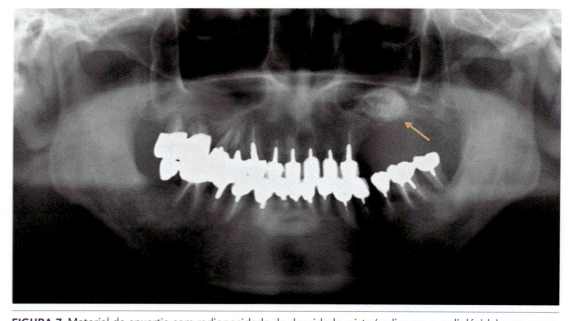

FIGURA 7 Material de enxertia com radiopacidade de densidade mista (radiopaca e radiolúcida) com aspecto granular no interior do seio maxilar lado esquerdo (seta).

CAPÍTULO 17 ■ Corpos estranhos 473

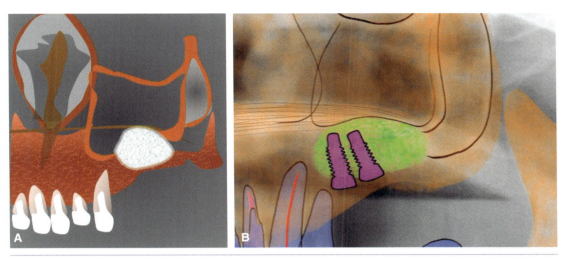

FIGURA 8 Figuras ilustrativas (**A** e **B**) do caso da Figura 7, material de enxertia no seio maxilar do lado esquerdo, com e sem implantes.

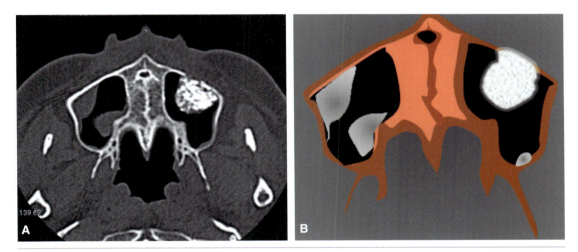

FIGURA 9 (**A** e **B**) Imagem de TC plano axial mostrando corpo estranho no seio maxilar do lado esquerdo. Observe a perda de continuidade da cortical vestibular causada pela cirurgia de enxertia.

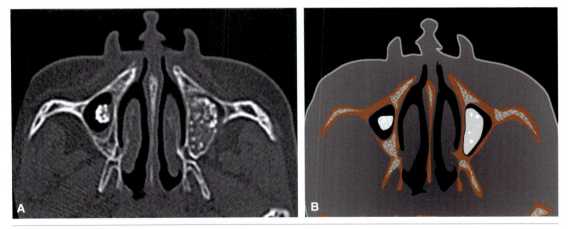

FIGURA 10 Imagem de TC (**A**) em plano axial, janela óssea e figura ilustrativa (**B**), mostrando a presença de corpos de radiopacidade mista, hipodensa e hiperdensa ocupando o espaço dos seios maxilares parcial do lado direito, e totalmente do lado esquerdo.

O seio maxilar em exames de imagem por tomografia computadorizada apresenta-se como uma área hipodensa, de formato homogêneo e regular, em razão da presença de ar em seu interior em condições normais, com uma camada hiperdensa a seu redor correspondendo ao osso cortical. No entanto, na presença de sinusite maxilar ou outros processos inflamatórios pode apresentar espessamento da mucosa sinusal (Figuras 9 e 11).

A imagem por tomografia computadorizada permite uma avaliação precisa da quantidade e da qualidade óssea disponíveis para a instalação de implantes orais, além de permitir que se acompanhem os resultados da cirurgia de elevação do assoalho do seio maxilar.

A avaliação radiográfica do tecido ósseo circunjacente a implantes é um importante meio para o diagnóstico de alterações ósseas. Radiografias panorâmicas, bem como imagens periapicais, são usadas para avaliar alterações na altura óssea peri-implantar, para detectar o desenvolvimento de defeitos angulares ou acompanhar seu estado de normalidade.

A radiografia panorâmica apresenta visibilidade ampla das estruturas dos maxilares, apesar das limitações para planejamento de cirurgias para implantes. A técnica de imagem para essa finalidade necessita de características essenciais a fim de permitir mensurações confiáveis, observar a densidade mineral da trabécula óssea da região de interesse, correlacionar as estruturas anatômicas como seios maxilares e canal mandibular. As técnicas mais indicadas para esse fim incluem a imagem tomográfica computadorizada de feixe cônico (TCFC) e a imagem tomográfica computadorizada com multidetectores (TCMD).

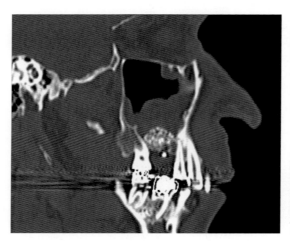

FIGURA 11 A imagem sagital de TC apresenta um espessamento da mucosa sinusal ocupando toda a área inferior e a parede vestibular do seio maxilar, junto ao rebordo alveolar. No seio maxilar pode-se observar o enxerto.

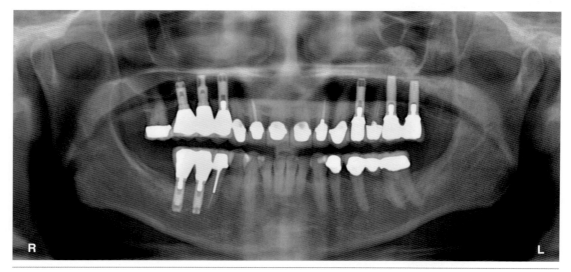

FIGURA 12 Material de enxertia e implantes no seio maxilar do lado esquerdo.

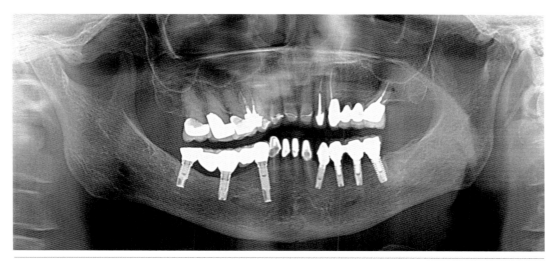

FIGURA 13 Em imagem panorâmica, presença de implantes na mandíbula em ambos os lados. Observe a baixa densidade mineral óssea da margem endosteal da cortical mandibular.

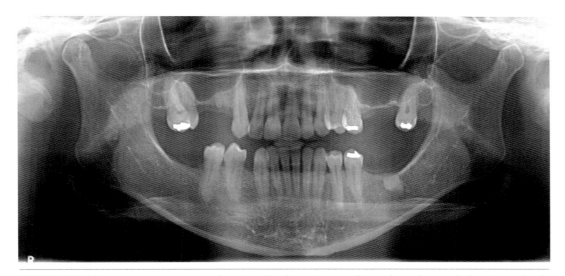

FIGURA 14 A imagem apresenta ampla extensão dos seios maxilares de ambos os lados. A perda de dentes posteriores causa reabsorção gradativa do processo alveolar da região posterior da maxila, provocando em casos extremos uma junção entre o assoalho do seio maxilar e o processo alveolar, como pode ser observado no seio maxilar do lado esquerdo.

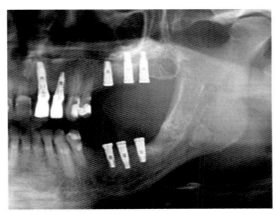

FIGURA 15 Imagem panorâmica recortada. Implantes junto ao seio maxilar com enxertia do lado esquerdo.

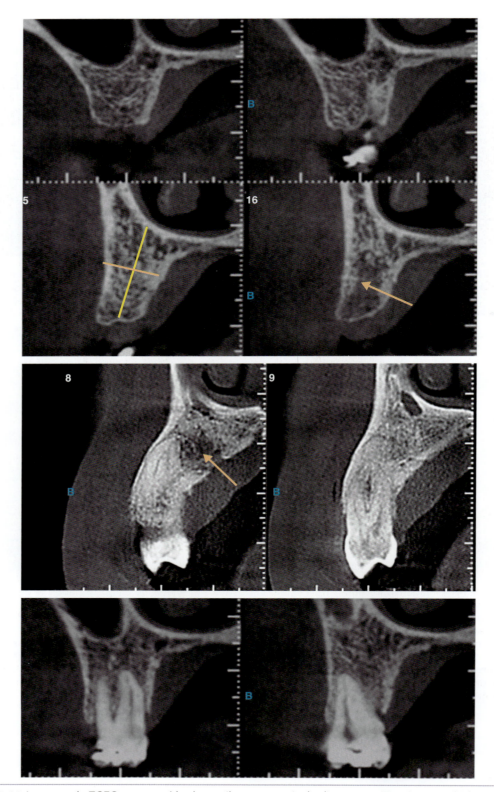

FIGURA 16 Imagens de TCFC reconstruído da maxila transversais de diversas regiões. Imagens bidimensionais fornecem contornos e distâncias vestibulolinguais e alturas alveolares para obtenção das medidas corretas, úteis para o planejamento de procedimentos de enxertos e levantamento do assoalho do seio maxilar, assim como aspecto da morfologia da área de interesse.

CAPÍTULO 17 ■ Corpos estranhos   477

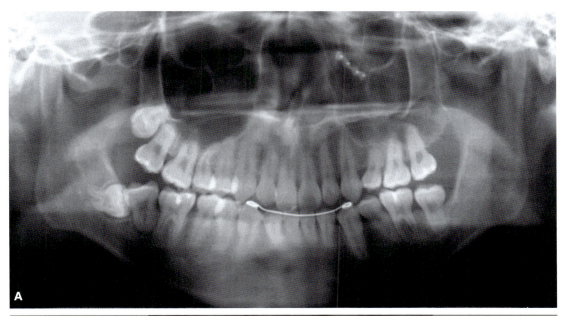

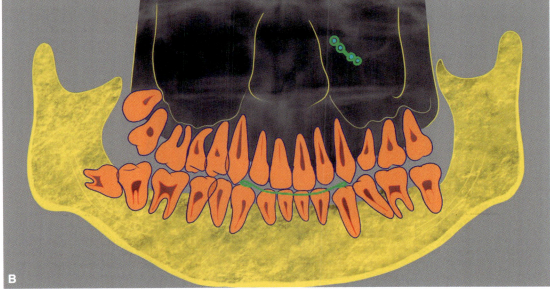

FIGURA 17 (**A**) Presença de placa de contenção e parafusos na região da parede lateral para base do rebordo orbitário do lado esquerdo na imagem panorâmica. Presença de fio ortodôntico de manutenção na região anterior do dente canino do lado direito a canino do lado esquerdo da mandíbula. (**B**) Desenho ilustrativo da imagem panorâmica do mesmo caso. Pode-se observar terceiro molar inferior do lado direito incluso e impacto no sentido horizontal e ausência do primeiros pré-molares superior e inferior e terceiros molares superior e inferior do lado esquerdo.

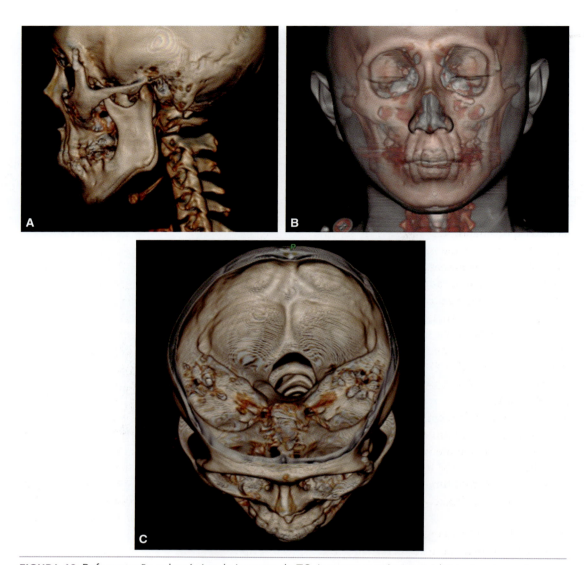

FIGURA 18 Reformatação volumétrica de imagem de TC. Imagens anatômicas tridimensionais mostram aspecto lateral do lado esquerdo (**A**), a renderização de superfície volumétrica total vista anterior mostra a localização da placa com parafusos de contenção no rebordo orbitário inferior (**B**) e uma vista superoinferior, demonstrando o assoalho e a estrutura óssea da base do crânio (**C**). Mesmo caso da Figura 17.

Capítulo 18

Desordens da articulação temporomandibular

18.1 ARTICULAÇÃO TEMPOROMANDIBULAR

A articulação temporomandibular faz parte do sistema estomatognático, uma unidade morfofuncional, complexa, anatômica e funcionalmente coordenada e constituída pelos dentes, músculos, vasos e nervos. O sistema esquelético está representado pelos ossos da mandíbula, temporal e suas superfícies articulares, disco articular, membrana sinovial e ligamentos. O osso temporal é representado na região anterior pelo tubérculo articular, seguido pela fossa mandibular. O disco articular é formado por estrutura de colágeno sem inervação e vascularização (Figura 1).

A ATM apresenta enfoque multifatorial, podendo trazer dificuldades na identificação, diagnóstico e na realização de um planejamento adequado do tratamento. As alterações da ATM incluem dores articulares persistentes, alterações funcionais de abertura e fechamento mandibular, luxações, trismos e travamentos.

A disfunção da ATM inicia-se com uma alteração na relação côndilo-disco e superfície da fossa mandibular, causando sensibilidade muscular ou ruído articular. O diagnóstico das disfunções articulares pode ser obtido por meio de exames complementares de imagens.

Os exames radiográficos são indicados para:

- Avaliação dos componentes ósseos da ATM.
- Avaliação de assimetrias e alterações de forma e contorno da cabeça da mandíbula.
- Avaliação dos espaços interarticulares.
- Relação cabeça da mandíbula × fossa mandibular.
- Grau de cortificação das estruturas articulares.
- Posição e estado do disco articular.

Deve-se sempre lembrar de que as estruturas tridimensionais são projetadas em dois planos, dificultando a análise das imagens.

A dor pode ser a queixa mais comum, sendo a mais difícil de ser avaliada. Pode se manifestar durante as fases de abertura e fechamento bucal com estalidos, travamentos – fatores indicativos de instabilidade do disco articular. As alterações da ATM podem ser classificadas em 4 tipos em geral:

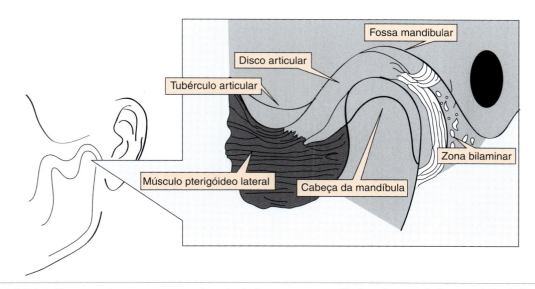

FIGURA 1 Esquema dos componentes da articulação temporomandibular, plano sagital em posição de boca fechada.

- Tipo I: disfunção dos músculos mastigatórios.
- Tipo II: disfunção, traumatismo crônico.
- Tipo III: interferência no disco.
- Tipo IV: doenças degenerativas.

A cabeça da mandíbula bífida é caracterizada por uma duplicação da cabeça do côndilo mandibular, sendo considerada uma anormalidade de desenvolvimento muitas vezes relacionada a infecção, trauma e fraturas condilares (Figuras 2, 3 e 4).

Essa anomalia pode ser assintomática ou apresentar sinais e sintomas como hipomobilidade, dor, presença de ruído, bloqueio articular ou anquilose. Os casos assintomáticos geralmente apresentam etiologia congênita, detectada principalmente por exame de rotina.

Qualquer alteração da cartilagem condilar que diminua sua atividade de crescimento resultará em desenvolvimento da mandíbula. A hipoplasia da cabeça mandibular é uma das alterações de desenvolvimento

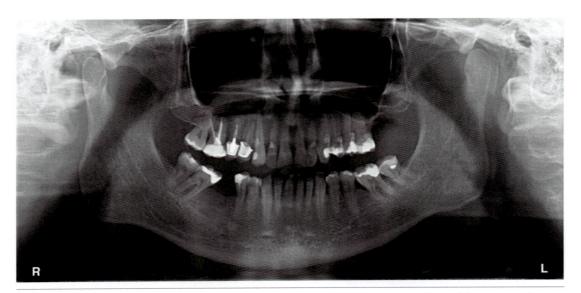

FIGURA 2 Radiografia panorâmica evidencia processo condilar do lado direito de morfologia normal. A cabeça da mandíbula do lado esquerdo demonstra aumento de tamanho, sugerindo um aspecto bífido.

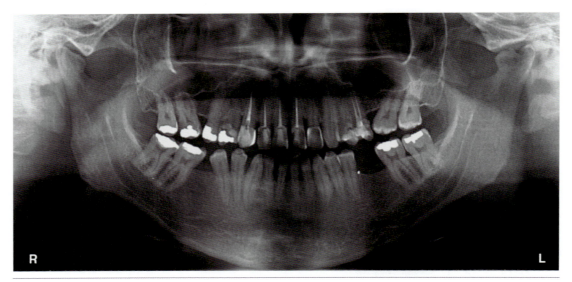

FIGURA 3 Imagem panorâmica evidenciando inclinação acentuada da cabeça da mandíbula do lado direito. Um aumento de tamanho da cabeça da mandíbula do lado esquerdo pode ser observado sugestivo de um processo condilar bífido. Uma cabeça da mandíbula bífida apresenta depressão vertical na região central resultando, na aparência de uma cabeça da mandíbula "dupla". Sendo mais frequente a incidência unilateral, uma depressão presente na superfície condilar superior, quando vista no plano frontal, confere um formato de coração.

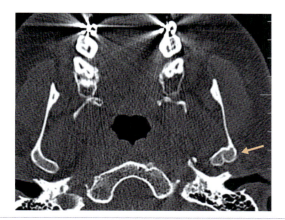

FIGURA 4 TC de ATM, plano axial. Observa-se a cabeça da mandíbula do lado esquerdo com alteração morfológica de aspecto bífido (seta).

associada a várias anormalidades craniofaciais, que podem ser congênitas ou adquiridas (Figuras 5, 6 e 7). A hipoplasia condilar congênita pode ser unilateral ou bilateral, e a adquirida pode ser causada por fatores locais, por infecção do osso mandibular, trauma ou por fatores sistêmicos (Figuras 8, 9 e 10).

O diagnóstico das disfunções articulares pode ser obtido por meio de exames complementares de imagens. A tomografia computadorizada pode fornecer detalhes de anatomia óssea em diferentes planos e em reconstruções tridimensionais. A imagem em ressonância magnética (RM), com sua capacidade de análise dos tecidos moles, disco e derrames articulares e por fornecer informações suficientes sobre o osso, torna-se melhor opção (Figura 11).

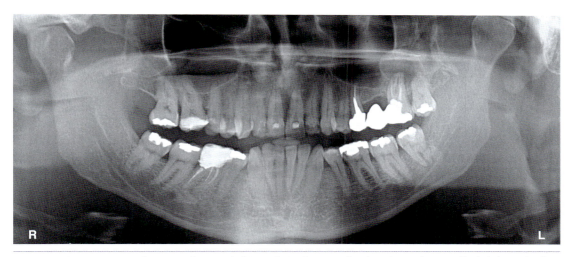

FIGURA 5 Imagem panorâmica evidenciando hiperplasia do tamanho da cabeça da mandíbula bilateral. Além de apresentar significativa alteração em seu volume, pode-se notar maior achatamento da cabeça da mandíbula do lado esquerdo.

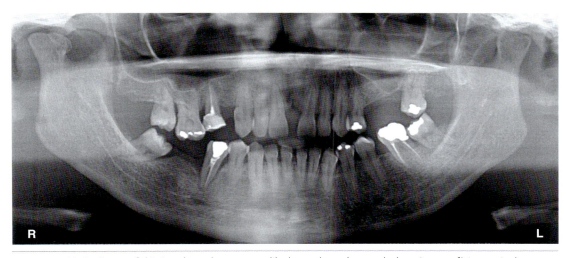

FIGURA 6 Variação morfológica das cabeças mandibulares de ambos os lados. A superfície cortical externa da cabeça mandibular do lado esquerdo apresenta discreto grau de erosão.

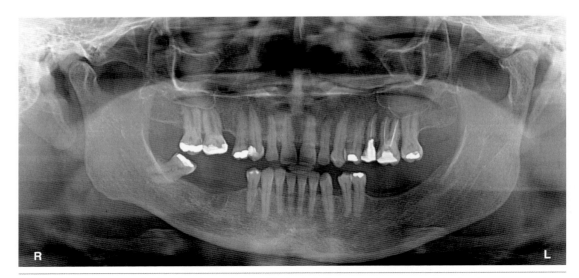

FIGURA 7 Variação anatômica da cabeça da mandíbula do lado esquerdo com morfologia alterada quando se compara com o lado direito. Pode-se observar um discreto aumento de tamanho da hemimandíbula do lado esquerdo, exibindo um aumento assimétrico.

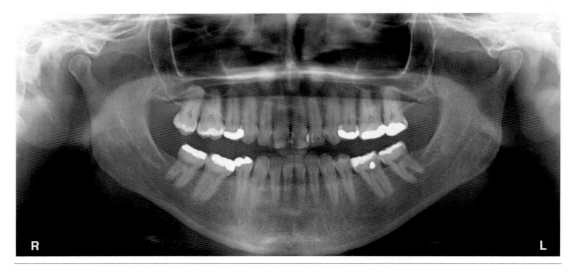

FIGURA 8 A imagem demonstra cabeças mandibulares de ambos os lados, de aspecto hipoplásico, de tamanhos menores, apresentando morfologia simétrica.

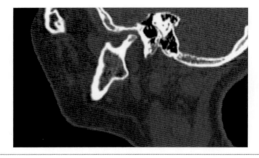

FIGURA 9 TC plano sagital, boca fechada, cabeça da mandíbula de aspecto hipoplásico e região do colo mostra-se hiperdensa, o que ocorre devido à calcificação da região por deposição anormal, resultado de degeneração dos componentes estruturais da região.

As imagens em RM baseiam-se nas diferenças entre propriedades de relaxamento magnético dos núcleos de hidrogênio sob variação da intensidade do sinal de radiofrequência e no registro da localização espacial da densidade de prótons atômicos.

Fornecem ponderações T1 e T2 que são sequência de contraste que mede as diferenças de cada tecido e estudo.

As imagens ponderadas em T1 geralmente são utilizadas para observar a anatomia. As imagens ponderadas em T2 são empregadas para identificar patologias porque geralmente contêm mais água devido à inflamação (Figuras 12, 13 e 14).

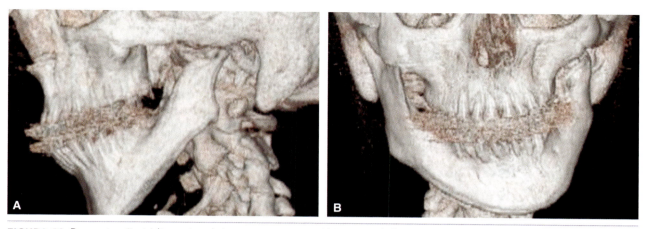

FIGURA 10 Reconstrução tridimensional das estruturas esqueléticas maxilofaciais e da ATM evidenciando a alteração da cabeça da mandíbula hipoplásica, boca fechada (**A**). Nota-se assimetria hemifacial com tamanho diminuído da hemimandíbula, corpo e ramo do lado esquerdo e desvio da mandíbula para o lado esquerdo (**B**). (Mesmo caso da Figura 9.)

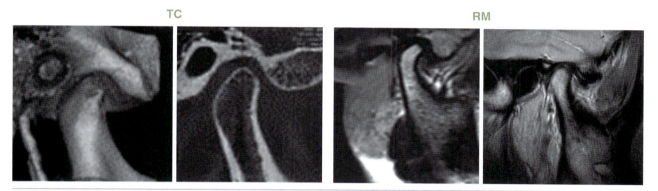

FIGURA 11 Imagens em TC e em ressonância magnética da articulação temporomandibular.

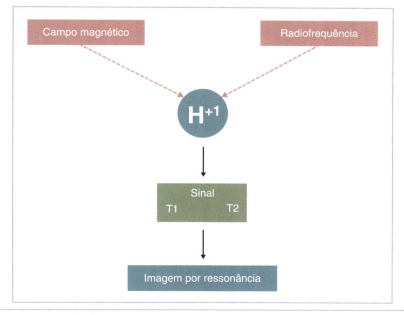

FIGURA 12 As imagens em RM são obtidas nas posições mandibulares fechada e aberta usando-se bobinas de superfície para aquisição de imagem ponderadas em T1, T2 e densidade ponderada de próton.

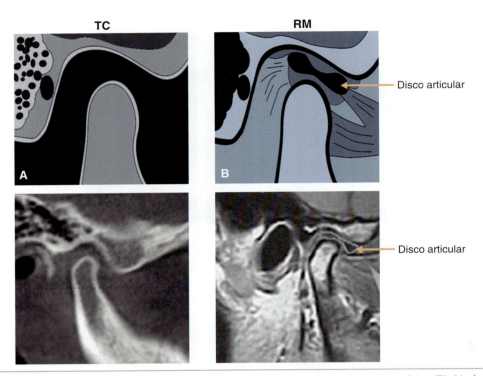

FIGURA 13 Imagem comparativa por tomografia computadorizada (**A**) e por ressonância magnética (**B**). No lado esquerdo podem-se observar esquema e imagem onde as estruturas ósseas do temporal e a cabeça da mandíbula são bem evidenciadas. Em B, esquema da imagem em RM mostrando em linha escura as corticais do osso temporal e da cabeça da mandíbula e o disco articular entre as duas estruturas em cor escura na forma bicôncava. Abaixo, imagem por RM onde os ossos corticais do temporal e do processo condilar aparecem em linha negra e o disco articular está localizado entre as duas estruturas.

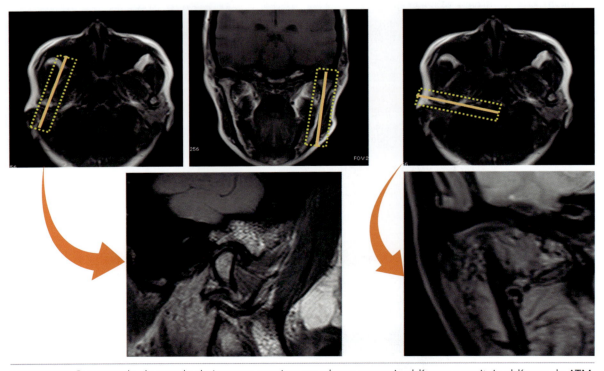

FIGURA 14 O protocolo de estudo de imagem consiste em planos coronais oblíquos e sagitais oblíquos da ATM, que são obtidos perpendicularmente ou paralelamente ao longo do eixo da cabeça da mandíbula para avaliar a morfologia e a posição do disco, assim como as estruturas ósseas.

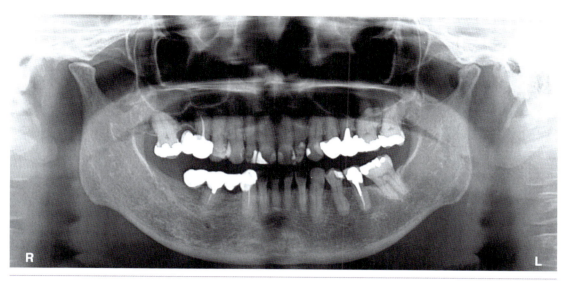

FIGURA 15 Imagem panorâmica evidenciando redução e aplainamento das superfícies articulares das cabeças mandibulares de ambos os lados.

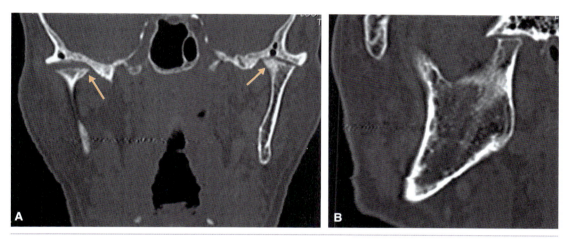

FIGURA 16 Imagem de TC coronal (**A**) e sagital (**B**) mostrando desgaste e aplainamento das superfícies articulares bilaterais em A, redução do espaço articular do lado esquerdo, erosão e esclerose articular e formação de espículas na superfície medial da cabeça da mandíbula (seta). Em B, podem-se observar alterações ósseas com aplainamento do tubérculo articular e esclerose, além do desgaste da cabeça da mandíbula.

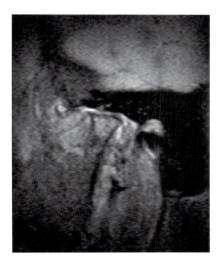

FIGURA 17 Imagem sagital por RM do mesmo caso das Figuras 15 e 16, onde se podem observar o aplainamento da cabeça da mandíbula e o deslocamento anterior do disco articular.

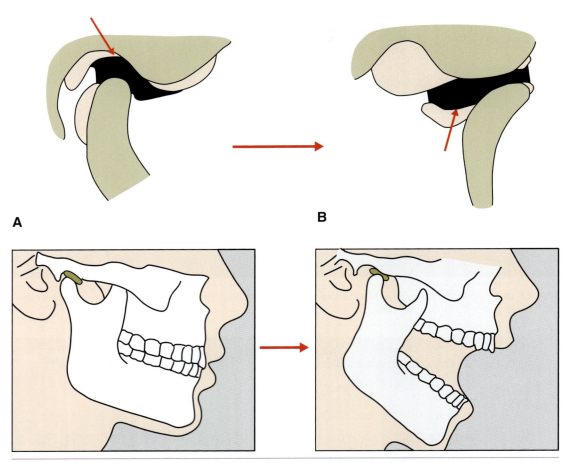

FIGURA 18 Posição normal do disco articular em boca fechada (**A**) e posição normal do disco em abertura máxima (**B**).

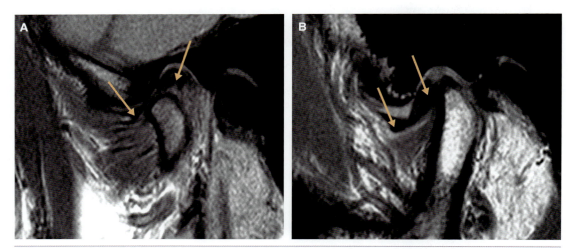

FIGURA 19 Imagem por RM plano sagital. Posição normal do disco articular em boca fechada (**A**) e deslocamento anterior do disco (**B**), boca fechada. Observar, na linha negra que acompanha a cabeça da mandíbula, o tubérculo articular e a fossa mandibular que corresponde à estrutura da cortical óssea.

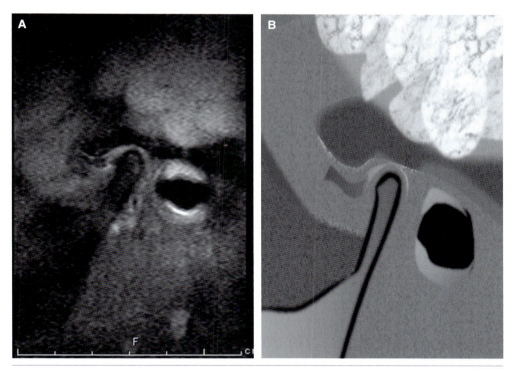

FIGURA 20 Imagem por RM plano sagital. Aspecto do deslocamento anterior do disco articular, boca fechada.

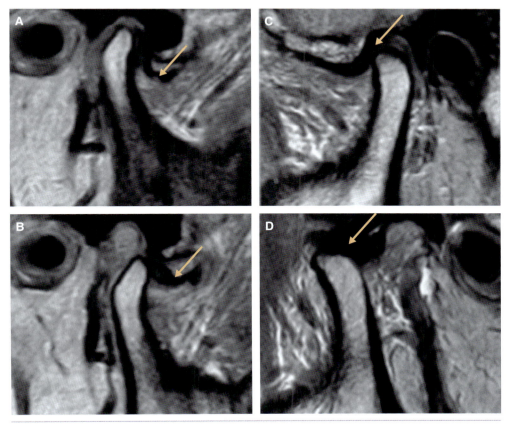

FIGURA 21 Aspecto e localização dos discos articulares em movimentos de abertura e fechamento mandibulares.

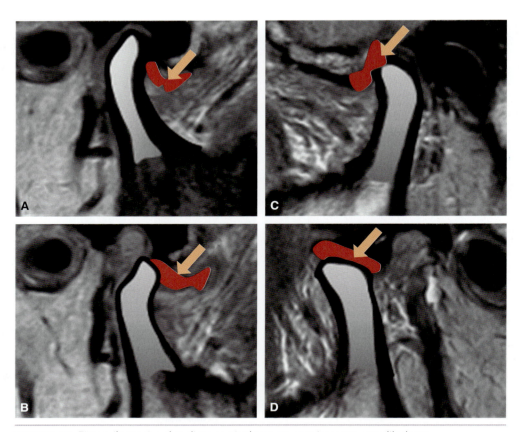

FIGURA 22 Figura ilustrativa dos discos articulares em movimentos mandibulares.

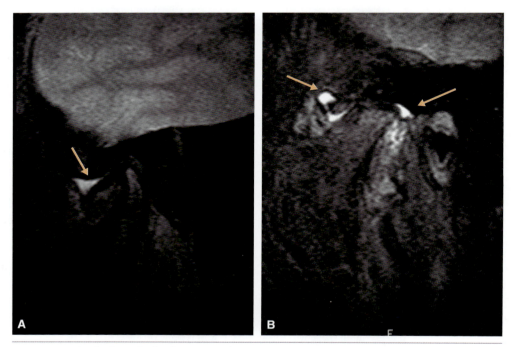

FIGURA 23 A efusão articular é encontrada em processos crônicos de deslocamento do disco. O disco sofre deformação permanente e pode sofrer perfuração tardia, causando derrame do líquido do fluido sinovial, identificado na imagem por ressonância como uma área de intensidade de sinal elevado, em imagens ponderadas em T2 com aspecto brilhante. Em **A** e **B**, deslocamento anterior do disco com coleção de derrame articular (setas).

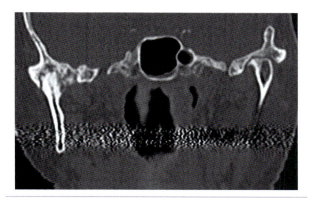

FIGURA 24 Imagem de TC coronal apresentando superfície irregular causada pela erosão severa do processo condilar e fossa mandibular do lado direito, sugestiva de anquilose fibrosa. Fragmentos ósseos podem ser observados. Formação de osteófitos e achatamento da cabeça da mandíbula do lado esquerdo.

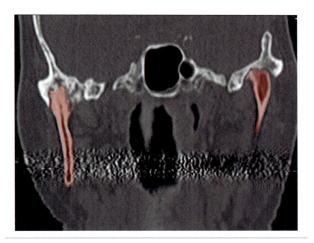

FIGURA 25 Imagem ilustrativa de TC coronal.

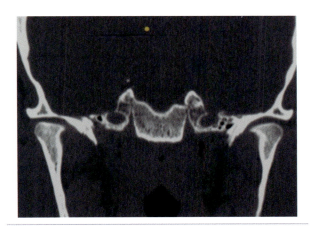

FIGURA 26 Achatamento da cabeças mandibulares de ambos os lados. Formação de osteófitos na superfície medial das cabeças mandibulares. Formação de calcificações na região cortical superficial e na região medular do lado direito da cabeça da mandíbula.

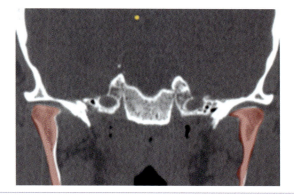

FIGURA 27 Imagem ilustrativa de TC coronal.

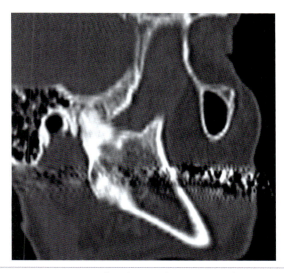

FIGURA 28 Imagem de TC sagital apresentando superfície irregular com erosão e esclerose extensa do processo condilar e irregularidade da fossa mandibular com perda da superfície articular e cortical. Aspecto de condições remodeladoras artríticas.

As condições remodeladoras da articulação temporomandibular são apresentadas pela resposta adaptativa do tecido ósseo e da cartilagem às forças danosas incididas à articulação. A cabeça da mandíbula e o tubérculo articular podem sofrer alterações de forma, como aplainamento, erosões, reabsorções e degeneração do tecido articular fibroso.

A remodelação pode ser uni ou bilateral. Vários fatores etiológicos podem ser observados, como trauma agudo, sobrecarga na articulação, como incide em parafunção e hipermobilidade.

A artrite reumatoide é uma das doenças degenerativas da ATM que apresentam inflamação da membrana sinovial, levando à formação do tecido granulomatoso sinovial, que libera enzimas danosas às estruturas articulares.

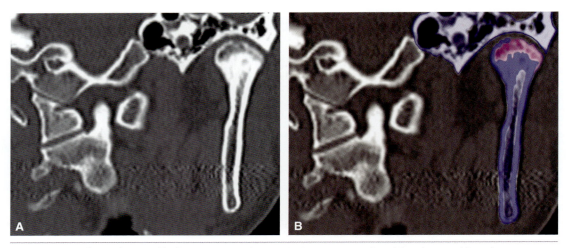

FIGURA 29 Cabeça da mandíbula apresentando erosão intensa, com área hipodensa e hiperdensa no processo condilar. (**A**) Imagem de TC coronal evidenciando a erosão do processo condilar (**B**).

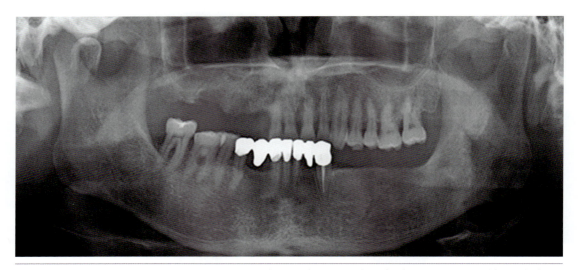

FIGURA 30 Imagem panorâmica demonstrando fratura da região do colo do processo condilar e deslocamento medial e inferior da cabeça da mandíbula do lado direito como resultado da contração do músculo pterigóideo lateral.

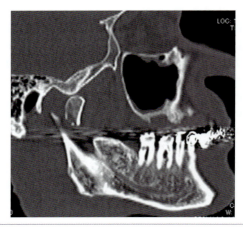

FIGURA 31 Imagem de TC plano sagital evidenciando deslocamento da cabeça da mandíbula para medial e inferior.

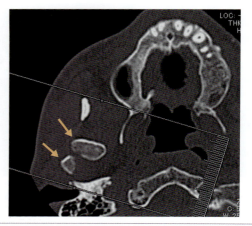

FIGURA 32 Imagem de TC plano axial onde se observa fratura da cabeça da mandíbula e deslocamento dos fragmentos.

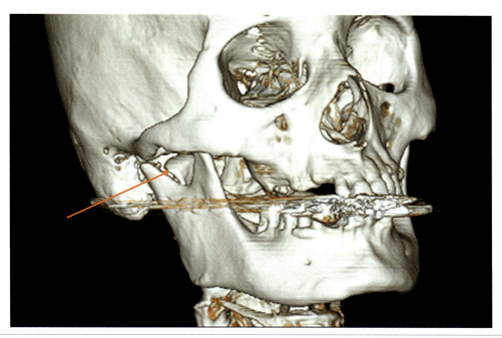

FIGURA 33 Reconstrução tridimensional dos dados da imagem mostrando o limite da fratura e o deslocamento da cabeça da mandíbula para o lado medial (seta).

Capítulo 19

Anomalias e deformidade craniofacial

19.1 FENDA PALATINA

Muitas alterações durante o desenvolvimento e o crescimento podem afetar as estruturas craniofaciais. A falha na fusão dos processos maxilares e nasal médio e/ou dos processos palatinos pode causar fendas labiopalatinas, que são malformações congênitas causadas por fatores genéticos ou ambientais. A ausência de fusão na linha mediana dos processos bilaterais dos maxilares independentes causa a fenda palatina, que pode ser uni ou bilateral. As fendas apresentam aspecto radiográfico, como uma imagem radiolúcida definida no processo alveolar, e anomalias dentárias associadas, como agenesias ou dentes supranumerários mal posicionados na região (Figura 1).

19.1.1 Tipos de fenda

Classificação: abrange os aspectos morfológicos da malformação, divididos em três tipos, seguindo como referência o forame incisivo. A fenda pré-forame incisivo atinge apenas o lábio, com ou sem envolvimento do rebordo alveolar e nariz. Pode ser bilateral ou unilateral, sendo ainda completa ou incompleta. A fenda transforame incisivo atinge o lábio, o rebordo alveolar e todo o palato. Pode ser unilateral ou bilateral. A fenda pós-forame incisivo mediana envolve todo o palato duro. Pode ser completa ou incompleta (Figuras 2 e 3).

Diferentes fatores devem ser considerados para a indicação da técnica radiográfica, considerando a natureza da informação requerida para a realização do diagnóstico. A fenda alveolopalatal pode ser avaliada por meio dos exames radiográficos intra e extrabucais, assim como pela tomografia computadorizada por feixe cônico (Figuras 1, 4, 5, 6 e 7).

A radiografia cefalométrica permite a projeção dos ossos craniofaciais e dos dentes em um único plano – por meio da cefalometria indicada em estudos voltados para a análise da morfologia craniofacial – e a mensuração das grandezas lineares e angulares – por meio da localização e identificação de pontos de referência (Figura 11).

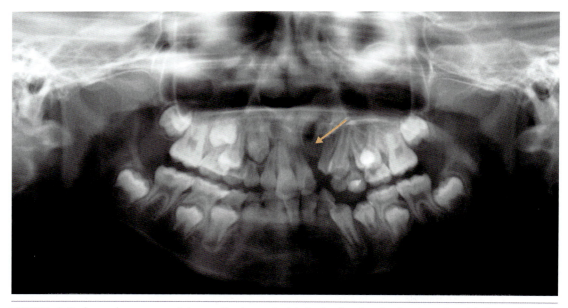

FIGURA 1 Pode-se observar uma interrupção de continuidade desde rebordo alveolar até cavidade nasal. Fenda palatina do lado esquerdo entre o incisivo central e lateral do lado esquerdo da maxila, com deformidade da base do assoalho nasal. Incisivo lateral e canino parcialmente irrompidos. Imagem panorâmica fase de dentição mista.

CAPÍTULO 19 ■ Anomalias e deformidade craniofacial   493

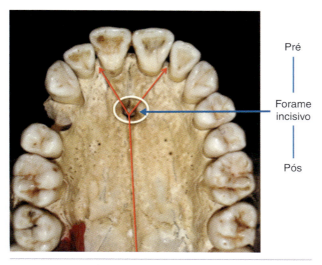

FIGURA 2 Classificação de tipos de fenda e localização.

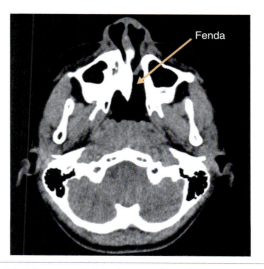

FIGURA 4 Imagem de TC plano axial. Perda de continuidade do processo alveolar e palato.

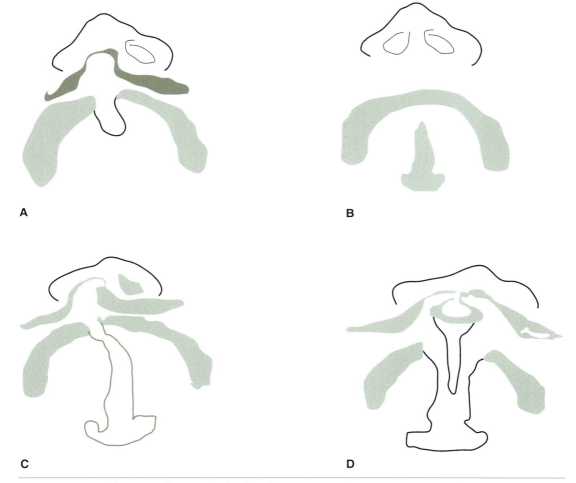

FIGURA 3 Figura ilustrativa de tipos de fenda palatina. De acordo com o aspecto morfológico, Spina et al. (1972) classificam as fendas palatinas tendo como referência o forame incisivo, limite entre o palato primário e o secundário: fenda labial direita pré-forame completa (**A**); fenda palatina pós-forame completa (**B**); fenda labial direita transforame completa (**C**); fenda labial bilateral transforame completa (**D**).

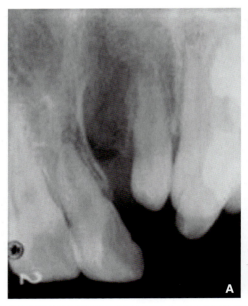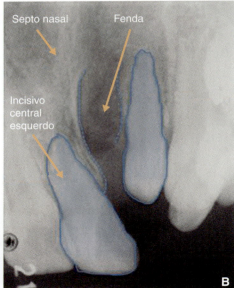

FIGURA 5 Radiografia periapical da região dos incisivos centrais superiores. Demonstra um defeito na região do incisivo lateral do lado esquerdo desde o rebordo alveolar, deslocando o septo nasal e o incisivo central esquerdo para o lado direito (**A** e **B**).

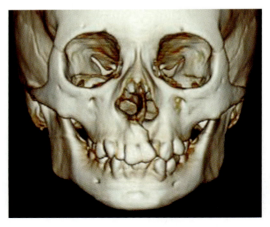

FIGURA 6 Imagem de TC3D vista frontal. Podem-se observar desvio do septo nasal e abaulamento da região da maxila.

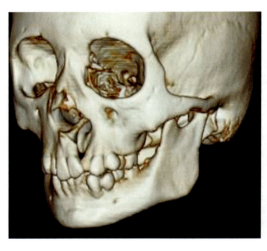

FIGURA 7 Imagem de TC3D vista lateral da face. Descontinuidade do assoalho, perda óssea e desarmonia de oclusão dentária.

CAPÍTULO 19 ■ Anomalias e deformidade craniofacial 495

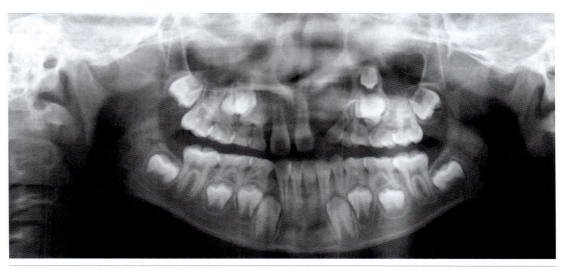

FIGURA 8 Imagem panorâmica demonstrando solução de continuidade entre o assoalho da cavidade nasal e a crista óssea alveolar em região anterior da maxila do lado esquerdo – fenda alveolopalatal.

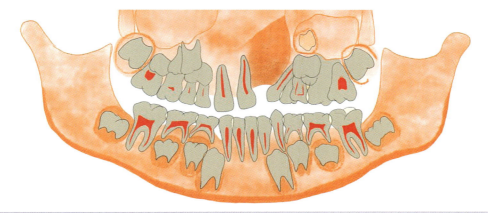

FIGURA 9 Figura ilustrativa da fenda labial direita transforame completa, imagem panorâmica.

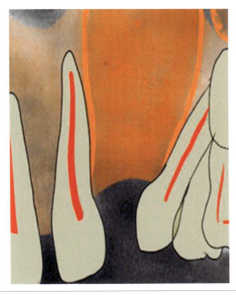

FIGURA 10 Figura ilustrativa de imagem periapical.

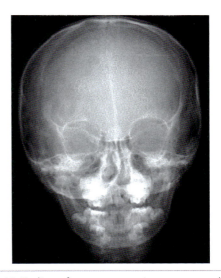

FIGURA 11 Radiografia posteroanterior apresentando desvio do septo nasal, deformação da região anterior da maxila com solução de continuidade.

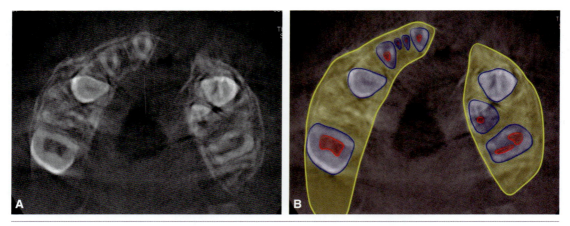

FIGURA 12 Imagem de TC plano axial demonstrando a descontinuidade (solução de continuidade) da crista óssea alveolar entre os elementos dentários. Aspecto de fenda alveolopalatal, lado esquerdo da maxila.

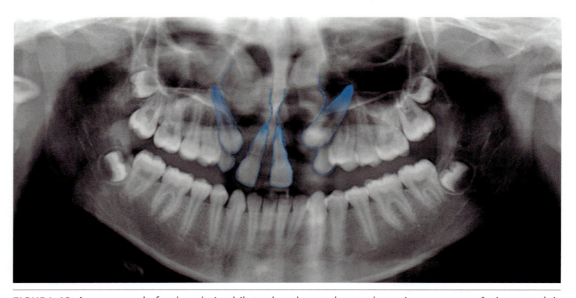

FIGURA 13 A presença de fenda palatina bilateral pode ser observada em imagem panorâmica com dois caninos superiores de ambos os lados parcialmente irrompidos. Presença de caninos decíduos de ambos os lados na maxila.

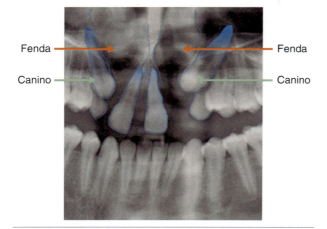

FIGURA 14 Imagem parcial de radiografia panorâmica evidenciando fenda palatina bilateral.

19.2 ALTERAÇÕES E DEFORMIDADE CRANIOFACIAL

As alterações morfológicas e proporcionais das estruturas dentomaxilofaciais acarretando maloclusão dentária são caracterizadas como deformidades dentofaciais. A discrepância no crescimento e formação dos maxilares de um indivíduo que envolve também a parte dentária pode ocorrer por fatores genéticos ou ambientais.

Dois tipos de classes principais podem ser descritos:

- Micrognatia ou retrognatia, quando a mandíbula se apresenta menor que a maxila. Neste caso, tanto pode ter havido um pequeno crescimento da man-

díbula no sentido anteroposterior quanto maior crescimento da maxila no mesmo sentido.
- Macrognatia ou prognatismo, quando a mandíbula é maior que a maxila. Neste caso, tanto pode ter havido um crescimento maior da mandíbula no sentido anteroposterior quanto um crescimento menor da maxila no mesmo sentido.

19.2.1 Anomalia craniofacial

As anomalias de desenvolvimento que incidem sobre os ossos maxilares afetam os ossos faciais, podendo causar assimetrias faciais. São de natureza hipoplásica ou de hiperplasia dos ossos maxilares, unilateral ou bilateral.

Uma deformidade dentofacial pode apresentar-se com alteração morfológica e causar algum desvio funcional do sistema estomatognático. As alterações podem ser sutis ou complexas de acordo com o grau de comprometimento. Um crescimento excessivo da mandíbula pode causar dismorfia mandibular, que pode ser unilateral ou laterognatia. A alteração do crescimento pode incidir no nível da região mental, causando macrogenia e microgenia.

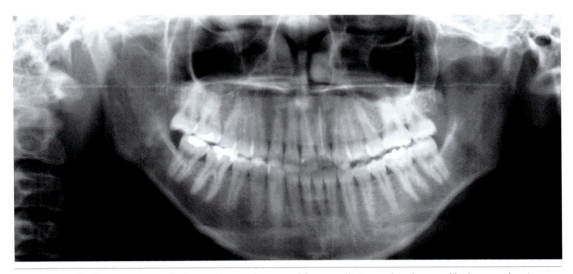

FIGURA 15 Em imagem panorâmica pode-se observar diferença de tamanho da mandíbula com desvio para o lado esquerdo.

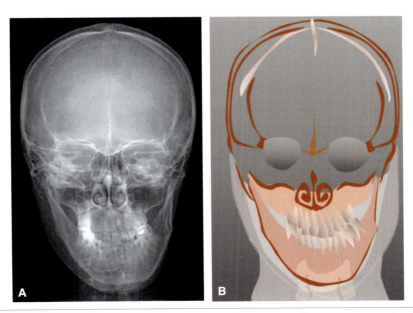

FIGURA 16 Em imagem posteroanterior para mandíbula e ilustrativa pode-se constatar o desvio para o lado esquerdo, aspecto de dismorfia mandibular. Mesmo caso da Figura 15.

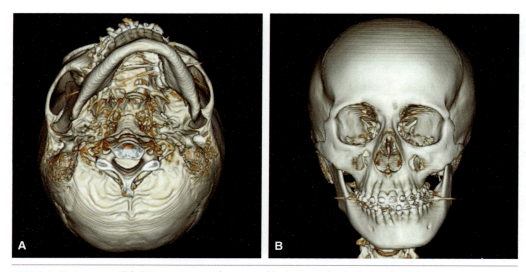

FIGURA 17 Imagens TC-3D apresentando a mandíbula em relação à maxila, diferença de tamanho entre os lados direito e esquerdo e com desvio.

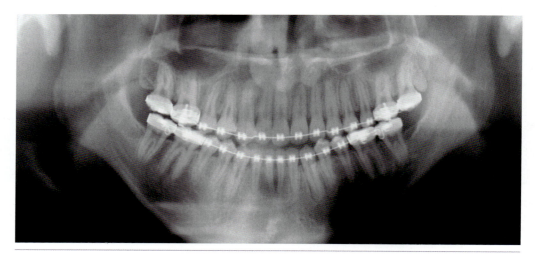

FIGURA 18 Imagem panorâmica demonstrando alteração com aumento de tamanho na região mentual até a região dos pré-molares do lado direito.

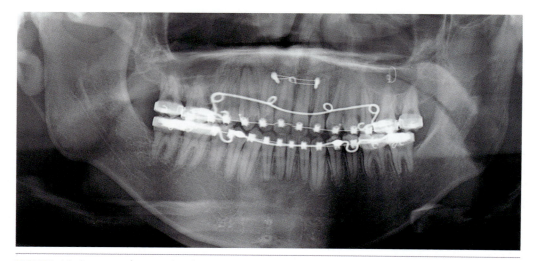

FIGURA 19 Aumento de tamanho da região anterior da mandíbula, com discreta dismorfia mandibular.

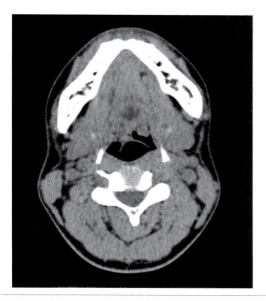

FIGURA 20 Mandíbula do lado direito com aumento de tamanho, demonstrando uma anomalia morfológica.

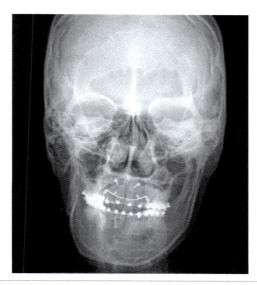

FIGURA 21 Imagem posteroanterior demonstrando desvio da mandíbula para o lado direito. Nota-se o aumento da região da sínfise e parassínfise.

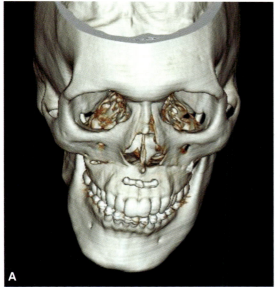
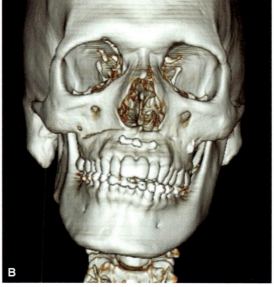

FIGURA 22 Imagem de TC3D demonstrando mandíbula em relação à maxila. Desvio para o lado direito com aumento de volume do lado esquerdo, principalmente na região da sínfise.

19.3 SÍNDROME DE DOWN

A síndrome de Down resulta de uma alteração genética conhecida como trissomia 21, que pode apresentar uma série de alterações craniofaciais. As alterações podem atingir a maxila, os dentes, a mandíbula, a articulação temporomandibular, a língua e a oclusão. De origem congênita, a macroglossia pode causar expansão transversal da mandíbula em função de pressão lingual, além de levar à condição de respirador bucal e maloclusão. Palato ogival com maxila de tamanho menor, microdontia, hipodontia, taurodontia e os dentes conoides, sendo os caninos mais afetados em forma e tamanho, são as anomalias presentes em síndrome de Down. Também pode ser observada a ausência bilateral de dentes correspondentes nos maxilares.

Os parâmetros craniofaciais são significativamente menores, com ossos cranianos mais delgados, ausência de díploe, e as depressões digitais da lâmina cortical interna podem aparecer marcantes (Figuras 23 e 24).

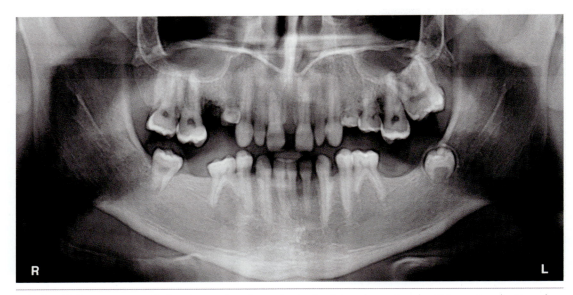

FIGURA 23 Imagem panorâmica demonstrando ausência de vários elementos dentários, microdontia e dentes conoides. Pode ser observada macrodontia do terceiro molar superior do lado esquerdo.

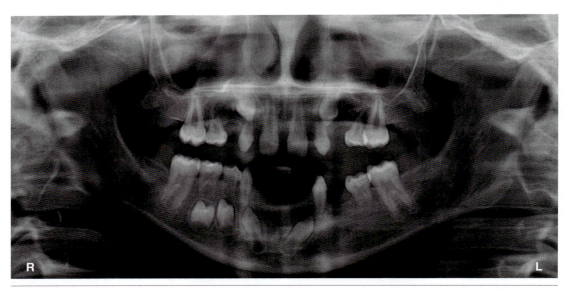

FIGURA 24 Ausência de vários elementos dentários pode ser observada, além de molares inferiores de ambos os lados com taurodontia.

19.4 SÍNDROME DE CROUZON

A síndrome de Crouzon, doença genética conhecida como disostose craniofacial, apresenta fechamento prematuro das suturas do crânio (craniossinostoses), acarretando diversas deformidades cranianas e faciais.

A depender da severidade das anomalias, pode causar deformidades no crânio e impressões cerebriformes, órbitas rasas, seios paranasais diminuídos com acentuada hipoplasia dos maxilares e encurtamento anterior do dorso do nariz. O desvio septal pode causar a obstrução das vias aéreas e estreitamento rinofaríngeo.

O palato pode apresentar-se estreito e ogival. Devido às reduzidas dimensões da arcada dentária superior, muitas vezes a implantação dos dentes pode ficar defeituosa. Radiograficamente demostra um prognatismo aparente, uma vez que a mandíbula se desenvolve normalmente, em contraste com a maxila, que sofre hipoplasia (Figura 25).

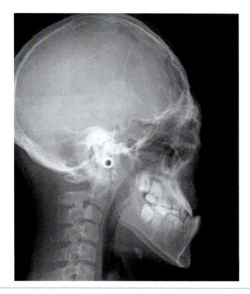

FIGURA 25 Radiografia lateral da cabeça. Pode-se observar a desproporcionalidade entre a maxila e mandíbula. Nota-se hipoplasia da maxila em relação à mandíbula, encurtamento no sentido anteroposterior.

19.5 VARIAÇÕES ANATÔMICAS DAS CAVIDADES PARANASAIS

Composto por cartilagem septal e osso, delimitado pelo vômer e pela lâmina perpendicular que separa as duas fossas nasais, o septo nasal pode sofrer variação morfológica, como o desvio.

O desvio do septo nasal pode ser observado como uma divergência da linha mediana, podendo estar associado ou não à assimetria das respectivas conchas. Normalmente, a porção cartilaginosa e óssea tem morfologia reta.

A curvatura dessa parede, principalmente na junção cartilaginosa e óssea, pode comprimir a concha nasal média.

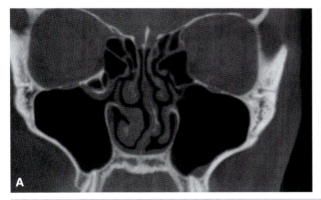
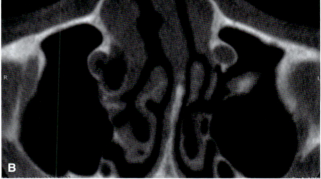

FIGURA 26 Imagem CT plano coronal (**A**) e plano axial (**B**) demonstrando desvio do septo para o lado esquerdo do septo nasal com assimetria das conchas.

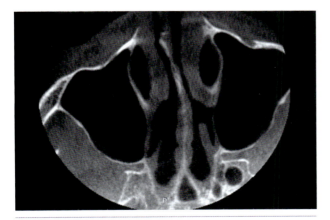

FIGURA 27 Desvio formando uma curva suave para o lado esquerdo do septo nasal. Imagem de TC plano axial.

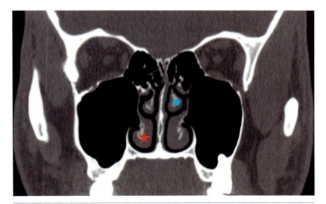

FIGURA 28 Complexo ostiomeatal normal. Concha nasal média (●), septo nasal e concha nasal inferior (★). Imagem de TC janela óssea, plano coronal.

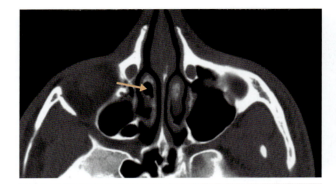

FIGURA 29 Imagem TC plano axial. Complexo ostiomeatal. Septo nasal normal. Concha bolhosa do lado direito com aeração da concha nasal média (seta).

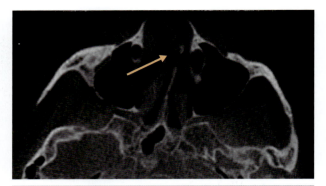

FIGURA 31 Imagem de TC plano coronal. Desvio acentuado do septo nasal para o lado esquerdo e diminuição do espaço da cavidade nasal do mesmo lado. O desvio do septo nasal pode ser de natureza congênita ou adquirida.

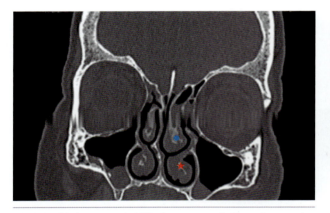

FIGURA 30 Imagem de TC plano coronal. Complexo ostiomeatal com desvio do septo nasal para o lado direito. Concha nasal média (•), septo nasal e concha nasal inferior (★).

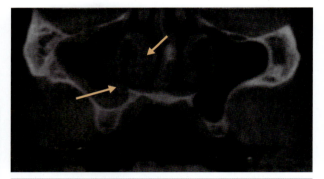

FIGURA 32 Desvio do septo para o lado esquerdo e assimetria das conchas. Uma hiperplasia da concha nasal inferior diminui o espaço da cavidade nasal. Pode-se observar hiperplasia da mucosa sinusal do seio maxilar do lado direito. Imagem CT plano coronal.

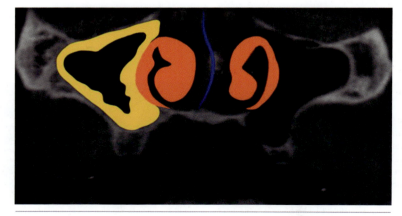

FIGURA 33 Figura ilustrativa da hiperplasia do seio maxilar e desvio do septo nasal.

Referências bibliográficas

Abrahams JJ, Hayt MW, Rock R. Sinus lift procedure os the maxilla in patients with inadequate bone for dental implants: radiographic appearance. AJR. 2000 May;174:1289-92.

Al-Abdallah, Mariam M, Abeer AlH, Mohammad H, Al-Ahmad H, Raja' S. Prevalence and distribution of dental anomalies: a comparison between maxillary and mandibular tooth agenesis. American Journal of Orthodontics and Dentofacial Orthopedics. 2015 Nov; Saint Louis, v.148, n.5, p.793-8.

AlDhalaan NA, BaQais A, Al-Omar A. Medication-related osteonecrosis of the jaw: a Review. Cureus. 2020;12(2):1-11.

Almoznino G, Zini A, Zakuto A, Sharav Y, Haviv Y, Hadad A, et al. Oral health-related quality of life in patients with temporomandibular disorders. Journal of Oral & Facial Pain and Headache. 2015 Ago;29(3):231-41.

Aoki EM, Abdala-Júnior R, Nagano CP, Mendes EB, Oliveira JX, Lourenço SV, et al. Simple bone cyst mimicking stafne bone defect. Journal of Craniofacial Surgery. 2018;29:1.

Arita ES, Cortes ARG, Lascala CA. Ressonância magnética. In: Imaginologia.113ª ed. São Paulo: Artes Médicas. 2014. v.1

Arita ES, Watanabe PCA, Asaumi J. Atlas de IRM em diagnóstico oral e maxilofacial. Rio de Janeiro: Elsevier; 2015. v.1.

Bagis B, Ayaz EA, Turgut S, Durkan R, Özcan M. Gender difference in prevalence of signs and symptoms of temporomandibular joint disorders: a retrospective study on 243 consecutive patients. International Journal of Medical Sciences. 2012;9(7):539-44.

Benjelloun L, El Harti K, El Wady W. Florid osseous dysplasia: report of two cases and a review of the literature. Int J Odontostomat. 2011;5(3):257-66.

Bisinelli JC, Ioshii S, Retamoso LB, Moyses ST, Moyses SJ, Tanaka OM. Conservative treatment of unicystic ameloblastoma. American Journal of Orthodontics and Dentofacial Orthopedics. 2010; 137(3):396-400.

Bulgarelli AF, Watanabe PCA, Silva ABM, Paulino SM, Pardini LC. Cisto de retenção do seio maxilar: considerações para o clínico geral. Rev APCD. 2002;56(3):178-81.

Cadavid AMH, Araujo JP, Coutinho-Camillo CM, Bologna S, Lemos Junior CA, Lourenço SV. Ameloblastomas: current aspects of the new WHO classification in an analysis of 136 cases. Surg Exp Pathol. 2019;2(17):1-6.

Castro MS, Caixeta CA, de Carli ML, Ribeiro Júnior NV, Miyazawa M, Pereira AAC, et al. Conservative surgical treatments for nonsyndromic odontogenic keratocysts: a systematic review and meta-analysis. Clin Oral Invest. 2018;22(5):2089-101.

Consolaro A. Florid cemento-osseous dysplasia: one of the few contraindications to osseointegrated implants. Dental Press Implantol. 2015;9(1):26-33.

Cruz OLM, Pessoto J, Pezato R, Alvarenga EL. Osteodistrofias do osso temporal: revisão dos conceitos atuais manifestações clínicas e opções terapêuticas. Rev Bras Otorrinolaringol. 2002;68:119-26.

Dixon MJ, Marazita ML, Beaty TH, Murray JC. Cleft lip and palate: understanding genetic and environmental influences. Nat Rev Genet. 2011;12(3):167-78.

França LJL, OA, Paiva DL, Vianna DM, Dedivitis RA, Rapoport A. Ameloblastoma demographic, clinical and treatment study: analysis of 40 cases. Braz J Otorhinolaryngol. 2012;8(3):38-41.

Hermans R, Fossion E, Ioannides C, Van den Bogaert W, Ghekiere J, Baert AL. CT findings in osteoradionecrosis of the mandible. Skeletal Radiol. 1996;25(1):31-6.

Hisatomi M, Munhoz L, Asaumi J, Arita ES. Lingual mandibular bone defect: imaging features in panoramic radiograph, multislice computed tomography and magnetic resonance imaging. Brazilian Dental Science. 2018;21:247-52.

Hisatomi M, Munhoz L, Asaumi J, Arita ES. Palatal bone defect mimicking a chronic periapical lesion: a case report emphasizing the importance of the use of a three-dimensional radiographic examination. CLRD. 2017;00:1-6.

Hisatomi M, Munhoz L, Asaumi J, Arita ES. Stafne bone defects radiographic features in panoramic radiographs: assessment of 91 cases. Med Oral Patol Oral Cir Bucal. 2019;00:12-9.

Iida CH, Lavor NIC, Munhoz L, Abdala Júnior R, Abdala R, Arita ES. Quality of life and osteoporotic alterations in patients with and without low bone mineral density: a retrospective study. Journal of Health Science. 2019;7:10-6.

Jayam C, Bandlapalli A, Patel N, Choudhary RS. A case of impacted central incisor due to dentigerous cyst associated with impacted compound odontome. BMJ Case Rep. 2014. pii:bcr2013202447.

Laganà G, Venza N, Lione R, Chiaramonte C, Danesi C, Cozza P. Associations between tooth agenesis and displaced maxillary canines: a cross-sectional radiographic study. Prog Orthod. 2018 Jul;19(1):23.

Lares H, Mattar D, Mata JF, Carrero N, Bolívar E, Pinto Y, et al. Tumores odontogénicos: reporte de tres casos y revisión de la literatura. Rev Venez Oncol. 2009;21:151-6.

Li Y, Han B, Li LJ. Prognostic and proliferative evaluation of ameloblastoma based on radiographic boundary. Int J Oral Sci. 2012; 4:30-3.

Kim SG, Jang HS. Ameloblastoma: a clinical, radiographic, and histopathologic analysis of 71 cases. Oral Surg Oral Med Oral Pathol. 2001;91(6):649-53.

Kilic C. An assessment of the relationship between the maxillary sinus floor and the maxillary posterior teeth root tips using dental cone-beam computerized tomography. Eur J Dent. 2010;4(4):462-7.

Kin JH, Abdala-Júnior R, Munhoz L, Cortes ARG, Watanabe PCA, Cost C, et al. Comparison between different cone-beam computed tomography devices in the detection of mechanically simulated peri-implant bone defects. Imaging Science in Dentistry. 2020; 50:133.

Kin JH, Aoki EM, Cortes ARG, Abdala-Júnior R, Asaumi J, Arita ES. Comparison of the diagnostic performance of panoramic and occlusal radiographs in detecting submandibular sialoliths. Imaging Science in Dentistry. 2016;46:87.

Klemetti E, Kolmakov S, Kröger H. Pantomography in assessment of the osteoporosis risk group. Scand J Dent Res. 1994;102:68-72.

Kreppel M, Zoller J. Ameloblastoma: clinical, radiological, and therapeutic findings. Oral Diseases. 2018;24:63-6.

Mangione F, Nguyen L, Foumou N, Bocquet E, Dursun E. Cleft palate with/without cleft lip in French children: radiographic evaluation of prevalence, location and coexistence of dental anomalies inside and outside cleft region. Clin Oral Investig. 2017; 22(2):689-95.

Minami M, Kaneda T, Yamamoto H, Ozawa K, Yoshikawa K, Sasaki Y. Ameloblastoma in the maxillomandibular region: MR imaging. Radiology. 1992;184(2):389-93.

Muddana K, Pasupula AP, DoranKula SPR, Thokala MR, Muppalla JNK. Pediatric odontogenic tumor of the jaw: a case report. Journal of Clinical and Diagnostic Research. 2014 Feb;8(2):250-2.

Munhoz L, Choi IGG, Miura DK, Watanabe PCA, Arita ES. Bone mineral density and mandibular osteoporotic alterations in panoramic radiographs: correlation by peripheral bone densitometry in men. Indian Journal of Dental Research. 2019;30:1.

Munhoz L, Costa CLS, Arita ES. Phleboliths radiographic features in plain radiographs: report of three cases. Revista de Odontologia de Lins. 2018;28:63-9.

Nalabolu GRK, Mohiddin A, Hiremath SKS, Manyam R, Bharat TS, Raju PR. Epidemiological study of odontogenic tumours: an institutional experience. Journal of Infection and Public Health. 2017;10:324-30.

Neville BW, Damm DD, Allen CM, Bouquot JE. Patologia oral e maxilofacial. 3ª ed. Rio de Janeiro: Guanabara Koogan; 2009.

Persson RE, Hollender LG, Powell LV, MacEntee MI, Wyatt CC, Kiyak HA, et al. Assessment of periodontal conditions and systemic disease in older subjects. I. Focus on osteoporosis. J Clin Pedodontol. 2002;29(9):796802.

Rakhshan V. Congenitally missing teeth (hypodontia): a review of the literature concerning the etiology, prevalence, risk factors, patterns and treatment. Dent Res J. 2015;12(1):13.

Ramada KRB, Guedes AML, Arita ES, Villoria EM, Marques AP. Tomographic evaluation of a severe case of chronic suppurative osteomyelitis. Oral Surgery Oral Medicine Oral Pathology Oral Radiology. 2020;129:e115-e115.

Rammelsberg P. Longitudinal outcome of temporomandibular disorders: a 5-year epidemiologic study of muscle disorders defined by research diagnostic criteria for temporomandibular disorders. Journal of Orofacial Pain. 2003;17(1):9-20.

Rao NJ, Wang JY, Yu RQ, Leung YY, Zheng LW. Role of periapical diseases in medication-related osteonecrosis of the jaws. Biomed Res Int. 2017;1-8.

Regezi JA, Sciubba JJ. Patologia bucal: correlações clinicopatológicas. Rio de Janeiro: Guanabara Koogan; 2000.

Sontakke SA, Karjodkar FR, Umarji HR. Computed tomographic features of fibrous dysplasia of maxillofacial region. Imaging Sci Dent. 2011 Mar; Seoul, v.41, n.1, p.23-8.

Sperber GH. Applied anatomy of the maxillary sinus. J Can Dent Assoc. 1980;46(6):381-6.

Swerin IP. Errors in radiographic assessment of marginal bone height around osseointegrated implants. Scand J Dent Res. 1990; Copenhagen, v.98, p.428-33.

Tan ELY, Kuek MC, Wong HC, Ong SAK, Yow M. Secondary dentition characteristics in children with nonsyndromic unilateral cleft lip and palate: a retrospective study. Cleft Palate-Craniofac J. 2018; 55(4):582-9.

Tatli U. Comparison of the effectiveness of three different treatment methods for temporomandibular joint disc displacement without reduction. International Journal of Oral and Maxillofacial Surgery. 2017;46(5):603-9.

Truhlar RS, Morris HF, Ochi S. A review of panoramic radiography and its potencial use in implant dentistry. Implant Dent. 1993; Baltimore, v.2, n.2, p.122-30.

Vanini JV, Rocha GBL, Zarpellon AC, Oliveira JX, Arita ES. Ressonância magnética para avaliação de metástases de carcinoma epidermoide oral em linfonodos cervicais: revisão da literatura. CLRD. 2019;00:1-8.

Wan JT, Sheeley DM, Somerman MJ, Lee JS. Mitigating osteonecrosis of the jaw (ONJ) through preventive dental care and understanding of risk factors. Bone Res. 2020;8(14):1-12.

White SC, Pharoah MJ. Radiologia oral: princípios e interpretação. 7ª ed. Rio de Janeiro: Guanabara Koogan; 2015.

Wright JM, Vered M. Update from the 4th edition of the World Health Organization classification of head and neck tumours: odontogenic and maxilofacial bone tumors. Head and Neck Pathol, 2017.

Yildirim E, Bağlar S, Ciftci ME, Ozcan E. Florid cemento-osseous dysplasia: a rare case report evaluated with cone-beam computed tomography. J Oral Maxillofac Pathol. 2016; 20(2):329.

Yoshiura K, Weber AL, Scrivani SJ. Cystic lesions of the mandible and maxilla. Neuroimaging Clin N Am. 2003;13(3):485-94.

Índice remissivo

A
Abaulamento, 196
   da raiz, 32
Abertura, 320
   bucal suficiente, 255
   máxima, 255
   nasal, 77, 81
   nasal anterior, 81
   piriforme, 81
Abordagem
   conservadora, 307
   sistemática, 10, 16
Abrasão/atrição, 157, 263
Abscesso
   crônico, 40, 156
   periodontais, 354
Absorção, 4
   absorvedores, 2
   fotoelétrica, 5
Absorvedor de choques, 46
Acessórios
   fixos nas coroas dentais, 127
   ortodôntico, 136
   ortodônticos, 121
Achados clínicos, 22, 39
Achatamento, 59
Acidente anatômico, 119
Ácidos, 26, 307
Ações diretas, 6
   macromolécula biológica, 6
Ações indiretas, 6
   danos biológicos, 6
   mamíferos, 6
   molécula de água, 6
   moléculas biológicas, 6
   radicais livres, 6
Aço inoxidável e alumínio, 165
Acompanhamento, 10
Acúmulo de alimentos, 40, 42
Acúmulo de placa dentária, 174
Acupuntura, 200
Acurácia anatômica, 26
ADA, 200
Adelgaçamento ósseo, 134
Adenoides, 269
Aderência, 32
Adipócitos, 46
Adjacente, 59
Adulto dentado ou parcialmente edêntulo, 281
Adultos incapazes, 189
Aeração, 108
   dos seios esfenoidais, 13
Agarrar, 23
Agravamento, 307
ALARA, 10
Além do limite apical, 98
Aleta, 183

de mordida, 328
Algoritmo, 10
Alimentos
   energéticos, 307
   livres, 307
Alinhamento vertebral, 264
Alongados e espessados, 237
Alta acurácia, 249
Alta probabilidade, 22
Alta resistência à flexão, 53
Alta resolução, 200
Alta velocidade, 4
Alterações degenerativas intra-articulares, 250
Alterações macroscópicas na forma, 32
Alterações morfológicas dos componentes ósseos da ATM, 249
Alterações ósseas do septo interdental, xvii
Alterações patológica, 250
Alto contraste, 2
Alto risco, 308
Alvéolos, 43
   com extração recente, 195
   dentários, 122
   em reparação, 340
Alvo (ânodo), 4
Alvo (ponto focal), 2
Amálgama, xv, 165
   de prata, 165
Amálgama de prata, 325
Amelogênese imperfeita, 28
American Dental Association (ADA), 205
Amidalectomia, 218
Aminoácidos, 46
Ampliação, xiv, 205
   de movimento, 250
   distorção, 201
   vertical e horizontal, 201
Ampliação da imagem, 11
Amplificação, 6, 7
Análise cefalométrica, 264
Análise de Ricketts, 277
Análise radiográfica sistematizada, 18
Análise tridimensional nos planos axial, 250
Anamnese, 10, 15, 205
Anastomosa, 130
Anatomia, 205, 208
   dentomaxilomandibular, 22
   geral, 12
   normal, xvi
   radiográfica normal, xv
   radiológica, 12
   tegumentar do nariz, 94
Ancoragem, 46
Anestesia, 138
Angulação
   da mandíbula, 122, 159

de 90º, 193
   horizontal, 311
   horizontal e vertical, 73
   mandibulares/ramos, 323
   positivas, 84
   vertical, 93, 129, 354
Angulações verticais e horizontais, xvi
Ângulo, 271
   ângulo-ramo, 212
   corpo, 264
   da mandíbula, 215, 219
   de projeção do feixe panorâmico, 200
   negativa, 201
Ângulo de projeção dos raios X, 12
Ânodo (+), 4
Anodônticos, 26
Anomalia, xiv, 180
   de forma, 227
   dentárias, xv
   dentárias radiográficas, xv
   dentomaxilofaciais, 249
   do desenvolvimento, xv
   infecção óssea, 250
   sensoriais, 250
Anomalias de desenvolvimento, 14
Anormalidades, 10
Anquilose, 356
Antagonista, 43, 359
Antecessores, 67
Anteparo, 6, 73
   de registro da imagem, 4
Anteroinferior do corpo da mandíbula, 123
Anvisa/MS, 16
Apagando-as, 174
Aparatos ortodônticos, 318
Aparelho de raios X odontológico, 4
Aparelhos ortodônticos, 165
Aparência da lâmina dura, 39
Aparência radiográfica, xiv, xv, xvi
   espaços aéreos, xvi
   guias de posicionamento, xvi
   imagens de fantasma, xvi
   marcos ósseos da mandíbula, xvi
   marcos ósseos da maxila e tecidos circundantes, xvi
   pontos de referência ósseos, xvi
   tecidos moles, xvi
Aparência uniforme, 93
ApE alongadas, 253
Apertamento, 36
Apicalmente, 39
Ápice aberto, 65, 327
Ápice da raiz, 23, 41
Ápice radicular completo, 65
Ápices dentais, 73
Apinhamento/sobreposição, 167
Aplainadas, 362

inicial, 363
Aplainamento nas vertentes anteriores, 247
Aplicação de flúor tópico, 182
Apófise, 223
　coronoide, 215, 219
　coronoide da mandíbula, 108, 111
　coronoide mandibular, 117
　estiloide, 215, 222
　genis (ApG), 126, 127, 215
　Genis ou Genianas (ApGs), 130
　mastoide, 215, 238, 250, 273, 276
　pterigóideo ou lâmina lateral do pterigóideo (APt), 116
　pterigóideo do esfenoide, 215
　pterigóideo do osso esfenoide, 116
　zigomática da maxila, 86, 102, 215, 222
Apoio frontal do paciente, 210
Arcada dentária, xv, 39
Arco zigomático, 13, 210, 215
Área focal, 18
Áreas
　anatômica, 73
　de saúde coletiva, 178
　moles, 308
　vazia, 166
Armazenamento de sais, 35
Arquitetura, xv
　da lesão, xv
Artefatos, xiv
　de imagem fantasma, xvi
　guia de posicionamento, xvi, 201
　técnica, 174, 323
Artéria
　alveolar inferior, 124
　alveolar posterossuperior, 106
　alveolar superior posterior, 155
　milo-hióidea, 130
　sublingual, 130
　submental, 130
Artéria alveolar anterossuperior, 215
Articulação, 116
　temporomandibular (ATM), 116, 122
Articulações temporomandibulares, 205
Articular (Ar), 276
Asa mordida vertical, 23
Asas
　do nariz, 81, 95
　maiores, 116
　menores, 116
　mordidas, 183
Asas do nariz, 239
Aspecto de *frame*, 210, 221
Aspecto de *frame* das vértebras cervicais, 174
Aspectos de normalidade, 326
Aspectos radiográficos, 39
　estrutura radiopaca, 39
　formato chanfrado, 39
　inclinado, 39
　platô, 39
　reto, 39
Assimetria craniofacial, 13
Assoalho
　da boca, 130
　da cavidade nasal, 223
　da FN, 224
　da fossa nasal, 223
　da órbita, 100
　sinusal, 100

Ataques ácidos cariogênicos, 26
Atendimento ao paciente, xv
Atenuação, 5
Atenuação dos raios X, 39
Ateroma, 244
Ateromas, 357
Ativado via parafuso, 194
Atividade erosiva, 26
Atividade óssea maior, 317
Atlas, áxis, 235
ATM, 249
ATM (articulação temporomandibular), 12
Átomo, 2
Atração eletrostática, 3
Atrésica, cruzando a mordida, 194
Aumento do ELP, 157
Aumento do espaço do ligamento periodontal (ELP), 34
Ausência de doença, 39
Auxílio de radiografias, 184
Avaliação
　completa, 354
　periodontal, 328
Avaliação clínica, 249
Avaliação do risco, 307
Avanço tecnológico, 308
Aventais protetores, 200
Axial, xiv
Axial de Hirtz, 279

B
Bactérias, 307
Baixa dose de radiação, 200, 205
Baixa energia, 2
Baixa resolução, 205
Baixas doses de irradiação dentária,, 200
Banda metálica, 121, 193
Barra de ancoragem, 240
Barra metálica, 355
Barriga anterior do músculo digástrico, 123
Base
　alar, 95
　craniana, 276
　da órbita, 236, 244
　do crânio, 264
　forramento, 107, 164
　inferior, 123
　mandibular, 126, 144
　mandibular (BM), 127
　mandibulares, 270
Base do filme radiográfico, 11
Base e forramento, 33, 366
Base + forramento, 322
Base mecânica, 35
Bases, xv
Básio (Ba), 276
Bateria elétrica, 4
Bem definidos, 211, 228
Benigno, 16
Bicarbonato, 46
Bidimensionais, 12
　intraorais, 12
Bidimensional, 26, 264
Bífidos, 142
Bifurcação das artérias carótidas, 245, 246
Bifurcação do conduto radicular, 31, 320
Bigode chinês, 113
Bilateral, 15, 174

Birradicular, 44
Bisfosfonado, 211
Bissetriz, 178, 180, 311
Bitewings, 14, 39
　horizontal, 328
　posterior, 281
　vertical, 328
Bloqueios nervosos, 138
Boa qualidade, 38
Boca-aberta, 251
Boca entreaberta, 323
Boca-fechada, 251
　cêntrica, 258
　repouso e abertura-máxima, 258
Boca minimamente aberta, 163
Bochechas dos lábios, 113
Bolhas, 178
Bolsa, 205
Borda, xv, 39
　alveolar, 122
　anteroinferior da órbita, 96
　bem definida, xv
　hiperostóticas, 155
　nítidas, 93
　radiopaca, 65
Borda orbital, 267
Borradas, 199
Bráquetes, 169, 193
Bremsstrahlung (frenamento), 2
Brilho, 11
Brincos das orelhas, 213
Bruxismo, 43
Buraco no dente, 307, 308
Burnout
　cervical, 23, 115
　radiográfico, 369

C
C1 (normal), 174
C2 (osteopenia), 174
C3 (osteoporose), 174
Cabeça do paciente, 267
Cabeça mandibular, 215, 219, 240, 247, 262, 279
　bífida, 263
Cabeçote, 5
Caixa de restauração, 326
Caixa de visualização, 15
Caixa distal, 30
Calcificação, 65, 321
　do ligamento estilo-hioide, 240
　generalizada, 32
　intracranianas, 264
　pulpar, 29
　segmentada do complexo estilo-hioide, 214
Cálcio, 46
Cálculo dental
　coronário, 321, 356
　radicular, 321, 356
Cálculos salivares, 40
Cálculo subgengival, 354
Calha focal estreita na forma de uma fenda, 199
Calota craniana, 264
Camada em foco, 199
　camada focal, 199
Camada focal, xv, 14
Camada "tomográfica" panorâmica, 200
Câmara, 309

Câmaras, 25
  pulpar, 25, 27, 41
Canais nutrientes, 40
Canais radiculares, 25
Canal
  acessórios, 142
  alveolar inferior (CAI), 142
  alveolar inferior (CAI) ou Canal Mandibular (CM), 142
  circulatórios, 155
  da mandíbula, 215
  de Havers e Volkmann, 155
  de nutrientes interdentais, 155
  escavado no osso, 106
  focal, 200
  forame infraorbital, 215
  haversiano central, 53
  incisivo, 87, 137, 229
  incisivos ou nasopalatinos, 89
  interdentais, 155
  mandibular, 15
  mandibular anterior ou canal incisivo, 140
  nasolacrimais, 193
  nasolacrimal (CN), 96, 97
  nasopalatinos, 87
  neurovasculares, 101
  nutrício, 132
  nutriente, 106
  nutrientes (CN), 155
  palatino anterior (incisivo), 155
  vasculares, 155
Caninos, 23
  ectópicos, 101
  não irrompidos, 189
Cantos da boca, 113
Capacidade de penetrar a matéria, 5
Cápsula de tecido fibroso, 58
Cápsula de tecido mole, 15
  halo radiolúcido, 15
Características dos raios X, xiv
Características radiográficas: radiografia intraoral periapical
  reação periosteal, 53
Características radiológicas específicas, 15
Carga elétrica, 3
Cárie, 16, 73
  cervical, 23
  com extensão para a polpa, 41
  de esmalte (classe 1), 178
  dentária, 307
  dentária de mamadeira, 307
  de ponto de contato, 323
  de radiação, 317
  de raiz, 38, 315, 317
  extensa, 149
  incipiente, 313
  na primeira infância, 307
  oclusal, 309
  oclusal inicial, 40
  oculta, 308, 309
  radicular proximal, 354
  rampantes, 317
  restauração plástica, 97
  tipo II, 367
  tipos I-II, 361
  tipo V, 358
Cárie dentária, xvi
Carregado positivamente, 3
Cartelas, 18

Cartilagem, 93, 176
  das orelhas, 208
  tireoide, 243
  tireóidea e cricóidea, 244
  tritícea (CT), 243, 244
Cátodo (−), 4
Cavidade, 307
Cavidade nasal (CA), 81
Cavidade nasal (conchas), 264
CBCT, 249
Cefaleias, 249
Cefalométrica ou telerradiografia (TELE), 264
Cefalométrica posteroanterior, xiv
Cefalométricas, 13
Cefalostato, 264, 267
Celamento, 238
Células, xiv
  acelular, 26
  aéreas etmoidais, 13
  da polpa, 26
  ectomesenquimáticas, 32
  indiferenciadas, 26
  pluripotentes, 46
  tronco hematopoiéticas, 46
  vivas, 26
Células mastóideas, 238, 264
Cemento, 23, 26
Centralizadas no filme, 184
Centro de rotação, 14, 199
Centro geométrico, 5
Cerâmica, 192
Cervicais dos dentes, 40
CF (centro da nface), 276
Chanfradura sigmoide, 215, 219
Check-up odontológico, 308
CI, 87
CID, 42
CIE, 50, 58
Ciência médico-odontológica, 2
Cilindro longo, 328
Cílios, 101
Cimentação, 170
Cimento protetor pulpar, 80
Circulação sanguínea, 32
Circular, 15
Circular/ovalado, 174
Circunscrita, 119, 154
  uniloculares, 176
Cirurgia
  bucomaxilofacial, 264
  dentoalveolar, 101
  ortognática, 138, 205
  periapical, 138
  periodontal, 138
  plástica, 264
  traumatologia bucomaxilofaciais, 200
Cirurgião-dentista, 6, 10, 138
Cisto, 16, 205
  de erupção, 55
  dentígero, 55
  de retenção mucoso, 221
  do canal incisivo, 87
  do ducto nasopalatino (CDN), 87
  glóbulo-maxilares, 90
  não odontogênico, 87
  ósseo traumático, 176
Classe 1, 165
Classe I, 309
Classe II, 309, 358

Classe III, 309
Classe IV, 309
Classe V, 309
Classificação
  do córtex inferior da mandíbula, 159
  Misch, 125
Classificar, xv
Clinicas de radiologia, 201
Clivos, 264
C. Nasopalatino, 87
CNp, 87
COA, 315
Cobertura protetora (esmalte), 26
Códigos de prática, 7
Colágeno, 43
Colares de tireoide, 200
Colchetes, 139
Colimação do feixe, 200
Colimado, 5
Colimadores de chumbo, 199
Colo, 23
Columela, 77
Columela nasal, 77
Coluna
  mental, 123
  nasal, 77
Coluna cervical, 13, 199, 208, 210, 211, 264, 323
Compacto, 40
Compartimentos ósseos cortical e trabecular, 35
Compatíveis com cárie, 313
Complexo dentinopulpar, 26
Complexo dentofacial, 276
Complexo dentomaxilomandibular, 199, 200, 201
Complexo ósseo maxilomandibular, 14
Complicações intraoperatórias, 130
Componentes esqueléticos e dentários, 276
Componentes mineralizados, 35
Comportamento, 15
Composição, 26
  histológica, 26
  molecular, 35
Composição da matéria, 2
Compreensão etiológica dos distúrbios, 249
Comprimento da raiz, 354
Comprimento de onda, 10
Comprometimento, 337
  da furca, 164
  pulpar, 178
  radicular, 76
Comprometimento pulpar, 34
Comunicação
  oroantral, 101
  pulpar, 180
Côncava, 149, 163
Concha nasal inferior, 215
Condensação óssea, 125, 357
Condição periodontal, 22
Condições de visualização, 15
Condições socioeconômicas, 307
Condilares (cabeças da mandíbula), 122
Condílio (Cd), 276
Côndilo, 14, 250
Conduto
  obturados, 154
  ósseo, 142

Conduto radicular único, 27
Cone principal, 63
Cones de guta-percha, 92
Conexão fibrosa, 77
Congêneres, 227
Conjuntivo, 25
Conjunto de cassete, 199
Constituintes salivares, 317
Constrição superior da faringe, 149
Contatos abertos, 354
Conteúdo sinovial intracapsular, 250
Continuidade, 229
Continuidade da LD, 37
Contorno das orelhas, 238
Contorno facial, 276
Contralaterais, 323
Contraste, xiv, 115, 367
Contraste da LO, 210
Contraste do filme, 6
Contraste do sujeito, 6
Contraste e densidades adequadas dos tecidos, 26
Contraste radiográfico, 6, 10
Controle, 308
Controle de infecção, xiv, 205
Conversão de energia, 2
Convexa, 163
Coping metálico, 165
Cornetos nasais inferiores, 78, 210, 214
Cornos pulpares, 25
Coroa, 73, 321
  completa, 65
  de aço inoxidável, 165
  dental, 148
  de porcelana fundida ao metal, 165
  destruída, 156
  do dente, 26
  plástica, 91
  protética, 143
  protética plástica, 92
  protéticas metaloplásticas, 136
  temporárias, 165
Coroa metálica completo, xv
Coronal e sagital, 250
Coronoide, 264
Corpo, 116
  da mandíbula, 215, 219
  estranho, 145, 153, 189
  horizontal, 122
  humano, 6
Córtex
  angular mandibular, 159
  ósseo inferior, 159
Corticada, 15
Corticais
  definidas, 231
  externas, 210
Cortical, 53
  da FN, 114
  do seio maxilar, 33, 55
  do soalho do seio maxilar, 215
  do soalho órbita, 215
  inferior da mandíbula ou base da mandíbula, 215
  inferior mandibular (Base da mandíbula) (CIM), 159
  interna e externa, 39
  laterobasal do seio maxilar, 110
  lingual, 151
  sinusal, 108

Cranianos, xiv
Crânio
  humano, 122
  macerado, 93, 146, 190
Crânio macerado, 201
Cratera, 362
Crescimento e desenvolvimento da face, 13
Crescimento e desenvolvimento do complexo maxilomandibular, 205
Crianças, 15
Cricóidea, 243
Cripta
  alveolar, 39, 59
  dentária, 55
  óssea, 39
Crista
  alveolar interdentária, 89
  do processo alveolar, 22
  dos processos alveolares da maxila e mandíbula, 23
  inderdentária, 95
  maxilar, 77
  mieloide, 146
  óssea alveolar (COA), 27, 39, 40
Crista óssea alveolar, 327, 336
Crista óssea alveolar mandíbula, 215
Critérios clínicos, 308
Cronômetro, 6
CSD, 45
CSE, 47, 86
Curativo, 34
Curetagem, 138
Curvatura da mandíbula, 277
Custo menor, 205

D

Danos ósseos subjacentes, 205
Dedos
  das mãos, 189
  polegar, 108
Defeitos angulares ou verticais, 326
Defeitos de furca, 354
Defeitos infraósseos, 354
Defeitos no esmalte, 28
Defeitos semilunares, 159
Defensiva, 32
Deformidades, 77
Deformidades dentofaciais, 264
Degeneração de fibras elásticas, 113
Deglutição lingual, 130
Deglutir, 237
Deitado, 42
Delta apical, 40
Densa imagem radiopaca, 211
Densidade, xiv, xv, 10, 367
  contraste ideais, 12
  mista, 14
  óssea circundante, 15
  radiográfica, 10
Densidade do material, 5
Densidade do trabeculado, 327
Densidade na pele, 94
Denso
  larga, 159
  largo, 159
Dente da vértebra áxis, 270
Dentes,
  adjacentes, 184
  anteriores, 317

ausentes, 180
contíguos, 40, 132, 174, 182, 336
decíduos, 25, 67, 176, 216
de leite, 307
dente 3o M, 218
dente 14, 31
dente 15, 45, 105
dente 16, 30
dente 16 e 26, 194
dente 18, 119, 182
dente 25, 112, 164
dente 25 e 26, 168
dente 26, 112
dente 26-25, 116
dente 26 e 27, 111, 164
dente 27, 164, 167
dente 28, 167
dente 33, 32, 176
dente 35, 38
dente 36, 30, 41, 182
dente 37, 30
dente 38, 30, 144, 227
dente 43, 63
dente 44, 143, 161
dente 44, 45 e 47, 166
dente 46, 166
dente 47, 148
dente 53 e 63, 194
dente IS, II, MS, e MI, 269
dentes 25 e 26, 41
dentes 31-41, 36
dentes 47 e 46, 43
dentes (IS e II e 1o M e 2o M), 276
impactados, 22, 205
incisivos, 69, 95, 180
inclusos, 194
inclusos/impactados, 249
molares 46, 47 e 48, 160
molares inferiores, 149
multirradiculares, 337
não erupcionados, 183
não irrompidos, 65
ocluídos, 252
permanentes, 162, 216
permanentes em fase de formação, 327
posteriores, 320
supranumerários, 95
Dentição, 205
  adequada, 225
  mistas, 217
  permanente, 205
Dentição mal posicionada, 354
Dentina, 23, 26, 307, 319
  circumpulpar, 26
  odontoblastos originais, 26
  primária, 26
  processo patológico, 26
  reacional, 26, 31, 33, 321
  reparativa, 26
  secundária, 26
  terciária, 26, 30
  dentes 46 e 45, 31
Dentística, 200
Dentoalveolar, 276
Depósitos de cemento na raiz, 32
Depressão, 124, 134, 151
  óssea, 151
Desacelerado repentinamente, 2
Desarmonia, 77

Descalcificação, 182
Descarte de lágrimas no nariz, 96
Descontinuidade da LD, 41
Desdentada, 64
Desdentados, 14
Desenho bem delineado, 236
Desenho esquemático, 311
Desenvolvimento de anormalidades de crescimento, 264
Desenvolvimento dental, 35
Desenvolvimento e erupção dentária, 14
Desenvolvimento incompleto do ápice, 327
Desgaste, 26
Deslocamento, 277
Desmineralização do esmalte, 323
Desmodonto, 43
Desníveis ósseos angulares, 337
Desordens da articulação temporomandibular (ATM), 249
Desordens musculoesqueléticas, 249
Destruição
　coronária, 141
　de tecido dentário, 180
Destruição coronária, 321, 362
Destruição coronária extensa e raízes residuais, 236
Detalhes
　anatômicos, 201
　patológicos, 205
Detecção, 200
　de cárie, 184
　inflamação/infecção, 183
Detecção de cárie dentária, xvi
Detecção de cáries, 308
Detectável, 31
Diabetes, 354
Diabetes mellitus, 155
Diagnóstico, xiii
　bucal, 10
　da imagem, 163
　diferencial, 88
　final, 16
Diagnóstico precoce, 309
Diagnósticos dentários, 200
Diastema, 41, 44, 218, 312
Dieta, 22
Diferença de potencial elétrico, 4
Dificuldade de higienização, 313
Difusa, 76, 236
　no dente 22, 95
Digital, 200
Dilaceração apica, 34
　curvatura apical, 34
Dilaceração apical, 318
Dilaceração coronária, 313
Dilaceração na cervical, 334
Dilacerações radiculares, 148
Dilatado, 65
Dique de borracha, 92
Direção, xvii
Diretrizes, 200
Diretrizes de Radioproteção, 13
Diretrizes do MEC, xiv
Diretrizes para o ensino de Odontologia, xiii
　comunicação eficaz, xiii
　pensamento crítico, xiii
　responsabilidade pessoal, xiii
Disco articular, 250

Discrepâncias maxilomandibulares, 205
Discretamente radiolúcida, 91
Discriminação, xiii
Disforme, 132
Disfunção temporomandibular e dor orofacial, 200
Disjunção da sutura intermaxilar, 74
Dispersão
　coerente, 5
　Compton, 2
Displasia fibrosa, 176
Dispositivo, 264
　de mordida, 163
　de posicionamento, 147
　especial, 209
　metálico, 194
Dispositivo acoplado a carga (CCD), 8
Dissociar as raízes, 180
Distância, 267
　do objeto ao filme/sensor (DOF/S), 11
　do objeto focal, 201
　entre foco, objeto e filme, 18
　entre o objeto e o receptor da imagem (DFF/S), 11
　entre o ponto focal e o objeto, 11
　foco-filme/sensor, 265
　fonte-objeto (DFO), 11
Distância do filme/sensor do tubo, xiv
Distância foco-filme/sensor (DFF/S), 6
Distância foco-objeto (DFO), 6
Distância objeto-filme/sensor (DOF/S), 6
Disto-oclusal, 367
Distorção, 6, 7
　de forma na imagem radiográfica, 11
　de imagem, 14
　do tamanho da imagem radiográfica, 11
　geométrica, 14, 22
Distúrbio da articulação temporomandibular, 200
Distúrbios de desenvolvimento do esqueleto maxilofacial, 205
Divergente, 4
Divergentes, 33
Dobra nasolabial (DN), 113
Dobra/sulco nasolabial, 215
Doença, 12
　dentária extensa, 14
　de Paget, 32
　do periápice, 16
　óssea, 14
　osteoporose, 52
　periapical, 101
　periapical precoce, 14
　periodontal, 16, 39, 101
　periodontal avançada, 155
Doença associada à pobreza, 307
Doença bucal generalizada, 281
Doença cárie dentária, 307
Doença crônica, 336
Doença periodontal, xiv, xvi, 307, 326
　destrutiva, 337
Doenças sistêmicas, 264
Dor, 14, 26
Dores musculares, 249
Dor orofacial, 249
Dose de radiação, 8
Dose de radiação inócua, 22
Dose efetiva, 200
Dose "segura" de radiação, 7
DTM, 249

Ducto
　lacrimal, 96
　nasolacrimal, 96
Dupla da epiglote, 226
Duplas, 201, 205

E

Edêntula, 113
Efeito, xv
　biológicos, 5, 6
　Compton, 5
　determinísticos, 7
　estocásticos, 7
　fotoelétrico, 2
Efeito casca de ovo, 39
Efeito fotoelétrico, 11
Efeitos característicos, xv
Efeitos do tratamento, 250
Efeitos esqueléticos, 95
Elasticidade, 53
Elemento
　metaloplásticos, 162
　suspenso, 169
Elementos dentários, 46
Elementos metálicos, 360
Elétrons, 2
　carregados negativamente, 2
　elétrons-alvo, 4
　por grama, 5
Elevações, 100
ELP alargados, 354
Embasamento, 6
Eminência, 124
　anterior, 163
　triangular, 123, 125
Eminência articular, 250, 253
Eminências articulares íntegras, 260
Em pé, 42
ENA, 54
Encurtamento apical, 29
Endodontia, 200
Endósteo, 53, 231, 317
Endósteo da cortical inferior, 161
Energia, 2
　cinética, 4
　de ligação de elétrons, 3
　kVp e filtração total, 6
Enquadramento, 73
Enrugamento da pele, 113
Entidades patológicas, 65
Entrada/saída, 156
Envolvimento de furca, 336
Envolvimento periodontal, 205
Enxerto, 130
Enxerto ósseo, 224
Epicentro, 15
Epiglote, 210, 215, 237
Epitélio
　escamoso estratificado, 65
　reduzido, 65
Epitélio colunar ciliado, 101
Equilíbrio, 38
Equipamentos de raios X extraorais, 318
Equipamentos de raios X odontológicos, xiv
Erosão
　grave, 159
　no endósteo da cortical inferior, 161, 162
Erosões, 231, 367

Erosões na cortical inferior mandibular classe III de Klemetti, 357
Erro, xiv
Erros da imagem panorâmica, xvi
Erupção, 55, 205
Escala de contraste, 11
Esclerose, 32, 327
    pulpar, 32
Esclerótica, 15
    borda corticada, 15
    borda radiopaca, 15
Esconder lesões odontogênicas, 14
Escuro, 308
Esmalte dental, 2, 23, 148
Esmalte e dentina, 321
Espaço
    do ligamento periodontal (ELP), 40, 43
    interdentais, 155
    interdentários, 26, 40
    medular, 70
    medulares, 46
    pericoronal, 65
    pneumático, 100
    pulpar, 67
Espaço aéreo, 226, 242
    área do pescoço, 264
    na fossa nasal, 215
    oral, 208
Espaço ampliado do ligamento periodontal, 354
Espaço da ligamento periodontal, 15
Espaço inter-radicular, 337
Espaços aéreos, xvi
Espalhamento de Compton, 2
Esparramada, 214
Especialidades odontológicas, 200
Especificidade moderadas, 309
Espectro contínuo de raios X, 2, 4
Espessada, 321, 356
Espessamento, 31, 36, 54
Espessamento da lâmina dura, 75, 174
Espessura de seção tomográfica, 201
Espessura do objeto, xiv
Espessura dos tecidos/objetos, 11
Espessura mediolateral da porção posterior da mandíbula, 277
Espinha
    mental, 123
    nasal anterior (ENA), 77
Espinha dorsal, 12
Espinha nasal anterior (SNA), 276
Espinha nasal posterior (SNP), 276
Esponjoso, 35
Esquelética, 74
Esqueleto axial, 46, 122
Estadiamento, 307
Estado periodontal, 73
Estenoses ductais, 151
Estética, 77
    facial, 95
    nasal, 77
Estomatologia, 200
Estresse
    mastigatório, 39
    mecânico, 36
    oclusal, 39
Estrias, 317
Estrutura
    anatômica de reforço, 176
    neurovasculares, 123, 124

Estruturas
    adjacentes, 199
    adjacentes/alterações dos tecidos circundantes, xv
    circunvizinhas, 13
    dentária, 317
    dentomaxilofaciais, 12
    dentomaxilomandibulares, 23
    de suporte, 12, 22
    de suporte dentoalveolares, 35
    evidenciadas, 273
    heterogênea genérica, 23
    lesões mistas, 16
    lesões radiolúcidas, 16
    lesões radiopacas, 16
    radiografadas, 11
    radiolúcidas, xiv
    sobrepostas, 14
    vitais (coração, pulmões, cérebro), 35
Estudos cefalométricos, 264
Estudos clínicos, 308
Etiologia, 162
Etiopatogenia, 32
Etmoidal, 264, 277
Etmoide, 280
Etnia, 93
Evidência clínica, 281
Evolução tecnológica, 318
Exame
    clínico, 10
    complementar, 10
    radiológico, 10
Exame clínico, 205
Exame clínico convencional, 308
Exame clínico odontológico, 7
Exame de boca toda, xiv
Exame de boca toda (BT), 127
Exame de mordida, 281
Exame de raios X, 7
Exame radiográfico dentário, 281
Exame radiográfico dentomaxilofacial, 7
Exame radiográfico individualizado, 281
Exame radiográfico periapical, 205
Exame radiológico em odontologia, 200
Excelente qualidade, 184
Excessivo, 96
Excesso, 85, 149, 314, 354
    de material, 167
    de restauração, 365
Excesso de restauração, 30
Excesso na restauração, 312
Exodontia, 73, 183
Expansão
    da maxila, 74
    rápida da maxila (ERM), 95
Expansor, 194
Exploração visual sistemática, 264
Expor filmes radiográficos, xiv
Exposição
    pulpar, 41, 52
    radiação ionizante, 22
Exposição à radiação, 205
Exposição pulpar, 321
Extensa lesão cariosa, 41, 182
Extensão de lesões, 189
Extração recente, 340
Extrações múltiplas, 205
Extravasamento, 321
    de material, 109, 171
    de pasta, 102

F

Face, 13, 77
    do paciente, 73
    interna anterior da mandíbula, 160
    mesial, 153
Face de contato, 313
Face inferior, 264
Face média e superior, 264
Faces de contato, 369
Faces interproximais, 313
Faces linguais, 318
Fácil execução, 205
Faixas paralelas, 223
Falhas, 365
Falso negativo, 18
Falso positivo, 18
Falta
    de adaptação da restauração, 167
    de contorno adequado, 167
    de material restaurador, 176
Falta de condensação do material plástico, 362
Falta de contato, 313
Falta de contorno, 314, 364
Falta de contorno da restauração, 361
Falta de material, 313
Falta de material restaurador, 364
Falta de material restaurador plástico, 361
Falta de nitidez geométrica, 18
Falta de ponto de contato, 364
Familiar, 113
Fantasmas, 201, 205
Fáscia, 163
Fase pré-eruptiva, 65
Fatores ambientais, 205
Fatores geométricos, 6
Fatores limitantes na interpretação da imagem, 18
Fatores locais e sistêmicos, 32
Fatores que controlam o feixe de raios X, 6
Fatores que interferem na qualidade da imagem, 38
Fator sistêmico, 52
FDI
    Federação Dentária Internacional, 25
Federação Dentária Internacional, 25
Feixe, 2
    central de raios X, 73
    feixe incidente, 4
    feixe primário, 5
    neurovasculares, 138
    neurovascular incisivo, 130
    vasculonervoso, 174
    vasculonervosos mandibulares, 137
Feixe de raios X, 14, 38
Fenômeno radiográfico, 324
Ferramentas de visualização, 10
Ferramentas (radiografia), 308
Ffixação, 275
FI, 87
Fibras, 163
Fibras de Sherpey's, 46
Fibras do ligamento periodontal, 43
Fibroso-ósseo, 16
Filamento (cátodo), 4
Filme, 11
    radiográfico, 11, 13
Filme de raios X, xiv
Filme/sensor digital., 4

Filmes radiográficos, xiv
Filtrado, 5
Filtrar, 81
Fina linha radiopaca, 36
Fins diagnósticos, 10
Fio, 193
    metálico ortodôntico, 104
    metálicos, 169
    ortodôntico, 97
Fio de amarria para fixação, 257
Fio de estabilização/contenção, 318
Fissura
    oclusais profundas, 112
    oclusal V-L profunda, 152
Fissura central profunda, 30
Fissura profunda, 367
Fissura pterigomaxilar (Ptm), 215, 222, 264, 270, 276
Fissuras oclusais, 319
    oclusais profundas, 319
    oclusal profunda, 316
Fixação de coroas protéticas, 174
Flacidez, 113
Fluido dentinário, 23
Fluorose e câncer bucal, 307
FN, 86
Foco, 18
Fog, 6
Folha de ouro, 165
Folículo dentário, 65
    pericoronais, 65
Fonte de radiação, 267
Fonte de raios X, 7, 201
Fontes médicas, 7
Forame, 124
    da mandíbula, 122
    infraorbital, 100
    lingual, 130
    lingual lateral (LLF), 130
    lingual medial (MLF), 130
    mandibular, 124, 244
    mandíbular, 215
    mentuais, 219
    mental, 123, 124, 215
    mental acessório (FMA), 138
    mental (FMt), 137
    nasopalatino, 87
    nutricionais, 130
    palatino anterior, 87
Forame mentual, 15
Foramina
    lingual, 124, 180
    lingual (FL), 126, 127
    Lingual (Forame) (FLg), 130
Foraminal lingual (central), 215
Força
    oclusal, 41
    óssea, 35
Forças eletrostáticas, 2
Forma, xv
    de leque, 163
    de pera, 81
    de pirâmide, 100
    de "U", 108
    irregular, xv
Formação
    da coroa, 144
    de dentina, 32
    erupção, 162
    extrapolada de cemento, 32
    radicular, 30, 65
    trabecular em "escada", 140
Formação de imagens, 10
Formação de imagens duplas, 200
Formação de imagens fantasmas, 200
Forma (colimação), 6
Forma de "U" invertido, 209
Forma de "U" ou "V", 108
Formas
    arredondadas, 39
    triangular, 29
Formas cilíndricas, 311
Formato
    anômalo, 120
    triangular, 110, 163
Formato cilíndrico, 222
Formato retangular, 311
Fosfato, 46
Fossa
    anteromedial, 124
    articular, 249
    canina, 100
    digástrica, 123, 160
    glenoide, 249
    incisiva, 61, 76, 87, 215
    incisiva (FI), 88
    lateral (FL), 90
    mandibular, 215, 249, 250, 253
    mentual (FM), 132, 134
    nasal, 15, 61, 215
    oval, 149
    submandibular, 134, 151
Fóssulas, 168
    fissuras profundas, 178
Fótons
    de raios X, 2, 4
    espalhados, 4
    primários, 5
    transmitidos, 5
Fótons de raios X, 23
Fóvea
    da glândula sublingual, 152
    da glândula submandibular, 151, 176
    da Glândula Submandibular (Fossa) (FGS), 151
    pterigóideo, 124
    sublingual, 123
Fóvea submandibular, 215
Fragmento de raiz, 166
Fragmento ósseo, 224
Fratura, 257
    avaliação de traumas, 249
    condilares, 260
    do arco zigomático, 277
    transversa, 260
Fraturas, 13
    mandibulares, 14
Frenamento, 2
Frontal, 264
Funções
    mastigatórias, 43
    odontogênica, 32
Fundamentos da radiologia odontológica, 2-8
Fundamentos de interpretação radiográfica, xv, xvi
Fundamentos do exame radiográfico, 10
Fundidas, 165
Fundo, 18
Fundo natural, 7

G

Gancho, 119
Garantia da qualidade radiográfica, xiii
Genético, 113
Gengiva, 130, 155
    lingual inferior, 130
Gengivite, xvi
Gengivite inespecífica, 281
Gênio-hióideo, 123
Genioplásticos, 130
Geometria, 12
    tamanho e forma, 53
Geração de calor, 2
Germes dentários, 46
Giro mandibular, 108
Giroversão, 180
Girovertido, 315
Glabela, 193
Glabela e ossos nasais, 276
Glândula
    sublingual, 123
    sublingual e submandibular, 149
    submandibular, 123, 152
    submaxilar, 149
Glândulas salivares parótidas, 317
Glândulas submandibular, 317
Glândula tireoide, 7
Gnátio (Gn), 276
Gônio (Go), 276
Gordura, 36
Gota alongada, 222
Grampo, 29
    de contenção, 92
    metálico, 109, 145
    para isolamento absoluto, 45
Grau de ossificação, 75
Grau de perda óssea, 354
Grau de radiopacidade, xv
Grau de raiopacidade, 323
Grave, 336
Gravidade da doença, 354
Grupo de pacientes, 15
Grupo de radiações, 2
Grupos étnicos, 100
Guia de prescrição radiográfica em odontologia, 205
Guias de segurança, 7
Guta-percha, 63, 165

H

Hábitos, 36
Halogeneto de prata, xiii
Halo radiopaco, 176
Hâmulo
    pterigóideo, 117, 119
    pterigóideo (Processo pterigóideo medial) (HPt), 119
Hâmulo pterigóideo, 215
Hamulus, 119
Harmonia facial, 125
Haste de cobre, 2
Hastes auriculares, 267
Hematopoiética, 35
Heterogêneo, 4
Heteromorfa, 227, 241, 247, 263
Hidroxiapatita, 23
Hidroxila, 6
Higidez, 132
Higiene bucal, 22

Higienização, 318, 323
Hipercementose, 32
Hiperplasia cementária, 32
Hipertrofia, 210, 239, 275
Hipossalivação, 317
Hipótese
   de *burnout*, 176
   diagnóstica, 176
Hipótese diagnóstica – HD, 10
Histologicamente, 308
Histórico, 10
   médico e odontológico, 22
HIV, 354
Homeopatia, 200
Homogênea, 4, 163
Homogêneas bilateralmente, 228

I
Iatrogenia, 14, 16, 30, 314
ICS, 61, 75
ICSD, 69, 76
ICSE, 54
IDI, 67
Idiopáticas, 32
IID, 69
ILSE, 47, 54
Iluminação, 15
   da sala, 18
   uniforme, 18
Ilusões de ótica, xvi
   Burnout cervical, xvi
   defeitos no esmalte, xvi
   Efeito de banda Mach, xvi
   Erros técnicos, xvi
   Materiais restauradores, xvi
   Raiz, xvi
   Tamanho e forma, xvi
Imagem
   convencional ou analógica, 11
   de ressonância magnética (IRM), 22
   disformes, 141
   duplas, 14
   fantasma, 14
   médica, 7
   por ressonância magnética, 12
   radiolúcida na coroa, 148
   reais, 14
   tridimensional, 7
Imagem radiográfica, xiv
Imagens, 323
   borrada, 214
   desigual, 205
   dupla, 243
   fantasma, 224
   fantasma do palato, 223
   fantasma do palato duro, 208
   periapicais panorâmicas, 199
   radiográfica extraoral panorâmica, 323
   radiolúcida, 323
   radiolúcida difusa, 324
   radiolúcida na coroa, 312
   reais, 201
Imagens radiolúcidas nas coroas, 361
Impactação do dente, 323
Ímpar, 116
Implante, 87, 130, 183
Implantes
   com rosca, 240
   dentários, 205
   propostos, 281

Implantes metálicos rosqueáveis, 355
Implantodontia, 200
Imprecisões perceptivas, 18
Impregnações do filme convencional, 4
Inchaço, 271
Incidência dos raios X, 129
Incisivos, 23
Incisura mandibular, 124, 163
Inclinação, 326
Indefinição, 180
Inervação, 130, 137
Infecção, 36, 73
Infecções, 205
Infiltração, 166
   por cárie, 75, 176
Infiltração por cárie, 30, 55, 312
Inflamação, 36, 73
Infra-hióideos = infra-*hioideus*, 149
Infraoclusão, 326
Inserção muscular, 116
Integração das informações, 16
Integridade, 39
Integridade cortical e medular, 250
Integridade da LD, 93, 102
Intensidade, xiv, 4, 6, 15
Inteproximal, 183
Interação, 2
   de absorção (fotoelétrica), 4
   de espalhamento (Compton), 4
   dos raios X com a matéria, 4
Intercomunicantes, 104, 155
Interdentais, 40
Interdentária, 313
Interforaminal, 138
Interior do dente, 26
Interpretação, xiv
   de cárie dentária, xiv
   radiográfica, xiv
Interpretação radiológica, 15
Interproximal, xvi
Inter-radiculares, 46
Intervenção, 10
Invaginação, 105
Invólucro de filme intraoral, 183
Ionização, 3
Ionômero de vidro, xv, 171
Irregular, 15
Irregulares, 337
Irregularidades na crista, xvii
Irrigação, 130
Irritantes locais, xvii
   cálculo, xvii
   restaurações defeituosas, xvii
      contorno, xvii
      excesso, xvii
      falta, xvii
IS, 54, 62, 64
Isolamento absoluto, 154

J
Janela óssea, 101
JEC, 336
Jovens, 15
Julgamento clínico, 281
Junção
   amelocementária, 39
   amelocementárias, 39
   cemento-esmalte (JCE), 39
   de esmalte e dentina (JED), 23
   entre o esmalte e a dentina (JED), 23

Junção esmalte-cemento (JEC), 336
Junções cemento-esmalte dos dentes, 178
Junta temporomandibular, 249
Justificação, 7

K
Klemetti, 159
kVp, xiv
kVp-quilovoltagem pico, 2, 4

L
Lábio
   inferior, 210
   superior, 209
Lábio inferior, mucosa labial, 137
Lábios fechados, 319
Lacrimejamento, 96
Lágrimas, 96
Lâmina
   laterais e mediais, 116
   medial do processo pterigóideo, 119
   pterigóidea lateral, 116
   pterigóidea medial, 116
Lâmina dura, 15, 22, 36, 327
   do alvéolo dentário, 27
Lâmina dura e do ELP: Espaço do Ligamento Periodontal, xv
Lâmina perpendicular etmoide, 215
Lâminas duras íntegras e contínuas, 327
Laringe/faringe, 246
Laterais de mandíbula, xiv
Lateral oblíqua da mandíbula, 271
LD, 31, 36
Lei do quadrado inverso da distância, xiv
Le Master, 108
Lesão
   alvo, xv
   apical, 111
   apical difusa, 91
   cariosa, 110
   cariosa incipiente, 29
   cística, 23
   crônica, 176
   de cárie oclusais, 23
   destrutivo-expansivas afetando, 277
   do tipo múltiplo, 32
   em reparação, 224
   endo-perio, 161
   extensas, 271
   mista, xv
   óssea, xv
   patológica, xv
   periapicais, 40
   radiolucente, xv
   radiolúcida, xv
   radiolúcida difusa, 90
   radiolúcida na furca, 169
   radiolúcidas difusas, 40
   radiopaca, xv, 214
   regular, xv
   solitária, 32
Lesão apical radiolúcida, circunscrita, 317
Lesão de esmalte
   cavidade, 308
      Lesão de esmalte, sem cavidadesem cavidade, 308
Lesão dentinária, cavidade, 308
Lesão endo-perio, 319
Lesão perio-endo, 353
LESION, 16

Lesões
　　extensas, 14
　　intraósseas, 15
Levantamentos epidemiológicos, 307
Leve aumento do ELPA, 174
Ligamento periodontal, 22, 32, 36
Ligamentos, 250
　　circundantes, 249
Ligas não preciosas, 165
Limitação de dose, 7
Limitações (desvantagens), 201
Limitando a exposição à radiação, 200
Limite
　　anatômicos, 26
　　apical, 44
　　do terço médio, 31
Limite apical, 164
Linear, 264
Liners dentais, xv
Língua, 211, 215
Linha
　　de expressão, 113
　　de transição, 113
　　milo-hióidea, 123, 146
　　milohióidea (LM), 149
　　oblíqua, 113, 146
Linha das junções esmalte-cemento dos dentes contíguos, 326
Linha de fratura, 260
Linha milo-hióidea, 215
Linha oblíqua, 215
Linha pontilhada, 315
Lóbulo das orelhas, 215, 221, 238
Localização, xv, xvii
Localização de terceiros molares, 14
Longilíneos, 156
Longo eixo de uma raiz dentária, 22
Longo eixo do canal radicular, 161
Longo eixo do objeto e filme/sensor, 22
LP, 97
Lupa, 18
Luz do negatoscópio, 15

M

Maçã do rosto, 110
Magnificação, 6
Maior eixo, 279
Maior intensidade, 11
Mais prevalentes, 17
Mal definida, xv
Mal definidos, 228
Mal-estar, 238
Maligno, 16
Maloclusão, 276
Mancha branca no dente, 308
Mandíbula, xvi, 122, 195, 276
　　edêntula, 137
Mapa, 264
Marcos anatômicos, xiv
Marcos ósseos, xv
Má resposta à terapia, 354
Margem
　　cortical endosteal, 159
　　endosteal da cortical mandibular, 174
Margens restauradoras radiopacas, 354
Máscara opaca, 15
Massa, 2
　　atômica (A), 3
Massa óssea, 46
Masseter, 163

Mastigação, 23, 42
Matéria, 2
Materiais dentários, xv
Materiais restauradores dentários, xv
Material
　　acrílicos, 165
　　hidróxido de cálcio, 167
　　plástico, 90, 180
　　protetor da polpa, 174
　　Restauradores (MR), 165
　　restauradores radiolúcidos, 165
　　restauradores radiopacos, 165
Material fotossensível, 5
Matriz
　　da dentina, 23
　　extracelular, 35
　　orgânica, 23, 26
Maxila, 74, 192, 276
　　atrésicas, 94
　　inferior, 122
Maxila-mandíbula, 201
Maxilar, 264
Maxilomandibulares, 46, 358
Maxilomandibulofacial, 87
Máxima definição, 26
MD, 61
ME, 311
Meato acústico externo, 215, 227, 262, 276
Meato nasal médio, 100
MEC, xiii
Média dos desenhos, 270
Medicina nuclear, 7, 12
Médicos, 7
Medidas lineares, 205
Medula, 36
Membrana mucosa, 100
Membros do público, 7
Mental, 137
Mento, 269, 276
　　contorno das órbitas, 266
Mesioangulados, 171
Mesiocentral, 324
Metálico, 165
Metalocerâmica, 169, 170
Metaloplástica, 169
Método clínico-visual, 308
Método de proteção, xiv
Método sistemático, xv
Métodos radiográficos no diagnóstico da cárie dental, 308
Microbiana, 101
Microdente, 227
Micro-ondas, 3
MID, 31, 40, 60
MIE, 30, 57
Mielofaríngea, 123
Milímetros, 328
Mineral, 23
Mínima distorção, 26
Ministério da Saúde, 8, 307
Modalidade de imagem, 12
Modelo de Bohr, 2
Moer, 23
Molares, 23
　　superiores, 37, 110
Moléculas biológicas, 6
Monitor, 10
　　calibrados, 15
Monitoramento das lesões, 308
Montagem de filme em cartelas, xiv

Mordedura, 147
Morfologia anormal da raiz, 354
Morfologia da raiz, xvi, 73
Morfologia simétrica, 230
Morfologias radiculares, 354
Motoras, 250
Móvel, 199
Movimento, 6, 19
Movimento fisiológico, 43
MS, 30
MSD, 30, 45, 48
MSE, 33, 41, 55
Muco, 100, 101
Mucosa, 4, 367
Mucosa gengival, 38
Multifocal, xv, 15
Multilocular, xv
Múltiplas linhas, 223
Musculatura da mastigação, 249
　　adjacentes, 250
Músculo
　　acessórios da mastigação, 149
　　bucinador, 146
　　constritor superior da faringe, 123
　　digástrico, 123
　　do genioglosso (tubérculos geniais superiores), 130
　　genioglosso, 123
　　genioglossos, 178
　　gênio-hióideos (tubérculos geniais inferiores), 130
　　masseter, 124
　　milo-hióideo, 123, 149
　　pterigóideo lateral, 124
　　supra-hióideos = supra-*hioideus*, 149
　　temporal, 124
　　tensor do véu palatino, 119

N

Não calcificado, 32
Não erupcionados, 14
Narina D, 236
Narinas, 77
Nariz, 93
Násio (N), 276
Nasolabial, 113
Natureza da radiação, xiv, 3
Náuseas, dores no ouvido, 238
Necrose pulpar, 36, 101
Negativo, 4
Negatoscópio, 10
Nervo
　　alveolares superiores, 101
　　alveolar inferior, 124, 137
　　alveolar inferior, artéria e veia, 142
　　incisivo, 124, 137
　　mental, 124, 137
　　principal, 137
　　trigêmeo, 123, 137
Nervos, 26, 30, 43
Nêutrons, 2
Nitidez
　　radiográfica, 10
　　resolução da imagem, 11
Nitidez da imagem, 6, 7
Níveis de dose de radiação, 12
NMF, 92
Nódulo pulpar, 321
Nódulos de calcificação, 32, 34
　　pulpar, 52, 58

Nódulos de calcificação pulpar, 320
Nolla, 69
Nomenclatura da FDI, 25
Nomenclatura norte-americana, 25
Normalidade, 25, 54, 216, 358
Novo paciente sendo avaliado quanto a doenças bucais, 281
Núcleo, 2
   de fio metálico, 111
   metálico fundido (NMF), 76
   metálicos fundidos (NMF), 88
   não metálico, 169
Número atômico, 11
Número atômico do material alvo em questão (Z), 2
Número de dentes, 216
Número de radiografias, 353
Nutrientes, 35
Nutritiva, 32

O

Objeto-filme/sensor, 6
Objetos estranhos, xv
Obrigações Básicas, 16
Obstrução até o 1/3, 321
Obturação
   até o limite apical, 169
   no nível apical, 161
Oclusal, xvi, 165
Oclusão
   mastigação, 46
   pesada, 43
Oclusão habitual, 249
Oclusão traumática, 354
Oclusopatias, 307
Oculto a olho nu, 308
Odontogênese, 65
Odontogeriatria, 200
Odontologia do esporte, 200
Odontologia do trabalho, 200
Odontologia legal, 200
Odontologia para pacientes com necessidades especiais, 200
Odontomas não irrompidos, 189
Odontopediatria, 200
Olho clínico, 336
Olhos, 7
Oliva metálica, 268
Ondas, 2
   de rádio, 3
Ondas sonoras, 35
Opacidade focal, xv
Opacidades, 10
Operador, xiv
Operatória, 307
Órbita, 110
Orbital (O), 215, 264, 276
Órbitas, 2, 13
   ao redor do núcleo, 2
   internos, 3
Orelhas, 240
Organizações
   internacionais, 7
   nacionais, 7
Órgão dental, 73, 183
Órgão do esmalte, 65
Orientação da imagem, xiv
Orientações prescritas, 182
Oro e velofaringe, 226
Ortodontia, 74, 200, 264

ortopedia, 205
Ortodônticas, 273
Ortopantomografia, 12
Ortopedia, 74
Ortopedia funcional dos maxilares, 200
Ortopédicas, 273
Ossículos da orelha, 122
Osso, 35
   adolescência, 35
   alveolar, 23, 205
   aminoácidos, 35
   basais maxilar e mandibulares, 276
   basal (OB), 22
   bicarbonato, 35
   canceloso, 46
   cartilagens, 35
   compacto, 46, 53
   corpo humano, 35
   cortical, 35, 53
   cortical denso, 35
   cortical e esponjoso, xiv
   crianças, 35
   da face e crânio, 264
   da face média, 74
   esponjoso, 46
   esqueleto/osso adulto, 35
   facial, xiv
   força da gravidade, 35
   frontal, 193
   hioide, xvi, 149, 199, 209, 210, 215, 224, 264
   infância, 35
   íons Ca, 35
   íons P, 35
   irregular, 116
   ligamentos, 35
   malar, 102, 103
   malares D e E, 208
   malar ou zigomático, 215
   malar ou zigomático (OMZ), 110
   maxilar (pré-maxila), 215
   occipital, 280
   osso basal, 62
   palatinos, 223
   sintético, 53
   sistema esquelético, 35
   sólido, 36
   temporal, 108
   trabecular, 35
      esponjoso, 35
   Vomer, 176
   zigomático, 108, 276
Osso alveolar e trabecular, 327
Osso cortical, 327
   compacto, 35
   esqueleto apendicular, 35
   esqueleto axial, 35
   estados de doença, 35
   intracortical, 35
   microporos, 35
   ossos curtos, 35
   ossos longos, 35
   papel mecânico do osso, 35
   periférico, 35
   porosidade, 35
   sólido/compacto, 35
   tecido esquelético, 35
Osso cortical externo, 15
Osteíte condensante, 157, 166, 176
Osteófitos, 240, 247

aplainamento, 252
Osteoide mineralizado, 35
Osteointegração, 240
Osteonecrose, 211
Osteônios, 53
Osteoporose, 159
Osteotomia, 74
Óstio, 100
   do seio maxilar, 101
Ótima relação geométrica, 23
Ótimas condições de visualização, 10
Otimização – ALADA, 7
Ouro, 165
   coesivo, 165
   fundido, 165
Ouvido, 249
Ovoide, 236

P

Paciente, 15
   higienizar, 180
   hipertensos, 155
Paciente de meia-idade, 325
Paciente inicial no consultório, 199
Pacientes com trismo, 205
Pacientes dentados, 40
Pacientes oncológicos, 317
Padrão de perda óssea, 326
Padrão lamelar concêntrico, 53
Padrão ouro, 250
Padrão trabecular, 15
Padrões geométricos, 265
Padronização, 267
Palatina mediana (SPM), 74
Palatino, 30
Palatinos horizontais, 223
Palato, 87, 224
   duro, 223
   duro/assoalho da fossa nasal, 223
   duro (assoalho do nariz), 264
   duro ou soalho da fossa nasal, 215
   mole, 209, 215, 237
   mole e dorso da língua, 264
PA mandíbula Towne, 280
Panorâmicas, 12, 125
Panorâmicas *bitewings*, 199
Papila, 65
Papila dentária (PP), 67
Parafusos, 53, 275
Paralaxe, 189
Paralela ao filme/sensor, 265
Paralelismo retangular, 6, 311
Paralelo
   ao plano oclusal do paciente, 189
   ao solo, 84
Paralelo ao longo eixo do objeto, 11
Paralelo ao solo, 267
Parassínfise, 273
Parcialmente circunscrita, 105, 111
Parcialmente desdentado, 359
Parede
   anterobasais das fossas nasais, 80
   anterobasal, 61
   anterolateral e posterolateral, 101
   laterais, 87
   laterobasal, 55
   laterobasal da FN, 85, 99
   laterobasal da fossa nasal, 47
   laterobasal do seio, 41
   laterobasal do seio maxilar, 86

medial, 101
óssea, 39
radiculares, 67
Parede lateral da cavidade nasal, 215
Parede lateral/posterior, 277
Parestesia, 138
Partes inferiores do nariz, 199
Partículas, 2
Patologias, 73, 264
   dentais e craniofaciais, 281
   extensa, 205
   oral e maxilofacial, 200
Patologias mais prevalentes, 12
Patologias na porção alveolar do osso, 183
PA-Waters, 274
Pegajosas, 308
Película radiográfica, 29
Penumbra, 6
Percepção, xiii, 16
Perda de continuidade, 321, 356
Perda de detalhe, 321, 356
Perda de inserção, 337
Perda dos dentes, 307
Perda óssea, xvii, 210
   mandibular, 231
Perda óssea horizontal, xvi
Perda óssea irregular, 326
Perfil facial, 94
Perfil tegumentar, 276
Perfuração, 130, 151
Perfurado, 15
Periapical boca toda, 328
Periápice, 16, 73
Periapicopatia, 176
   crônica, 176
Pericôndrio, 77
Pericoronal, 55
Periodontia, 200
Periodontite, 200
   grave, xvi
   leve, xvi
   moderada, xvi
   normal, xvi
Periodontite periapical, cistos, granulomas, 354
Periodonto, 14
Periósteo, 53, 77
Perpendicular ao objeto e ao receptor de imagem, 11
Perspectiva frontal, 201
Pescoço condilar, 14, 124, 280
Pessoas mais idosas, 15
PIF, 29
Pilar, 366
   da prótese fixa, 150
   de reforços da face, 74
   para uma PF, 162
Pino
   com rosca, 169
   com rosca do implante, 170
   de aço inoxidável, 165
Pino de retenção/material restaurador de pino/núcleo, xv
Pinos auriculares (olivas), 267
Piriforme, 81
Pixels, 11
Placa
   cortical lingual, 130
   cortical mandibular, 130
   de fósforo, 189

pterigóideo medial, 119
Placas ateromatosas, 245
Placas de fósforo, xiii
Placas de fósforo fotoestimulável (PSP), 8
Placas de metal, 53
Placa timpânica, 250
Planigrafia, 250
Plano
   mediano, 130
   oclusais, 84
   sagital, 81
Plano de Frankfurt, 210, 227, 320
Plano de fundo, xv, xvi
Plano de tratamento, 276
Plano elevado, 267
Plano horizontal de Frankfurt, 267
Plano inclinado para baixo, 267
Plano mediossagital, 267
Plano reto, 221, 222
Plaquetas, 53
Plástico, 165
Platô, 263
PMD, 61
PME, 311
PMID, 40, 42
PMIE, 32, 38
PMS 1º, 33
PMS 2º, 33
PMSD, 30, 31, 45
PMSE, 33, 49, 86
Pneumatização, 100, 105
Poder de resolução, 6
Pogônio (Pg), 276
Polegares, 189
Polienergético, 4
Polpa, 25
   morta, 54
   necrótica, 36
   viva, 54, 172
Ponte fixa, xv, 366
Pontes temporárias, 165
Pôntico, 321
Ponto
   anatômicos, 137
   anatômicos/planos, xv
   de contato, 167
   de incidência, 73
   de contato, 29, 313, 315
   de identificação do filme, xiv, 29
   focal, 6, 11
   mais profundo da fissura central oclusal, 310
Pontos de referência, 276
   Ponto A ponto (subespinal ou A), 276
   Ponto B (supramental ou B), 276
População brasileira, 307
Porção
   alveolar do osso, 73
   basilar do osso occipital, 116
Porção radicular, 32
Porcelanas, 165
Porcentagem, 354
Pório (Po), 276
Portaria n. 453, 8, 13, 16
Posição anatômica, 201
Posição do disco, 250
Posição do objeto dentro da camada focal, 14
Posição relativa de dentes, 264
Posicionador, 108, 166, 361

Posicionamento do paciente, xvi, 201
Pós-implantes, 73
Positivo, 4
Pós-radioterapia, 317
Posterossuperior, 101, 123
Postura, 208
Potencial do tubo de raios X, 2
Prata metálica impregnada, 4, 11
Prateleiras palatinas embriológicas da maxila, 223
Precoce, 218
Preenchimentos do canal radicular, 354
Preenchimentos endodonticos, xv
Pré-maxila, 77, 209, 215
Pré-molares, 23, 142
Preparação do paciente, xv
Pré-requisitos essenciais, 10
Pressão alta, 155
Prevalência, 22
Prevenção, 308
Primeiro molar, 142
Princípio ALADA, 200
Princípio ALARA, 200
Princípios da física da radiação, xiii
Princípios da tomografia, xv
Princípios de formação da imagem, xiii
Princípios de interpretação radiográfica, 10
Princípios gerais da avaliação radiológica, 22
Prisma, 23
Problema periodontal, 143, 314
Problemas de saúde bucal, 17
Procedimento
   cirúrgico, 218
   endodôntico, 73
   invasivos, 138
   odontológicos, 138
   odontológicos clínicos, 137
   restauradores, 25
Processamento, xiv
   do filme radiográfico, xiv
   químico, 29
Processo
   articular, 124
   clinoides, 264
   condilar, 124
   coronoide, 124
   coronoide da mandíbula, 163
   coronoide (PC), 163
   crônico, 131
   infeccioso, 162
   mastoides do temporal, 221
   mental, 125
   odontoide, 270
   palatino, 223
   palatinos das maxilas, 74
   pterigóideo, 264
   pterigóideos, 116
   uncinado, 101
   zigomático da maxila, 264
Processo fisiológico, 32
Processo inicial de reabsorção, 334
Produção dos raios X, xiv, 4
Proeminências, 39, 100
Profissionais especializados, 22
Profundidades de sondagem uniformes, 353
Progressão, 317
Progressão da doença, 250, 326

Progressão do tratamento, 13, 267
Projeção, 7
　cefalométrica e radiografia do crânio, 13
　cefalométrica lateral do plano sagital ou mediano, 13
　cefalométrica lateral (projeção lateral do crânio), 13
　cefalométrica posteroanterior (PA), 13
　de submentovertex (base), 13
　de submentovertex (SMV) do plano transversal ou horizontal, 13
　de Waters, 13
　extraorais, 13
　interproximais, 12
　intraorais, 12
　lateral de corpo da mandíbula, 271
　lateral de mandíbula (PLM), 271
　lateral de ramo/ângulo de mandíbula (PLM), 271
　occipitomental, 13
　oclusais, 12
　periapicais, 12
　reversa de Towne, 280
　reversa de Towne (boca aberta), 14
　submentovertex (PSMV), 277
　transcranial oblíqua, 249
Projeção cefalométrica lateral, xiv
Projeção periapical, 90
Prolongamento incisivo, 137
Prolongamentos dos odontoblastos, 26
Prontuário clínico do paciente, 354
Propriedades hidráulicas, 36
Propriedades mecânicas ao osso, 35
Proteção pulpar, 67, 321
Proteínas colágenas, 35
Prótese, 73, 240
　　bucomaxilofacial, 200
　　dentária, 200
　　fixa, 86
　　fixa metálica, 116
　　fixa provisória, 104
Protetor pulpar, 89, 167
Prótons, 2
Protrusão óssea, 77
Protuberância
　mentual, 123, 125, 180
　óssea, 78
Protuberantia mentalis, 125
Prova do cone principal, 63
Próximas às vértebras cervicais, 357
PSP, 199
Pt, 276
Pulmões, 81

Q

Qualidade da imagem, 7, 328
Qualidade de diagnóstico, xiv
Qualificação profissional, 16
Quantidade de raios X, 5
Queimando, 23, 174
Queixo, 123, 227
Quilovoltagem, 5

R

Radiação
　bremsstrahlung (radiação de frenagem), 4
　característica, 4
　de baixa energia, 5
　de dispersão, 2, 6
　diagnóstica, 6
　dispersa, 2
　eletromagnética, 3
　eletromagnéticas, 3
　infravermelhas, 3
　ionizante, 2
　não ionizantes, 3
　particulada, 3
　ultravioleta, 3
Radiobiologia, xiii
Radiodensidade, 165
Radiografia, 7
　analógica, 12
　axial (Hirtz), 277
　bidimensionais, xiv, xv
　bitewing (BW), 183
　cefalométrica, 264
　cefalométrica (extraoral), 7
　cefalométrica lateral, 126
　da maxila e mandíbula, xiv
　de asa horizontal, 353
　de ATM, 249
　defeituosa, xiv
　dental, 2
　dentária, xiv, xv
　dentárias da maxila e mandíbula, xv
　digital, 172
　do crânio, 7
　do SMV, 13
　em série, 326
　extraoral: panorâmica (PAN), 199
　ideal, 25, 26, 73
　interproximal, 7
　intraoral *bitewing* horizontal, 328
　intraoral *bitewing* vertical, 328
　intraoral interproximal ou *bitewing*, 183
　intraoral periapical, 34
　intraoral periapical de boca toda, 172
　lateral de mandíbula (LM), 271
　lateral e frontal, 264
　oclusal, 7, 12
　oclusal tomada em 90°, 193
　odontológica e imaginologia, 200
　panorâmica, xiv, 14, 159, 199
　panorâmica interproximal, 199
　periapical, 7, 12, 328
　por mordida, 184
　sequenciais, 326
Radiólise da água, 6
Radiologia diagnóstica em odontologia, 2
Radiologia digital, 318
Radiolucência patológica, 155
Radiolúcida, 11, 15, 70
　cristais de prata metálica, 70
　emulsão radiográfica, 70
　escuras, 70
　imagem radiográfica, 70
　menos densas, 70
　pretas, 70
　sensores digitais, 70
Radiolucidez, 315
Radiolúcidos, xv
Radiopaca tênue, 93
Radiopaco, 11, 15, 70
　densas, 70
Radiopacos, xiv, xv
Radioproteção, xiii
Radiotransparências, 11, 182
Rafe palatina mediana, 194
Raio central, 5, 11
　de raios X, 36
Raios dispersos, 7
Raios X, xiii, 3, 5
　raios X característicos, 2
　raios X gerados, 2
Raiz, 73
　distal, 103
　formada, 180
　fusionadas, 120
　mesial, 162
　palatina, 103
　residual, 119, 163
Raizes, 22
　achatadas, 37
　completas, 65
　dos dentes, 22
　mesiodistal, 52
Raízes
　fraturadas, 354
　residuais, 320
　retidas, 354
Raiz residual, 222
Raiz transversa do arco zigomático, 250
Ramificação, 138
　do canal mandibular, 137
Ramos, 124, 264, 271
　ascendente contralateral, 214
　ascendentes, 209, 212
　da mandíbula, 215
　mandibular, 219
　mandibulares, 222
　verticais, 122
Rarefação óssea generalizada, 52, 174
Rasgar, 23
Rastreamento, 249
Rastreio oportunista, xv
Reabsorção, 35
　angular, 171
　da COA, 150
　da crista óssea, 143
　dentária, xv
　externa, xv, 29
　externa na raiz, 30
　fisiológica, 340
　horizontal, 336
　horizontal da COA, 336, 342
　horizontal, vertical, 336
　inicial, 313
　interna, 321
　severa, 340
　severa vertical, 342
　vertical, 164
　vertical da COA, 336, 368
Reabsorção das COA, 210
Reabsorção dos rebordos alveolares, 209
Reações periosteais, 15
Rebordo alveolar, 38
Receptor de imagem, 6
Receptor de raios X, 14
Recidiva por cárie, 362
Recortada, 15
Referência diagnóstica, 16
Reforço ósseo, 84
Região
　anatômicas, 15
　anterior da boca, 209
　anterior maxilomandibular, 210
　cervical, 23
　desdentada, 56

orofacial, 249
subnasal, 209
Região de PME e ME, 188
Região envolvida no processo, 116
Relação dose-resposta, 307
Relações da articulação, 249
Relações dos tecidos moles e duros, 250
Relações espaciais, 276
Remanescentes, 65
Remineralização, 281
Rendimento interpretativo, 18
Reparação, 170
Requisitos operacionais, 16
Resina, 104
    composta fotopolimerizável, 182
Resina composta, xv
Resinas, 165
Resistência à compressão, 35
Resistência à tração, 35
Resolução, 10, 19
    espacial, 11
    SS-625 (SP), 13
Resolução do contraste, 7
Resolução espacial, 7
Responsabilidades básicas, 16
Ressonância magnética, 249
Restaurações, 13, 73
    classe V, 30
    de porcelana, 165
    dentária, xiv
    metálica, 11, 41, 325
    MO, 30
    pendentes (excesso/falta de contorno), 354
    plástica, 28, 41, 54, 312
    plástica cervical, 340
    plásticas, 85
    provisória, 52
    provisória (cimento), 170
    restauração-base, 41
Restos de cimento, 354
Restos radiculares, 14
Retilínea, 236
Retorno de paciente com doença periodontal, 281
Reumatológicas, 249
Revestimento de mucosa, 100
Risco-benefício, 308
Risco de cárie, 22
Risco na exposição à radiação, xiv
Rizogênese incompleta, 40, 67, 68, 144, 152, 182, 227
Roletes de algodão, 108, 147
Rosto, 77
Rotatividade, 36

S

Saco de desenvolvimento, 65
Saco dentário, 55, 58, 65
Saco lacrimal, 96
Saliência óssea, 250
Sangramento, 130
Saúde coletiva, 200
Saúde-doença, 307
Saúde oral, 205
SDCEP – Practice Support Manual, 354
Secura, 239
Segmentada, 242
Segundo molar, 142
Segurança contra radiação, xiv

Segurança e proteção, 7
Segurar/fixar, 264
Seio
    aéreo, 100
    esfenoidal, 264
    esfenoide, 268
    etmoidais, 261
    frontal, 13, 276
    maxilar, 15, 215
    maxilar (SM), 100
    nasais, 199
    paranasail, 100
    paranasais, 13
    paranasal, 101
Seladas, 320
Selamento, 111, 168
Selamento em massa das fissuras oclusais, 178
Sela túrcica, 264, 270, 276
Semiaberta, 163
Semicondutor de óxido metálico complementar (CMOS), 8
Semi-incluso, 58, 245
Sensação de espinha de peixe na garganta, 237
SENSES, 16
Sensibilidade, 19, 309
Sensibilização, 4
Sensor de filme, 199
Sensores digitais, xiii
Sensorial, 32
Sentido
    de tridimensionalidade, 12
    mesiodistal, 43
    vestíbulo-lingual, 43
    vestíbulo-palatino, 33
Sentido superoinferior, 156
Septo
    interalveolares, 122
    interdental, 39, 59, 60
    inter-radiculares, 123, 337
    nasal, 61, 77, 85, 215
    sinusal, 112
Sequência lógica, 10
Seres humanos, 216
Série completa de radiografias, xiv
Série de boca toda, xiv
Série radiográfica de boca toda, 12
Simetria, 252
Simétrica, 87
Sinais e sintomas, 172
Sínfise, 269, 271
    da mandíbula, 125, 130
    genial, 130
    mandibular, 123, 124, 125
    mentual, 215
Sínfise mentoniana, 63
Singular, 38
Sinusite maxilar, 14
Sistema de drenagem, 96
Sistema de numeração universal, 25
    American Dental Association, 25
Sistema estomatognático, 249
Sistemas haversianos, 53
Sistema solar, 2
Sistêmica, 231
Soalho da FN, 84
Soalho da fossa nasal (parede laterobasal), 180
Soalho da órbita, 215

Sobre ou sob restaurações com contornos, 354
Sobreposição da coluna cervical, 208
Sobreposição das superfícies interproximais, 313
Sobreposição de estruturas dentais, 85
Sobreposição de imagens, 23, 34, 41
Sobreposição de raízes, 110
Software digital, 200
Solução de continuidade, 36, 260
Sombra
    da língua, 195
    de tecido mole do nariz, 86, 93
    do tecido mole do nariz, 209
    dupla da epiglote, 209
    fantasma, 209
    radiopaca, 212
    tênue, 26
Sombra da epiglote, 357
Sondagem, inspeção visual, 184
Sorriso, 320
Status
    do córtex inferior da mandíbula, 159
    periodontal, 183
    socioeconômico, 307
Submentovertex, 274
Substrato proteico, 53
Sulcos, 101, 264
    infraorbital, 100
    milo-hióideo, 142
    nasolabial, 113
    ósseos, 122
Superficializando, 210
Superfícies, 26
    da raiz, 23
    endocortical, 35
    interproximais, 54
    oclusal, 58
    proximais, 14
    radiculares expostas, 307
    vestibulares, 39
Superposição das faces interproximais, 184
Suplementar, 321
Suporte para apoio, 219
Supranumerários, 189
Suprimento sanguíneo, 133, 137, 140
Sustentação do peso, 53
Sustentação protética, 88
Sutura
    craniana, 74
    fronto nasal, 269
    intermaxilar (SI), 74
    palatina mediana, 74, 215
    pterigomaxilar e intermaxilar, 74
    zigomaticomaxilar, 108
    zigomático-temporal, 215
Sutura palatina mediana, 61

T

Tábua vestibular, 197
Tamanho, 19
    da área focal, 18
    do campo, 5
    do foco, 18
    do receptor, 200
    ponto focal, 6
Tangenciamento, 36, 38
Tangenciando os espaços interproximais, 184

Tão baixo quanto razoavelmente exequível, 10
Tarefa de diagnóstico, 200
Tártaro, 40, 132, 153
　cervical, 166, 189, 311, 315
　coronário, 26, 42, 157, 324, 368
Tártaro cervical, 226
Taxa de exposição (mA), 6
TCFC, 12
Tecido
　adjacentes, xvi
　circundantes, xv
　conjuntivo, 32, 43
　conjuntivo frouxo, 32
　dentinário, 28
　do corpo, 2
　duro, 4, 23, 249
　duro calcificado, 26
　mole, 4, 26, 32, 55, 244
　mole nariz, 94, 215
　moles da nasofaringe e perfil facial, 264
　moles maxilofaciais, xvi
　ósseo, 32
　retrodiscais, 250
Técnica clínica, 184
Técnica da bissetriz, xiv, 13, 22
Técnica de Le Master, 112
Técnica de paralelismo, xiv, 328
Técnica de paralelismo por cilindro longo, 353
Técnica do paralelismo (DFO), 11, 13
Técnica interproximal ou *bitewing*, 13
Técnica oclusal, 13
Técnica radiográfica
　da articulação temporomandibular, 278
　extraorais, 199, 249
　projeção no sentido occipital-frontal, 277
　tomográfica convencional, 199
　tomográfica de plano curvo, 199
　transcraniana, 257
　transcraniana lateral oblíqua, 257
Técnica radiográfica da bissetriz (TRB), 87
Técnica radiográfica de Le Master, 178
Técnica radiográfica intraoral do paralelismo, 22
Técnica radiográfica intraoral oclusal (TRIO), 189
Técnicas oclusais, 191
Técnicas radiográficas intrabucais, 84
Técnicas radiográficas intraorais, 73, 183
Técnicas radiográficas intraorais convencionais, 180
Técnico-dependente, 201
Tecnologia bidimensional (2D), 8
Tecnologia de raios X, 8
Telerradiografia, 265
　inferossuperiores, 279
　lateral, 274
　PA, 274
Telerradiografias frontais, 125
Tempo de exposição, xiv
Temporal, 163
Tensão elétrica, 4
Tensor *veli palatini*, 119
Tenuamente radiopaca, 115
Tênue, 76
Terapêutico, 6
Terapia endodôntica, 165

Terceira dimensão (3D), 18
Terceiro molar, 142
Terceiro molar não irrompido, 65
Terceiros molares impactados, 354
Terceiros molares sintomáticos, 205
Terciária reacional, 34
Terço cervical, 342
Terço médio da face e inferior, 223
Termos mnemônicos, 16
Teste, 308
Teto da boca, 223
Teto da câmara pulpar, 31, 188
Teto da órbita, 264
Tipo de perda óssea, 354
Tipo III, 367
Tipos de radiação, xiv
Tipos esquelético e facial, 276
Tomada radiográfica, 265
Tom da voz, 100
Tomografia computadorizada, 3, 249
　cone *beam*, 199
　cone *beam* (TCCB), 22
　de feixe cônico, 12
　feixe cônico, 199
　helicoidal, 22
　multislice, 12
　por feixe cônico (TCFC), 7
Tonalidade
　de cinza, 11
Torção, 53
Torus mandibular, 236, 323
Tosilólitos, 246
Totalidade, 15
Totalmente desdentado, 208, 210
Trabalho, 116
Trabécula
　interdentais, 46
　lamelares, 46
Trabeculação, 163
Trabeculado ósseo mandibular, 51, 211
Trabecular, 210
Trabéculas horizontais, 157
Traçado lateral, 276
Transcraniana, 249
Tratamento, 308
Tratamento cirúrgico ortognático, 13
Tratamento do canal radicular, 138
Tratamento endodôntico, 30, 34, 63, 85, 161
　aparentemente satisfatório, 97
　até o limite apical, 103
　insatisfatório, 97, 141
Tratamento odontológico extenso, 281
Trauma, 13, 73, 205, 264, 273
　cirúrgico, 130
　dentomaxilofacial, 205
　oclusal, 36, 326
　osso alveolar, 183
　periodontal, xvii
　vascular, 137
Três dimensões da camada focal, xv
Três posicionamentos da ATM, 258
Tridimensional (3D), 8
Trífidos, 142
Trifurcação, 121
Trígono retromolar, 178
TRIO, 190
Trirradiculares, 37
Tubérculo
　geniais, 130

　Genianos (TG), 130
　mentual, 123, 124
Tubérculo articular, 251
　do osso temporal, 250
Túber da maxila, 215
Túber maxilar, 107
Tubo de raios X, 267
Túbulos dentinários, 23, 26, 309
Tumor
　da base do crânio, 13
　inflamatório, 16
Tumores, 189, 205
Tungstênio (W), 2
Turnover ósseo, 35, 36

U

Ultrassonografia, *doppler color*, 244
Umedecer, 81
Umidificação do ar, 101
Única, 15
Unidade fundamental da matéria, 2
Unilateral, 15
Unilocular, xv, 119, 357
Uniloculares, circunscritas, 244

V

Variação anatômica, 180
Variações de normalidade, 10
Vascular, 16
Vasculonervosos, 229
Vasos alveolares inferiores, 124
Vasos sanguíneos, 32, 43
Veias, 137
Velocidade F, 200
Velocidades, xiv
Verdadeiro negativo, 18
Verdadeiro positivo, 18
Vértebras cervicais, xvi, 215, 221
Vertical, xvi
Verticalmente do canal dentário inferior, 155
Vertical ou angular, 157
Vestibular, 30
Véu, 113
Vias aéreas, 199
Visão panorâmica, 201
Visão bidimensional, 7
Viscerocrânio, 122
Vista
　panorâmica, 100
　plana, 7
　radiograficamente, 23
Visualização, 16
Vitalidade pulpar, 39
Voltagem, 4
　flutuante, 4
　pico, 4
Vulnerabilidade do paciente, 205

W

Waters, xiv
Wilhelm Conrad Röntgen, 2
W sinusal, 104

Y

Y invertido de Ennis, 98, 100, 114

Z

Zigoma, 100, 108
Zoom, 318